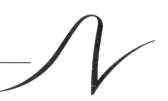

系統看護学講座

専門分野

基礎看護技術 II

基礎看護学 3

有田　清子	湘南鎌倉医療大学教授	
有田　秀子	元湘南鎌倉医療大学講師	
今井　宏美	千葉県立保健医療大学准教授	
尾﨑　章子	東北大学大学院教授	
後藤奈津美	淑徳大学助教	
小林　優子	駒沢女子大学教授	
坂下　貴子	淑徳大学教授	
茂野香おる	淑徳大学教授	
立野　淳子	小倉記念病院　クオリティマネジメント課課長	
田戸　朝美	山口大学大学院准教授	
田中　靖代	ナーシングホーム気の里施設長	
辻　　守栄	千葉県総合救急災害医療センター看護局	

内藤知佐子	愛媛大学医学部附属病院　総合臨床研修センター助教	
任　　和子	京都大学大学院教授	
林　　静子	富山県立大学准教授	
比田井理恵	千葉県総合救急災害医療センター看護局	
平松八重子	京都大学医学部附属病院　看護師長	
三富　陽子	京都大学医学部附属病院　看護師長	
守本とも子	奈良学園大学名誉教授	
屋宜譜美子	天理大学副学長	
山勢　博彰	山口大学大学院教授	
吉村　雅世	奈良学園大学名誉教授	

医学書院

発行履歴

1968 年 3 月 25 日　第 1 版第 1 刷	1990 年 1 月 6 日　第 10 版第 1 刷
1969 年 8 月 1 日　第 1 版第 4 刷	1992 年 2 月 1 日　第 10 版第 4 刷
1970 年 1 月 1 日　第 2 版第 1 刷	1993 年 1 月 6 日　第 11 版第 1 刷
1971 年 1 月 1 日　第 3 版第 1 刷	1996 年 2 月 1 日　第 11 版第 5 刷
1973 年 10 月 1 日　第 3 版第 6 刷	1997 年 2 月 1 日　第 12 版第 1 刷
1975 年 2 月 1 日　第 4 版第 1 刷	2001 年 2 月 1 日　第 12 版第 5 刷
1977 年 2 月 1 日　第 4 版第 4 刷	2002 年 1 月 6 日　第 13 版第 1 刷
1978 年 2 月 1 日　第 5 版第 1 刷	2005 年 2 月 1 日　第 13 版第 5 刷
1979 年 2 月 1 日　第 5 版第 2 刷	2006 年 5 月 15 日　第 14 版第 1 刷
1980 年 2 月 1 日　第 6 版第 1 刷	2008 年 4 月 15 日　第 14 版第 6 刷
1982 年 2 月 1 日　第 6 版第 3 刷	2009 年 2 月 1 日　第 15 版第 1 刷
1983 年 1 月 6 日　第 7 版第 1 刷	2012 年 2 月 1 日　第 15 版第 8 刷
1985 年 2 月 1 日　第 7 版第 3 刷	2013 年 2 月 1 日　第 16 版第 1 刷
1986 年 1 月 6 日　第 8 版第 1 刷	2016 年 2 月 1 日　第 16 版第 4 刷
1987 年 1 月 6 日　第 9 版第 1 刷	2017 年 1 月 15 日　第 17 版第 1 刷
1989 年 2 月 1 日　第 9 版第 3 刷	2020 年 2 月 1 日　第 17 版第 4 刷

系統看護学講座　専門分野

基礎看護学[3]　基礎看護技術Ⅱ

発　　　行　2021 年 1 月 6 日　第 18 版第 1 刷 ©
　　　　　　2024 年 2 月 1 日　第 18 版第 4 刷

著者代表　　任　和子

発 行 者　　株式会社　医学書院
　　　　　　代表取締役　金原　俊
　　　　　　〒113-8719　東京都文京区本郷 1-28-23
　　　　　　電話　03-3817-5600(社内案内)
　　　　　　　　　03-3817-5657(販売部)

印刷・製本　三報社印刷

ISBN978-4-260-04212-3

はしがき

　このテキストは，看護師を志す看護学生の皆さんが，入学しておそらく最初に手にする看護専門書の一冊であろう。本書は初学者の皆さんのために書かれた，看護技術の基本のテキストである。卒業まで使い続けられるように，また，看護師として臨床現場で働くようになってからも役立つようにつくられている。

　皆さんはこれから本書で看護技術を学んでゆくわけだが，看護技術は受け身の講義で身につくものではなく，主体的に技術を獲得しようという意欲を持ち繰り返し練習してこそ身につくものである。本書には最も基本となる看護の方法について記述してある。本書は，多くの写真やイラストによって手順をわかりやすく示しているだけでなく，おもな看護技術の手順については動画で確認できるように工夫してある。今回の改訂でさらに動画コンテンツを充実させたのでおおいに活用してほしい。本文を繰り返し読み，動画で確認しながら頭と身体を同時にはたらかせて，初学者の段階では「正しい方法」を身につけていただきたい。

　実際の患者に看護ケアを行うにあたっては，ただ記述された手順通りに看護技術を適用するだけでは看護専門職の行為とは言えない。看護師の専門職たるゆえんは，看護判断を行い，それに基づいてケアを提供することにある。つまり，対象者の状況をアセスメントし，ケアの内容と方法を決定することが，看護師の重要な役割なのである。本書では，看護技術項目の1つひとつについて，「実施前の評価」「適応・禁忌」「根拠」「実施後の評価」など，看護技術提供の前後の基本的な観察・判断事項を記載している。これらの記載事項を参考に，看護技術を提供するためのアセスメントを行い，対象者1人ひとりの状況に応じた看護ケアが行えるようになってほしい。

　実践の場で実際にケアを行うとき，1回目にはうまくいったケアが，その次には満足のいくようにできないかもしれない。そのようなときには，基本であるこのテキストに戻り，「なぜうまくいかなかったのか」を考えてほしい。根本的に実施方法が間違っていたのか，患者の状況が変化しているのに以前と同じ方法で行ったのか（実施前の判断ミスによる方法選択の誤り）など，さまざまな視点からケアを振り返るために本書が役立つだろう。看護師資格を手にしてからも，臨床実践の多くの場面で，皆さんは基本に立ち返ることを求められるはずである。あるいは，学生時代の授業では十分にふれられなかった技術を臨床現場で行わなければならないこともあるだろう。本書をつねに手元に置き，必要なときにひもといて確認することが，必ず皆さんの役に立つものと考えている。

　ところで，この本を手にしている皆さんが，看護師という職業に興味を持ち，本格的に学びたい，生涯の職業としたいと思ったきっかけはなんであろうか。幼少のころに出会った優しい笑顔の看護師への憧れだろうか。あるいは，中学・高校生時代に体験した「一日看護体験」で，看護師がケアによって"心地よさ"を提供していたのを目の当たりにして感動した経験だろうか。いずれにしても，なんらかのかたちで看護師の直接的な看護実践にふれて，看護師を志した人が多いだろう。しかし，憧れの看護師が，そのときに体とともに頭をはたらかせていたこと，すなわちさまざまなことを同時に考え，確かな理由に基づいてそのケアを行っていたことに気づいていた人は少ないと思う。さりげなくケアを行っていた看護師，終始笑顔で患者や家族，周囲の人にまで気配りをしながら処置をしていた看護師……皆さんの心に思い浮かぶその先輩看護師は，実は目に見える看護技術を提供していただけではない。さまざまな情報を得て，適切な方法を選択し，実施中も配慮の言葉かけをしながら患者や家族の様子を観察するという，目には見えないいくつものことを，同時に，かつ組み合わせて行っていたのだ。皆さんは，まだ，自分は人のために役立つ存在になれるのだろうか，後輩の憧れの存在になれるのだろうかという思いが先行し，なかなか自信が持てないかもしれない。しかし，理想の看護師に近づくはじめの一歩は確実な看護技術を身につけることである。本書と動画が存分に活用されること，そして，みなさんの技術レベルが向上することを願っている。

　また，今回の改訂では，これまで本書に掲載されていた「感染防止の技術」と「安全確保の技術」を，『系統看護学講座 基礎看護技術 I 』に移した。『系統看護学講座 基礎看護技術 I 』では，これに加えて「コミュニケーション」「ヘルスアセスメント」「看護過程展開の技術」「学習支援」といった，看護技術の土台をなす技術について解説している。本書と『系統看護学講座 基礎看護技術 I 』をあわせて活用することで，より学習効果を高めることができるだろう。

　なお，本書の動画では，日常生活の中では見ることのない身体の部位や，侵襲を伴う看護技術も扱っている。あくまでも学習が目的であることをつねに念頭に置いて利用してほしい。

　本書が，皆さんの学習および看護実践に役立ち，ボロボロになるまで，繰り返し使いこまれていくことを切に望みたい。

2020 年 11 月

著者を代表して

茂野香おる

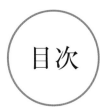
目次

序章 看護技術の根底をなすもの
——適切な技術習得のために
茂野香おる

第1章 環境調整技術
守本とも子・吉村雅世

第4章 活動・休息援助技術

林静子・尾﨑章子

第7章 呼吸・循環を整える技術

茂野香おる・今井宏美・後藤奈津美・
比田井理恵・田戸朝美・立野淳子

第8章 創傷管理技術

三富陽子・茂野香おる

第9章 **与薬の技術**　小林優子・茂野香おる・坂下貴子・有田清子・有田秀子・
屋宜譜美子・内藤知佐子・任和子・辻守栄

第10章 救命救急処置技術

山勢博彰・立野淳子

第11章 症状・生体機能管理技術

任和子・小林優子・平松八重子

第12章 診察・検査・処置における技術
任和子・小林優子

第13章 死の看取りの援助
茂野香おる・屋宜譜美子・有田秀子

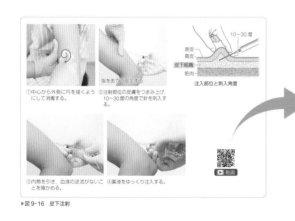

①中心から外側に円を描くよう
にして消毒する。

②注射部位の皮膚をつまみ上げ，
10〜30度の角度で針を刺入す
る。

指をあてて固定する

表皮
真皮
皮下組織
筋肉
10〜30度

注入部位と刺入角度

③内筒を引き，血液の逆流がないこ
とを確かめる。

④薬液をゆっくり注入する。

▶図9-16　皮下注射

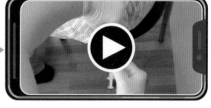

本文中または，巻末の動画一覧の
ＱＲコードから動画を視聴するこ
とができます

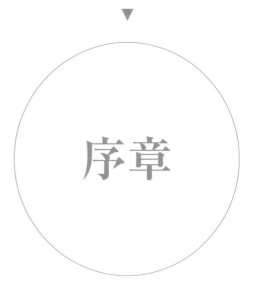

序章

看護技術の根底をなすもの
——適切な技術習得のために

A 本書の構成

　『系統看護学講座 基礎看護技術Ⅰ』では，まず「技術」とはなにかを考え，看護技術の特徴や看護技術を適切に実践するための条件について考えたうえで，あらゆる看護行為の 礎(いしずえ) となる「対象とのかかわり方(コミュニケーション)」「感染防止の技術」「安全確保の技術」「対象の状況の把握の方法(ヘルスアセスメント)」「状況に適した看護介入の内容・方法を考えるプロセス(看護過程展開の技術)」，さらに「対象への教育・指導的かかわりの方法(学習支援)」について学んだ。

　本書，『系統看護学講座 基礎看護技術Ⅱ』では，『系統看護学講座 基礎看護技術Ⅰ』で学んだ考え方を適用し，具体的な看護技術について学んでいく。看護技術の分類にはいくつかの考え方があるが，本書では厚生労働省「新人看護職員研修ガイドライン改訂版」[1]における「看護技術の到達目標」を参照し，すでに『系統看護学講座 基礎看護技術Ⅰ』で解説した「感染防止の技術」と「安全確保の技術」以外の12項目に，「診察・検査・処置における技術」を加えた計13の技術領域を取り上げ，それぞれ章として扱う。上記ガイドラインでは，看護実践能力の構造(▶図i)が示されており，全13章からなる本書の構成は，このうちの「Ⅱ 技術的側面」に準じている。なお，図iに示される「看護技術を支える要素」「Ⅰ 看護職員として必要な基本的姿勢と態度」については，『系統看護学講座 基礎看護技術Ⅰ』で詳細に述べている。

　本書では，臨床の場を意識し，臨床現場でただちに活用できるように看護技術を解説している。はじめて看護技術を学ぶ学生から，国家資格を得て臨床で活躍する看護師にいたるまで，多くの人に活用していただきたい。

B 看護技術の基盤

　看護技術を実施する際，単に手順に従って実施するのでは適切性を欠く。実施のすべての過程において，図iの「看護技術を支える要素」のすべてを確認する必要がある。『系統看護学講座 基礎看護技術Ⅰ』でも解説しているが，あらためて「看護技術を支える要素」として掲げられている事項について考えてみよう。

---

1) 厚生労働省：新人看護職員研修ガイドライン改訂版について．2014-02-24(http://www.mhlw.go.jp/stf/seisakunitsuite/bunya/0000049578.html)(参照2020-09-01).

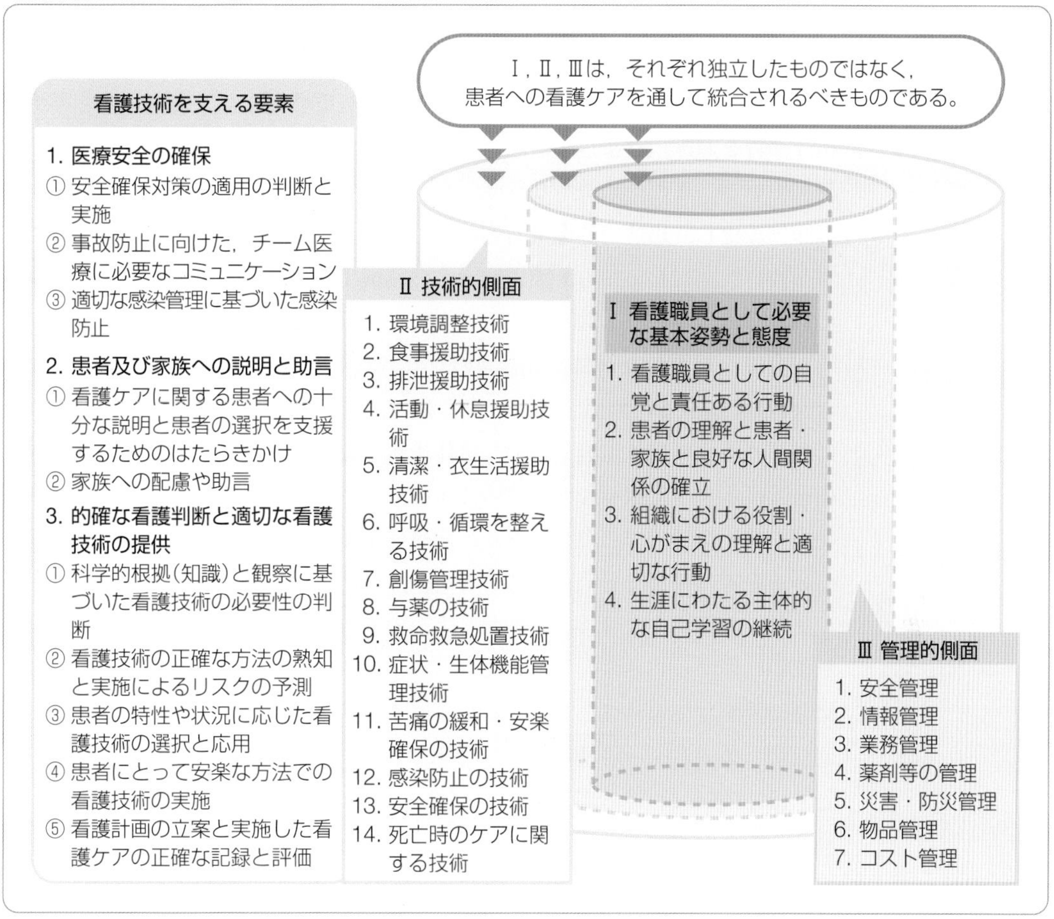
Ⅰ，Ⅱ，Ⅲは，それぞれ独立したものではなく，
患者への看護ケアを通して統合されるべきものである。
看護技術を支える要素
1. 医療安全の確保
① 安全確保対策の適用の判断と実施
② 事故防止に向けた，チーム医療に必要なコミュニケーション
③ 適切な感染管理に基づいた感染防止
2. 患者及び家族への説明と助言
① 看護ケアに関する患者への十分な説明と患者の選択を支援するためのはたらきかけ
② 家族への配慮や助言
3. 的確な看護判断と適切な看護技術の提供
① 科学的根拠(知識)と観察に基づいた看護技術の必要性の判断
② 看護技術の正確な方法の熟知と実施によるリスクの予測
③ 患者の特性や状況に応じた看護技術の選択と応用
④ 患者にとって安楽な方法での看護技術の実施
⑤ 看護計画の立案と実施した看護ケアの正確な記録と評価
Ⅱ 技術的側面
1. 環境調整技術
2. 食事援助技術
3. 排泄援助技術
4. 活動・休息援助技術
5. 清潔・衣生活援助技術
6. 呼吸・循環を整える技術
7. 創傷管理技術
8. 与薬の技術
9. 救命救急処置技術
10. 症状・生体機能管理技術
11. 苦痛の緩和・安楽確保の技術
12. 感染防止の技術
13. 安全確保の技術
14. 死亡時のケアに関する技術
Ⅰ 看護職員として必要な基本姿勢と態度
1. 看護職員としての自覚と責任ある行動
2. 患者の理解と患者・家族と良好な人間関係の確立
3. 組織における役割・心がまえの理解と適切な行動
4. 生涯にわたる主体的な自己学習の継続
Ⅲ 管理的側面
1. 安全管理
2. 情報管理
3. 業務管理
4. 薬剤等の管理
5. 災害・防災管理
6. 物品管理
7. コスト管理

▶図ｉ　臨床実践能力の構造

① 医療安全の確保

すべての看護援助場面において，リスクを念頭におき，それを最小にするための方策を講じる必要がある。たとえば入浴について考えてみると，入浴可能な程度にまで健康レベルが回復し，状態が安定している患者であっても，転倒などの思わぬ事故のリスクを伴うものである。ましてや，注射のような侵襲性が高くつねに高いリスクをはらんでいる技術の適用にあたっては，薬理学や解剖生理学の知識に基づいた的確な技術，実施中・後の観察・判断力，異変に即時に対応できる救命処置技術などといった多くの能力を身につけていなければならない。また，針刺し事故や薬剤・放射線の曝露事故など，看護師自身に迫るリスクもある。

対象者・医療者，双方の安全をまもるためにどのように行動したらよいのかもあわせて考えていきたい。

1 各機関における安全確保対策と学生個々の責務

　医療における安全をまもるために，多くの医療機関では，安全管理を専門に担う部署をおき，さまざまな医療事故発生の危険性について分析し，注意を喚起している。また，事故やヒヤリ・ハット発生時の措置や連絡ルートなどもマニュアル化し，迅速（じんそく）で的確な対応がとれるようなしくみづくりがなされている。看護教育機関においても，実習施設との協議によって安全確保対策がたてられている。

　安全確保対策のなかには，看護の対象者だけでなく看護の提供者（学生も含む）の身をまもるための予防策も含まれる。看護大学・看護専門学校入学前後に各種感染症の抗体検査を行い，抗体価が十分でない者に対して各種の予防接種を受けるように指導したりすることは，まさにこれにあたる。学生自身の感染症の発症を予防するだけでなく，病原体を保持した状態で免疫機能が低下している患者に接して感染させることを未然に防ぐための措置である。

　また，看護学生や看護師が針刺し事故の当事者になったり，患者から排出された病原体にさらされたりしたときも，学生や医療者の被害を最小限にするための対策がたてられている。自身が所属する教育機関や医療機関における安全確保のためのしくみを把握して行動すること，および万が一の事態が発生したときはその場における応急措置を実施するとともに，いち早く報告・連絡・相談することが重要である。

2 チーム医療に必要なコミュニケーション——事故防止に向けて

　事故防止のための具体例として，注射準備・実施時のダブルチェックについて考えてみよう。ダブルチェックをすべきであることは各機関で周知・徹底化がはかられているが，ダブルチェックをしたくても依頼するのを躊躇（ちゅうちょ）したり，声をかけにくい状況（雰囲気）であったりすると，そのシステムもうまく稼働しない。相互に協力し合えるよう，個人個人がコミュニケーション能力を高める努力をするとともに，職員相互のコミュニケーションが円滑にいくような組織風土をはぐくみ，それを維持することも重要である。そのためには，構成メンバーおのおのが相手の立場にたって物事を考える習慣と，声を出して相互の意思を確認し合う習慣を身につける必要がある。

3 感染防止の徹底

　感染防止について留意が求められるのは，さまざまな検査・治療・処置時の援助といった診療補助技術を用いる場面だけでなく，排泄（はいせつ）・清潔といった日常生活行動援助技術を用いる場面も同様である。

　注射や気管内吸引のように看護師が直接的に実施する侵襲的処置場面や，穿刺（せんし）に代表されるような医師が行う侵襲的処置の介助場面では，器具類の扱いに

は無菌操作が要求され，その保管も適正に行う必要がある。また，排泄介助を例にとれば，便・尿器の洗浄・消毒方法や保管方法を誤ると，目には見えない微生物で寝床を汚染させてしまうだけでなく，繁殖させてしまい，清潔であるべき病床の環境を著しく悪化させることになる。感染防止策とは目には見えない病原体の扱い方であり，とくに初学者は日常生活においても清潔・不潔(汚染)の感覚を身につけることから始める必要がある。

② 患者および家族への説明と助言

ヘンダーソン Henderson, V. は「理性ある成人は，選択は自分自身でするものと常時思っていて当然である。彼が賢明な選択をするにあたって必要とする援助を与えるのが医療チームの責任である」と述べている[1]。患者は自身の健康回復につなげるために自分ができることを知りたいと願い，自分が受ける処置・看護についても，どのように行われるのか，自分自身が協力できることはないのかを知る権利をもっている。その願いをかなえ，権利をまもるために，患者や家族に対して看護ケアの説明を適切に行い，患者や家族が十分に理解したうえで納得し，自分の意思で積極的にケアを受けられるように援助しなければならない。

1 十分な説明と患者自身が看護ケアを選択するための支援

十分な説明と患者自身が看護ケアを選択するための支援とは，いわゆるインフォームドコンセントの考え方の適用である。

医行為を実施する医師のインフォームドコンセントとは，患者の状況，検査・治療の目的や方法，リスクや成功確率，代替の治療方法，治療を拒否した場合の結果などの情報を，正確かつ患者にわかる言葉で伝え，患者が十分に理解・納得したうえで患者自身が治療法を選択して医療を進めることである。

看護師の行う看護ケアにおいても，その目的と方法，その効果とリスク，代替の方法があればその内容と方法をわかりやすく説明し，患者が実施の有無や方法選択について意思決定することを支援していく必要がある。看護者は，対象者が十分理解できるように平易な言葉を用い，わかりやすく説明する義務がある。

2 家族への支援

患者の家族に対して，患者を支える重要な機能を果たせるように支援することも重要である。そのためには，患者自身の意思決定を促す際，家族への情報

---

1) ヴァージニア・ヘンダーソン著，湯槇ます・小玉香津子訳：看護の基本となるもの，再新装版．p.14, 日本看護協会出版会，2016.

提供や助言指導もあわせて行うようにする。とくに療養の場が施設から在宅へと移行することが予測される場合には，家族が直接的に援助できるよう支援する。体位変換や更衣，排泄ケアの方法，さらには胃瘻などの経管栄養法や気管内吸引といった医療技術の習得を家族に指導する場合もある。また，薬物の管理についても，家族の理解力や実際の介護力を見きわめつつ指導することが多い。

③ 的確な看護判断と適切な看護技術の提供

看護技術の手順を追うだけでは看護は成立しえない。判断を伴ってこそ看護が成立する。1つの看護技術の提供の過程において，事前の情報収集・判断から始まり，実施後の評価にいたるまで，そのすべてで看護判断は必須である。

1 科学的根拠（知識）と観察に基づいた看護技術の必要性の判断

看護技術を用いるには，最新の患者情報をもとに患者に適した方法を考え，全身状態を観察して実施可能か否かを判断（アセスメント）しなければならない。適した方法の選択や実施可能か否かの状態の見きわめには，看護技術の知識のみならず，対象者の病態を考慮するための基礎的知識が必要となる。実施の最中も，患者の心身の情報をとらえ，必要に応じて方法を変更する柔軟さや機敏さも求められる。実施後も必要な観察を行い，効果や副反応について判断する。

本書でも，各技術項目において「実施前の評価」「実施中・後の評価」の項目をあげており，これは上述の観察視点や判断の根拠を示している。

2 看護技術の正確な方法の熟知と実施

正しい方法で援助を実践することが看護師（看護学生）個々に求められる。とくに身体侵襲度の高い注射といった技術を実施する際には，正確さが必要となる。それに加えて，刺入部位を誤ったときの身体への影響や注入された薬液の副作用などといったあらゆるリスクを予測し，それらが出現していないかを確認すると同時に，万が一出現した場合の対処までをも考慮し，実施する必要がある。

3 患者の状況に応じた看護技術の選択

● 患者の「自立」を促す

ヘンダーソンは，看護師の独自の機能について，「病人であれ健康人であれ各人が，健康あるいは健康の回復（あるいは平和な死）に資するような行動をするのを援助することである。その人が必要なだけの体力と意思力と知識とをもっていれば，これらの行動は他者の援助を得なくても可能であろう。この援助は，

その人ができるだけ早く自立できるようにしむけるやり方で行う」と述べている[1]。

ヘンダーソンのいう「看護独自の機能」において，看護師の役割は，患者自身が他者の援助を得なくとも行動できるように仕向ける，つまり，患者自身が自立して行動できるように援助することであるといえる。一時的なたすけを提供するのではなく，患者が将来的に自立して行動できるようになるための方法を実践していくことが重要である。

たとえば，清拭の技術ひとつをとっても，全面介助，部分介助，見まもりなどさまざまなかかわりがあり，介入の内容もその人の疾病や障害の種類や程度によって異なる。このような状況を見きわめつつ方法を選択していくことが求められている。

●「安全」かつ「安楽」な看護技術の実施

『系統看護学講座 基礎看護技術I』で学んだ安全とともに，看護技術のもう1つの大きな側面をなすものが安楽である。すべての看護技術に安全と安楽の要素が求められる。たとえば，清拭の湯がぬるければ，援助を受ける人は気持ちわるい(安楽性の阻害)と感じ，身体が冷えることによってかぜをひく(安全性の阻害)こともあるだろう。また，誤った方法での注射では，患者に激しい痛みを感じさせる(安楽性の阻害)だけでなく，神経を損傷しかねない(安全性の阻害)。

また，ある看護ケアを施すこと自体が，安楽そのものを提供することもある。ナイチンゲール Nightingale, F. が『看護覚え書』に，「皮膚をていねいに洗ってもらい，すっかり拭ってもらった後の病人が，解放感と安らぎとに満たされている(中略)その解放感や安らぎは，生命力を圧迫していた何ものかが取り除かれて，生命力が解き放たれた，まさにその徴候のひとつなのである」[2]と記している。皮膚に付着した垢や分泌物を除去して皮膚本来の機能を取り戻す清潔の技術は，「生命力を圧迫しているものを取り除く」こと，つまり，「安楽」をもたらすことを意味している。

このように看護技術は患者に安楽をもたらすことを前提として提供されるものである。どのような看護援助においても，患者の安楽を阻害する要因を排除して実施されなければならない。

---

1) ヴァージニア・ヘンダーソン著，湯槇ます・小玉香津子訳：前掲書. p.14.
2) フロレンス・ナイチンゲール著，湯槇ますほか訳：看護覚え書，改訳第7版. pp.159-160, 現代社, 2011.

C｜本書を活用した看護技術習得方法

　　看護師がその役割をまっとうするためには看護実践能力は不可欠のものである。

　　『系統看護学講座　基礎看護技術Ⅰ』では，武谷の技術論を用いて，看護実践において，看護技術の知識だけでは実践はなりたたず，「技術」と「技能」の統一において可能となることを述べた[1]。武谷によると，「技能」とは主観的・心理的・個人的なもので，熟練によって獲得されるものであり，「技術」とは，客観的・組織的・社会的なもので，「知識」のかたちで伝承可能なものである。これらは性質の異なる要素であるように思われるが，そうではない。技能を身につけるためには，単なる手先の訓練のみではなく，同時に知識的な訓練を要するのである。しかし，知識を頭に入れたからといって実践可能になるわけでなく，また，人の動きだけをまねても実践力は身につくものでもない。知識を基礎として身体全体を動かし，反復練習をして自分自身の身体内部に取り込む（技能化させる）ことが重要である。すなわち，知識のうえに基づく技能を獲得してこそ，看護技術を習得したといえる。

　　本書を用いて知識を獲得しつつ，同時に実習室で繰り返しの反復練習に励んではじめて看護技術が習得できる。みなさんの所属する教育施設においても，実習室開放や技術習得のための補習講義など，学生の自主的で自由な練習の機会を与えるための工夫がされていることと思う。学生個々が技術を習得し，上達していくためにも，そのような機会を十二分に活用して主体的に学んでいくことが重要である。積極的・計画的に反復練習に取り組んでいただきたい。

1）茂野香おるほか：基礎看護技術Ⅰ（系統看護学講座），第18版．pp.14-16，医学書院，2021．

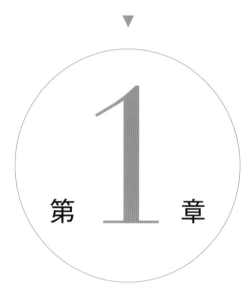

第 **1** 章

環境調整技術

本章で学ぶこと	□療養生活の環境を構成する要素を理解し，病室・病床の環境のアセスメントと調整について学ぶ。 □ベッド周囲と病床の環境整備，ベッドメーキング，リネン交換の実際について学ぶ。

　　患者の生活の場である病室・病床は，個々の患者の家庭のように配慮することが望ましい。しかし，入院生活は集団生活であり，治療の場でもあるため，家庭と同じようにはいかない。したがって，個々の患者にとって，少しでも生活しやすく，快適な場であるように環境を整えることが大切である。

A 援助の基礎知識

① 療養生活の環境

人と環境▶　ナイチンゲールをはじめとした多くの看護理論家が述べているように，人と環境とは密接な関係にある。そのため，環境のありようは，病気や事故の発生およびその状態の変化に大きく関与する。環境と生活とのかかわりについて考えると，陽光や空気，温度・湿度などの物理的な環境条件はもちろんのこと，人的な環境条件も，生活に影響を及ぼす大きな要素となる。

　　人的な環境条件を構成する要素のなかでは，医療職者と患者や，同室の患者どうしなどの人間関係が適切に構築されているかどうかが大きな割合を占める。好ましい人間関係は患者に情緒的安定をもたらし，治療に対する前向きな姿勢を促すことになる。したがって，患者と医療職者，または患者どうしの人間関係の調整を行うことは看護師の重要な役割である。

　　さらに，見知らぬ人たちが同室となり，入院生活をともに送ることになる病室では，プライバシーの保持や個々のテリトリーについて，可能な限り保障することが必要であり，最も身近にいる看護師がそれらの調整役になることが望まれる。

療養生活と環境▶　人は通常，生活行為や行動に応じて，それを行う空間や場所を使い分けて生活している。ところが，病気になると病者の生活行動範囲はベッド周辺に縮小され，限られた空間と場所でさまざまな生活欲求を満たすことを余儀なくされる。それに伴って，プライバシーやスペースの問題が生じる可能性もある。

　　また，ベッド上での臥床を余儀なくされるような場合や，牽引やモニタリングのために室外へ出られない場合，長期間にわたり，ある種のケア用品を室内に設置する必要がある場合など，患者の状況はさまざまである。そして，患者の病状や治療内容により，必要となる物品，さらには日々の過ごし方も異なる

ものとなる。

　看護師には，患者が必要なケアを十分に受けられる病室を選定・整備し，それらを健康回復の段階に応じて適切に調整していくことと同時に，人間としての尊厳がまもられる安心感のある環境をつくり出すことが求められる。

生活環境の調整▶ 　看護師が行う生活環境の調整とは，適切な療養環境となるように，温度・湿度・気流などの室内の気候，空気の清浄性やにおい，光や音などの環境条件を整えることである。ただし生活環境の調整は画一的に行うのではなく，患者に必要な看護や生活の個別性に配慮することが重要である。

　療養の場には，医療施設・福祉施設・自宅があるが，本章ではおもに看護師が生活援助を中心的に担う医療施設の病室・病床について述べる。

② 病室の環境のアセスメントと調整

　療養環境としては，感染や事故の原因・誘因がないことはもちろん，生活を送る場として快適な環境であることが求められる。

1 病室・病床の選択

　病室・病床の選択においては，患者の疾病，およびその重症度や障害の種類・程度などを把握する必要がある。さらに，患者が受ける治療についても情報を収集しておく。そしてまず，その患者が適切に治療を受けられるような病室・病床を選択する。また，患者の動作や移動が安全かつスムーズになるような環境づくりや，患者のプライバシーをまもるための配慮も必要となる（▶表1-1）。患者のニードが充足されることで闘病意欲も高まるため，心理的な面でも，適切な病室・病床の選択は重要である。

病室の選択▶ 　病院の病室には，患者が1人だけの**個室**と，患者が2人以上の**多床室**がある

▶表1-1　個室と多床室のプライバシー

		個室	多床室
基本的な状態	孤独	●まもられている。 ●それだけに個人の領域意識が強い。 ●孤独への心理的援助が必要。	●ほとんどまもられない。 ●病室外に1人になれる場の工夫や，ベッド周辺の物的環境の工夫が必要。
	匿名	●病室・病棟ではこのプライバシーは得られない。 ●外来や売店，談話室，屋外などの病棟の外へ出かけることで得ることができる。	
	親密	個室は患者1人の生活空間なので，このようなプライバシーは基本的にはない。しかし，病室空間が治療，看護の場でもあるとするなら，家族や医療スタッフは，このようなプライバシーの共同体として考えられる。	同室者どうしで共有している。このようなプライバシーは同室者どうしの人間関係のもたれ方によって異なる。
	沈黙		同室者どうしの関係のなかで個々人がもっている。病室内の物的環境の工夫や，同室者どうしの人間関係が重要。

（川口孝泰：ベッドまわりの環境学. p.40, 医学書院，1998による，一部改変）

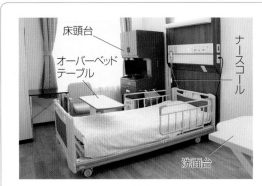
a. 個室

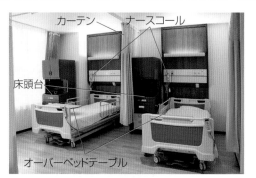
b. 多床室

（撮影協力：社会医療法人社団三思会 東名厚木病院）

▶図1-1 病室

▶表1-2 一般病床と療養病床のおもな構造設備基準

	一般病床		療養病床（病院・診療所）
	病院	診療所	
患者1人あたりの病室の床面積（内法）	6.4 m²以上	1人部屋：6.3 m²以上 2人部屋以上：4.3 m²以上	6.4 m²以上 ※1病室の病床数は4床以下
廊下幅*（内法）	片側居室：1.8 m以上 両側居室：2.1 m以上	片側居室：1.2 m以上 両側居室：1.6 m以上	片側居室：1.8 m以上 両側居室：2.7 m以上
必置施設	各科専門の診察室，手術室，処置室，臨床検査施設，X線装置，調剤所，給食施設，分娩室および新生児の入浴施設*²，消毒施設，洗濯施設，消火用の機械または器具など	消火用の機械または器具	一般病床の必置施設に加え，機能訓練室，談話室，食堂，浴室など

*1：診療所の一般病床については患者10人以上を入院させられる施設のみ適用される。
*2：産婦人科または産科を有する病院に限る。

（医療法施行規則第16条，第20条，第21条より作成）

　（▶図1-1）。また，医療法施行規則により，病院の病室の床面積は，内法による測定で患者1人につき6.4 m²以上とすることが定められている（▶表1-2）。一方，診療所の病室の床面積は，療養病床の場合は病院と同じく患者1人につき6.4 m²以上，一般病床の場合は患者1人を入院させるものにあっては6.3 m²以上，患者2人以上を入院させるものにあっては患者1人につき4.3 m²以上とすることが定められている。

　4.3 m²とは，ベッド1つを約2.3 m²（1.1 m×2.1 m）とすると，およそベッド2つ分の広さである。患者はこのような限られた空間の中で生活することとなる

ため，床頭台やカーテンなどを用い，安寧とプライバシーが確保される病床を設定する必要がある。

　患者の受け入れ時の病室の選択にあたっては，患者の状態や治療に合わせた配慮が必要である。とくに多床室では，互いの年齢，病名，生活習慣，家族の面会の頻度などが及ぼす影響も考えなくてはならない。同じ病気の患者どうしが励まし合うなどのよい関係を築くこともあれば，回復に向かう患者となかなか治らない患者といった回復過程の個人差がマイナスにはたらくこともある。入院時の病室の選択だけでなく，治療・療養の過程で病室環境が患者に与える影響を考え，場合によっては入院途中での病室の変更も考える必要がある。また，頻繁な看護観察が必要ならば，ナースステーションに近い病室や観察室を選ぶなど，目がゆきとどく病室を選択することもある。

病室の構成▶ 病室にはベッド・ナースコール・床頭台・オーバーベッドテーブル・椅子などが置かれ，ベッドの周囲にはカーテンが設置されている（▶図1-1）。最近ではほとんどの施設でロッカーが設置されている。

［1］ベッド ベッドは生活や治療の場であるため，疾患や障害の種類・程度に応じて，安全で生活の自立ができるようなものを選択する。現在は，高さや背もたれの角度を電動で調節できる電動ギャッチベッドが使われることが多い（▶図1-2-a）。患者の姿勢が呼吸状態や循環状態に影響する場合にはギャッチベッドが望ましい。

　患者が，端座位で足底が床につく高さにすることで，立位や歩行補助具（車椅子や歩行器）への移行が安全に行える（▶図1-3-a）。一方，看護師などの医療者が処置・操作を行う際には，ボディメカニクスを考慮し，腰を曲げないでできる高さにする（▶図1-3-b）。こうすることで，臥床している患者の目線が医療者に近づく，さらには周囲が見わたせるなど，患者の精神的安楽にもつながる。

　手術後や集中治療室 intensive care unit（ICU），観察室の患者のベッドは，確

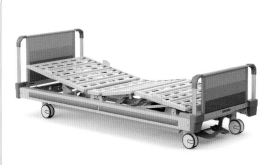
a. ギャッチベッド

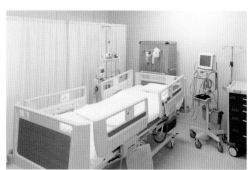
b. ICUベッドの一例

（画像提供：a. パラマウントベッド株式会社）

▶図1-2　ベッド

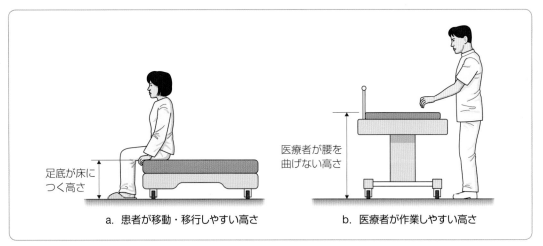

足底が床に
つく高さ

医療者が腰を
曲げない高さ

a. 患者が移動・移行しやすい高さ　　　b. 医療者が作業しやすい高さ

▶図1-3　ベッドの高さ

実な処置とモニタリングにより患者の生命をまもる環境でなくてはならない。そのため，高さが調節でき，幅が狭くベッド柵の取り外し操作が容易で，患者の移動・移送をすみやかに行えるベッド（ICUベッド）が理想的である（▶図1-2-b）。

　ベッドからの転落・転倒は医療事故のなかでも多く，さまざまな対策が講じられている（▶患者の転倒・転落防止については，『系統看護学講座 基礎看護技術Ⅰ』第3章）。安全のために，患者がベッドを使用する際には，ベッド柵を設置したり，キャスターにストッパーをかけたりすることを忘れてはならない。

[2] **床頭台**　床頭台とは，患者の日用品を収納するためのキャビネットである。キャスターつきが一般的で，患者の入院生活を支える基本的な病床の備品である。引き出し・戸棚は着がえや洗面用具などの私物，鍵つき引き出しは貴重品を入れるようにつくられている。最近の床頭台はほとんどがテレビすえ置きタイプになり，冷蔵庫が組み入れられているものもある。移動や療養生活のしやすさを考慮して設置する。

[3] **オーバーベッドテーブル**　オーバーベッドテーブルは，ベッド上で食事などをする際に使う可動式テーブルである。

2 温度・湿度

　人の体感温度はおもに温度と湿度に左右される。室内における快適な温度と湿度は季節により変化するが，一般的には表1-3に示した範囲が快適とされる。ただし，病室においては，室温だけでなく，気流や，壁・天井・床・窓などから伝わる熱（輻射熱）などのさまざまな要因が体感温度に影響を及ぼす。そのため，個々の患者に合わせた調節が必要である。

冷暖房による調節▶　患者が快適と感じる温度は，疾患の重症度や症状，活動状況，着衣の状況などにより異なる。年齢，性別，体格（やせ・肥満）も考慮する必要がある。患者

▶表1-3 一般空調の室内標準温度・湿度条件

	温度(℃)	相対湿度(%)
夏	26(25〜27)	50(50〜60)
冬	21(20〜22)	50(40〜50)
中間期	夏季と冬季の中間の値とする	

注:( )外の値が代表値を示し,( )内の値が適応範囲を示す。
(井上宇市編:空気調和ハンドブック,改訂5版. p.6, 丸善, 2008
による)

の状態に合わせて,適切に冷暖房(空調)を調整することが望ましい。乳児や高齢者は体温調節機能が十分でないため,特別な配慮が必要である。また,眼,鼻,口腔の粘膜の疾患では空気の乾燥に注意し,必要ならば人工的に加湿する。たとえば,加湿器を置く,水を入れたコップを置く,ぬれタオルを干す,水を吸った紙をインテリアとして置くなどである。

しかし,病院などの施設の冷暖房は集中制御されていることが多く,患者の個別の状況に応じた調節はむずかしいのが現状である。自然換気や,着衣,湯たんぽ・電気毛布などを効果的に使用して調節を行う。とくに冷房時には長袖の着衣や薄い掛け物が必要となることもある。また,病室を出るときには,外気との温度差に留意し,上着や靴下などの適切な衣類の着用を指導することも重要である。

ベッドの位置を決定する際には,冷暖房の送風口からの風が直接あたらないように配慮する。

窓の開閉による▶調整　窓を開けるときは,2方向の窓やドアを開けて風が通り抜けるようにするのが望ましいが,外気が直接患者にあたらないように配慮する。また,窓からドアに風が吹き抜けることがないように,適宜,カーテンやスクリーンなどを使用する。外気が気流となって患者に直接あたると,肌からの熱放散により体感温度が下がり寒けを感じる。

集中制御による空調でない場合は,ベッドの高さに温湿計を備え,常時,室内の温度・湿度に注意をはらうようにする。

NOTE
絶対湿度と相対湿度

湿度は,絶対湿度と相対湿度に分類される。絶対湿度は,その気温で含むことができる最大限の水蒸気量(g)に対して,その温度で実際に含まれている水蒸気量のことである。それに対して,相対湿度は,一定の基準となる水蒸気量に対して,現実に含まれている水蒸気量を百分率(%)であらわした数値である。通常は,単に湿度というときは相対湿度をさす。

3 光と音

　光は室内の重要な環境要因であり，また患者への心理的影響も大きい。したがって，採光と人工照明を調整し，快適な療養環境をつくる必要がある。

採光 ▶　一般に採光とは太陽を光源としたもので，建築基準法施行令によって病院および診療所の病室の有効採光面積は，床面積の1/7以上が必要であると決められている。室内に入ってくる光の量に応じて，適宜，カーテンやブラインドを用いて，室内の明暗の調節を行う。

人工照明 ▶　人工照明には直接照明と間接照明がある。病室においては，100〜200ルクス（lx）[1]程度が目安となる（▶表 1-4）。

騒音 ▶　不必要な物音は，患者の療養生活に悪影響を与える。患者の睡眠や情緒に影響を及ぼすことがあれば，看護師は早急に対策を講じなければならない。

　療養生活を送る患者には，医療機器の作動する音，医療器具を取り扱う音，ストレッチャーやワゴン車の移動する音，話し声，足音などのさまざまな音が聞こえている。これらは，騒音とまではいえないが，音の感じ方は個人差が大

▶表 1-4　領域・作業の種類による照度基準

維持照度*（ルクス）	診療・検査空間	執務・共用空間	作業または活動の種類
1,000	手術室（手術部位の照度は1万〜10万ルクス），救急室，処置室，視機能検査室（眼科明室）	—	視診，救急処置，分娩介助，注射，予防接種，製剤，調剤，技工，検査
500	診察室，回復室，一般検査室（血液や尿など），生理検査室（脳波や心電図など），剖検室，病理細菌検査室，アイソトープ室，霊安室	研究室，事務室，医局，看護師室，保健師室，薬局，製剤室，調剤室，技工室，中央材料室，会議室，図書室	剖検，窓口事務
300	消毒室，滅菌室，麻酔室，温浴室，水浴室，運動機械室，物療室，X線室，X線透視室，内視鏡検査室，聴力検査室	院長室，所長室，講堂，展示室，栄養室，相談室，宿直室，配膳室，食堂	包帯交換（病室），ギプス着脱，ベッドの読書
200	—	育児室，面会室，待合室（床面照度），カルテ室，薬品倉庫，汚物室，浴室，洗濯場，便所，洗面所，更衣室，病棟・外来の廊下（床面照度）	—
100	病室（全般照明：床面照度）	玄関ホール	—

＊：維持照度とは，ある面の平均照度を，使用期間中に下まわらないように維持すべき値のこと。

（日本産業標準委員会：JISZ9110 照明基準総則より作成）

1）ルクス（lx）は照度の国際単位であり，晴天の日の日向が100,000ルクス，くもりの日が1,000ルクス程度である。

▶表 1-5　騒音にかかわる環境基準（道路に面する地域以外の地域）

地域の類型[*1]	基準値	
	昼間[*2]	夜間[*2]
AA	50 デシベル以下	40 デシベル以下
A および B	55 デシベル以下	45 デシベル以下
C	60 デシベル以下	50 デシベル以下

*1：地域の類型は以下のとおり。
　　AA：療養施設，社会福祉施設などが集合して設置される地域など，とくに静穏を要する地域。
　　A：もっぱら住居の用に供される地域
　　B：主として住居の用に供される地域
　　C：相当数の住居とあわせて商業，工業などの用に供される地域
*2：時間の区分は以下のとおり。
　　昼間：6 時から 22 時まで
　　夜間：22 時から翌日の 6 時まで
（環境省：騒音に係る環境基準について，環境省。2012-02-24＜https://www.env.go.jp/kijun/oto1-1.html＞＜参照 2020-09-05＞より作成）

きく，患者によっては不快と感じることもある。とくに物が落ちたり，倒れたりする大きな音は，心疾患のある患者の症状の悪化や，麻痺のある患者の転倒につながったりする。

　看護師は騒音源がなにかを把握し，それぞれの音への対処方法を判断して，騒音の除去・防止に努めなければならない。たとえば工事の音などのように，施設の周囲で発生した騒音で除去・防止が不可能な場合は，病室を変更するなどの配慮が必要である。環境基本法により，療養施設のある地域は昼間（6～22時）50 デシベル（dB）以下，夜間（22～6時）40 デシベル以下と定められている（▶表 1-5）。

4 色彩

　病室の色彩は，患者に心理的な影響を与えるため，壁やドア，カーテンの色の選択に工夫がされている。

　病室は，清潔や純粋といった印象を与える白やクリーム色を基調にする。壁には，花柄の壁紙や反射しにくい素材が用いられることもある。ベッドを囲むカーテンには，一般病室はやすらぎ・健康・開放感を感じるピンクが使われることが多く，ICU や手術室などは安全・安定・安心を感じるグリーンが使われることが多い。高齢者の多い施設では，出口や自分の病室の入り口がわかりやすいように扉の色を赤やオレンジ色にしている場合もある。

5 空気の清浄性とにおい

　光や音とともに，空気も療養生活に大きな影響を与えるため，換気により病

室の空気の清浄性を保つことが重要である。

　空気の清浄性は，施設の周囲の環境に大きく影響される。たとえば工業地域であれば，工場からの排煙などが病室の空気を汚染することがあるし，都市部に立地している病院では，窓を開けると車の排気ガスにより空気が汚染され，ひどい場合には悪臭をもたらすこともある。このように，新鮮な空気を求めて窓を開放したとしても，立地条件によっては，病室の環境をさらに悪化させることも考えられるため，十分な注意が必要となる。

　また，病室内に食事の残りや排泄物・吐物などが放置されたことで発生した悪臭は，患者に不快感をもたらし，闘病意欲の低下をきたすことにもなる。

　よごれた空気とにおいは，騒音と同様に原因を把握し，除去・防止方法を考えなければならない。ただし，窓を開けて換気するときには，前述のように，風の影響を考慮することを忘れないようにする（▶15ページ）。

6　人的環境

　先に述べたように，多床室の病室・病床では，患者が相互に入院生活に影響を与える。たとえば，高齢者と若年者がいる多床室では，冷暖房のここちよい設定温度が異なる傾向があり，どちらかが着衣や寝具などで調整する必要がある。あるいは，就寝時のいびきがほかの患者の睡眠を妨げるなど，一方ががまんする生活は快適な環境をおびやかす事態となる。また，人的環境は，ときに感染を引きおこす原因になることがある。患者に接するときには患者を感染からまもることが必要である。その際，患者の安全をまもることと同時に，医療職者自身が感染から身をまもることも重要である。これは，医療職者からほかの患者への感染を未然に防ぐことでもある（▶感染防止の技術については，『系統看護学講座 基礎看護技術Ⅰ』第2章）。

B｜援助の実際

　患者にとっての病床は，治療・看護を受ける場であるとともに，からだを休める，食事をとる，ときには排泄するというように，さまざまな生活行動の場となる。したがって，これらの多様な生活状況に対応できるよう整備することが重要である。

　具体的な援助としては，ベッド周囲の環境整備（清潔やプライバシーの保持，物品の整理など）と，病床を整えること（寝具の選択やベッドメーキングなど）があげられる。

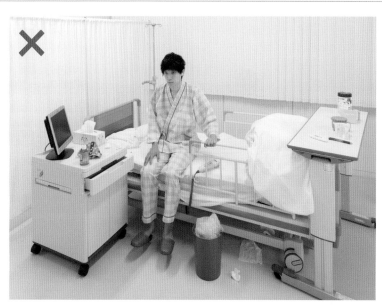

ベッド周囲の環境について，上の写真を見て，どこが問題なのか考えてみよう
（▶20ページ，図1-5にベッド周囲の環境整備のおもな着目点を示した）。

▶図1-4　ベッド周囲の環境（わるい例）

① ベッド周囲の環境整備

　ベッド周囲は，患者が快適に入院生活を過ごせるように，また看護師などの医療職者が援助しやすいように整備する必要がある。

　患者にとって快適なベッド周囲の環境とは，患者の安全と心理的安定が確保されている状態である。そのためには，まず清潔でここちよさが保持されていること，移動がスムーズに行えること，物品が十分で適切であること，さらにプライバシーがまもられていることなどが重要となる。また，これらのベッド周囲の環境は，医療者による治療・援助に支障をきたさないことを前提に整備される必要がある。医療者が患者の状況を把握できること，つまり観察が容易な環境であることも重要である。患者の状態や医療処置の状況によって，その人に合った環境に調整しなくてはならない（▶20ページ「NOTE」）。

　以下に，一般的なベッド周囲の安全確保と心理的安定につながる環境整備の方法について述べる（▶図1-4，5）。

[1] 清潔でここちよさが保持されているか　ベッド周辺の清掃・換気に留意する。清掃には，ほこりが舞い上がらない電気掃除機などを使用することが望ましい。ふとんと 覆 布のずれ，シーツのしわ，寝具の乱れなどがないかを確認する。また，ベッド柵や床頭台などは，感染の防止のために，消毒液を含む清潔な布でふき取る。冷暖房の送風や採光の調整，枕のかたさが適切かなど，患者

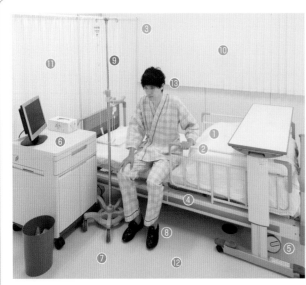

清潔とここちよさの保持
❶シーツのしわや寝具の乱れなどがない。
❷ベッド柵や床頭台などは清潔が保たれ
ている。
❸適切な換気・採光など。
移動がスムーズに行える
❹適切なベッドの高さ。
❺ベッドのストッパーがかかっている。
❻ベッド周囲に不要な物がない。
❼床がぬれていない。
❽転倒しにくいはき物。
適切で十分な物品
❾点滴スタンドやゴミ箱などの物品が適
切に配置されている。
プライバシーの保護
❿カーテンやスクリーンがある。
⓫人的環境に配慮する。
治療・援助に支障をきたさない
⓬必要な医療機器を置くスペースが確保
されている。
⓭観察をさえぎる物を置かない。

▶図 1-5　ベッド周囲の環境整備のおもな着目点

がここちよいと感じられる配慮が必要である。

[2] **移動がスムーズに行えるか**　ベッドの高さが適切でない，ストッパーがかかっていない，あるいはベッドの周囲に椅子や身のまわりの物品を乱雑に置くと，つまずきや転倒の危険性が高まる。とくに高齢者は，わずかな障害物でも転倒につながることがある。物品を整理・整頓し，不要な物はベッド周囲に置かないようにする。また，転倒はぬれた床や滑沢な床でおこりやすい。床をぬらさない，ぬれた床を放置しない，過度にワックスをかけないなどの注意が必要である。とくに水を使うモップは，よほどかたくしぼらないと床がぬれるので注意する。スリッパなど脱げやすいはき物はとくに気をつける必要がある。

[3] **物品は十分で適切か**　必要な物品がそろっているかを確認する。患者の治療内容の変化や自立度の変化に伴い，必要とされる物品やその配置もおのずと変化する（▶NOTE）。看護師は患者の安全・安楽および自立という視点から，ナースコールのスイッチやゴミ箱，オーバーベッドテーブル，水分補給のため

NOTE
患者の状況に合わせた環境整備

　たとえば，運動障害のある患者では麻痺側に物を置かない，視覚障害のある患者では明かりや色調に配慮する，脱毛の多い患者では枕カバーや枕もとの毛髪を取り除く，自力で起き上がれない患者にはギャッチベッドを用いるといったように，患者の状況を考慮して環境整備を行う必要がある。また，ベッド上での生活を余儀なくされる患者には，手の届く範囲に生活の必需品を置くなど，自立を妨げない環境整備も大切である。

のお茶のボトル，点滴スタンドなどが十分かつ適切に配置されているか観察し，適宜改善できるよう日ごろから関心をもちつづけることが大切である。

[4] **プライバシーがまもられているか**　必要なときに使用できるカーテンやスクリーンがあることや，同室者や医療者との関係性などの人的環境に配慮する。医療者が患者の私物に触れるときは必ず患者に説明し，了解を得たうえで実施し，患者の不在中には行わないことが原則である。これはすべての患者にいえることであるが，とくに認知症の患者についてはこまやかな配慮が求められる。これらの注意を怠ると，ささいな誤解から患者との信頼関係がくずれることもあるため，注意が必要である。

[5] **治療・援助に支障をきたさないか**　[2][3]で述べたように，不要な物品がかたづき，必要な物品が適切に配置されているか，ベッドの高さはかえられるか，必要な医療機器を置くスペースは確保されているかなどに注意する。また，酸素吸入や吸引のための配管の位置を確認することや，患者の観察をさえぎる物を置かないようにすることも大切である。

② 病床を整える

1 マットレス・枕の条件

マットレスの選択▶　マットレスは，患者の身体状況や，寝ごこちの好みを考えて選ぶことが望ましい。選択の基準としては，寝返りが打てるかどうかを考慮する。自分で寝返りが打てる場合や，かための寝ごこちが好みである場合は，一般用マットレスを用いる。また，自分で寝返りが打てない場合は，早期からの褥瘡予防のため，体圧分散マットレス（▶305ページ）などを用いる。通常，マットレスはその上にマットレスパッドを敷いて使用するが，マットレスパッドを必要としないものもある。

枕の選択▶　枕の素材は，湿気と熱がこもらず，弾性反発が少なく，肌ざわりがよいものが望ましい。ソバがらは肌ざわりがよくないので，パンヤなどをまぜて使われる。パンヤや羽毛は，肌ざわりがよいため満足感が得られる。スポンジ類は弾性が強く，反発が大きいため安静が得られない。ほかに筒状のビーズや低反発ウレタンなどもある。

リネン類の選択▶　リネン類とは，寝具をおおうシーツやカバーなどであり，素材は綿100％のものを用いる。綿はほかの繊維より肌ざわりがよく，保温性・吸湿性があり，快適感・清潔感が得られる。また，物理的刺激に強く，消毒や洗濯に耐えうる素材である。ただし，綿のリネン類はしわになりやすいため，しわをのばして使用する。

2　ベッドメーキング

目的▶　ベッドメーキングは，患者が休息・睡眠をとり，多くの時間を過ごすベッドを整えることを目的とする。

　昨今の医療施設ではさまざまな形態の寝具が考案され使用されており，ベッドメーキングの方法・手順はさまざまである。たとえば，下シーツには，ずれにくく簡単に装着できるひもつきのものやカバータイプのものなどがあり，上掛けには包布を使用することも多い。

　ただし，いずれの場合も，ベッドが患者にとって安全で快適な場になるように整えることが大原則である。そのための重要な点は，シーツにしわをつくらないことである。同時に，使用によってしわができるのを防ぐため，くずれにくいベッドをつくることも必要である。シーツにしわがあると，景観や快適性をそこなうだけでなく，長期の臥床をしいられている患者では褥瘡の原因ともなりうるためである。近年，入院時や定期リネン交換でのベッドメーキングは看護師の業務ではなくなりつつある。しかし，重症患者のシーツ交換，夜間の緊急入院などでは専門知識をいかしたベッドメーキングが必要であり，そのための基礎的技術を学ぶことは重要である。

実施方法▶　✳︎**準備**

(1) 患者の状態を確認し，適切なベッドとマットレスを準備する。

(2) マットレスパッド，各種シーツ，防水シーツ，毛布，枕，スプレッドなど必要物品を準備する。

　　│ポイント│　リネン類は，上から使用する順にワゴンにのせる。また，折り返した輪の部分が同じ方向になるように配置することで，効率よく敷くことができる（▶図1-6）。

(3) 作業しやすいように，床頭台などを移動して作業スペースを確保する。

(4) ベッドのストッパーをかけ，高さを調節する。

　✳︎**手順**　マットレスの上にマットレスパッドを敷き，その上から下シーツを敷く。その後，患者の状態に合わせて横シーツや上掛けなどを掛け，整える。大

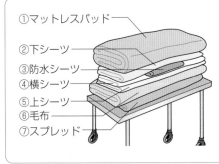

①マットレスパッド
②下シーツ
③防水シーツ
④横シーツ
⑤上シーツ
⑥毛布
⑦スプレッド

輪を手前にすることで必要物品と使用順の確認が容易となる。また，折り返しの輪はリネン類の中央の目印にもなる。リネン類のたたみ方を知っておくことで，すばやくベッドメーキングを開始することができ，またくずれにくいベッドをつくることができる。なお，血液や排泄物などでよごれる可能性がある場合には防水シーツ・横シーツを用いるなど，使用するリネン類は患者や病院の状況によって変化する。

▶図1-6　リネン類の準備の例

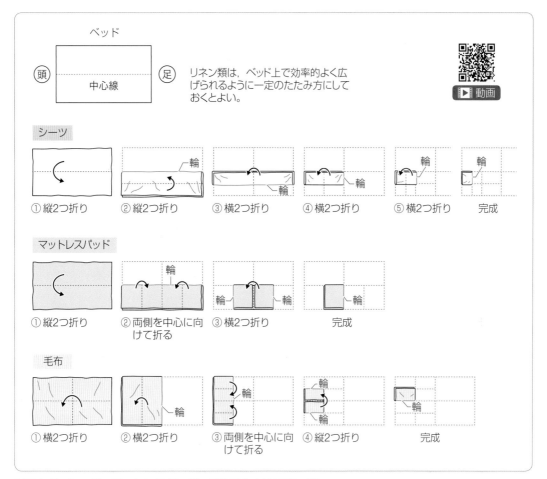

▶図1-7 シーツ・マットレスパッド・毛布のたたみ方の一例

切なのは，くずれにくいベッドをつくるために，マットレスの角に合わせて下シーツをあて，下シーツの角をしっかりとマットレスに敷き込むことである。基本は以下の通りである。

(1) 下シーツをマットレスと平行に広げる：シーツ上下の折り返し(ヘム)が長いほうが頭側である。同じ場合はどちらでもよい。シーツは短時間で効率よく敷くことができるよう，あらかじめ折りたたまれている(▶図1-7)。たたみ方を知ることで，ベッド上でどのように広げればよいかがわかる。

(2) 頭側の角を三角にする。

- マットレスの頭側を持ち上げ，シーツを敷き込む。
- 側面に垂れているシーツの耳の部分を持ち上げ，マットレスと直角の三角形をつくる(▶図1-8-a-①)。マットレスの角とシーツを平行・直角にあてることで堅牢な角をつくることができる。
- 側面に垂れているシーツを，手背を上にしてマットレスの下に敷き込む(▶図1-8-a-②)。

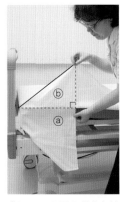 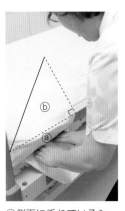 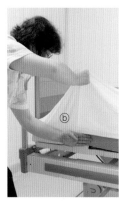 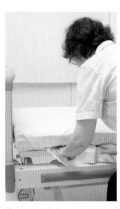

①シーツの耳の部分を持ち上げ，マットレスと直角の三角形をつくる。

②側面に垂れているシーツ③を，マットレスの下に敷き込む。

③マットレスに平行に手を添え，持ち上げたシーツ⑤を下ろす。

④下ろしたシーツの側面を，角が三角になるようにマットレスの下に敷き込む。

a. シーツの端の三角形のつくり方

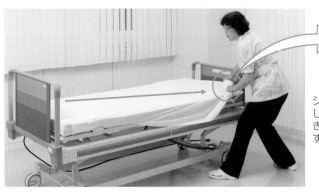

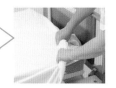

シーツの端は親指と残り4本の指でしっかり把持する。両足は前後に開き，基底面を広くとって重心を落とす。

　▶動画

b. シーツをのばす際の体勢

▶図1-8　ベッドメーキング

根拠　ベッドの金属部分で手を損傷しないようにするためである（手背より手掌のほうが皮膚が厚く損傷しにくい）。

- マットレスに平行に手を添え，持ち上げたシーツを下ろす（▶図1-8-a-③）。
- 下ろしたシーツの側面を，手背を上にしてマットレスの下に敷き込む（▶図1-8-a-④）。

(3) しわができないようシーツを引き，同側の足もとの角も同様に三角にする。

(4) 残った側面中央部分のシーツを，手背を上にしてマットレスの下に敷き込む。

(5) 反対側も同様に頭側の角を三角にする。その後，足もとのシーツを把持し，バイアスに沿って（シーツの布目に対して斜め方向に）力をかけ，しわをのばす（▶図1-8-b）。足もとの角を三角にする。

＊留意点　シーツをのばすときは，看護師のボディメカニクス，また作業効率

を考慮する。

- シーツの端は，親指と残り4本の指でしっかり把持する（▶図1-8-b）。
- 両足は前後に開き，両足の親指と<ruby>踵<rt>かかと</rt></ruby>を線で結んだ四角形（支持基底面，▶105ページ）を広くとる。
- 重心を落とし，体重を利用して力をかける。
- 2人で実施する場合は，両側から同時に協力しながら行う。

3 リネン交換

リネン類の交換▶　リネン類は，発汗や皮膚の<ruby>落屑<rt>らくせつ</rt></ruby>が多いときや，よごれているとき，臥床中のときなどには，そのつど，あるいは毎日交換することが望ましい。そうでない場合も，最低でも1週間に1回は交換する。交換したリネン類は洗濯し，清潔かつ乾燥を保つように保管する。

シーツ交換▶　患者の状況によっては，患者が臥床したままでシーツを交換しなければならないこともある（▶図1-9）。その場合は，患者の体位を変換しながらの実施となるため，患者の安全に注意し，健康状態を観察しながらシーツを交換していく。

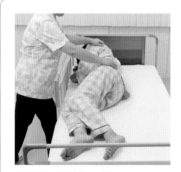

①患者を側臥位にする。

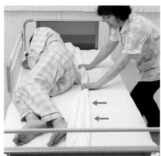

②シーツを外し，内側に巻き込みながらベッドの中央にまとめる。

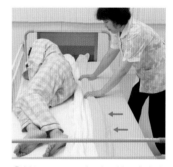

③新しいシーツをベッドの中央まで敷く。

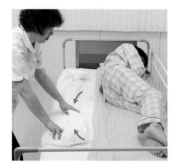

④患者を反対向きの側臥位にし，新しいシーツの上に移動する。古いシーツを内側に丸めながら抜き取る。

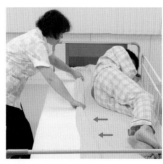

⑤新しいシーツを引き出す。

▶図1-9　患者が臥床したままで行うシーツの交換

また，患者に不安を与えないように，声をかけることも重要である。

(1) 患者を側臥位にする（▶25ページ, 図1-9-①）。まず，患者が側臥位で向く側にベッド柵を取りつける。患者をそちら側に寄せてから側臥位にする。

(2) 患者の背中側のシーツを外し，内側に巻き込みながらベッドの中央にまとめる（▶25ページ, 図1-9-②）。

(3) シーツを外した部分に，患者の身体と平行に新しいシーツを広げる。新しいシーツは中央の折り目をマットレスの縦中央に合わせる。シーツの手前（看護師側）半分はベッドの中央まで敷く（▶25ページ, 図1-9-③）。側面に垂れた部分をマットレスに敷き込み，残りの半分のシーツはベッドの中央にまとめる。

(4) 新しいシーツ側にベッド柵をつける。患者を反対向きの側臥位にし，新しいシーツの上に移動する。

(5) ほこりや汚物を飛散させないように，古いシーツを内側に丸めながら抜き取る（▶25ページ, 図1-9-④）。

(6) 新しいシーツを引き出し，しわをのばしてマットレスの下に敷き込む（▶25ページ, 図1-9-⑤）。頭部と足もとの角はそれぞれ三角につくる（▶24ページ, 図1-8）。

ゼミナール
復習と課題

❶ 病室の環境を快適なものにするために調整すべき要素をあげなさい。
❷ ベッド周囲の環境整備のポイントを説明しなさい。
❸ ベッドメーキングのポイントを説明しなさい。
❹ 臥床患者のシーツ交換の手順をまとめなさい。

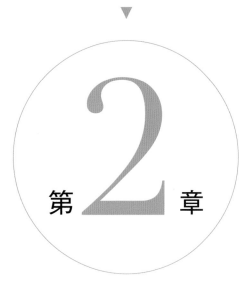

第2章

食事援助技術

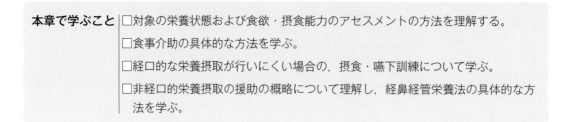

本章で学ぶこと
□対象の栄養状態および食欲・摂食能力のアセスメントの方法を理解する。
□食事介助の具体的な方法を学ぶ。
□経口的な栄養摂取が行いにくい場合の，摂食・嚥下訓練について学ぶ。
□非経口的栄養摂取の援助の概略について理解し，経鼻経管栄養法の具体的な方法を学ぶ。

　食事をするということは，人が生命を維持するうえで必要不可欠な行為であり，なんらかの原因で食事摂取が困難になったとき，人は生命の危機に直面する。また，食事は，1日の生活のなかで，生活リズムを構成する要素として必要な活動[1]である。さらに，人とともに食事をすることで人間関係が構築されたり，好みの物を食べることによって幸福を感じたりするなど，食事を楽しむことは人の生活をゆたかにすることでもある。そのため，食事ができないとき，人は活気を失い，生きることの意味を感じられなくなってしまうことさえある。

　看護師は，疾病・障害などの理由で，食事ができなくなった，あるいはしづらくなった対象者に，その人の通常の生活に近い状態で食事ができるように援助する役割をもつ。食事の援助では，やみくもに食物を口に持っていくのを手伝うのではなく，食行動に関連するさまざまな身体機能や，1人ひとりの習慣や食に対する考え方も考慮したアセスメントを行い，その人の食べる能力を最大限に引き出し，食べることによってその人の療養生活がゆたかになるよう，適切に援助することが求められる。

　本章では，食事援助の基礎知識として，栄養状態や摂食能力などのアセスメントの方法について学び，その後に具体的な援助として「食事介助」の方法を学ぶ。さらに，摂食・嚥下機能が著しく低下した場合の「摂食・嚥下訓練」について，また，経口的に栄養摂取ができない場合の「非経口的栄養摂取の援助」について学んでいく。

　「非経口的栄養摂取の援助」を受けている対象者も，「摂食・嚥下訓練」によってその機能を取り戻す可能性もある。ただ単に毎日同じ援助を繰り返すのではなく，先述のように，その人が「通常」に近い方法で食事摂取できるように，機能回復訓練も含めた総合的な援助を提供することが重要である。

1）酒井郁子ほか：介護老人保健施設入居者への生活リズム調整援助の効果の構造．千葉看護学会会誌 14(2)：54-62，2008．

A 食事援助の基礎知識

① 栄養状態および摂食能力，食欲や食に対する認識のアセスメント

　　看護の対象者が健康的かつ安全で快適な食行動がとれるよう，栄養状態，摂食能力，食欲，食に対する認識・行動について把握したうえで，適切にアセスメントして援助ニーズを明確化することが食事援助の第一歩である。アセスメントの視点とアセスメントに際して必要な知識について以下に述べる。

1 栄養状態のアセスメント

全身状態の観察▶　患者の全身状態を観察し，栄養状態を評価するための代表的なアセスメントツールには，主観的包括的栄養評価 subjective global assessment（SGA）と，客観的栄養評価 objective data assessment（ODA）がある。

　　［1］主観的包括的栄養評価（SGA）　体重変化，食物摂取量の変化，消化器症状，活動性，疾患と栄養必要量の関係などの簡単な問診を行うとともに，身体状況の視診・触診を行う（▶表2-1）。患者をみた者の主観によりアセスメントするのが原則であり，多くの検査をすることなく対象の栄養状態を簡便に評価できる。とくに栄養状態不良患者の抽出，創傷治癒の遅延や感染症などのリスク患者の予測に有効である。

　　身体状況の視診・触診として，まず体型について，肥満（軽度・重度），普通，るいそう（軽度・重度）を区別する。栄養状態を反映する上腕三頭筋部の皮下脂肪の喪失や，同部位の筋肉の喪失，皮膚・毛髪・爪の状態（はり・色・つや）な

▶表2-1　主観的包括的栄養評価（SGA）の評価項目

体重変化	過去6か月間と2週間の体重変化を聞きとる。6か月間にわたる体重減少は，慢性的進行性症状か食生活の変化によるもの，短期間（2週間）での体重減少は栄養不良の危険性が高い。
食物摂取量の変化	聞きとりにより食物摂取状況を把握し，摂取カロリーやタンパク量を推測する。疾病の発生により食物摂取習慣に変化がある場合は，栄養不良の危険性が高い。
消化器症状	15日間以上，消化器症状がみとめられる場合は，栄養不良を伴う危険性が高い。持続的な嘔吐や下痢に加え，食欲不振や吐きけが伴う場合も栄養不良の危険性が高い。
身体機能	毎日の身体活動について聞きとる。身体活動だけでなく，運動意欲も低下している場合は，栄養不良による体力低下が考えられる。また，筋肉量の減少も推測できる。
疾患と栄養必要量の関係	疾病が発生すると，ストレスにより身体栄養必要量が高くなる。
身体状況	筋肉や脂肪の喪失，浮腫・腹水や褥瘡の有無などをみて，栄養不良の危険性を推測する。浮腫や腹水はほかの疾患の徴候でもある。

どの外観を観察するとともに，浮腫・腹水，褥瘡（じょくそう），発熱・嘔吐（おうと）・下痢といった症状や，腸瘻（ろう）・各種ドレーンなどによるエネルギーや体液の喪失がないかを確認する。

[2]　客観的栄養評価（ODA）　SGA で栄養障害ありと判定された場合は，身体計測や血液検査などを行い，客観的な栄養状態を評価する。

（1）身体計測

- BMI・体脂肪率の算出：身長・体重の測定を行い，**体格指数** body mass index（BMI）を求める。BMI＝体重（kg）/身長（m）^{2}の式で求めることができる。BMI は肥満度を反映しているもので，22 が最も疾病罹患（りかん）率が低い理想値である。25 以上は「肥満」，18.5 未満は「やせ」と診断される[1]。しかし，BMI の数値のみで健康状態を判断するのではなく，体脂肪率や皮下脂肪厚，さらに脂肪量から推測する筋量，血液検査データなどを総合的にみて健康状態（リスクも含め）を判断する必要がある。

- 骨格筋量の予測（上腕三頭筋皮下脂肪厚・上腕周囲長からの算出）：骨格筋量を把握することでタンパク質の蓄積状態をみることができる。皮下脂肪計や超音波法により，上腕三頭筋直下，つまり上腕骨の中央（肩峰（けんぽう）と肘頭（ちゅうとう）を結んだ線の中間点）において，上腕三頭筋皮下脂肪厚 triceps skinfold thickness（TSF）[2]および上腕周囲長 arm circumference（AC）を測定し，2つの数値から上腕筋囲 arm muscle circumference（AMC）を算出する（▶図2-1）。上腕筋囲は骨格筋量と相関するといわれており，骨格筋量の予測ができる。骨格筋量と BMI の変化をあわせて継続的にアセスメントする。たとえば，BMI がかわらず筋量が減少していれば脂肪の蓄積を意味し，逆に BMI がかわらず筋量が増加していれば脂肪の減少を示唆する。

（2）血液検査データ：血清タンパク質（血清総タンパク質，血清アルブミン，プレアルブミン），血清電解質，血清脂質（総コレステロールなど），血球計算（赤血球，ヘモグロビン，白血球など）をみる（▶表2-2）。

**栄養摂取量および
エネルギー必要量
の基準** ▶　日常生活の身体活動レベルに見合ったエネルギー摂取がなされているか，三大栄養素（糖質・脂質・タンパク質）がバランスよくとれているか，栄養素の過不足はないかを，総合的に観察する。各栄養素の摂取量の過不足を判断するのには「日本人の食事摂取基準 2020 年版」を参考にする。この基準は，2020 年度から 2024 年度までの 5 年間使用されるもので，性・年齢階級別に設定されている。**推定エネルギー必要量**は，身体活動レベルごとに詳細に示されている（▶32 ページ，表2-3）。

また，身体活動レベルが極度に低下し自力では活動できない，いわゆる寝た

1）日本肥満学会肥満診断基準検討委員会による。
2）上腕三頭筋皮下脂肪厚の測定方法については，『系統看護学講座 基礎看護技術 I 』第4章参照。

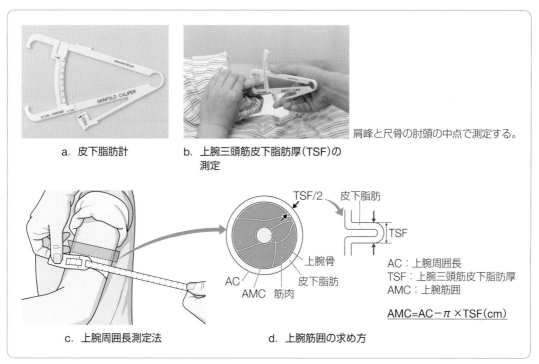

肩峰と尺骨の肘頭の中点で測定する。

a. 皮下脂肪計　　　b. 上腕三頭筋皮下脂肪厚（TSF）の測定

c. 上腕周囲長測定法　　　d. 上腕筋囲の求め方

AC：上腕周囲長
TSF：上腕三頭筋皮下脂肪厚
AMC：上腕筋囲

$$AMC = AC - \pi \times TSF \,(cm)$$

▶図2-1　上腕筋囲の求め方

▶表2-2　栄養アセスメントでとくにチェックしておくべき血液検査データ

分類	項目	アセスメントの目的
血清タンパク質	• 総タンパク質（TP） • 血清アルブミン（Alb） • プレアルブミン（PA） 　（トランスサイレチン）	肝機能障害などではタンパク質合成が阻害され，がんなどの消耗性疾患ではタンパク質消費により，とくに低アルブミン血症に陥りやすい。
血清電解質	カリウム（K），ナトリウム（Na），塩素（Cl）	低栄養では低カリウム血症となることが多い。また電解質異常の有無もみる。
血清脂肪	• 総コレステロール（TC） • トリグリセリド（TG）	脂質異常症の有無の判断
血球計算	• 赤血球（RBC） • ヘモグロビン（Hb） • ヘマトクリット（Hct） • 白血球（WBC）	栄養状態不良により貧血状態が引きおこされると赤血球・ヘモグロビン・ヘマトクリットが低下し，感染症などでは，白血球の増加がみられ，消耗状態であることがわかる。

　きりであっても生命維持には最小限のエネルギーが必要であり，それを1日基礎エネルギー消費量 basal energy expenditure（BEE）という。

　BEE を算出するには，次のハリス－ベネディクト Harris-Benedict の式を用いることが多い。

　・男性：66.47＋（13.75×体重 kg）＋（5×身長 cm）－（6.75×年齢）
　・女性：655.1＋（9.56×体重 kg）＋（1.85×身長 cm）－（4.68×年齢）

▶表2-3　エネルギーの食事摂取基準における推定エネルギー必要量(kcal/日)

性別	男性			女性		
身体活動レベル	Ⅰ(低い)	Ⅱ(ふつう)	Ⅲ(高い)	Ⅰ(低い)	Ⅱ(ふつう)	Ⅲ(高い)
0〜5(月)	―	550	―	―	500	―
6〜8(月)	―	650	―	―	600	―
9〜11(月)	―	700	―	―	650	―
1〜2(歳)	―	950	―	―	900	―
3〜5(歳)	―	1,300	―	―	1,250	―
6〜7(歳)	1,350	1,550	1,750	1,250	1,450	1,650
8〜9(歳)	1,600	1,850	2,100	1,500	1,700	1,900
10〜11(歳)	1,950	2,250	2,500	1,850	2,100	2,350
12〜14(歳)	2,300	2,600	2,900	2,150	2,400	2,700
15〜17(歳)	2,500	2,800	3,150	2,050	2,300	2,550
18〜29(歳)	2,300	2,650	3,050	1,700	2,000	2,300
30〜49(歳)	2,300	2,700	3,050	1,750	2,050	2,350
50〜64(歳)	2,200	2,600	2,950	1,650	1,950	2,250
65〜74(歳)	2,050	2,400	2,750	1,550	1,850	2,100
75以上(歳)[*1]	1,800	2,100	―	1,400	1,650	―
妊婦(付加量)[*2] 初期				+50	+50	+50
妊婦(付加量)[*2] 中期				+250	+250	+250
妊婦(付加量)[*2] 後期				+450	+450	+450
授乳婦(付加量)				+350	+350	+350

＊1：レベルⅡは自立している者，レベルⅠは自宅にいてほとんど外出しない者に相当する。レベルⅠは高齢者施設で自立に近い状態で過ごしている者にも適用できる値である。
＊2：妊婦個々の体格や妊娠中の体重増加量，胎児の発育状況の評価を行うことが必要である。
注1：活用にあたっては，食事摂取状況のアセスメント，体重およびBMIの把握を行い，エネルギーの過不足は，体重の変化またはBMIを用いて評価すること。
注2：身体活動レベルⅠの場合，少ないエネルギー消費に見合った少ないエネルギー摂取量を維持することになるため，健康の保持・増進の観点からは，身体活動量を増加させる必要がある。

（「日本人の食事摂取基準〔2020年版〕」による，一部改変）

各栄養素の望ましい摂取量 ▶ 「日本人の食事摂取基準2020年版」では，エネルギーおよび35種類の栄養素が取り上げられている。各栄養素の摂取が適切かの判断指標として①推定平均必要量，②推奨量が設定され，これら2つの指標が設定できない場合は，③目安量が掲げられている。過剰摂取による健康障害を防ぐために④耐容上限量が設定されている栄養素もある。とくに注目したいのは，生活習慣病(高血圧などの循環器疾患やがん)の一次予防を目的として⑤目標量が設定され，摂取改善が求められている栄養素である。脂質や炭水化物は総エネルギーに占める割合が目標として示されている(▶表2-4)。また，食物繊維やカリウムについては摂取量の増加を目ざし，ナトリウム(食塩)については摂取量の減少を目ざしている。

▶表2-4 食事摂取基準における目標量が設定されているおもな栄養素および年齢ごとの目標量

年齢区分（歳）	脂質[*1]（%エネルギー）		炭水化物[*1,2]（%エネルギー）		食物繊維（g/日）		ナトリウム[*3]（食塩相当量(g/日)）		カリウム（mg/日）	
	男	女	男	女	男	女	男	女	男	女
1〜2	20〜30	20〜30	50〜65	50〜65	—	—	3.0未満	3.0未満	—	—
3〜5	20〜30	20〜30	50〜65	50〜65	8以上	8以上	3.5未満	3.5未満	1,400以上	1,400以上
6〜7	20〜30	20〜30	50〜65	50〜65	10以上	10以上	4.5未満	4.5未満	1,800以上	1,800以上
8〜9	20〜30	20〜30	50〜65	50〜65	11以上	11以上	5.0未満	5.0未満	2,000以上	2,000以上
10〜11	20〜30	20〜30	50〜65	50〜65	13以上	13以上	6.0未満	6.0未満	2,200以上	2,000以上
12〜14	20〜30	20〜30	50〜65	50〜65	17以上	17以上	7.0未満	6.5未満	2,400以上	2,400以上
15〜17	20〜30	20〜30	50〜65	50〜65	19以上	18以上	7.5未満	6.5未満	3,000以上	2,600以上
18〜29	20〜30	20〜30	50〜65	50〜65	21以上	18以上	7.5未満	6.5未満	3,000以上	2,600以上
30〜49	20〜30	20〜30	50〜65	50〜65	21以上	18以上	7.5未満	6.5未満	3,000以上	2,600以上
50〜64	20〜30	20〜30	50〜65	50〜65	21以上	18以上	7.5未満	6.5未満	3,000以上	2,600以上
65〜74	20〜30	20〜30	50〜65	50〜65	20以上	17以上	7.5未満	6.5未満	3,000以上	2,600以上
75以上	20〜30	20〜30	50〜65	50〜65	20以上	17以上	7.5未満	6.5未満	3,000以上	2,600以上
妊婦		20〜30		50〜65		18以上		6.5未満		2,600以上
授乳婦		20〜30		50〜65		18以上		6.5未満		2,600以上

*1：範囲に関しては，おおむねの値を示したものである。
*2：アルコールを含む。ただし，アルコールの摂取をすすめるものではない。
*3：高血圧および慢性腎臓病（CKD）の重症化予防のための食塩相当量は，男女とも 6.0 g/日未満とした。

（「日本人の食事摂取基準〔2020年版〕」による，一部改変）

　これら目標量が設定されている栄養素については，現代の日本人の食事摂取において広く改善が求められている点であり，看護師として対象の栄養摂取状態を適切にアセスメントし，栄養指導につなげていくために重要な視点である。

2 水分・電解質バランスのアセスメント

　1日の水分摂取量と排泄量のバランス（水分出納，▶66ページ）の極端なかたより，あるいは連続したかたよりがないかをみる。摂取水分量 intake と排泄水分量 output の内容はさまざまであり，水分出納の算出の際には，摂取水分量，排

泄水分量の構成因子の洗い出しを行う。とくに発熱時は，不感蒸泄や発汗の量，尿量，出血量などについて把握し，忘れずに加算して必要水分量を算出する必要がある。

　また，水分の排出は電解質の排出を伴うので，水分バランスをみるときには，血清電解質データについてもあわせて把握しておくことが重要である。

3　食欲のアセスメント

　食欲にかかわる中枢には摂食中枢(空腹中枢)と満腹中枢の2つがあり，これらは視床下部に存在する。前者は空腹を感じて食行動をおこす指令を，後者は満腹を感じて摂食行動を中止する指令を出す。

　健康人では両者のバランスが保たれているが，身体疾患や薬剤の使用，また精神疾患ややせたい願望がある場合，摂食・満腹中枢の均衡がくずれる。その結果，過食症，拒食症，肥満症，るいそうなどの病的な状態になる場合がある。抗がん薬や抗菌薬，鎮痛薬などの薬物には，吐きけや食欲不振などの副作用があり，また，抑うつや認知症では食欲不振を直接的にまねくので，疾病・治療による食欲への影響の有無を詳細にアセスメントする。

4　摂食・嚥下能力のアセスメント

　日常生活行動としての食事援助方法を決定する際に最も重要なのは，摂食・嚥下能力のアセスメントである。ふだん，どのような食べ物(食品内容や形状)を食べられるのか(食べられないのか)の把握と，摂食・嚥下に関連する機能低下の有無(推移)の把握は重要である。

　健康人であっても加齢によって生理的に嚥下機能が低下する[1]。飴矢らの調査によると健康であっても高齢者の多くが「飲んだり食べたりする際にむせることがある(30%)」「飲み込もうとする前にむせる(23%)」と感じると答えている[2]。さらに，高齢者に多発する筋・神経系疾患や脳血管障害などでは，摂食・嚥下機能をつかさどる神経が直接的に損傷され，著しく嚥下機能が低下する。個々の摂食・嚥下能力のアセスメントを行い，咀嚼・嚥下に問題のある人には状態に合った食形態の食事を提供できるよう施設の栄養部門と協働し，さらに，患者の能力を最大限にいかした援助内容を決定する。

　摂食・嚥下能力のアセスメントを行うためには，摂食・嚥下のメカニズムを理解する必要がある(▶図2-2)。食物を嚥下するまでの5段階のうち，どの段階が障害されても食事摂取は困難である。咀嚼機能・唾液分泌能の低下，口腔内の食塊形成能の低下，咽頭期における(喉頭位低下も相まっての)嚥下反射の

摂食・嚥下の
メカニズム

▶動画

---

1) 大前由紀夫：高齢者における病態生理と対応——高齢者の嚥下障害の病態とその対応．日本耳鼻咽喉科學會會報 104(10)：1048-1051，2001．
2) 飴矢美里：加齢による嚥下機能の変化．耳鼻と臨床 52(補4)：S249-S255，2006．

嚥下動作の段階	動作	各段階の特徴と看護のポイント	
先行期	食物を認知する	食物を認知することで食欲がわく。誤嚥の事故を防止するためにも重要である。 [ポイント] できるだけ座位をとり十分に覚醒を促す。聴覚・視覚・嗅覚などによる食物の認知を促す。	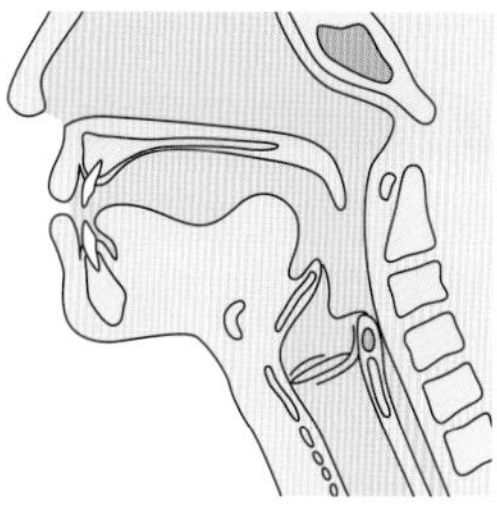
	食べる構えができる	自力で摂食できることにより，食べる楽しみが倍増する。下唇に食器が触れると開口し，舌は前方に出てくぼみ（ホール）をつくる。 [ポイント] 自分の手で口へ運びやすいように，食器や補助具を工夫する。食事に集中できる環境づくりが重要である。	
準備期	舌と上唇で食物をとらえ，咀嚼によって食塊を形成する	口唇が閉鎖することで食物を口腔内に保持し，咀嚼可能となる。やわらかい食物は舌と口蓋で押しつぶされ，かたい食物は臼歯の上ですりつぶされる。押しつぶしとすりつぶしの咀嚼運動によって唾液とまぜられた食塊が形成される。 [ポイント] 開口したままだと食物は口からこぼれ落ちる。また，誤嚥の危険性も高まる。口唇が閉じないときは看護師の手で鼻の下をのばすようにして口を閉じる。食物を舌へ乗せるとき，舌を押さえて刺激すると咀嚼運動が誘発される。	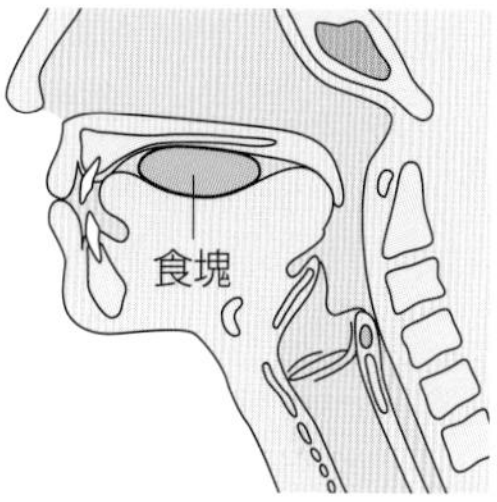 食塊
口腔期	食塊を咽頭へ送り込む	食塊を舌で硬口蓋へ押しつけながら，咽頭まで送り込む。このとき軟口蓋，舌の奥，咽頭の後壁などの嚥下反射誘発部位を食塊が通過する。 [ポイント] 送り込みが障害されている場合は，ファウラー位をとり，食物の重力を利用する。この場合，スプーンの底に少量の液体をつけると，滑りがよい。スプーンは硬口蓋につけ，舌の動きを感知してから上唇をぬぐうようにして抜き取る。	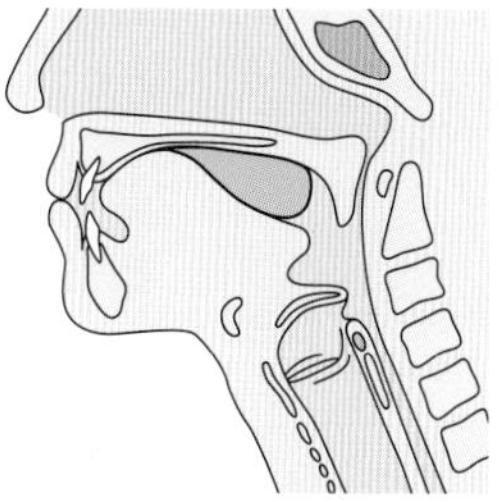
咽頭期	嚥下反射によって，食塊を食道へ送り込む（咽頭通過）	送り込まれた食塊の刺激によって軟口蓋が収縮し，鼻咽腔が閉鎖される。ついで食塊は咽頭壁を刺激しつつ喉頭蓋谷へ移送され，咽頭内圧が高まることにより，嚥下反射が誘発される。このとき喉頭蓋が閉じて誤嚥を防ぎ，同時に食道入口部（輪状咽頭筋）が開く。 [ポイント] 喉頭の挙上により，嚥下反射を確認できる。反射誘発をたすけるために口唇を閉じ，息をとめ，口角を引く。または介助者の指を患者の甲状軟骨へ置いて挙上をたすけたり，挙上した位置で保持したりする。誤嚥防止のために食物の咽頭通過時には呼吸をしない。	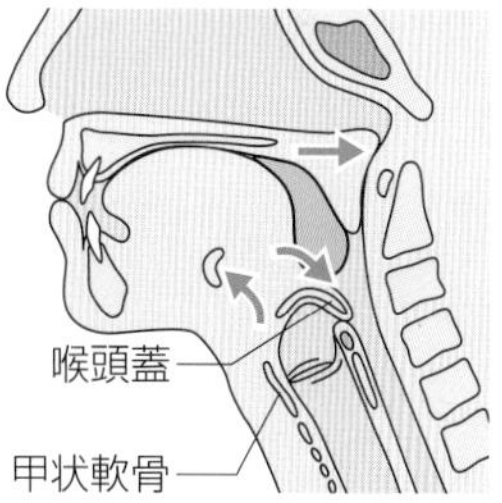 喉頭蓋 甲状軟骨
食道期	食塊を胃まで移送する（食道通過）	食塊が食道に送り込まれると，食道入口部の括約筋が収縮して逆流を防ぐ。食塊は，食道の蠕動運動によって胃へ送り込まれる。食道と胃の間にも下部食道括約筋があり，胃内容物が食道に逆流しないしくみになっている。どちらの括約筋が障害されても逆流の危険性がある。 [ポイント] 胃食道逆流現象が生じた場合，気管内への流入や誤嚥をおこしやすい。食後1時間くらい座位をとる，または体位ドレナージを行う。食事中はリラックスした体位をとる。	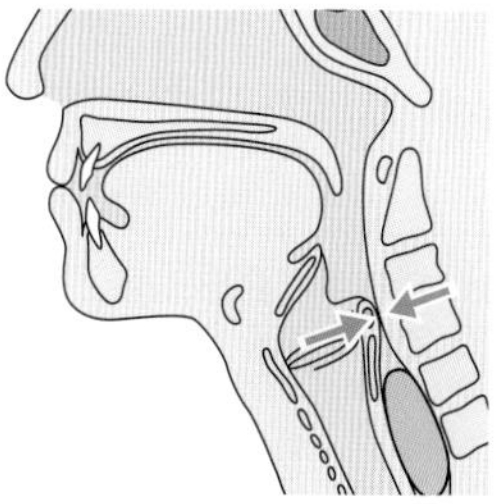

▶図2-2 摂食・嚥下のメカニズム

惹起遅延，気道内に流入した際の咳反射(咳嗽反射)の減弱などのいずれかが生じている場合，嚥下困難となるため，機能低下の種別と程度の見きわめが重要である。

5 摂食行動のアセスメント

治療上の体動制限(臥床安静などの行動制限，関節の屈曲・伸展・回転・回旋などの運動制限)，あるいは機能障害(運動麻痺，知覚麻痺など)がある場合，食物や水分を口に運ぶといった摂食行動に不自由をきたす。このような場合，摂食行動を阻害する要因はなにか，また，残された機能や可能な動作はどのようなものかを見きわめるのが，摂食行動のアセスメントである。

治療上の制限として頸椎固定術後の臥床安静や頸部運動制限，および網膜剝離術後の腹臥位固定などがある。また，機能障害としては，脳血管障害患者における手・肘・肩などの関節拘縮による食物を口もとに運ぶ動作の困難や，片麻痺による座位バランスの不安定などがある。

いずれも摂食にあたって看護援助を要する状態であるが，ただ摂食の動作を代行するのではなく，本人の力が発揮できるように環境・条件を調整することが重要である。たとえば，頸椎固定術後でもギャッチアップ15度程度が可能であれば，オーバーベッドテーブルに鏡を設置し，箸を使用しなくてもよいおにぎり・サンドイッチなど食形態を工夫して，自力摂取が可能である。また，麻痺患者でも，座位バランスをとるための固定枕や，片手でも食物をすくったり，つまんだりできるようにするための各種摂食自助具の使用で自力での摂食が可能になることもある(▶図2-3)。

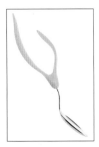 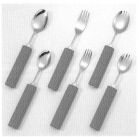 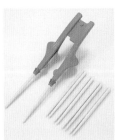 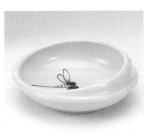

a. 持ち手を変形　b. グリップつきの曲げられ　c. ピンセットタイプ　d. すくいやすいように内側
　できる食器　　　る食器　　　　　　　　の箸　　　　　　　にカーブがついている皿

このほか，滑りどめマット，食器固定具，ストローつきコップなど多種多様な自助具がある。

(写真提供：a. 株式会社青芳 WiLL-1, b～d. 有限会社フセ企画)

▶図2-3　さまざまな自助具

6 食生活変更の必要性，患者の認識・行動のアセスメント

　治療のために，食事内容・量・回数の見直しを余儀なくされるなど，新たな食生活を受容し，行動変容をしなければならない場合がある。個人の食生活を把握したうえで，治療上望ましい習慣の獲得に向けて援助する。食生活変更の必要性を理解できているか，食生活変更についてどう認識しているかなどをアセスメントするとともに，栄養摂取に関する正しい知識を提供し，計画的・継続的にかかわっていく必要がある。

　食事摂取量の継続的観察に基づき，栄養の過不足がないかをアセスメントする。提供された食事の中にその人が食べられない食品が含まれているために摂取量が不足することもあるため，そのときは栄養部門に代替品を依頼するなどして必要な栄養素が摂取できるように調整する。

② 医療施設で提供される食事の種類と形態

食事の種別と種類▶　食事療法という治療法が成立するように，治療内容と食事内容は切っても切り離せない関係にある。医療施設で提供される食事は，**一般食**（**普通食**）**と特別食**に大別され，特別食には治療食（医師の処方による），検査・病態などを考慮した食事が含まれる（▶表 2-5）。また，患者の希望やライフステージなどを考慮した食事もある。特別食は，さまざまな観点から分類できるが，一例を**表 2-5**に示す。

特別食▶　特別食のうち治療食は，これまで，腎臓病食，糖尿病食などと疾患別に分類されてきたが，近年では栄養成分別分類を適用する医療施設がほとんどである。この分類は，どの患者をも疾病分類で1つの枠にはめるのではなく，個人の年齢・性別・体格に応じたエネルギー・タンパク質・脂質の摂取基準に基づいたものである。さらにナトリウム（食塩）の制限を加えて分類される場合が多い。

　また，検査や手術前後の治療，あるいはアレルギーなどの身体の状況に応じた食事の種類がある。

食形態▶　家庭における食事と同様，施設で提供される主食の種類には米，パン，めん類がある。また，かたさの段階として，米では米飯，全がゆ，五分がゆ，重湯（流動食）などがあり，副食も常菜（ふつうのかたさ），軟菜（やわらかい素材を用いたり調理法によりやわらかくしたもの）などがある。

　ほかにも，とろみ食（嚥下しやすいように全体にとろみをつけたもの），ペースト食（食べ物をペースト状にして咀嚼・嚥下機能が低下している人でも飲みこみやすくしたもの），ミキサー食（残渣が残らないような材料をミキサーにかけ飲み込むだけで摂取できるようにしたもの），ムース食（ペースト状にした食べ物をゼラチンや増粘剤などと混合し，かためて形にしたもの）など，嚥下機能に応じた選択ができる設定になっている施設も多い。きざみ食は料理をきざん

▶表2-5　医療施設で提供される食事の種類（一例）

分類	種別	食事の種類	適応
特別食	治療食*	エネルギー制限食	肥満，糖尿病，脂肪肝，痛風，心疾患，高尿酸血症，慢性肝炎，代償性肝硬変症，高血圧症など
		エネルギー制限＋タンパク制限食	肝機能障害，初期の糖尿病性腎症，透析加療中でカリウム・水分の制限が厳しくないとき，など
		高タンパク食	肝炎・肝硬変など，低栄養状態にある人
		タンパク制限食	腎不全，肝性昏睡の予防
		脂肪制限食	膵炎・胆嚢炎・胆石症・総胆管障害，肝疾患＋黄疸など
		普通食＋食塩制限食，エネルギー制限＋食塩制限食など	腎疾患，肥満のない心疾患など
	検査食	ヨウ素制限食，乾燥食，注腸食など	甲状腺検査，大腸検査など
	術前食，術後食	各手術領域別	胃腸手術など
	無菌食，準無菌食	高温で熱処理した食事，食品の選択など	易感染状態にある人（白血病など）
	易消化食	食物繊維・脂肪などの制限など	クローン病・潰瘍性大腸炎・胃・十二指腸潰瘍・下痢症など
	特定の食物の除外	アレルギー食（卵，乳，小麦，大豆，そばなど）	各食物のアレルギー
一般食	患者のライフステージ	幼児食・離乳食，妊婦（妊娠初期・中期・後期）食，褥婦食など	各ライフステージ
	患者の嗜好	嗜好食　肉禁，魚禁，パン禁，めん禁など，あるいは具入り飯，朝パン食などの条件	個人の嗜好や食習慣による
	食形態	常食，軟食，おにぎり，きざみ食，とろみ食，ペースト食，ミキサー食，ムース食，嚥下訓練食，経口流動食，経管栄養食	食事姿勢に制限のある人（おにぎり），嚥下・咀嚼機能障害のある人，など

＊：ここでは治療食の分類として栄養成分別分類を示した。栄養成分別分類では各種病態に応じ，エネルギー，タンパク質，脂肪，食塩のコントロールが行われる。

　で咀嚼を容易にしたものだが，食塊が形成されにくく誤嚥しやすいため，嚥下食には向かない。

　これらを念頭におき，患者個々の咀嚼・嚥下機能の状態に合わせて選択する。

　また，咀嚼・嚥下機能には問題なく，治療上の必要により臥床体位を保持しなければならない人に対して，主食をおにぎりやサンドイッチにしたり，副食を一口大に切ったりするなど，食べやすい形状に調理して提供する場合もある。

B 食事摂取の介助

① 援助の基礎知識

技術の概要▶ (1) 自力では食事摂取動作が行えない，あるいは十分な栄養摂取ができない人に，治療上，あるいは健康を維持するうえで，必要な栄養所要量を摂取・確保できるようにする。

(2) 食事をおいしくかつ安全にとれるように，患者の心身の状態や環境を整える。

(3) 必要な援助内容・方法について適切に判断し，援助する。

(4) 患者の食事動作の自立に向け，機能回復を目ざして残存機能を賦活化するとともに，食事の自力摂取に対する本人の意欲を引き出す。

(5) 食事の摂取だけに終始せず，食後の口腔ケアや消化状態の観察などもあわせて行う。

目的▶ 自力では摂取できないあるいは摂取量が確保できない人が，安全に必要栄養量を摂取できる。

適応▶ 運動麻痺などにより食事姿勢の保持や食事動作が自力ではできない人，認知症などにより適正な食事ペースが保てない人。

② 援助の実際

前述の「栄養状態および摂食能力，食欲や食に対する認識のアセスメント」を参考に十分にアセスメントを行い，個々の患者の状態に合わせて食事計画を立案する必要がある。

実施前の評価▶ (1) 患者の機能障害や治療上の行動制限の有無・程度・範囲について，適切にアセスメントする。食事のセッティングさえ行えば自力で摂取が可能なのか，姿勢保持を援助すれば食事動作（飲食物を口まで運ぶ）は自力で行えるのか，食事動作を看護師が患者にかわって行う必要があるのか，咀嚼・嚥下機能の訓練が必要な状態なのかといった点を評価し，必要な援助内容を見きわめる。

(2) 認知機能に問題がない場合，必要以上の介助は「食べさせてもらっている」という精神的な負担を感じさせることにもなり，また，食べたいように食べられないという不満にもつながりかねない。患者のもつ能力を活用するため，十分な評価を行う。

(3) 個人の食生活の習慣として配慮すべきことがらの有無を確認する。

(4) 患者の口腔内を観察し，乾燥（唾液分泌不足），炎症，出血などがないかを確認し，必要に応じ含嗽やマッサージなどの口腔ケアを行う。口腔内が乾

燥状態にあると，食欲がわかないばかりでなく，嚥下しにくく誤嚥の危険
性が高まるため，口腔内の湿潤状態の確認は重要である。

患者への説明▶ (1) 食事のメニューの内容を詳しく伝えるなど，食欲が増すように工夫する。

(2) 看護師が介助する内容と患者が自分で行う内容を伝える。

実施方法▶ ＊**準備**

(1) 食形態の調整：咀嚼・嚥下機能に適した食形態にする。嚥下を容易にする
ためには食物に食塊を形成しやすい適度な粘度をもたせることが重要であ
り，必要に応じとろみ調整剤(増粘剤)を用いる。そぼろ肉やきざみ食は食
塊が形成されにくいため，嚥下困難患者には適さない。ムース食の選択な
ど，施設においては栄養部門との調整が必要である。

(2) 環境の調整：食事にふさわしい環境，つまり，異臭がなく明るく静かな環
境で，リラックスできるような雰囲気を整える。認知症状のある人では周
囲に気が向き食事に集中できないことがあるので，カーテンを閉めたりテ
レビを消すなどして環境を整える。

(3) 患者の準備

- 必要に応じて食前に口腔ケアを行い，口腔内を清潔にし，唾液の分泌を促
進する。とくに誤嚥の危険のある場合は念入りに行う。

  根拠 口腔内の細菌を誤嚥することによる誤嚥性肺炎のリスクを低減するた
  めでもあり，また，口腔ケアにより口腔機能が活性化され，咀嚼・嚥下機能
  が高まる。

- 患者の覚醒を促す。はっきりと覚醒していないと先行期(▶35ページ，図
  2-2)における食行動の準備ができないため咀嚼・嚥下機能が活性化されず
  誤嚥しやすい。

- 痰の喀出を促し，呼吸を整える。

  根拠 食塊が咽頭を通過(嚥下)するときは，喉頭蓋が気管の入り口をふさぎ咽
  頭が収縮して一時的に呼吸が停止(嚥下性無呼吸)し，食道入り口部が開大す
  る(▶35ページ，図2-2)。気道内に分泌物が貯留していると，この嚥下のメカ
  ニズムがうまくはたらかず誤嚥につながる。

- 食事前には手を洗ってもらう。不可能な場合には，おしぼりなどで手をふ
  く。さらに，必要に応じてエプロンを着用してもらうなど，摂食の準備を
  行う。

(4) 補助具や自助具の使用

- スープやお茶などの液体はマジックカップやストローつきカップなど，こ
  ぼれにくく飲みやすい容器に移しておく。

- 障害の程度と補助すべき動作の特定を行い，適切な自助具を用いる。食動
  作機能障害がある場合でも，適切な用具を選択したり，工夫して使用した
  りすれば自力摂取が可能になることが多い。たとえば，運動麻痺などによ
  り食器が持てない場合には，食べ物をすくいやすい形の食器や滑りどめ

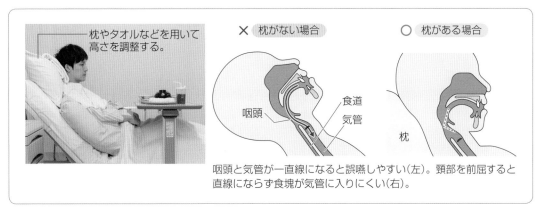

▶図2-4　頸部前屈位

マットを使用する（あらかじめ栄養部門に依頼するなどの調整を行っておく）。

* 手順

[1] 食事姿勢を整える

(1) 食事時の基本姿勢は足底がしっかりと床面につく座位とする。車椅子のまま食事をするときは，しっかりとフットサポートに足がつき，ブレーキがかけられていることを確認する。

(2) 運動麻痺や筋力低下，関節の運動制限，治療上の必要などによる体位制限により食事姿勢（座位）を保持できない場合は，食事終了まで姿勢がくずれないようにクッションなどを使用して身体の安定をはかる。

> **ポイント**　片麻痺患者では麻痺側に傾きやすいため，麻痺側に枕を置いて身体が傾かないように工夫する。

(3) ベッド上45度程度のファウラー位，もしくはリクライニング車椅子で摂食する場合は，頸部前屈位になるように枕を用いて調整する（▶図2-4）。

> **根拠**　頸部が伸展もしくは後屈すると，食物が咽頭からまっすぐに気管内に流入しやすくなり誤嚥のリスクが高まる。

> **ポイント**　ベッドの頭側を挙上した場合は，必ず背抜きを行う。背抜きは，頭側挙上した際に，身体が下方向に向かい，ベッドが上方向に向かうことで生じる「ずれ力」を排除する目的で行う。

[2] 食器・膳を配置する

(1) テーブルの高さを調整する。料理全体が視界に入ることと，上肢が動かしやすいことを考慮し，座面の高さと体格に合わせてテーブルの高さを適切に保つ。

(2) できるだけ自力摂取できるように，食事動作がしやすい位置に食器や膳を置く（▶図2-5）。ナプキンやおしぼりなども手の届く範囲に置く。

(3) 半側空間無視などの認知障害がある場合には非障害側に食器を置く。

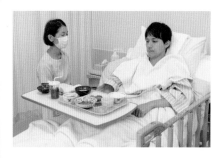

・食事動作のしやすい位置に配膳する。盛りつけられた料理を見ることで、食べる意欲を引き出す。
・看護師は患者と同じ目線の高さになるように椅子などに座る。看護師が右利きの場合は患者の右側に座る。

▶図2-5　配膳と看護師の位置

[3] **食事介助**

(1) 機能回復を目ざして残存機能を阻害しないようにかかわるとともに、残存機能は十分に活用する。患者がどの程度自力で行うのか、看護師がどのように介助するのかなどを明確にし、看護チームで共有できるようにしておく。

(2) 食事のメニューを伝え、盛りつけられた料理を患者の視界に入るように持ってくるなどにより、食べ物を認識してもらう。どの順序でどのように食べたいかを聞き、本人の意向にそい、食欲が増すように工夫する(▶図2-5)。

(3) 最初はお茶などの飲み物でのどをうるおし、嚥下しやすくすると同時に胃液の分泌を促し、消化をよくする。

(4) 食事摂取が自力でできない患者には、看護師が患者のかわりに飲食物を口に運ぶ。はじめから看護師が行う場合と、最初は自力摂取を試み、時間で区切るなどして部分的に介助する場合がある。

(5) 以下、ムース食あるいはペースト食を患者の口に運ぶのを介助する際の留意点を述べる。

• 看護師と患者の目の高さが同じになるように座る(▶図2-5)。看護師が右利きのときは患者の右に座る。

　根拠　看護師が立って食事を口に運ぶと、患者は上を向きやすく、頸部が伸展して誤嚥しやすくなる。

• 患者が正面から食べ物をとり込めるようにスプーンを口の正面からまっすぐ入れる(▶図2-6-①)。

• スプーンを舌の中央に置き、しっかりと唇を閉じてもらう。

• スプーンを抜き取るときは、食べ物の取り込みと咀嚼を促すために上口唇を刺激するようにゆっくり引き抜く(▶図2-6-②)。

　ポイント　むやみに上方に引き抜くと患者の顎が上がり、頸部後屈姿勢となり誤嚥しやすくなるため、あくまでスプーンで上口唇を刺激することを意識する。

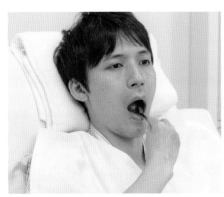 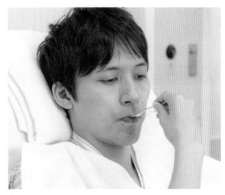

①スプーンを口の正面からまっすぐ入れ，舌　②しっかりと唇を閉じてもらい，スプーンを
　の中央に置く。　　　　　　　　　　　　　　ゆっくり引き抜く。

▶図 2-6　食事介助

- 一口量を一定にする。一口量は人により異なるため，あらかじめ申し合わせておく。
- 嚥下反射を確認してから次の一口に進む。嚥下反射は，いわゆる「ごっくん」という動作で確認できる。患者の喉頭が挙上することを外側から観察する。摂食のペースが合わないと，誤嚥・窒息事故につながるので十分に注意する。
- 食事の楽しさを感じられるように配慮する。重要なのは，看護師自身が時間的なあせりを感じないことと，必ず全量摂取させなくてはならないとの観念にとらわれないことである。

[4] 援助中の観察

(1) 誤嚥に注意する。むせ，喘鳴（ぜんめい），呼吸困難，湿性嗄声（させい），咽頭違和感がないかを確認しながら進める。むせがなくとも誤嚥がおきる可能性を念頭におく。

> ポイント　反射が衰えている場合，気管に食べ物が入っても咳嗽反射がおきないこともある。一口ずつ嚥下反射を確認することが重要である。

(2) 万一，窒息した場合はいち早く気道確保ができるようすみやかに対処する（▶387ページ「NOTE」）。

[5] 食事後の援助

(1) 口腔ケアを行い，食物残渣による細菌繁殖を防止する。

(2) 食後30分〜1時間程度は仰臥位（ぎょうがい）になるのを避ける。座位保持が困難な場合でも30度程度のファウラー位とする。

> 根拠　胃食道逆流により誤嚥がおきると酸の強い消化液が気道に入り込むため，重篤な肺炎を引きおこしかねない。

C 摂食・嚥下訓練

① 援助の基礎知識

技術の概要▶　摂食・嚥下訓練は，脳血管障害や神経・筋疾患，認知症などによって経口摂取ができなくなった患者に行われ，その方法には**直接訓練**と**間接訓練**がある。直接訓練は食物を用いて行う方法で，「食べる楽しみ」を味わえるが誤嚥や窒息などのリスクがある。間接訓練は，食物を用いない方法で，直接訓練を円滑に行えるように舌のマッサージや嚥下筋群のストレッチ，呼吸訓練などを行う。間接訓練は，誤嚥の危険性がなく，生活のなかで誰もが主体的・継続的に行うことができる。

　　摂食・嚥下訓練にあたっては，患者の病態や摂食・嚥下のメカニズムを理解し，心身の状態や環境を整えるとともに，患者の体力や栄養，意識，呼吸状態などをよく観察することが重要である。

　　また，医師や歯科医師，看護師，言語聴覚士，家族などがチームとして連携し，訓練の早期開始に向けて協働する必要がある。

目的▶　(1) 食物を見て，かんで味わい，まとめ，咽頭まで送り込んで嚥下するという生理的機能を再現できる方法で栄養を供給する。

　　(2) 皆と同じものが食べられるという，人としての喜びとエネルギーを得て，生活行動を拡大する。

　　(3) 嚥下機能が向上することによって口腔機能を保持し，肺炎を防止する。

根拠▶　(1) 高齢者が低栄養状態に陥ると，サルコペニア(筋肉量が減少して転倒のリスクなど生活機能障害をきたす)やフレイル(加齢に伴う諸機能の低下，虚弱状態)などが懸念される。また，これによって免疫機能が低下し，病状の進行や再発，体力や気力を失い，主体的な活動性が低下することもある。摂食・嚥下訓練を行うことで摂食が可能となり，十分な栄養が供給されると，体力や気力が増し，食べる喜びがわく。

　　(2) 食べ物をかむことで唾液の分泌を促し，免疫機能を高め，神経伝達物質であるドパミンやセロトニンなどの産生が促されて脳の血流が良好になるなどの効果がある。

　　┃ポイント┃ 非経口栄養(経静脈栄養や経管栄養，▶52ページ，表2-8)は，確実な栄養量を供給できるが，生理的ではなく，栄養吸収機能が低下することから，可能であれば経口摂取を選択することが望ましい。

適応・禁忌▶　(1) 摂食・嚥下訓練を行うには体力を要するので，患者の病状が安定しており，全身状態が良好であることが求められる。低栄養や衰弱，また，発熱や疼痛などがある場合では訓練を行う以前に治療が優先される。

　　(2) 呼吸状態が良好であれば，1日あたり1,000 mL以上も分泌される唾液を嚥

下できていると考えられ，工夫によっては食べられる可能性がある。呼吸状態がわるいと嚥下性無呼吸を確保できないので誤嚥しやすい。

(3) 意識障害があると，摂食・嚥下のメカニズムの全過程が障害される。目を開け，よく覚醒させ，食べることを認識させることが重要である。また，認知症や高次脳機能障害によって食べ物の認知ができなかったり，食べ方がわからなかったりする場合もある。この場合は食塊の送り込み障害や異食の可能性があり，十分な見まもりが必要となる。

② 援助の実際

実施前の評価▶ (1) ふだんの生活行動：正常な摂食・嚥下のメカニズムと，患者の病態・病状を理解したうえで，患者の生活行動をよく観察し，アセスメントする。

- 食べるときの姿勢や手の動き，表情，口唇閉鎖，口角の高さなどを観察する。
- 声の大きさや長さ，嗄声や鼻腔音，構音障害の有無を観察する。話の内容や言葉の不明瞭さから認知機能や食塊の送り込みの障害なども推測できる。

(2) 呼吸状態：バイタルサインや酸素飽和度を測定する。呼吸困難や喘鳴，むせ込みの有無などを観察し，頸部の音，呼吸音の聴取も行う。呼吸状態がわるい場合は，口腔ケアや体位を工夫する。

(3) 病状：病状の推移，疼痛，熱型，消化器症状（便秘や下痢，嘔吐，逆流など），排泄状態，栄養状態や体重などを把握する。

(4) 口腔内の観察：口腔内の乾燥，口内炎や歯根炎，歯槽膿漏（しそうのうろう）などの炎症，また舌苔（ぜったい）の有無，舌の萎縮（いしゅく）や偏移，歯牙（しが）の状態や義歯の有無を観察する。また，咀嚼の状態や食塊残留，咬合（こうごう）などを観察する。

(5) 意識状態
- 意識障害の原因：原疾患によるもののほか，脱水や低ナトリウム血症，低栄養，薬物などの影響が考えられる。
- 認知機能：認知症や高次脳機能障害があると，食物を認知できない，箸をうまく使えない，食べ方がわからない，嚥下できないなどのほか，異食がみられる場合もある。
- コミュニケーション：言葉や指示が理解でき，行動につなげることができるかを確認する。

(6) 摂食状態：自分で箸やスプーンを使って食物を口へ運べるか，姿勢や食事形態は適切か，同じものばかり食べたり，いつまでもかんでいたり，こぼしたり，むせ込んだりしていないかを観察する。

(7) 嚥下の様子：咀嚼や食塊の送り込みができているか，嚥下反射の遅延はないかを観察する。頰筋や舌の運動がわるいと，食塊を嚥下反射誘発部位（咽頭）まで送り込めず，嚥下反射が惹起されない。誤嚥があった場合は，どの

▶表2-6 おもな嚥下検査

	目的	方法	評価
反復唾液嚥下テスト	随意的な嚥下の繰り返し能力をみる。	空嚥下を30秒間繰り返してもらう。	30秒間で2回以下だと嚥下障害の可能性あり。
水飲みテスト	口へのとり込み，送り込みができるかどうかをみる。誤嚥の有無をみる。	30 mLの水を飲んでもらう。まず2〜3 mLで確認し，その後一気に嚥下してもらう。	5秒以内にむせなく飲めれば正常。
改訂水飲みテスト	同上	3 mLの水を飲んでもらう。可能なら，空嚥下の追加を指示し，30秒間観察する。	① 嚥下なし。 ② 嚥下あり，むせないが呼吸変化あり。 ③ 嚥下あり，むせまたは湿性嗄声あり。 ④ 嚥下あり，むせ・湿性嗄声なし。 ⑤ ④に加え，追加30秒以内に空嚥下が2回可能。 ※ ④以上の場合，合計3回施行し，最も成績のわるいものを評価する。
フードテスト	同上	ティースプーン1杯(3〜4 g)のプリンなどを摂食してもらう。可能なら空嚥下の追加を指示し，30秒間観察する。	改訂水飲みテストに準じて評価する。残留があれば嚥下障害の可能性あり。
頸部聴診	誤嚥，咽頭残留の有無をみる。	聴診器で頸部音を聞く。	嚥下前後の呼吸音の変化を聞く。

ようなときにおきるのかを観察し，アセスメントする。

(8) 嚥下のスクリーニングテスト(嚥下検査)の評価：嚥下造影検査や内視鏡検査，水飲みテストなど(▶表2-6)。

実施前の評価をふまえ，どうすればむせなく食べられるかをアセスメントし，評価しながら実際の訓練にいかしていくことになる(▶表2-7)。

必要物品▶ 口腔ケア用品(スポンジブラシ，歯ブラシ，歯みがき剤，コップと水，膿盆，ゴム手袋など)，タオルまたはおしぼり，エプロン，なじみの食器，ティースプーン，綿棒(大)，オーバーベッドテーブル，足底がつく椅子，安楽枕やポジショニングピロー2〜3枚(体位保持用)，聴診器，パルスオキシメーター(必要時)，酸素吸入セット(必要時)などを用意する。

患者への説明▶ 医師の指示や患者・家族の同意を得たうえで，摂食・嚥下訓練の方法や時間，食事の形態，予測されるリスクと効果などについて説明する。

説明時は，簡単に摂食・嚥下のメカニズムについて伝え，口を開けていたり，呼吸をしていたり，口をとがらせている場合は嚥下できないことなどを実際に確認してもらう。

できる限り家族にも同席してもらい，日常的に摂食・嚥下訓練を行えるよう，誤嚥した場合の対応や訓練の留意点などを指導する。

実施方法▶ 直接訓練について述べる。直接訓練は，生活リズムをふまえ，覚醒している

▶表2-7　摂食・嚥下障害のアセスメントシート

嚥下段階	観察項目	日常的にできる摂食・嚥下訓練法
先行期：食べる構えができる。	・刺激で覚醒する。 ・下唇にスプーンをつけると食物をとらえるために受け口になる。 ・食物を認知でき，開口する。 ・食べ方がわかる。 ・舌が前に出てホールをつくる。 ・指示が理解できる。 ・体幹を保持できる。 ・上肢機能の問題	・全身状態を整える（意識・呼吸・病状など）。 ・姿勢を整える：足底をつけて安定させる。 ・五感を刺激して覚醒をはかる：見せる，触れる，かがせる，食器を持たせるなど ・口腔保清と湿潤，嚥下筋群のマッサージ（舌小帯や頰筋のストレッチ）を行う。 ・自分で食べるように見まもり，手を添える。
準備期：捕食し，かんでまとめる（食塊形成）。	・舌と口唇で捕食できる。 ・口を閉じることができる。 ・咀嚼運動がおこる。 ・口腔内乾燥や舌苔付着，口内炎はないか。 ・食塊が形成され口腔内でばらつかない。 ・口からボロボロこぼれない。 ・会話は明瞭である。	・水をつけたスプーンで口唇を軽擦し湿潤させる。 ・舌を上唇，ついで口角へつける（舌の動きを見る，咀嚼運動を誘発する）。口唇をなめる。 ・食前体操を行う。歌を歌う。「まみむめも」「う〜ん」と表情をつけて発声する。 ・食物を水へ通してから舌のホールへのせ移し，舌を刺激して咀嚼運動を誘発する。
口腔期：食塊を咽頭（嚥下反射誘発部位）へ移送する。	・舌の萎縮やあれ，口内炎や舌苔などがない。 ・口角を引くことができる。 ・構音障害がない。 ・いつまでもかんでいて流涎が多い。 ・前傾姿勢で水が飲める。 ・摂食時間。	・3口水を飲む。ていねいに口を閉じ，嚥下を確認してから次を入れる（咽頭ケアと動きやすさを引き出す）。 ・嚥下筋群を強化する。 ・食塊を移送するためにファウラー位で食物の重力を利用する。
咽頭期：口腔内圧が高まり，嚥下反射が引きおこされ，食塊は食道へ送り込まれる。	・鼻声・鼻水はない。 ・喘鳴がなく，呼吸状態がよい。 ・頰を15秒以上ふくらませることができる。 ・嚥下時，むせ込みがない。 ・喉頭挙上が確認できる。 ・嚥下後，食塊の残留がない。	・呼吸を整える（必要があれば体位ドレナージや吸引を行う）。 ・咳ばらいや歌を歌う。 ・咽頭周辺に付着した口腔内分泌物は摂食中でも除く。 ・舌を口蓋へつけ，口唇を閉鎖して，息をとめ，口角を引いてうなずく（嚥下パターン訓練）。 ・ソフトブローイングや声を長く出す。呼吸のトレーニング（嚥下性無呼吸を確保）。
食道期：食道の蠕動運動によって食塊が胃へ送り込まれる。	・苦いげっぷ，しゃっくりはない。 ・つかえ感がない。 ・逆流することがない。 ・筋肉のこわばりがない（リラックス）。 ・睡眠中は喘鳴が少ない。	・安楽な体位（腹部に緊張がない）。 ・交互嚥下（嚥下後，少量の水を飲む）。 ・「ごっくん，ふ〜」を2回行い呼吸を整えてから次の一口を入れる。摂食ペースをゆっくりにする。 ・食物を水に通してから口へ入れる。 ・刺激の少ない食材・メニュー，味つけ。 ・疲労，咳嗽，不安はできるだけ除く。

空腹時に行う。長時間の訓練は疲労するので，30〜40分ほどが望ましい。

＊準備

(1) 口腔内の保清と湿潤：口腔内が乾燥していると唾液や分泌物が喉頭周辺に付着し嚥下運動を妨げる。付着物は湿潤させたスポンジブラシや綿棒などで浸潤させてからぬぐい取る。また，咳ばらいや大声を出してもらい咽頭のクリアランスをはかる。会話や発声によって咽頭の状態が推測できる。

(2) 嚥下運動の円滑化：食前に準備体操(嚥下体操)を行う。歌や早口言葉も有効である。これによって，体幹バランスや呼吸機能が整えられる。また，舌や頬筋などの嚥下筋群のマッサージ，ストレッチなどを行う。

(3) 呼吸を整える：呼吸状態は聴診器やパルスオキシメーター(▶425ページ)などで観察する。含嗽を行ってから，大きく咳嗽・喀出し，咽頭周辺に付着した唾液や痰を除く。唾液の流入による喘鳴や呼吸困難がある場合は，体位ドレナージ(▶242ページ)などを行い，必要に応じて吸引(▶248ページ)する。

(4) 意識の覚醒：なるべく座位にして，食物を見せ，においをかがせるなどで五感を刺激し，覚醒をはかる。なじみの食器を用いるのもよい。

(5) 体位：食塊が咽頭の健側を通過しやすいように頭の位置を整える。食塊の送り込み障害がみられる場合は，食物の重力を利用し，徐々に咽頭へ到達できるように工夫する。流涎が多い場合は，軽く顎を上げ口を閉じると唾液を嚥下できる。また，筋強剛がある患者の場合は，どこにも力が入らないリラックスした体位をとる。

(6) テーブルと椅子の高さ：テーブルは食事が見え口へ運びやすく，椅子は足底が床につく高さと位置に整える。

(7) 食事やお茶，食器，スプーンなどを整える。

> **ポイント**　うなずき嚥下を阻害しないよう，顎と頸部は4横指ほど空ける。気道確保のために頸部伸展位をとったり，エアウェイを挿入したりすることもある。前者は嚥下に重要な喉頭挙上を阻害し，後者は口唇や鼻咽腔閉鎖不全をきたすので注意を要する。

✳ 手順

(1) 安楽な姿勢を保持し，食前体操・口腔ケアを行う。舌の動きや舌苔，口内炎の有無，歯の状態などを観察し，咀嚼や嚥下運動が円滑にできるように口腔環境を整える。

(2) 話すなどして声を出してもらったあと，少量の水で上唇をぬらす。舌の動きを引き出し，咀嚼運動を誘発する。口唇が乾燥していると傷つきやすく，スプーンの挿入や開口を困難にする。3～4回これを繰り返す。

(3) 次にスプーンで1～2 mLの水を3～4回飲ませることでのどごしをよくする。むせやすい場合は体幹を前傾して行う。

(4) はじめは食べやすいゼリーなどでリズムをつくり，嚥下機能に応じて段階的に量や食形態の難易度を上げていく。スプーンや食物は，軽く水などにくぐらせると食塊形成や送り込みをたすけ，のどごしをよくすることができる。一口量は，一度に嚥下できる量とし，嚥下を確認してから次を入れる。この際，誤嚥を恐れて一口量が少なすぎると嚥下反射の誘発に影響する。また，全がゆは食塊形成された状態なので，のどごしを考慮すれば誤嚥が少ない。したがって，終わりの1さじに用いると食塊の残留が少なくなる。

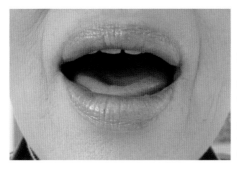

食物を取り込むときに舌にくぼみ
(ホール)ができる。これは，食べる
構えを示す先行期の状態である。こ
のホールへ食物をのせると広がりに
くい。半座位の場合は，スプーンを
硬口蓋へつけると舌のホールがス
プーンの底を包むようにとらえ，食
物の広がりを少なくする。

▶図2-7　舌のホール

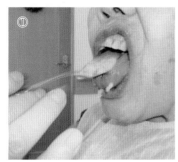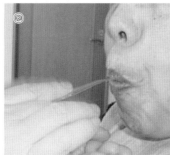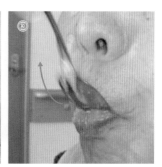

①スプーンは硬口蓋へ向かって入れ，②口唇を閉じて，③上唇でスプーンをぬぐうようにして抜きとる。

▶図2-8　スプーンテクニック

(5) スプーンテクニック：スプーンで下唇に触れると，受け口になって開口し
舌は前方でホール（くぼみ）をつくる（▶図2-7）ので，食物をホールへのせ移
す。咬反射が強い患者の場合は，歯に触れないようにスプーンを硬口蓋に
向かって挿入し，舌の動きを指先で感じとりながら抜き取る（▶図2-8）。食
物をのせるたびにスプーンで舌を軽く刺激すると，咀嚼運動が誘発される。
舌が偏位している場合は，麻痺側をのばすようにスプーンをのせた状態で
ストレッチやスライドを加える。また，嚥下反射が遷延する場合は，ス
プーンを前方へ引くようにして抜き取ると，嚥下反射誘発部位が開放され
るので反射誘発に効果がある。裏側に凸面のある介助用スプーン（リード
スプーン）で舌を刺激するとよい（▶図2-9）。

　ポイント　麻痺によって口唇が閉じない場合は，指で鼻の下をのばす（▶図
2-10-a）。また，患側の口角が引けない場合は介助者の指で斜め上方へ引き
上げるように補う（▶図2-10-b）。

(6) 評価する：食事中の咳き込みや食塊残留の部位と程度，咀嚼運動や送り込
み状態，摂食量と所要時間，呼吸状態，疲労感などを観察する。患者の状

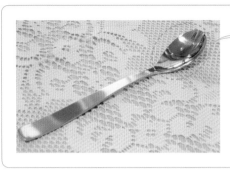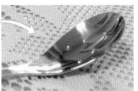

深さが舌のホールにフィットする。スプーンにあるでこぼこは，舌の上で滑りにくく，押さえ，ストレッチ，マッサージをしやすい。抜き取るとき，上唇を刺激し咀嚼運動を誘発する。

▶図2-9　介助用スプーン（リードスプーン〔容量2 mL〕）

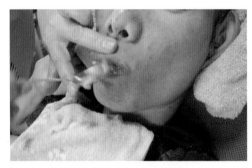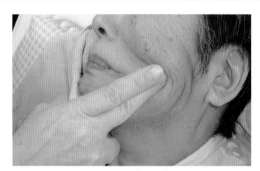

| a. 鼻の下をのばす方法 | b. 口角を引く方法 |

▶図2-10　口唇閉鎖

態は日々変化するので，摂食・嚥下訓練の評価をたびたび行い，チームで情報や方針を共有する。

(7) 口腔ケアと肺炎予防：食物残渣を取り除き，口腔内を清掃する。誤嚥しやすい患者の含嗽をするときは前傾姿勢で行う。とくに意識レベルが低下する夜間の口腔内分泌物の気道内流入を防ぎ，肺炎を予防するうえでも就寝前の口腔ケアは重要である。

＊留意点

(1) リスク管理：摂食・嚥下訓練には，肺炎や窒息などといった生命を左右するリスクがある。それだけに，介助者には訓練に対する知識や技術，誤嚥時の適切な対応などが求められる。誤嚥した場合は，身体を前傾して開口すれば，口腔内の食物は重力で外へ誘導される。あるいはハフィング（▶248ページ）やスクイージング（▶248ページ）などで誤嚥物を取り除く。呼吸を整えたら，ごく少量の水（約0.5 mL）を上唇につけ，舌運動を引き出す。これによって咳嗽を促し，咽頭周辺のクリアランスをはかる。

注意　窒息の場合は，すぐに口を下に大きく開け，口腔内の食物や義歯を取り除き，指で嚥下反射誘発部位を刺激して嘔吐反射を促す。同時に救助要員を集め，吸引器やハイムリック法（▶387ページ「NOTE」）で窒息物を取り除く。

このような状態に陥らないために，食事の形態や摂食リズム（食道の蠕動運動に見合ったペース）を考慮し，多量の食物を次々に口へとり込むことは避けなければならない。

(2) 訓練は，これまでの生活習慣をふまえて，早期に開始することが望ましい。

(3) 低酸素血症や虚弱の患者には，摂食が負担にならないよう，一口量はやや少なめにし，ひと呼吸おいてからゆったり食べられるように配慮する。

(4) 食形態：一般的に嚥下訓練食の形態は，流動性や凝集性，付着性，粒子の均一性などが望ましいとされており，ゼリーやミキサー食などが好んで利用されてきた。これらは誤嚥しにくい形態ではあるが，咀嚼の必要がなく，生理的であるとは言いがたい。一方，きざみ食は，口腔内でばらつき，誤嚥しやすいので適性ではないが，とろみを加えたり，ミキサー食でオブラートのように包んだりすることでまとまりやすくなり，送り込みもしやすくなる。咀嚼運動が誘発されるため，頬筋や舌の動きが活性化して口腔機能の向上にも効果がある。また，きざみ量を段階的に増加していければ，普通食へと移行することも可能となる。

実施後の評価・▶ 記録

(1) 患者の全身状態，バイタルサイン，表情や顔色，発声，呼吸状態，酸素飽和度，喘息の有無などを観察する。

(2) 摂食の様子，必要介助量（どのように介助するか），水分出納量，排泄状態，栄養状態，摂食量，体重，BMI など

(3) 誤嚥の有無，食塊残留の有無（口腔内，梨状陥凹など）と量，部位，喘鳴の有無，呼吸音の状態

(4) 患者の感想と次の介助者への伝達などを記録する。

D 非経口的栄養摂取の援助

非経口的栄養摂取法には，大きく分けて消化管を通して栄養摂取する方法（経管栄養法）と，経静脈的に輸液として栄養成分を注入する方法（経静脈栄養法）がある（▶表2-8）。非経口的栄養摂取を行っている場合は，経口摂取できるように機能改善をはかることが望ましい。

① 経管栄養法

1 援助の基礎知識

栄養剤の種類と▶ 特徴

経管（経腸）栄養剤の種類は，①軽度の消化・吸収障害があっても摂取でき，経口でも摂取可能な半消化態栄養剤，②疾患や病態に応じた病態別栄養剤，③重度の消化機能障害があっても適用できる消化態栄養剤・成分栄養剤があり，

▶表2-8 非経口的栄養摂取法

経路による分類		特徴
経管(経腸)栄養法	経鼻経管栄養法	• 鼻腔から管を挿入して，胃あるいは十二指腸に栄養剤を注入する方法。持続的に管を留置する方法と，注入のたびに管を挿入する方法(間欠的経管栄養法)がある。 • 持続的に管を留置する方法では，食事ごとに管を挿入する手間はないが，咽頭・喉頭，噴門部に異物(管)があるため半開状態で胃食道逆流現象がおきやすく，それに伴う誤嚥の危険性が高い。 • 間欠的経管栄養法では，毎回の管を挿入する手間があるが，食事時以外は管がないことで美容上も誤嚥防止上もすぐれている。
	胃瘻法	• 開腹手術または経皮内視鏡的胃瘻造設術(PEG[*1])により胃壁に瘻孔を造設し，腹壁から管を挿入して栄養剤を注入する方法。 • 美容上すぐれている。 • 咽頭・喉頭，噴門部に異物(管)がないため，胃食道逆流現象の危険が少なく，また，経管栄養法による栄養補給を行いながら，嚥下機能回復訓練をスムーズに行うことができる。
	空腸瘻法	• 開腹手術または経皮内視鏡的空腸瘻造設術により空腸に瘻孔を造設し，腹壁から管を挿入して栄養剤を注入する方法。 • 口〜胃にかけての通過障害があるときに適用となる。
経静脈栄養法	中心静脈栄養法(TPN[*2])	• 中心静脈に留置したカテーテルから輸液製剤を投与する方法。 • 消化管の安静を要するときに有効であり，絶食期間が2週間以上の場合に適用となる。 • 水分・電解質・アミノ酸・脂質・ビタミン・微量元素のほか，高濃度の糖質と必要な栄養素のすべての輸液が可能。 • 長期間の絶食も可能だが，腸管内の細菌の体内への移行(バクテリアルトランスロケーション)や，高血糖などの代謝障害，胆汁うっ滞性肝障害などの合併症をおこしやすい。
	末梢静脈栄養法(PPN[*3])	• 末梢静脈に留置したカテーテルから輸液製剤を投与する方法。 • 水分・電解質・ビタミンの輸液が主で，アミノ酸・脂質も注入可能であるが，糖質は浸透圧が高く静脈炎をおこすため低濃度のものしか注入できず，十分なカロリーが確保できない。 • 2週間以上の長期使用(絶食)で栄養障害を引きおこす。

*1：PEG とは，本来は経皮的内視鏡的胃瘻造設術の手術法をさすが，医療現場では胃瘻からの栄養法のことを PEG とよぶことも多い。
*2：TPN：total parenteral nutrition　　*3：PPN：peripheral parenteral nutrition

さまざまな商品が開発されている(▶表2-9)。

消化態・半消化態栄養剤の浸透圧は，300〜700 mOsm/L と高く(血液浸透圧は 280 mOsm/L)，消化管内に水分を引き込むため，通常の食事に比して下痢をおこしやすい。

開始期は時間をかけてゆっくり注入するか希釈するなどして慎重に投与し，徐々に滴下速度を速め，希釈した場合は濃度を戻していく。

経鼻経管栄養法と▶　経管栄養法はカテーテルの挿入経路により，経鼻経管栄養法と瘻管法(胃瘻法，
瘻管法　　　　　空腸瘻法など)に大別される。経鼻経管栄養法は，経鼻的に胃内あるいは十二指

▶表 2-9　経管（経腸）栄養剤の適応別の種類と特徴

適応		種類	特徴	代表的な栄養剤
消化機能障害なし（もしくは軽度）	栄養療法の適応となる疾患・病態なし	（一般的な）半消化態栄養剤	●食品扱い，医薬品扱いのものがある。 ●味の改良・工夫により経口摂取も可能。	メイバランス®，エンシュア・リキッド®，ラコール®NF など，多数の栄養剤がある。
	栄養療法の適応となる疾患・病態あり	各種病態別栄養剤	●食品扱い，医薬品扱いのものがある。 ●腎・肝・呼吸器疾患，糖尿病，免疫機能不全，低栄養，高侵襲などの病態に応じた栄養組成。	アミノレバン®EN（肝疾患），リーナレン®（腎不全）など
消化機能障害あり		消化態栄養剤	●医薬品扱い。 ●腸管機能障害が高度でも使用できる。 ●通常，十二指腸か空腸に注入する（経口摂取の場合もある）。	ツインライン®NF など
		成分栄養剤	●使用開始時から徐々に増量し，標準量になっても1日12〜24時間かけて注入する。	エレンタール® など

腸内に胃管（カテーテル）を挿入し栄養物を注入する方法であり，瘻管法は皮膚表面から消化管（胃または空腸）に通じる瘻孔を造設してカテーテルを挿入する方法である。

　経鼻経管栄養法は，非侵襲的であるが，鼻翼の潰瘍や鼻中隔潰瘍・壊死，副鼻腔炎，胃内容物逆流による誤嚥性肺炎などの合併症がおきやすいことを念頭におき，予防策を講じる必要がある。

　胃瘻法は，**経皮内視鏡的胃瘻造設術** percutaneous endoscopic gastrostomy（**PEG**）により胃瘻造設が容易になったこと，美容上も問題が少ないこと，嚥下機能を再獲得するための訓練の支障にならないことなどの面で経鼻経管栄養法に比べてすぐれており，4週間以上にわたる経管栄養が必要なときは胃瘻法にするべきであるとの見解がある[1]。

　しかしながら，このような人工的な水分・栄養補給法 artificial hydration and nutrition（AHN）の導入やその方法の選択に関しては，対象者本人・家族が適切に意思決定できるように十分な情報提供を行い，相談にのるなどの自己決定支援が必要である。

　胃瘻カテーテルは，2種類の体内固定板（バンパー型・バルーン型）と2種類のカテーテルのタイプ（チューブ型・ボタン型）の組み合わせにより，4種類に分類される（▶図2-11）。

1）日本静脈経腸栄養学会編：静脈経腸栄養ガイドライン，第3版．p.285，照林社，2013．

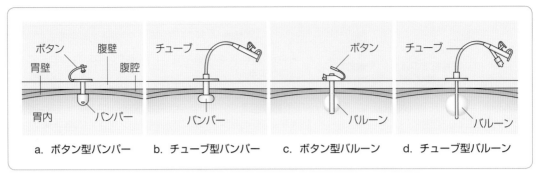

ボタン　　腹壁

胃壁　　　　　腹腔

胃内　　バンパー

a. ボタン型バンパー

チューブ

バンパー

b. チューブ型バンパー

ボタン

バルーン

c. ボタン型バルーン

チューブ

バルーン

d. チューブ型バルーン

▶図2-11　胃瘻カテーテルの種類

禁忌▶　胃内に留置されていることを十分に確認しないまま滴下させることは絶対に行ってはならない。胃管の場合はとくに重要であり，誤挿入や自然抜去による気管内注入は，死にいたる危険な合併症をまねく。

2 援助の実際

● 胃管挿入（経鼻経管栄養法）

実施前の評価▶　(1) 体格および栄養物（成分栄養剤，消化態栄養剤，半消化態栄養剤など）の粘性を考慮して5～12 Frの胃管を選択する[1]。成分栄養剤では5 Frでも可能である。材質はポリウレタンやシリコンといったやわらかいものがよい。

(2) 体位は30～45度程度のファウラー位とする（▶図2-12-①）。

(3) 挿入の長さを決定する（▶図2-12-②）。噴門部をこえる長さの目安は，鼻孔から外耳孔までの長さ，および外耳孔から剣状突起までの長さの合算である。これに胃内への挿入の長さを加えて挿入することもある。

(4) 鼻翼潰瘍や鼻腔狭窄・閉塞など異常の有無を確認し，挿入する鼻腔を選択する。長期間挿入で入れかえる場合は原則として左右の鼻腔を交互に選択する。

必要物品▶　胃管，メジャー，潤滑剤，ガーゼ，膿盆，ティッシュペーパー，聴診器，固定用絆創膏（仮どめ用絆創膏），個人防護用具を用意する。

患者への説明▶　胃管挿入の必要性と手順を説明し，協力を得る。認知症や意識障害がある場合も多いが，説明は怠らない。

胃管挿入手順▶　ここでは**頸部回旋法（横向き嚥下）**を取り入れた胃管挿入方法について述べる（▶56ページ，図2-13）。胃管が斜走挿入されると，唾液などの誤嚥を誘発するため，同側挿入されなければならない（▶56ページ，図2-14）。頸部回旋法は，頸部を回旋することにより，回旋した側（顔が向いている側）の梨状陥凹がつぶれて，

1) Fr：フレンチサイズ。カテーテル外径の仏（フランス）式による表示。1 Fr＝1/3 mmである。

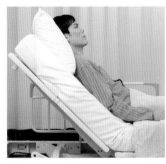
①30〜45度程度のファウラー位にする。

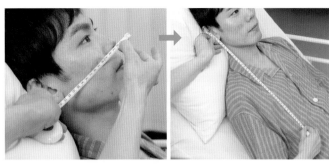
②胃管挿入の長さを決定する。鼻腔から外耳孔までの距離と，外耳孔から剣状突起までの距離を測定する。

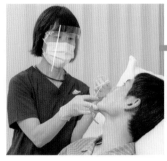
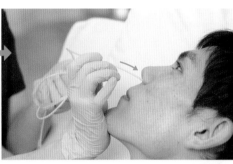
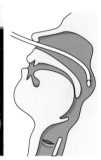
③胃管の先端に潤滑剤を塗布する。挿入する鼻腔の反対側に，患者の頸部を回旋させ，下顎を少し上げてゆっくりと胃管を挿入する。胃管が咽頭部に達したら下顎の位置をいったん戻す。

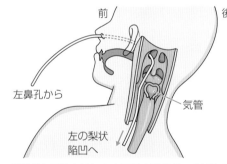
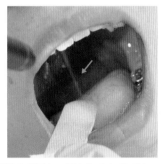

④頸部を回旋させたまま胃管を進める。患者に嚥下運動を指示し，それに合わせてゆっくり挿入する。患者に口を開けてもらい，口腔内にチューブのたわみがないことを確認する。

▶図2-12　経鼻胃管挿入

胃管が斜走挿入されにくくなる方法である。

(1) 頸部を回旋するとともに，鼻孔からの胃管挿入を容易にするため下顎を少し上げ，鼻先を押し上げるようにして，回旋側と反対側の鼻孔から胃管を下向きに静かに挿入する(▶図2-12-③)。胃管が咽頭部まで達したら下顎の位置をいったん戻す。

(2) 咽頭部より先への挿入は，頸部を回旋させたまま患者の嚥下運動に伴って胃管を進める。

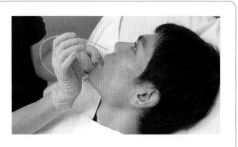

回旋した側（図では右側）の梨状陥凹がつぶれるため，挿入側（図では左側）の梨状陥凹を通りやすくなる。下顎を少し上げると梨状陥凹が開きやすい。

▶図2-13　頸部回旋法（横向き嚥下）

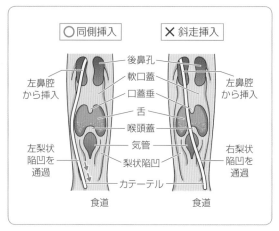

▶図2-14　同側挿入と斜走挿入

> **根拠**　回旋と反対側（胃管挿入側）の咽頭壁と喉頭蓋の空間が広がり，胃管がスムーズに食道入り口部に入りやすくなる[1]。胃管を挿入した鼻孔の側と同じ側の梨状陥凹を通って食道に入るようにする（同側挿入，▶図2-14）。

(3) 患者に嚥下運動を指示し，それに合わせてゆっくり挿入する。

胃管挿入時の位置確認 ▶ (1) 胃管挿入による咳き込み（咳嗽）や，管からの空気の出入り，いくらでも空気が吸引できるなどの所見があれば気管への誤挿入である。ただちに抜去する。空気の出入りがなければ胃に進め，医師の指示のもとX線撮影で留置を確認する。X線撮影しない場合には，胃管に注射筒を接続して軽く吸引し，胃内容物を確認する[2]。

> **ポイント**　胃管の位置確認は，胃への空気注入による気泡音だけでは不十分であり，胃液が吸引できることも確認する。気管への誤挿入は生命の危険に直結するため，複数の方法を併用する。

(2) 挿入の長さの目印として，鼻腔の位置にマーキングしておく。

● 栄養物注入

事前の評価 ▶ **[1] 共通の評価**

(1) カテーテルに注射筒を接続し，吸引される内容物が胃液であることを確認する。これは前回の食事が消化されていることを意味する。確認の後，胃液は戻す。胃内に空気が貯留していれば注射筒で吸引する。

1) 藤森まり子ほか：経鼻経管栄養法における新しい胃チューブ挿入技術としての頸部回旋法．日本看護技術学会誌 4(2)：14-21，2005．
2) 最も確実な方法はX線撮影であるが，放射線被曝量の問題がある。次に確実な方法は胃内容物の確認である。内容物が胃液であることを確認するために，pH試験紙による確認（pH 5.5以下，ただし制酸剤投与されていない場合に限る）が推奨されている。胃内に空気を注入することで聴取される胃泡音による確認は誤認が多いため，信頼性が低い。

(2) 前回の食事内容が吸引される場合は，下痢や吐きけ・嘔吐などの消化器症状の有無を観察し，問題がなければ開始時刻を遅らせるなどの措置をとる。

(3) 消化器症状の経過から総合的に判断して滴下注入速度を決定する。注入速度は，一般に 100 mL/30 分程度とされるが，消化器が健康で症状がない限り 1 回量（300〜500 mL）を 30 分〜1 時間程度で滴下させても支障がない場合もある[1]。また，シリンジによる急速な注入（注入速度に換算して 5,000 mL/時程度）でも下痢を引きおこさなかったという報告もある[2]。

[2] 経鼻経管栄養法の場合の評価　胃管の位置を確認する。胃管の重みや咳嗽・嚥下運動などにより胃管が一部抜けることがあるので，必ず滴下の直前に確認する。

(1) 胃管のマーキングラインが鼻腔と合っているかを確認する。

(2) 口腔内視診により，胃管がとぐろを巻いていないかを確認する。

(3) 上述の [1] 共通の評価で解説したように，胃内容物を吸引する。胃内容物が吸引できない場合は，体位変換や，20〜30 分程度時間をおいたあとに，再度胃内容物を確認する。これらの方法を試みても胃内容物を吸引できない場合は，X 線での確認を考慮する。

> 注意　胃管の誤挿入や自然抜去による気管内への栄養物注入は，死にいたる危険な合併症をまねく。

(4) 胃管の固定は適切か，固定用絆創膏のはがれはないかを確認する（▶図 2-15-a）。

[3] 瘻管法の場合の評価

(1) 瘻孔の位置（胃・空腸など解剖学的部位）と，挿入されている胃瘻カテーテルのタイプおよび長さを把握したうえで，胃瘻カテーテル本体にも目印をつけておき，毎食前に患者の胃瘻カテーテルの位置（挿入の長さ）を確認する。

(2) 胃瘻カテーテルを数 mm 程度引いたり入れたりして，あそび（体外固定板と腹壁の間のゆとり）があることを確認し，胃瘻カテーテルの逸脱，あるいは腹壁への埋没がないことを確認する。胃瘻カテーテルの逸脱は，腹腔内への栄養剤流入による汎発性腹膜炎など，重篤な合併症を引きおこすので注意する。

必要物品▶　栄養セット（イリゲーター〔栄養剤容器〕と注入チューブ〔滴下筒つき〕），イリゲータースタンド，注射筒（経管栄養専用シリンジ），ストップウォッチ，輸液ポンプ（必要に応じて），ウォーマー（必要に応じて）を用意する。

準備▶　栄養剤をイリゲーターに移しかえ，注入チューブの先端まで栄養剤が満たさ

1) 下山哲夫ほか：口腔外科疾患患者におけるエンテルードの投与時間短縮に関する臨床的検討．Progress in medicine 18(10)：2535-2539，1998．
2) 海野康子ほか：口腔外科術後における経管栄養剤の注入速度．日本看護技術学会誌 4(1)：58-65，2005．

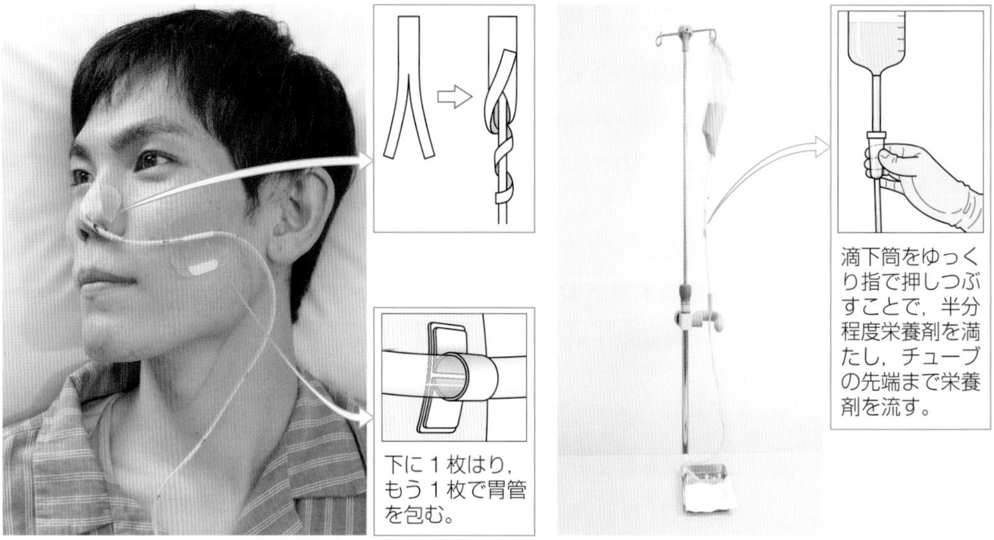

a. 胃管の固定法の一例　　　　b. 栄養セット(イリゲーターと注入チューブ)
　　　　　　　　　　　　　　　　　の準備

人⇒

下に1枚はり,
もう1枚で胃管
を包む。

滴下筒をゆっく
り指で押しつぶ
すことで, 半分
程度栄養剤を満
たし, チューブ
の先端まで栄養
剤を流す。

▶図2-15　胃管の固定法と栄養セットの準備

れるように準備し, 不要な空気の注入による胃部膨満を避ける(▶図2-15-b)。

栄養物の注入▶ [1] **共通の手順**

(1) 患者の姿勢は30~45度程度のファウラー位, または座位とする。

　　根拠　栄養剤の胃内貯留による胃食道逆流や誤嚥を防止するためである。

(2) 開始前に栄養剤をあたためても滴下注入中に温度低下するため, あらかじ
　　めあたためる必要はないとされている[1,2]。しかし, 低温だと下痢となる場
　　合があるため, 下痢対策として, 滴下する場合はチューブを加温する。

(3) 胃管もしくは胃瘻カテーテルと注入チューブを接続する(ただし, 胃瘻カ
　　テーテルがボタン型の場合は, ボタンと注入チューブとの間に接続チュー
　　ブを接続する)。

(4) あらかじめ決めた速度で滴下する。栄養物の種類, 液体の粘稠度により滴
　　下速度が異なるため, ときおり滴下の状態を確認, 調整する。

[2] **瘻管法の手順(胃瘻の場合)**　栄養物を寒天で半固形化して, カテーテル
チップ型注射器で15~20分かけて注入することもある。この方法は, 粘性のな
い栄養剤が腸へストレートに移行して下痢を引きおこしたり, 食道への逆流現

---

1) 磯村須真子:経管栄養における一考察(その1). 神戸市立看護短期大学紀要2:42-49,
　　1983.
2) 東サトエほか:経管栄養における一考察(その2). 神戸市立看護短期大学紀要2:51-60,
　　1983.

象から誤嚥性肺炎をおこしたりするのを予防する。

注入中の観察と▶
留意点
最も危険な合併症は気管への胃管挿入，および胃食道逆流による気管内への流入（誤嚥）である。注入中に喘鳴が聞こえたら誤嚥の可能性を第一に考え，注入を中止する。気道内分泌物は除去し，喘鳴が消失したら再開する。

(1) 滴下不良の際には，まずは圧迫・屈曲などの外力が加わっていないことを確認し，なければチューブ内の閉塞を考え，カテーテルおよび注入チューブを通水し，閉塞を解除する。

(2) 吐きけ・嘔吐などの消化器症状がないかを観察し，万一出現したときは注入を中止し，誤嚥しないよう体位を整える。

注入時以外の観察▶
と管理
[1] 注入後の管理

(1) 注入終了後は，注入チューブを外し，胃管もしくは胃瘻カテーテルのキャップを閉める。

📖 **NOTE**

経管栄養におけるコネクタの国際規格化

たとえば点滴中の患者に経管栄養を行う際，静脈につながった輸液ラインに誤って胃管を接続してしまうと，栄養剤が静脈に入り致命的な事故につながる。このような誤接続を防止するために，近年さまざまなコネクタ（接続部分）の国際規格化が進んでいる。経管栄養についても，現在流通している規格のコネクタ（▶図a）から，新規格の誤接続防止コネクタ（▶図b）への変更が行われている。なお，すべての医療機関などで新規格への切りかえが完了するまでに一定期間を要することから，既存の規格と新規格を接続するための変換コネクタも提供されている（▶図c）。また，ライン類だけでなく，経管栄養用のシリンジも新規格に切りかわっている（▶図d）。

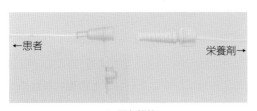

a. 既存規格

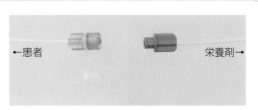

b. 新規格

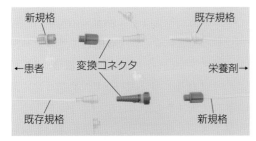

c. 既存規格と新規格の接続

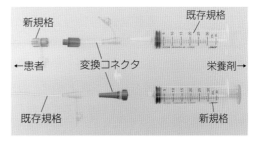

d. シリンジの既存規格と新規格の接続

▶図 経管栄養におけるコネクタの既存規格と新規格

| 根拠 | 胃内容物がチューブを通して逆流してしまうのを防ぐためである。

（2）イリゲーターは，栄養剤を十分に洗い流す。繰り返し使用する場合は，付着している栄養物をはがすつもりでもむようにして洗う。定期的に次亜塩素酸ナトリウム（ハイター®，ミルトン® など）で消毒する。

[2] 胃瘻カテーテルの抜去防止

（1）胃瘻カテーテルが抜去されたとき，ただちに医師をよび処置を行う。瘻孔形成後で在宅管理している場合，再挿入できるタイプのカテーテルはそのまま挿入するように，また再挿入できないタイプでは，吸引チューブなどやわらかい材質のもので代用して挿入するように指導する。ただし，深く挿入して胃壁を傷つけることのないよう注意が必要である。いずれの場合もただちにかかりつけの医療機関に連絡し，受診するように指導する。

| 注意 | 生理反応で瘻孔は短時間に閉鎖してしまうので，それを避ける。

（2）バルーン型ではバルーン内の水が自然に抜け，バルーンが縮めばカテーテルが自然抜去する。そのため，1週間に1回程度は定期的に水量の確認を行い，つねにバルーンの水量を適正に保つ。

（3）瘻孔周囲の皮膚のケアと観察：胃内容物がもれると胃酸の影響で皮膚発赤やびらん，潰瘍などが生じる。もれを発見した場合はふきとるとともに継続的に観察し，皮膚保護剤などを用いたケアを行う。

[3] 口腔内の清潔

経口摂取している人と同様，あるいはそれ以上の回数の口腔ケア（▶215ページ）が必要である。

| 注意 | 経口的に食物摂取をしないと，唾液分泌が低下して，口腔粘膜が乾燥し，口腔内の自浄作用が破綻をきたす。そのため，口腔内に細菌が繁殖し，上気道感染や齲歯・歯周病が発生する。

② 中心静脈栄養法

消化管手術などで消化管からの栄養摂取ができない場合，一般的には鎖骨下静脈からカテーテルを挿入し，中心静脈（上大静脈）内にその先端を留置して，糖質・アミノ酸をバランスよく配合したうえでビタミンや微量元素を加えた輸液製剤を滴下させる。これを中心静脈栄養法 total parenteral nutrition（TPN）という。上大静脈は内腔が太いため血栓ができにくく，また血流も速いため浸透圧の高い輸液をしても静脈炎の発生リスクが低い。1日に必要な輸液を夜間8〜14時間だけ滴下させ，日中はふつうに仕事をすることができる間欠注入法 cyclic TPN もある。しかし，中心静脈栄養法をむやみに用いると，消化管を用いないことによって，消化機能を低下させるばかりでなく，免疫系にも影響を及ぼす。このため，継続的に下痢・嘔吐などの腹部症状，腸蠕動運動などの消化管機能を評価し，機能が回復したときには経腸栄養（経管，経口）に戻すことが推奨されている。

● 中心静脈栄養法に伴う合併症の予防と早期発見

カテーテル挿入時▶
の合併症　カテーテル挿入時の合併症には，カテーテルの位置異常や気胸，血栓形成などがあり，挿入直後のX線撮影によるカテーテル先端の確認が重要である。カテーテル挿入は医師によってなされるが，看護師はそれを介助するとともに合併症の発生を観察する。

カテーテル留置▶
による合併症　カテーテルからの細菌感染に引きつづいておこる敗血症は重篤であり，感染予防に努めるとともに早期に発見・処置することが重要である。

代謝関連合併症▶　高濃度の糖質の輸液による高血糖など，糖代謝異常が多い。とくに糖尿病性ケトアシドーシスとなると重篤である。適宜行われる血液検査データを確認するとともに，急激な吐きけ・嘔吐，倦怠感などの症状の発現に注意する。

長期の中心静脈▶
栄養法による
合併症　腸粘膜萎縮に伴い粘膜透過性が亢進し，腸管粘膜のバリア機能が障害されるとともに腸内細菌叢が変化し，腸内細菌やエンドトキシン（内毒素）が粘膜をこえて侵入し，重篤な敗血症を引きおこすことがある。

‖‖ ゼミナール
復習と課題

❶ 患者の栄養状態および水分・電解質バランスのアセスメントの視点を述べなさい。
❷ 摂食能力のアセスメントの視点を述べなさい。
❸ 医療施設で提供される食事の種類と特徴をまとめなさい。
❹ 食事動作機能障害がある患者の食事介助のポイントについて説明しなさい。
❺ 摂食嚥下訓練（直接訓練）の手順を説明しなさい。
❻ 非経口的栄養摂取法の種類と特徴をまとめなさい。
❼ 胃管挿管の手順を説明しなさい。
❽ 経鼻胃管からの栄養物注入の手順を説明しなさい。
❾ 中心静脈栄養法に伴う合併症にはどのようなものがあるか述べなさい。

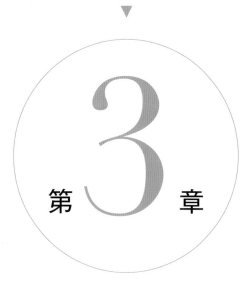

第 3 章

排泄援助技術

> **本章で学ぶこと**
> □排泄の意義とメカニズム，アセスメントの方法を理解する。
> □自然排尿・排便の介助を学ぶ。
> □一時的導尿，持続的導尿について学ぶ。
> □便秘のアセスメントと便秘改善のケアを理解し，浣腸と摘便の方法を学ぶ。
> □ストーマケアについて理解し，装具交換の実際を学ぶ。

　尿意や便意のことを「生理的欲求」というように，排泄行動は人間にとって最も重要な日常の営みといえる。その欲求は時と場を選ばず，欲求に対するがまんがきくのも短時間である。

　なんらかの原因により排泄行動が自力でできなくなったとき，人はたいへんな羞恥心を感じ，援助者に対しては遠慮や恐縮といった感情をいだく。「排泄だけは人の世話になりたくない」「おしもの世話を人にしてもらうようになったら自分はもう終わり」などと考えている人も多い。しかしながら，看護の対象者の多くは，治療や検査上の必要から日常的な方法での排泄を制限されたり，疾患や障害によって通常の排泄行動が営めなくなったりして，看護師の援助を受けることとなる。

　排泄の援助にあたる看護師は，対象者のがまんの閾値が低くなっていること，排泄援助を受けること自体に苦痛を感じている人が多いことなど，心身の状態を推しはかって援助にあたる必要がある。また，排泄の自立に向けてその人のもてる力を最大限発揮できるように援助を考える必要がある。たとえば，その人のおむつは本当に必要か，目的を考えずむやみに膀胱留置カテーテルを使用してないかなどをつねに考え，必要に応じて援助方法を変更することが求められる。

　ここでは，排泄援助の基礎知識として，「排泄の意義」と「排尿・排便のメカニズム」を確認し，対象者の状態に応じた援助を決定するための「アセスメント」「自然排尿および自然排便の援助の方法」を学び，さらに自然排泄ができないか医療上必要な場合に行う「導尿」についても学習する。また，排便促進援助として，「便秘改善のための看護ケア」や「浣腸」についても学んでいく。

A 自然排尿および自然排便の介助

① 自然排尿および自然排便の基礎知識

1 排泄の意義

生物的・心理的▶
・社会的意義

ヒトは生命維持のために，水・酸素・栄養物を取り込み，消化・吸収・代謝の過程を経て代謝産物や老廃物を体外に排出する。このシステムが「排泄」である。排泄物には，尿，便，喀痰，水（汗や不感蒸泄として）のほか，月経血，外傷や侵襲的処置に伴う排液，広くは呼気に含まれる二酸化炭素や水分などがあるが，一般的には尿・便をさすことが多い。ここでは排尿・排便行動の援助について述べる。

排泄行動は，生命維持に不可欠であると同時に誰もが営む日常的な行為である。個人個人の排泄のありようはその人の文化的背景に基づき，また生活様式・習慣のなかに組み込まれているためさまざまであるが，排泄行動自体は個人の自立した行為であることが前提であり，どれほど身体が弱っても「排泄だけは自立していたい」と考える人がほとんどである。

援助を提供する▶
看護師に求めら
れる基本的姿勢

援助の対象は，手を借りなければ排泄行動ができない人や，治療上の制限により排泄場所の変更を余儀なくされる人，身体機能や環境の変化により排泄調節に支障をきたしている人などである。

看護師に第一に求められるのが，患者は排泄援助を受けること自体をプライバシーの侵害と感じているという認識である。排泄する姿，排泄器官（陰部），排泄物（においや音も含む）を看護師にさらすだけでも患者にとっては大きな苦痛をしいられることであり，それを看護師以外の人にさらすようなことがあってはならない。多床室や共同トイレにおける排泄援助ではとくに留意する。

第二に，みずから援助を要請しにくいことを考慮する。ぎりぎりまでがまんして看護師を呼ぶことが多いため，患者から援助の要請があったときは待たせず，あるいは要請前にタイミングを見はからって声をかける配慮が必要である。たった1回でも排泄に失敗すると，人は著しく自尊感情を低下させる。また，患者の転倒・転落事故は「トイレに行こうと思って……」など，患者が自身の移動能力をかえりみず行動した結果発生することが多い。

第三に，つねに排泄の自立に向けた援助を考えることである。そのときどきに必要な援助を提供しながら，自立に向けて小さな目標をたて，1つひとつをクリアしていけるような道筋をつける。安静制限がとけたり，患者の移動・動作能力が向上していたりするのに，同じ援助を漫然と繰り返さないことが大切である。

2 排泄器官の機能と排泄のメカニズム

● 排尿

尿の生成▶ 　尿は腎臓において，腎小体(ボウマン囊と糸球体)と尿細管からなる**ネフロン**で生成される。糸球体を流れる血液は，血管内壁を圧迫する圧により血漿成分が濾過される。これが原尿(糸球体濾液)であり，その99%は尿細管で再吸収され，1%が尿となり尿管から膀胱に運ばれる。腎機能が低下すると糸球体濾過量が減少し，尿量減少による体液量増加(組織間液増加と，その結果としての浮腫)がおこる。

　体液量を一定に保持するための調節機構として，下垂体後葉から分泌される**抗利尿ホルモン** antidiuretic hormone(ADH，バソプレシン)の増減による尿量調節と，飲水行動による水分摂取量の調節がある。体液量が欠乏すると ADH が分泌されて尿量が減少し，口渇を感じて飲水行動がおきる。逆に体液量が増加すると ADH 分泌が減少し，尿量が増加する。このように，1日の水分出納，つまり「摂取水分量 intake」と「排泄水分量 output」の調節により，体内の水分はつねに平衡を保っている(▶表3-1)。

尿意・排尿反射と▶　150〜300 mL の尿が膀胱に貯留すると，膀胱内壁が伸展し，その刺激が骨盤
　　排泄行動　内臓神経を求心路として大脳に伝達され，初期尿意を知覚する(▶図3-1-❶)。しかし，交感神経である下腹神経のはたらきで排尿筋が弛緩するため，膀胱内圧は急には上昇しない。また同様に，下腹神経の支配を受けている内尿道括約筋が収縮して尿道からの尿の流出をとどめることで，300〜500 mL 程度の尿は蓄尿できる(蓄尿反射，▶図3-1-❷)。また，随意筋である外尿道括約筋は，強い尿意を感じても本人の意思(大脳活動)により収縮させることができ，排尿が抑制できる(▶図3-1-❸)。

　人は尿意を感じると，トイレに行くタイミングを見はからい，移動動作をおこす。トイレに移動後，着衣を脱ぎ，便座に向かい体勢を整える。こうした複雑な行為のあとにやっと尿意抑制がとかれ，膀胱が収縮し，さらに内尿道括約筋・外尿道括約筋の弛緩という排尿反射がおきて尿を排出する(▶図3-1-❹, ❺)。このとき腹筋や横隔膜が収縮し，膀胱の圧迫を補助する。排尿時の膀胱内圧は50〜60 cmH₂O と急激に高まり，尿は20〜25 mL/秒の勢いで流出する。この機

▶表3-1　1日の水分出納

	摂取水分量(intake)	排泄水分量(output)
内訳(内容)	食事：600 mL 飲水：1,600 mL 代謝水：300 mL	尿：1,500 mL 便：100 mL 不感蒸泄(蒸散)：900 mL
計	2,500 mL	2,500 mL

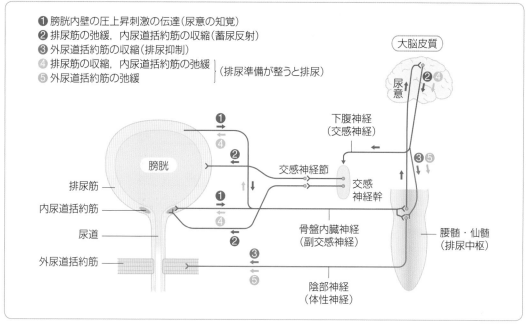

❶ 膀胱内壁の圧上昇刺激の伝達（尿意の知覚）
❷ 排尿筋の弛緩，内尿道括約筋の収縮（蓄尿反射）
❸ 外尿道括約筋の収縮（排尿抑制）
❹ 排尿筋の収縮，内尿道括約筋の弛緩 ｝（排尿準備が整うと排尿）
❺ 外尿道括約筋の弛緩

▶図 3-1　排尿をつかさどる神経と蓄尿反射・排尿反射

能が正常にはたらけば，膀胱内に残る尿（残尿）はない。

● 排便

食物の消化と▶
糞便の形成

咀嚼（そしゃく）され唾液（だえき）とまぜ合わされた飲食物は，蠕動（ぜんどう）運動により胃・小腸へと移動しながら消化液により消化され，大腸へと移行する。その間，腸管内には約9 L（飲食物としての摂取量が約2 L，消化管からの分泌物が約7 L）もの水分および電解質が移動する。このうち99％の水分とナトリウム（Na），塩素（Cl）などの電解質が再吸収され，残りの1％（約100 mL）の水分が大便とともに排出される。大便の本体は分解・消化されなかった食物繊維などの食物のかすや，腸内細菌，消化管から剝離（はくり）した粘膜細胞などである。便特有のにおいは，タンパク質の代謝により生じたスカトールやインドールというガスによるものである。

食事の摂取から回盲部にいたるまでの時間は約4～10時間で，結腸において水分が吸収され，便が固形状になるまでにはさらに12～30時間程度を要する。

便意・排便反射と▶
排泄行動

直腸に便が送り込まれて直腸内壁が伸展すると，直腸内壁の神経叢（そう）が刺激を受け，骨盤内臓神経を通して仙髄にある排便反射の中枢（仙髄）に伝わる（▶図3-2-❶）。排便反射により直腸が収縮し，不随意筋である内肛門括約筋が弛緩する（▶図3-2-❶'）。この刺激は大脳皮質にも伝達され，便意として知覚される。大脳皮質から排泄の準備が整うまで排便抑制指令が出され，これにより随意筋である外肛門括約筋が収縮して肛門が締まり，通常はがまんできる（▶図3-2-❷）。

大脳皮質から排便抑制をとく指令が出されると，外肛門括約筋が弛緩し，肛門挙筋が収縮して肛門が上方に引き上げられ，便を排出する（▶図3-2-❸）。

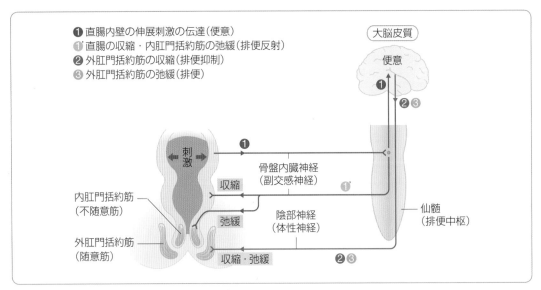

❶ 直腸内壁の伸展刺激の伝達(便意)
❶' 直腸の収縮・内肛門括約筋の弛緩(排便反射)
❷ 外肛門括約筋の収縮(排便抑制)
❸ 外肛門括約筋の弛緩(排便)

大脳皮質

便意

骨盤内臓神経
(副交感神経)

内肛門括約筋
(不随意筋)

外肛門括約筋
(随意筋)

刺激

収縮

弛緩

陰部神経
(体性神経)

収縮・弛緩

仙髄
(排便中枢)

▶図 3-2　排便をつかさどる神経と排便反射

　　　　このときに「いきみ」をかけて腹圧を上昇させると,排便がよりスムーズに
できる。「いきみ」とは,足を地につけ,吸息位で軽く息をとめ,横隔膜と腹筋
群を同時に収縮させることである。姿勢が整わないと効果的ないきみができず,
うまく排便できない。床上排泄を余儀なくされている人や麻痺・筋力低下のあ
る人が排便しにくいのはこのためである。

3　アセスメント──患者の状態に応じた援助を決定するために

● 患者の状態に応じた援助の決定

患者の状態の把握▶　下痢・便秘などの量・回数異常や尿失禁のある場合には,以下にあげる視点
でアセスメントを行い,原因に応じた看護介入を決定していく。とくに失禁は
原疾患の症状としての出現が多いので,病態との関連でアセスメントし,援助
方法を見いだしていく。

　　　　トイレへの移動や便座での座位などが病態に及ぼす影響や,移動や座位が可
能かどうかの生活行動能力を見きわめ,後述の各種援助方法(トイレ介助,ポー
タブルトイレ,床上排泄)を選択する。

● 排尿のアセスメント

　　　　排泄物は身体内部の状態を反映する健康のバロメーターである。

量・回数・性状▶　尿の量や回数に,一般的な基準値はある(▶表3-2)。しかしこれらは,水分摂
取の量や発汗・不感蒸泄量,治療に伴う体液の排出に左右される(▶66ページ,
表3-1)。体液のバランスについてアセスメントする場合,尿量のみでは正常・
異常は判断できないため,水分出納の全体でみる必要がある。

▶表 3-2 尿の量・性状の一般的基準と逸脱(一般成人)

		基準値	逸脱
量(1日量)		1,000〜1,500 mL	100 mL/日以下:無尿 400 mL/日以下:乏尿 2,500 mL/日以上:多尿
回数		4〜6回	10回/日以上:頻尿(回数は必ずしも特定できない)
性状	色調	透明 淡い黄色〜淡い黄褐色	赤褐色,にごった褐色,肉汁様
	比重	1.010〜1.025	>1.025:高張尿(脱水,糖尿病など) <1.010:低張尿(尿崩症など)
	におい	無臭(排尿直後) アンモニア臭(時間経過)	アセトン臭 (排出直後の)アンモニア臭など
その他		―	膀胱内に貯留しているが排出できない:尿閉

排尿障害の有無 ▶ 　尿意の感知から排尿抑制の解除(排尿反射)のプロセスのなかでなんらかの障害が生じると,尿失禁などの**排尿障害**がおきる。排尿プロセスのどの段階に障害があるかによって症状は異なる。排尿障害の有無とタイプを見きわめるには,尿の排出パターンやタイミングの観察,精神・認知機能や原因疾患,手術などの有無について情報収集を行う。

　排尿障害には,頻尿や尿失禁,尿意切迫感,夜尿症などの蓄尿障害と,遷延性排尿障害や苒延性排尿障害などの排出障害に大別できる。尿失禁は原因となる疾患などによりさまざまなパターンがあり,対応も異なってくる(▶表 3-3)。

● 排便のアセスメント

量・回数・性状 ▶ 　通常は1日1〜2回であるが,人によっては2日に1回のこともある。回数のみでは下痢・便秘とは判断できず,性状についてもあわせて観察する(▶表 3-4)。

自覚症状 ▶ 　腹部膨満感(おなかがはった感じ・ふくれている感じ),排便時の肛門の痛み,残便感,排泄後のしぶり腹(裏急後重)の有無など。

視診・触診や聴診による フィジカル アセスメント ▶ 　視診では腹部膨満の有無,聴診では腸蠕動音が正常か,打診では鼓腸(腸内ガス貯留)の有無,触診ではかたい腫瘍の有無,とくに便秘の場合は深い触診をして便塊の有無を確認する(▶アセスメントについては,『系統看護学講座 基礎看護技術Ⅰ』第4章)。

便失禁 ▶ 　便失禁は不随意または無意識に便が排出することであり,認知機能の障害(便意を感じない,排便を抑制できない)や肛門括約筋の障害(排便を抑制できない)などでおきる。下痢のときも,急激な腸蠕動に加え,便中の水分量が多く直腸壁が過伸展状態となり,便意をこらえきれずもらすことがある。

▶表3-3 尿失禁の原因と対応

失禁パターン	特徴	原因となる疾患や条件(例)	対応(介入・指導内容)
機能性尿失禁	膀胱内に蓄尿はできるが,トイレへの移動という行動ができず,トイレでない場所で排泄する。	大脳機能障害(脳血管疾患)認知症精神疾患などによる意欲低下	個人の排尿間隔を把握し,定期的にトイレに誘導し,排泄を促す。
切迫性尿失禁	尿意を感知すると同時に排尿してしまう(トイレに行くまで抑制できない)。1回量は少ない。	脳血管疾患	個人の排尿間隔を把握し,定期的にトイレに誘導し,排泄を促す。
腹圧性尿失禁	くしゃみ・咳嗽や腹筋運動などにより上昇した腹圧が膀胱に加わりもれてしまう。	骨盤底筋群の筋力低下(分娩経験のある高齢者など)	尿意を感じたら早めに排尿する。外出前,腹圧のかかる作業の前には排尿をすませておく。骨盤底筋訓練を行う。
溢流性尿失禁	膀胱収縮力不足によりつねに膀胱内に尿がたまっているために,常時少しずつもれる。	膀胱の収縮をつかさどる神経の損傷(子宮手術後など)により膀胱筋収縮できない。	腹圧をかけやすい体位を整える。定期的な排泄を試みる。膀胱内での貯留が長時間にわたるため,細菌の増殖に注意する。尿混濁などの感染徴候がないか,患者自身が観察できるようにする。
反射性尿失禁	尿意を感じない。膀胱内に一定量の尿がたまると反射的に排尿反射がおき,大量にもれる。	このとき,反射をつかさどっているのは仙髄にある反射中枢(S_2〜S_4)であり,これより上の脊髄損傷のときにおきる。	下腹部や鼠径部を指先で軽く叩くと脊髄排尿反射を誘発し,排尿できることがある。

▶表3-4 便の量・性状の一般的基準と逸脱(一般成人)

		基準値	逸脱
量(1日量)・回数		100〜250g・1〜2回	下痢便秘
性状	形状	有形軟便	ウサギの糞のように,ぼろぼろと乾燥していてかたい:兎糞状泥のような,液体に近く形にならない:泥状便液体状:水様便
	色調	黄褐色	黒色(タール様):上部消化管出血鮮紅色:下部消化管出血灰白色:胆汁分泌不全,閉塞性黄疸黒褐色:鉄剤服用
	におい	スカトール・インドールによるにおい	酸臭:消化不良,胆汁分泌不全腐敗臭:慢性腸炎

● 移動動作のアセスメント

治療上の安静制限 ▶ 呼吸器疾患や循環器疾患，運動器疾患などで床上安静をしいられている，または関節可動域に制限があるなど，排泄場所・排泄方法の変更を要する状況を把握する。

身体能力 ▶ 一般状態やバイタルサインの確認，筋力の程度，拘縮・麻痺の程度。

● 心理・社会的状態のアセスメント

生活習慣 ▶ 排泄回数や時間帯は生活スタイルによりそれぞれ異なる。入院により食生活や生活リズムの変更を余儀なくされた場合，排泄パターンが乱れることも多い。ふだんの生活習慣についての情報を得て，その人の通常の状態に近づけるような援助を計画する。

心理状態 ▶ 排便・排尿は自律神経系(交感神経・副交感神経)により調整され，精神的緊張やストレス状態に影響される。とくに下痢・便秘，尿閉などは心理的要因でおこることが多い。心理状態を考慮し，精神的安寧をもたらすようなかかわりが重要である。

② 自然排尿および自然排便の介助の実際

1 トイレにおける排泄介助

● 援助の基礎知識

技術の概要 ▶ その人らしい方法で，安全に尿や便を排泄するのを援助する。

禁忌 ▶ 呼吸困難，心疾患の急性期，出血性疾患，重症貧血，脳卒中直後など。

● 援助の実際

実施前の評価 ▶ (1) 病態の考慮：トイレまでの移動やいきみなど，排泄行為が病態に及ぼす影響をアセスメントする。たとえば，呼吸不全で低酸素状態にある人がトイレまで移動することで呼吸困難が増強する場合などは，バイタルサインや酸素飽和度を検討し，状態によってはポータブルトイレに切りかえるなど代替方法を考慮する。また，いきまずに(腹圧をかけずに)排泄できるよう便性を調整する(やわらかくする)よう，薬剤の使用について医師に照会する。

(2) セルフケア能力の評価：トイレまでの移動方法，ならびにトイレにおいて必要な援助内容を見きわめる。着衣の上げ下げ，便座への移乗，便座での姿勢保持(倒れる危険性など)，陰部をふく動作の可否などをアセスメントし，自立度を見きわめて介助内容を決定する。移動に関しては必要に応じ

車椅子を選択する。

必要物品▶ 車椅子, 歩行器など(移動手段として必要な場合), 陰部洗浄や清拭<small>せいしき</small>の道具(排泄後に陰部保清をはかる場合)を用意する。

患者への説明▶ 介助や見まもりの必要性について患者が納得できるように説明する。

実施方法▶ ❋ **準備**

(1) トイレと居室の温度差を極力少なくする。

> 根拠　寒冷曝露<small>ばくろ</small>は, 交感神経を緊張させ, 排尿・排便反射を抑制したり, 末梢血管収縮による血圧上昇を引きおこしたりする。

(2) 自力での移動や座位保持が困難な場合は, トイレ内の設備・構造を確認し, 安全な移乗のためのスペース・車椅子の停車位置を確認しておく。またトイレの支え棒や手すりなどを把握し, 患者の可動範囲に合わせた活用方法を考える。施設によっては, 右(左)側麻痺患者用など, トイレ設備が別個に設けられていることもある。

(3) 座位・立位の移行がむずかしい人では, 膝窩<small>しっか</small>よりも便座位置が高くなる補高便座の使用も考慮する。

> 注意　便座が高すぎて足底がつかないと, 腹圧がかけられないので注意する。

❋ **手順**

(1) 麻痺の有無などの身体状況に合わせて便座への移動・移乗を介助する。

(2) 車椅子で移動の場合は, 立ち上がり動作のあとにズボンや下着を下ろす。このとき上半身が前屈してバランスをくずしやすいので, 手すりにつかまってもらうなどの安全策をとる。立位保持と脱衣の両立がむずかしい場合は脱衣を介助するが, 自立に向けた援助を心がける。便器の適切な位置に座れるように, 便器に極力近づいてゆっくり腰を下ろすように声をかける, あるいは立ち位置を具体的に示すなどする。

(3) 足底が床面に接し, いきみやすい姿勢がとれるようにする。

> ポイント　便座が高く足台を用いる場合, 座ってから入れるようにする。

(4) ナースコールの位置を確認し, 排泄が終わったら呼ぶように伝え, トイレの外に出る。ただし, ときおり声をかけて安全を確認する。

(5) トイレットペーパーでの陰部・肛門部のふきとり介助の必要があれば, 看護師は手袋を装着してふきとる。必要に応じ陰部洗浄や陰・殿部の清拭をし, 尿とりパッドやおむつなどを取りかえ, 衣服をもとどおりにする。

(6) 手洗い場に移動し, 手洗いを援助したのち, 病室に戻る。

実施後の評価・▶
記録 (1) 以下のことを実施中より評価し, 問題があれば改善しつつ実施する。

- 患者の羞恥心を最小にし, また保温に留意して実施できたか。
- 便座への移乗(その逆も), 便座上での姿勢保持が安全に行えたか。
- 排泄後, 陰部は清潔に保たれたか, 陰部の皮膚, とくに粘膜にトラブルはないか。
- 排尿(便)時の苦痛はなかったか。

- 排泄後，腹部膨満感が消失・軽減したか，残尿（便）感や腹痛などの不快感は残っていないか，あるいは，気分が爽快になり，食欲が増すなどの効果がみられたか。
(2) 排泄物の状態（量・性状），また排泄前後のバイタルサインの変化はないか（循環動態の変動を最小にできたか）を評価し，記録する。

継続ケア▶ 排泄援助が患者に及ぼした影響を評価し，腸蠕動を促すための温罨法（▶158ページ）や失禁予防ケアなどの必要なケアを継続的に行う。

● ポータブルトイレでの排泄援助

概要と目的▶ トイレまでの歩行ができない人，または排泄の抑制ができずトイレへの移動中に失禁の可能性がある人に対しては，ポータブルトイレを用いて，安全・安楽に排泄できるように援助する。

　ポータブルトイレの使用は，トイレへの移動が病態に及ぼす影響や，移動動作能力，排泄抑制能力などを総合的にアセスメントしたうえで選択する。多床室におけるポータブルトイレの使用は，患者自身が羞恥心をいだくだけでなく，においや音が生じるため，同室者の療養環境保持の面からも極力避けるべきである。やむをえず多床室で行う場合には同室者に配慮し，食事時間の回避や，換気・消臭といった対策を講じる。状態が変化しているのに漫然とポータブルトイレを使用していないかをつねにアセスメントし，極力トイレでの排泄に切りかえるようにする。

必要物品▶ ポータブルトイレ（座位保持能力に応じて背もたれや肘置きつきタイプを選択），トイレットペーパー，陰部洗浄や清拭の道具（排泄後に陰部保清を実施する場合），介助用手袋（必要に応じて）。

患者への説明▶ ポータブルトイレの使用や見まもりの必要性について患者が納得できるように説明する。

実施方法▶ ＊**準備**　安全な移乗のためのスペースや，患者が一時的に立位をとるときの支え棒や手すりなどを確保し，ポータブルトイレを適切な位置に設置する。また，プライバシー保護のため，ドアやカーテン，スクリーンで遮蔽して個別の空間を確保する。便器の底には専用シートまたはトイレットペーパーを敷く。

　　注意　床頭台など不安定なものを支えとすることは避ける。

＊**手順**
(1) 臥位または座位の姿勢から端座位になるのを介助する。
(2) 立位になるのを介助し，安定した手すりなどにつかまってもらい，脱衣してもらう。
(3) 脱衣から排泄，着衣まではトイレ介助に同じである。洗面台での手洗いを援助する。洗面台での手洗いができない場合には，ベッドに戻り，ピッチャーを用いて流水をかけ，洗面器で受ける。

2 床上排泄援助

● 援助の基礎知識

技術の概要▶　なんらかの理由によりトイレで排泄できない人が床上で尿器・便器を用いて排泄するのを援助する。

● 援助の実際

必要物品▶　尿器・便器，防水シーツ，尿・便器カバー，トイレットペーパー，タオルケット，場合により砂囊（さのう），安楽枕，清拭または陰部洗浄用品一式を用意する。

　　　　　　患者の体格や骨の突出の有無，排泄物の量などを総合して判断して選択する。

患者への説明▶　手順や協力依頼事項について説明する。意識障害があって反応が明確でない患者に対しても，必ず声をかける。

実施方法▶ ＊ 準備

(1) 尿器は男女で形状が異なるので留意する（▶図3-3）。便器はそれぞれの特徴をふまえ，患者の体格と予測される排泄の量を考慮して選択する（▶図3-4）。

(2) 尿・便器をあたためる。便器の底には専用シートまたはトイレットペーパーを敷く。

　　根拠　防音効果，および便のこびりつき防止のためである。

(3) 環境を整える。カーテンやスクリーンでの遮蔽とともに，窓を閉めて寒冷曝露を避け，防音・消臭対策を講じる。また，「入室ご遠慮ください」などの札をかける。

　　ポイント　患者は同室者や看護師への気がね，精神的緊張から，便尿器をあてても排泄できないことが多いため，場合によっては処置室に移動して1人の環境を整える。

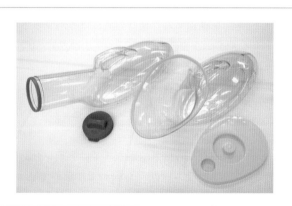

▶図3-3　尿器（左：男性用，右：女性用）

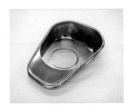

a. 和式便器
先端が薄くなっているため差し込みしやすいが容量が小さい。小がらな人で排泄量が少ないときに用いる。

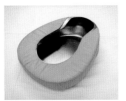

b. 洋式便器(金属製)
大容量であり，排泄物が大量でもこぼれるリスクは低い。大がらな人にはよいが，小がらな人に用いるとそり返りが強くなる。

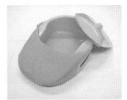

c. 折衷型便器 (プラスチック製)
差し込みやすさにある程度の容量を兼ね備えたタイプである。

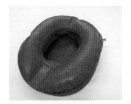

d. ゴム製便器
弾力性があり仙骨が突出している人でも用いることができる。ただし，容量が少なめで弾力性があるため，使用時の安定がわるい。

▶図 3-4 各種差し込み便器の特徴

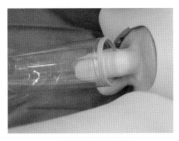

a. 男性用尿器の扱い

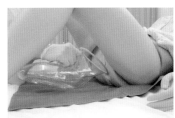

b. 女性用尿器の扱い

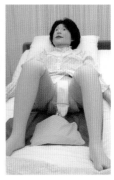

女性の姿勢。飛散防止のために陰部にトイレットペーパーをあてる。

▶図 3-5 尿器の使用方法

✳ 手順

(1) 掛け物の上からタオルケットを掛け，タオルケットの下の掛け物を扇子折りにして外す。ズボンと下着を外す。

(2) 膝を立て足底でベッド面を踏みつける要領で殿部を上げてもらい，シートを敷く。殿部を挙上できない場合は股間にシートを敷き，上端を患者の殿部の下に差し込む。

(3) 尿器挿入：男性の場合は尿器に陰茎を挿入する(▶図3-5-a)。女性の場合は尿器の受け口手前側を会陰部にしっかりと密着させると同時に，尿器の底面をベッド面に押しつけるつもりで置く(▶図3-5-b)。尿器は患者自身に支えてもらうか砂囊で固定する。

(4) 便器挿入：殿部を挙上できる場合は，患者が殿部を挙上するタイミングに

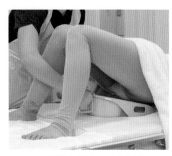 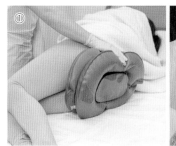 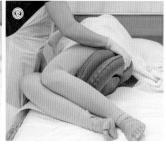

a. 殿部を挙上できる場合
足底でベッドの面を踏みつけてもらうのと同時に、息を合わせて便器をスライドさせる。

b. 殿部を挙上できない場合
①側臥位にする。②便器がずれないよう下方に押し込み、手前側の腸骨を上方に引き上げる要領で仰臥位にする。

▶図3-6 便器のあて方

合わせ、シートに続いて腸骨部を下から支えつつ便器を挿入する（▶図3-6-a）。殿部を挙上できない場合は、側臥位になってもらい、便器の開口部中央と肛門の位置を合わせ、便器がからだから離れないように下前方に強く押しつけながら、手前側の腸骨部を上方に引き上げるつもりで仰臥位にする（▶図3-6-b）。

> ポイント 仰臥位になったあと、再度、肛門と便器開口部中央のずれがないことを確認する。

(5) 女性の場合は、尿の飛散防止のためトイレットペーパーを重ねて折り、幅5cm程度にして陰部に置き、端を尿・便器内に挿し入れて尿を誘導する（▶図3-5-b-右）。

(6) 排泄の際は、腹圧がかかるようにファウラー位とする。膝を立てて閉じ（若干の股関節内旋位）、下半身を安定させ、そのうえからタオルケットを掛ける。膝を立てられない場合は枕などを用いて下半身を安定させる。

> 注意 膝関節伸展位、股関節外旋位では、便器がずれたり、便器の一部が身体を圧迫したりするなどの不都合が生じる。

(7) 排泄が終わったら、陰部をトイレットペーパーでふき、便器を外す。必要に応じて陰部洗浄（▶204ページ）または清拭を行う。

(8) 着衣・掛け物を戻し、カーテン・スクリーンを開けると同時に、窓を開けて換気をする。

✳ **留意点** 同室者がいる場合には食事時間を避けて日課のなかに組み込む。

実施後の評価・記録 ▶ 「トイレにおける排泄介助」と同様の評価項目（▶72ページ）に加え、以下の視点で援助技術の適切性を評価する。

- 露出範囲・時間を最小限にし、羞恥心や保温に配慮できたか。
- 患者・看護師ともボディメカニクスを考慮して実施できたか。
- 衣服や寝具などを汚染せずに援助できたか。

• 同室者など周囲の人にも不快な思いをさせなかったか。

3 おむつによる排泄援助(おむつ交換)

● 援助の基礎知識

技術の概要 ▶ よごれたおむつを除去し,皮膚を清潔にして新しいおむつにかえる。ここでは長期臥床患者の床上におけるおむつ交換について述べる。

適応 ▶ 意識障害や認知症などで尿・便意がわからない人や,失禁しないかという不安がおむつ着用で解消できると訴える人などが適応となる。

● 援助の実際

実施前の評価 ▶ (1) おむつ使用の適応の有無を明確にし,看護師側の都合で使用していないかをふり返り,つねにおむつを外す方向での援助を考慮する。

(2) おむつにはいくつかの種類があり,患者の状態や装着の目的に応じて選択する。形による分類(▶図3-7)には4種類あり,大きさ・材質などでも分類される。

必要物品 ▶ 交換用のおむつ,汚染物用ビニール袋,処置用手袋,清拭タオル,着がえの寝衣・シーツ類(必要時),汚染防止シート(必要時),陰部洗浄用具(必要時)を用意する。

患者への説明 ▶ 患者がイメージしやすいように手順を説明し,必要な協力を依頼する。

ポイント 意識障害があって反応が明確でない患者に対しても説明する。

実施方法 ▶ ✳ 準備 床上排泄援助と同様に環境を整える(▶74ページ)。

✳ 手順 図3-8,3-9に手順の一例を示す。必要に応じて陰部洗浄(▶204ペー

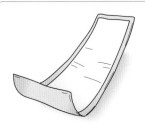
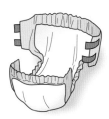
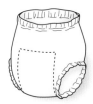
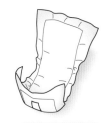

a. フラットシート型	b. テープつき	c. パンツ型	d. 尿とりパッド
おむつカバーと併用する。自在に使用できるので,吸水シーツなどの用途にも使える。臥床患者に多く用いられる。	テープでとめることによってパンツ型になる。体型に合う形で股間が狭まっており,ギャザーつきなのでもれ防止になる。臥床患者にもリハビリテーションを開始した段階の人にも用いられる。	トイレで立位のままでも脱着ができる。活動にも耐えられるため,リハビリテーション中の人に用いることが多い。	もれの量が少ない場合に使用する。失禁パンツやほかのタイプのおむつなどと併用する。安心のために通常の下着につけて用いることも多い。

▶図3-7 おむつの種類と使用用途

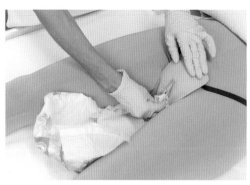

①おむつと尿とりパッドを外し，可能な部分を清拭する。よごれが激しいと予想される場合は，あらかじめ殿部の下に汚染防止シートを敷いておく。

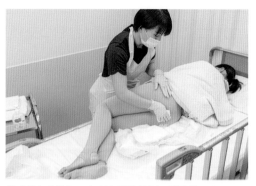

②手袋を交換し，患者を看護師側へ側臥位にする。よごれた尿とりパッドを取り除き，殿部を清拭する。

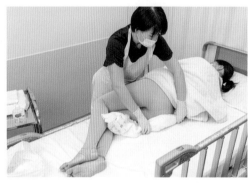

③清拭を終えたら，必要に応じ手袋をかえる。おむつを丸めて身体の下に押し込む。よごれが激しく，汚染防止シートを敷いている場合は，看護師側のおむつの端を患者の身体の下に入れ込んでおき，側臥位になったときに引き抜いてもよい。

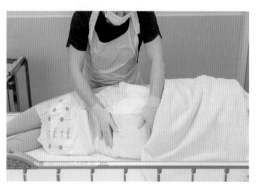

④新しい尿とりパッドを，陰・殿部を十分におおうように調整してあて，新しいおむつをあてる。正中線とおむつの中心を合わせ，おむつの端を身体の下に軽く押し込む。

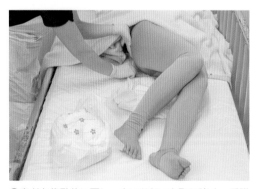

⑤患者を仰臥位に戻し，古いおむつを取り除く。看護師側の新しいおむつの端を引き出す。尿とりパッドを陰部にあてる。

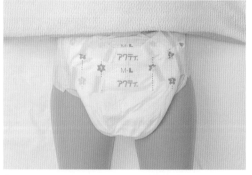

⑥皮膚接着面にしわがないかを確認したうえで，おむつのテープをとめる。ギャザーを引き出し，着衣し環境を整える。

▶ 動画

▶図3-8　おむつ交換の手順の一例

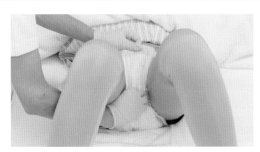
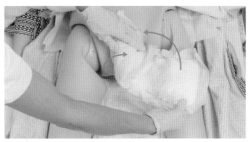

a. 女性の場合
背部に尿がまわりやすいため，殿部をしっかりおおうようにする。パッドの股間部分はW字になるようにひだを寄せて陰部に密着させる。

b. 男性の場合
陰茎周囲に尿が集中するため，陰茎をパッドでくるむようにする。

▶図3-9 尿とりパッドのあて方

ジ)を行う。

＊**留意点** 交換は定期的に行い，同室者がいる場合は食事時間を避け，日課に組み込む。

実施後の評価▶ 床上排泄援助に同じ(▶76ページ)。

● 失禁のある人に対する援助

失禁のある患者への介入・指導内容は表3-3(▶70ページ)のとおりである。ただし同じ疾患でも人により排尿の間隔は異なり，また同一の人でも，飲水量などにより回数・量が異なる。さまざまな条件・状態を総合して援助内容を決定する。

B 導尿

自然排尿ができない場合および医療上の処置として行う。尿路は本来無菌状態に保たれており，器具の扱いや，手技・管理が不適切だと医原性の尿路感染症を引きおこす。確実な知識・技術を身につけて援助する必要がある。

① 一時的導尿

● 援助の基礎知識

技術の概要▶ 尿道から膀胱内に無菌的にカテーテルを挿入し，尿を排出させる。
実施にあたっては，尿道損傷を防ぐため，尿道・膀胱周辺の器官と陰部の開

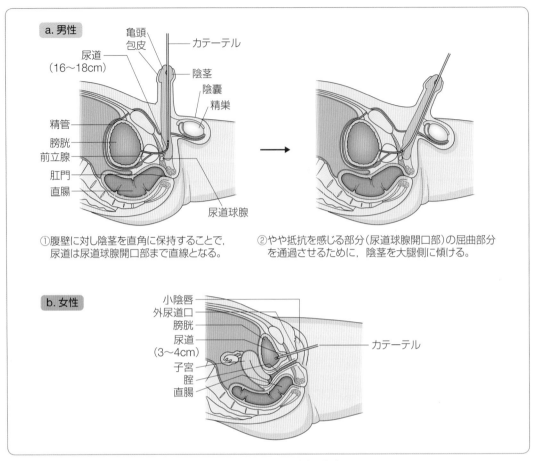

▶図3-10　解剖学的位置関係（尿道の走行）とカテーテルの挿入方向

口部，また尿道の走行の解剖学的位置関係の把握が重要である（▶図3-10）。とくに男性は尿道が長く，屈曲部位もあるため，確実な把握が必要である。

　また，尿道開口部のある陰部は，恥毛が密集しており，また皮膚・粘膜のヒダ・シワが多く，常在細菌が多い部位である。通常は非特異的感染防御機構がはたらくが，導尿の適応になる健康レベルの人ではそれがはたらかず，逆行性（上行性）の尿路感染症を発症しやすい。とくに女性の場合は，尿道が4cm程度と短く，また尿道口付近は湿潤環境にあり細菌が繁殖しやすいため，逆行性感染のリスクが高い。滅菌器具を用いた無菌操作の徹底が必要である。

目的▶　①尿閉などの排尿障害時の処置，②無菌尿採取や残尿測定などの検査，③下腹部診察や分娩の前処置など。

適応・禁忌▶　尿道の創傷や炎症などがあると悪化させる可能性があるため，医師に確認する。

● 援助の実際

実施前の評価▶（1）陰部の清潔ケア実施状況や排泄状況などから，導尿に先だつ清潔ケアの必要性を判断し，必要に応じて実施する。

(2) 体格に応じてカテーテルの太さを選択する。一般成人の場合は 12〜16 Fr の太さが多く用いられる。

(3) 導尿手技および無菌操作のための体位を保持できるか否か，患者の理解力や関節可動域などをアセスメントし，必要な看護師の人数を判断する。

患者への説明▶ 手順や協力依頼事項について説明する。意識障害があって反応が明確でない患者にも，必ず声をかける。

必要物品▶ 滅菌導尿セット(トレー，鑷子，ガーゼ2枚)，滅菌ネラトンカテーテル(12〜16 Fr)，滅菌水溶性潤滑剤(グリセリンなど)，滅菌手袋，消毒綿球，滅菌鑷子(カテーテル取り出し用)，膿盆，処置用シーツ，尿器，タオルケット，足袋(またはバスタオルなど)，エプロンを用意する。

　事前に内容を把握し，開包後滅菌手袋装着前までにトレーの中に追加すべき物品など，具体的な手順をイメージする。

実施方法▶ ✳ **準備** 床上排泄援助(▶74ページ)と同様に室内環境を整える。また，介助の看護師がいる場合には介助内容についてあらかじめ打ち合わせておく。

(1) 患者の準備

- 胸もとまでタオルケットを掛け，上着を腰まで上げ，下半身を脱衣し，殿部の下にシートを敷く。両膝を屈曲してもらい，保温とプライバシー保護のためタオルケットで両脚をおおう。1枚で足りなければ片脚のみとし，もう片方はバスタオルでおおう。

- 陰部汚染時は，陰部洗浄(▶204ページ)するか尿道口周辺を清拭する。

- バスタオルかタオルケットの一部分を用いて陰部を一時的におおっておく。

- 股関節を軽度外転させ，膝を立てた姿勢をとってもらう。男性は物品配置に支障がなければ膝をのばしたままでもよい。滅菌物を足もとに置くことを説明し，脚を動かさないよう依頼し，尿器を患者の股間に置く。

  > **ポイント** 尿器は，カテーテルの挿入の長さと尿器に入る長さを考慮し，遠すぎない位置に，また近づけすぎて以降の操作の支障にならない位置に置く。

(2) 無菌操作での物品準備

- 看護師が右利きであれば患者の右側，左利きであれば患者の左側に立つ。

- 滅菌導尿セットを開包する。セット内に具備されていない物品(カテーテルや潤滑剤など)を無菌操作で準備し，消毒綿球も無菌操作で開封する。滅菌手袋を用いる場合は，物品準備後に装着する。

- カテーテルの先端に潤滑剤を塗布する。女性は挿入の長さである 4〜6 cm 程度，男性は尿道より短い 8〜10 cm 程度に塗布する。

✳ **手順**

(1) 尿道口を消毒する。

- 男性：看護師は利き手と反対側の手で陰茎を保持し，包皮を下げて亀頭を露出させ，利き手で鑷子を持って消毒綿球を取り，尿道口から外側に円を描くように消毒する。綿球をかえて最後に尿道口を再度消毒する。

一時的導尿
▶動画

　　注意　導尿後には包皮を必ず戻す。戻さないと翻転させた包皮の位置で圧力が
　　　　増して亀頭が腫脹し，陰茎への血流が妨げられ，陰茎組織が壊死をおこす。

- 女性：看護師は利き手と反対側の母指と示指で患者の腹側から小陰唇を開
　き，尿道口をしっかりと露出させ，利き手で鑷子を用いて消毒綿球を把持
　し，尿道口から肛門に向かって消毒する。消毒綿球をかえ，尿道口の左右
　（小陰唇内側）を同じく腹側から肛門側一方向にふき下ろす。最後に再び尿
　道口を消毒する。

　　根拠　汚染の度合いが小さい部位（腹側）から汚染部位（肛門側）に向けてふく
　　　　ことで細菌の伝播を防止する。

　　ポイント　大陰唇の内側を保持すると小陰唇が自動的に開くこともあるが，人
　　　　によっては小陰唇が閉じていることもあるため，個別性に応じて保持位置を
　　　　調整する。

- 陰茎・陰唇を保持している手は，カテーテルが膀胱内に挿入されるまで離
　さない。また，その手は汚染されていることを認識し，滅菌物に触れない
　ようにする。

(2) カテーテルを挿入して導尿する。

- 男性：陰茎を体幹に対して直角に保持し，利き手（滅菌手袋装着後汚染し
　ていない）でカテーテルを保持し（▶図3-11-①），尿道の走行に沿って挿入
　する（▶80ページ，図3-10-a-①）。途中，尿道球腺開口部（尿道球部）に達す
　ると抵抗を感じるので，陰茎を下腿側に傾けてカテーテルの向きをかえ，
　挿入を容易にする（▶80ページ，図3-10-a-②）。尿道の長さは16〜18 cmな
　ので，カテーテル先端から側孔までの距離も考慮した20 cmを目安に，尿
　の流出があるところまで挿入し，その位置を保持する。

- 女性：利き手でカテーテルを保持し（▶図3-11-①），尿道の走行に沿って挿
　入する（▶80ページ，図3-10-b）。尿道の長さは3〜4 cmであるため，4〜6

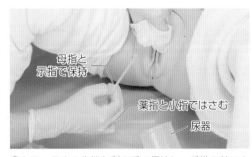

①カテーテルの先端を利き手で保持し，手掌の前でカ
テーテルがカーブを描くようにし，後端を薬指と小
指でしっかりはさむ。

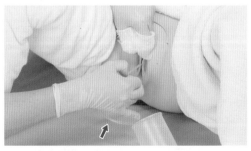

②薬指と小指ではさんだカテーテルを離すだけで，カ
テーテル後端を尿器に入れることができる。

▶図3-11　カテーテル保持方法の例と尿器への入れ方

cm を目安に，尿の流出をみとめるまで挿入する。カテーテルを利き手で保持し，挿入の長さが変化しないよう注意する。

- 男女いずれの場合も：カテーテル後端を尿器に入れ（▶図3-11-②），尿を完全に排出させる。尿の流出がなくなったら，患者に了解を得て，カテーテルを保持したまま利き手と反対の手の甲で恥骨上部を軽く圧迫し膀胱内の尿を排出する。

  注意 カテーテルを保持しないと，尿流出の勢いによりカテーテルが抜け出てしまうおそれがある。

(3) 膀胱内の尿が完全に排出したかを確認するため，患者の残尿感がないかを聞き，なければカテーテルを抜去し，決められた方法で処理する。

(4) あとかたづけをする。陰部はすばやくおおいかくす。ベッド上で使用した物品をワゴンなどに移し，患者の身じたく・掛け物・体位を整える。

  ポイント このとき，患者の衣服や掛け物の汚染を防止するため手袋はすみやかに外す。

＊**留意点** 清潔な物と不潔な物とを区別して扱う。たとえば，処置ワゴンの使用に際し，導尿セットやその他の滅菌物は上段，尿器や使用済みの器械はワゴンの下段に置くなどの扱いをする。

実施中・後の▶ (1) 尿量・性状（色調，混濁の有無），尿道口の発赤，腫脹，滲出液の有無など
評価・記録　　 について観察する。

(2) 以下の視点で導尿手順が適切だったかをふり返る。

- 患者の羞恥心に配慮し，適切な説明と声かけができたか。
- 無菌操作が徹底できたか。
- 露出範囲・時間を最小限にして羞恥心を最小にできたか。また保温できたか。
- 尿道を傷つけることなくカテーテルを挿入したか（カテーテル挿入に伴う痛みがなかったか）。

② 持続的導尿

● 援助の基礎知識

技術の概要▶ 手術中・後や急性期などで水分出納管理が必要な場合や，泌尿器・生殖器疾患の術後に治癒を促進する場合，排尿障害などにより頻繁な一時的導尿が必要な場合に，膀胱内にカテーテルを留置し，持続的に蓄尿バッグに尿を排出させる。

　カテーテル留置による弊害には，①尿路感染，②膀胱筋の伸縮がないことによるカテーテル抜去後の排尿障害，③カテーテル挿入に伴う膀胱括約筋拡張による排尿障害（失禁）などがある。カテーテルの存在そのものが感染のリスクを

つくっているといっても過言ではなく，定期的なカテーテル交換や毎日の陰部洗浄を行ったとしても感染を完全には予防できない。つねにカテーテル留置の必要性を明確にし，留置の必要がなくなった時点で即抜去する必要がある。

根拠▶ 尿路感染がおきやすく，重篤化しやすいのは，以下の解剖学的特徴による。

(1) カテーテル挿入口の外尿道口付近は皮膚粘膜移行部で，ヒダが多く湿潤環境にあるために多くの細菌が常在しており，細菌がカテーテルを伝わって逆行性に尿道・膀胱へと移行する危険がある。また，カテーテルにより尿がつねに排出されて膀胱が収縮していることで，膀胱内壁のヒダが多くなり，微量に残留している尿により細菌が増殖しやすい。

(2) 通常，腎臓から尿道までは無菌状態に維持されている。しかしこれらは，一連の粘膜層でおおわれており，感染がおきれば泌尿器全体に拡大する。さらに粘膜層には血管が豊富で，血管内に細菌が侵入すると敗血症にまで陥る可能性が大きい。

適応・禁忌▶ 一時的導尿に準ずる。また，器質的尿道狭窄がある場合の無理なカテーテル挿入は禁忌である。

● 援助の実際

実施前の評価▶ (1) カテーテル留置の目的と抜去の目安を明確にする。手術後などで水分出納管理が目的の場合は，全身状態が安定し，頻回な尿量確認が必要なくなったら抜去する。

(2) 前立腺肥大や経尿道的手術の既往などといった尿道狭窄の危険性を，病歴や問診などをふまえて評価する。尿道狭窄が予測される際は医師に照会する。

(3) 陰部の清潔ケア実施状況や排泄状況などから，導尿に先だつ清潔ケアの必要性を判断し，必要に応じて実施する。

(4) 患者の体格やカテーテル挿入歴などを考慮し，カテーテルサイズを選択する。男性の場合は 14〜20 Fr，女性の場合は 12〜18 Fr が一般的である。

(5) 患者協力の可否：一時的導尿に同じ（▶81 ページ）。

必要物品▶ 滅菌済み膀胱留置カテーテル挿入キット（留置カテーテル〔▶図3-12〕，トレー，蓄尿バッグ，消毒綿球，消毒液，滅菌水溶性潤滑剤，滅菌ドレープ，滅菌手袋，滅菌蒸留水，注射筒），足袋（またはバスタオル）2 枚，タオルケットを用意する。

患者への説明▶ 必要性，挿入期間の目安，挿入後の生活活動範囲（挿入中でも治療上の制限がなければ蓄尿バッグとともに自由に移動できるなど）について説明する。

実施方法▶ ＊**準備**

(1) 患者の準備：一時的導尿に同じ。

(2) 無菌操作での物品準備

- 滅菌導尿セットを開包する。セット内容に含まれない物品（消毒液や潤滑剤，滅菌蒸留水，滅菌蓄尿バッグなど）があれば滅菌ドレープや滅菌トレー上

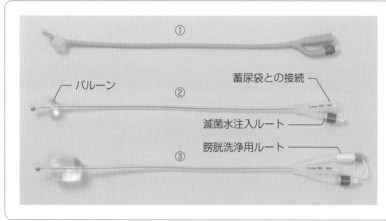

①チーマンバルーンカテーテル：先端が曲がっており，前立腺肥大症などで尿道狭窄がある場合に適している。
②フォーリーカテーテル：持続的導尿で最も一般的に用いられる。
③スリーウェイフォーリーカテーテル：血尿などがある場合，カテーテル閉塞を防ぐための膀胱洗浄用ルートがある。

▶図 3-12 おもな膀胱留置カテーテル（バルーンカテーテル）の種類

などの無菌野に無菌操作で用意する。

- 滅菌手袋装着後，無菌操作でカテーテルのバルーン用水注入口より定められた量の滅菌蒸留水を注入し，バルーンがふくらみ，もれがないことを確認する。バルーンが機能することを確認したら再び注射筒を接続して滅菌蒸留水を注射筒内に戻す。注射筒は無菌状態にあり，注入口に接続したままにしておく。
- カテーテルと滅菌蓄尿バッグを接合部の奥までしっかりと接続させる。カテーテルの先端に潤滑剤を塗布する（男性：8～10 cm，女性：4～6 cm）。

＊手順

(1) 尿道口を消毒する：一時的導尿に同じ。施設によっては，より広範な消毒をマニュアル化していることもある。

(2) カテーテルを挿入する。

- 挿入方法は一時的導尿に同じであるが，より厳密な無菌操作が求められる。
- 尿の流出がみとめられたら，バルーンが完全に膀胱内に入るまで，さらにカテーテルを挿入する（▶図 3-13-a）。挿入の長さはカテーテル先端のバルーンの位置やバルーンの大きさ（滅菌蒸留水の容量）によって異なるため，挿入前に確かめておく。

  注意 このとき過剰に挿入すると膀胱内壁を損傷してしまう。また，挿入が不十分なままバルーンをふくらませると尿道損傷をおこし，患者に激痛を与える。

(3) バルーン用水注入口から所定量の滅菌蒸留水を注入し，固定用バルーンをふくらませる（▶図 3-13-b）。

(4) カテーテルを固定する。

- 手袋を外し，カテーテルを絆創膏で固定する。カテーテルを引き，抵抗を感じたらそこから 1 cm 程度再挿入した位置で固定する（▶図 3-13-c）。

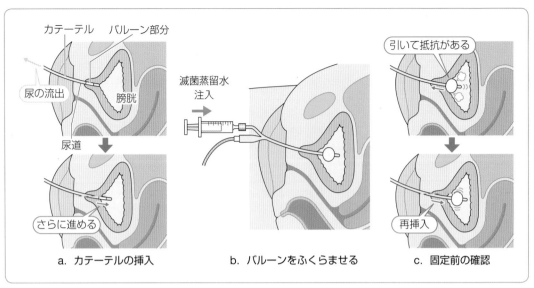

▶図3-13　バルーンカテーテルの挿入

> |根拠| バルーンが内尿道口付近の膀胱内壁を圧迫するのを防止するためである。

- 男性：陰茎を上方向（若干斜め方向）にし，左右いずれかの下腹部に固定する。

> |根拠| 下向きだと尿道屈曲部位（尿道・陰嚢角部）の粘膜がカテーテルの圧迫を受けて炎症・潰瘍をおこすおそれがあり，悪化すると尿道皮膚瘻を形成する。

- 女性：カテーテルを左右いずれかの鼠径方向に向け，小陰唇に圧迫が加わらないよう鼠径部に近い大腿内側に固定する。皮膚の異常があるなどで大腿内側に固定できない場合は，カテーテルに余裕をもたせてたわみをつけて下腹部に固定する。

> |根拠| これにより腟内分泌物によるカテーテルの汚染を最小限にできる。

(5) あとかたづけ：一時的導尿に同じ。

＊ **留意点**　留置中は以下の点に留意して管理する。

(1) 感染予防対策：患者に関しては，陰部洗浄などの清潔ケアを行うことと，水分摂取を促して一定の尿量を確保すること，膀胱内に尿を貯留させずスムーズに排出できるように体位変換を積極的に行うことが大切である。器具に関しては，カテーテルおよび蓄尿バッグまでの連結管を屈曲・閉塞させないことが必要である。また，導管を含め蓄尿バッグは，尿を逆流させないようつねに膀胱よりも低い位置に置き，体位変換時などで一瞬でも膀胱より高くなる場合は，留置カテーテル本体の尿通路をクレンメでクランプする。カテーテルと連結管との接続部や，蓄尿バッグの尿排出口など，細菌の侵入経路となる箇所の清潔を保持する。なお，接続部は原則的に外さない。

(2) 尿道・皮膚障害の予防：1日1回はカテーテル固定部位の左右を交換し，尿道の同一部位を圧迫することを避ける。絆創膏の貼付部位もかえ，皮膚ケアを行う。

実施中・後の ▶
評価・記録

(1) 挿入手順の評価：患者の羞恥心を最小にできたか，尿道損傷はなかったか（出血や痛みの有無）。

(2) 挿入中の継続観察：体温，尿量・性状（色調，浮遊物，混濁）などの感染徴候の有無を観察し，あれば感染を疑う。

(3) 蓄尿バッグの清潔保持と内容物の逆流防止：袋が床に接触していないよう留意するとともに，蓄尿バッグの内容物を排出する際は，決められた方法を遵守し，逆行性感染を防止する。

C 排便を促す援助

① 排便を促す援助の基礎知識

● 排便のアセスメント

排便を促す援助にあたっては，まず排便のアセスメント（▶69ページ）を基本とし，加えて，排便に影響する疾患や薬剤の使用，食事内容・回数・時間，日常生活リズム（睡眠や排泄の時間帯），ストレス状況など，排便異常に関連する生活習慣の情報を得て，患者とともに排便異常の原因を特定することが重要である。ここでは便秘に陥った人への看護ケアについて述べる。

● 便秘改善のための看護ケア

以下に便秘に有効な看護ケアを示す。計画的・継続的な看護ケアの効果が得られない場合は，緩下剤，排便坐薬，浣腸などの薬剤の使用も考慮するが，医師の処方が必要となるため，医師が適切な処方ができるよう状態を正確に報告する。

食生活の見直し ▶
と調整

食生活が原因の場合，患者自身の自覚と，習慣をかえようという動機づけがなければ効果は期待できない。患者とともに時間をかけて改善策を見いだす姿勢でかかわる。具体的には，朝食摂取（胃結腸反射誘発），水分負荷に制限がなければ多めの水分摂取（便の軟化），食物繊維を多く含む食品の摂取（腸壁の刺激，排便反射の誘発）などがある。できる範囲で食事内容の調整も試みる。

日常生活行動 ▶
の調整

とくに入院生活では，生活時間の拘束や他者を気にすることなどによる便意のがまん，運動量低下，疾病や治療に関する不安など，便秘の原因となることが多い。できる範囲で食事内容を入院前に近づけたり，気分転換を兼ねた散歩をすすめるなど，不安軽減のためのかかわりができるように援助する。

腹部マッサージ▶ 腹壁を介して直接的に腸管を刺激することで腸蠕動を促進させる。深い触診を行う要領で腹部に「の」の字を書くようにする。まず右下腹部から上行結腸の走行に沿って上に圧迫し，次に横行結腸の走行と同じく臍より上腹部を横に，さらに左上腹部より下方に，左下腹部より鼠径線と平行に順序よく圧迫する。

温罨法▶ 腰背部の温罨法(熱布バックケア，▶165ページ)は腸蠕動を亢進させ，腸管の動きを促進させる効果があり[1]，便秘や鼓腸の解消をはかる看護技術として有効である[2]。

② 浣腸(グリセリン浣腸 glycerin enema〔GE〕)

● 援助の基礎知識

技術の概要▶ 自然な排便ができないとき，また，手術・検査などの前処置として必要な場合に，直腸内に50%グリセリン溶液を注入し，浸透圧によって大腸を刺激して蠕動運動を促進させる。グリセリンには便をとかしてやわらかくし，便の滑りをよくする効果もある。

根拠▶ (1) レクタルチューブ(以下，チューブ)の挿入の長さは5cmとする。以前より，必要以上のチューブ挿入による直腸穿孔の危険性が指摘されており[3,4]，実際，熟練看護師が行った場合でも直腸穿孔事故がおきている[5]。その危険性について十分に理解すると同時に，浣腸を慣習化せず，不用になったら廃止することも考慮する必要がある。肛門管(肛門縁から肛門直腸結合部)の長さは約3.5〜4.5cmであり[6]，直腸壁を左方に膨出させているコールラウシュヒダは肛門から約6cmの距離にある[7](▶図3-14)。肛門管直上部から直腸前壁までの距離は個人差が大きく，とくに高齢者ほど差が大きいとする報告もある[8]。また，肛門管の上皮組織は物理的刺激に対して強い構造

1) 菱沼典子ほか：熱布による腰背部温罨法が腸音に及ぼす影響．日本看護科学会誌17(1)：32-39，1997．
2) 菱沼典子ほか：熱布による腰背部温罨法の排ガス・排便に対する臨床効果．聖路加看護学会誌4(1)：30-35，2000．
3) 藤崎直子・川島みどり：浣腸時のカテーテルの長さに関する一考察—注腸造影32事例の検討を通して—．神奈川県立看護教育大学校看護教育学科研究集録：37-42，1984．
4) 高屋直子：浣腸による事故——穿孔を例として．ナーシングトゥデイ13(9)：13-15，1998．
5) 公益財団法人日本医療機能評価機構：医療事故情報収集事業，浣腸による直腸穿孔事例(http://www.med-safe.jp/mpreport/view/AF489999B7A8B0ABF)(http://www.med-safe.jp/mpreport/view/A12B1ADC88C9C1AC4)(参照 2020-07-11)．
6) 下高原理恵ほか：肛門管の粘膜上皮の形態．形態機能5(1)：17-22，2006．
7) 坂井建雄・岡田隆夫：解剖生理学(系統看護学講座)，第10版．医学書院，2018．
8) 春田佳代ほか：安全な浣腸カテーテル挿入の長さ——成人株消化管造影画像を用いての検討．日本看護研究学会雑誌34(5)：71-75，2011．※造影画像37例から肛門管直上部から直腸前壁までの長さを測定した結果，2.9〜7.4cmと個人差が大きく，とくに高齢者ほど差が大きいと報告している．

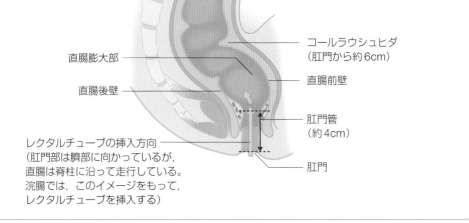

コールラウシュヒダ
（肛門から約6cm）

直腸膨大部

直腸前壁

直腸後壁

肛門管
（約4cm）

レクタルチューブの挿入方向
（肛門部は臍部に向かっているが，
直腸は脊柱に沿って走行している。
浣腸では，このイメージをもって，
レクタルチューブを挿入する）

肛門

▶図3-14　肛門から直腸の解剖模式図とチューブ挿入方向（左側臥位における矢状断面）

　　だが，直腸の上皮組織は刺激に弱い構造である[1]。以上のことから，5cm
　　以上のむやみなチューブ挿入は，コールラウシュヒダを含めた刺激に弱い
　　直腸壁を損傷する可能性が高いといえる。
（2）チューブ挿入時は，最初は臍部に向け，その後は脊柱に沿わせるように挿
　　入する（▶図3-14）。臍に向かって深く挿入すると，直腸壁を突き刺すかた
　　ちになり，粘膜損傷・腸管穿孔を引きおこしやすい。
　　直腸穿孔や直腸粘膜の損傷がおきると，グリセリン溶液が毛細血管を経て吸
　収され，溶血がおこり，腎不全など重篤な障害が引きおこされる[2,3]。
（3）チューブ挿入時は潤滑剤として，オリブ油，ワセリンなどを用い，安易に
　　塩酸リドカイン製剤（キシロカイン®ゼリー）は用いない。いわゆるキシロ
　　カインショックのような重篤な副作用を引きおこすことがある。
（4）S状結腸は左側に向かって下行結腸へとつながるため，浣腸液が腸の走行
　　に沿って流れるように左側臥位を原則とする。ただし，左側臥位がとれな
　　い場合は仰臥位でもよい。立位あるいは中腰の姿勢では，チューブ挿入の
　　向きや長さが確認できない，直腸の形態が変化しチューブがぶつかりやす
　　い，チューブの安定が保ちにくい，といった危険があるため，けっして
　　行ってはならない。

適応▶　　便秘治療では，浣腸はあくまで症状緩和の応急措置であり，予防的ケアも含
　　め早期に自然な排便促進ケアを実施する。浣腸を常用すると排便反射が鈍麻し，
　　便が直腸に達しても蠕動運動が始まらず，便秘が悪化するという悪循環に陥る。

1）下高原理恵ほか：前掲論文．
2）川島みどり・黒田裕子：看護のエビデンス．中山書店，2005．
3）島田能史他：グリセリン浣腸により直腸穿孔と溶血をきたした一症例．新潟医学会雑誌
　　118（1）：17-20，2004．

禁忌と慎重投与▶ (1) 禁忌：①腸管内出血，腹腔内炎症のある患者，腸管に穿孔またはそのおそれのある患者(腸管外漏出による腹膜炎の誘発，グリセリンの吸収による溶血，腎不全をおこすおそれがある)，②全身衰弱の著しい患者，③下部消化管術直後の患者(蠕動運動促進作用により腸管縫合部の解離をまねく)，④吐きけ・嘔吐または激しい腹痛など，急性腹症が疑われる患者。

(2) 慎重投与：①腸管，肛門に炎症・創傷のある患者(出血を促し，グリセリンが吸収されて溶血をおこし，腎不全を発症するおそれがある)，②腸管麻痺のある患者(蠕動運動促進作用により症状を増悪させる)，③重症の硬結便のある患者(腹痛を増悪させるばかりで十分な効果が得られない可能性がある)，④重篤な心疾患のある患者(症状を増悪させる)。

● 援助の実際

実施前の評価▶ (1) 目的を明確にし，適応の有無，根拠なく連用していないかを確認する。まずは前述の自然排便促進援助を試み，効果がない場合にのみ一時的に行う。

(2) 痔核の有無，肛門・直腸粘膜易損傷状態や易出血状態の有無などを確認し，カテーテル挿入や，薬液注入による障害発生の可能性についてアセスメントする。禁忌事項があれば中止する。

(3) 体位制限，姿勢保持の可否，移動能力，排便抑制力をアセスメントし，排便場所と用具を決定する。

必要物品▶ ディスポーザブル型グリセリン浣腸(▶図3-15)，必要に応じて潤滑剤(オリブ油，ワセリンなど)・ガーゼ・便器，クレンメまたは鉗子(カテーテルに逆流防止弁がついている浣腸器の場合は不要)，ディスポーザブルシート，処置用手袋，トイレットペーパー，陰部洗浄の用具を用意する。

患者への説明▶ 必要性，患者の協力を得るべきことがらについて説明する。

実施方法▶ ＊準備

(1) 浣腸を直腸温より若干高めの温度(40℃程度[1])にあたためておく(▶図3-16-①)。温度が低すぎると末梢血管の収縮による悪寒・腹痛・血圧上昇などの，高すぎると腸粘膜の炎症などの悪影響を及ぼす。浣腸の容器を看護師の前腕内側にあてて，熱すぎないことを確認する(▶図3-16-②)。

(2) ストッパーつきの場合，チューブの目盛り(3，6，10 cm)を目安にスライドさせ，挿入の長さに合わせておく(▶図3-16-③)。成人の場合は約5 cmである。

＊手順

(1) 患者に左側臥位になってもらう。

注意 けっして立位や前傾姿勢，中腰姿勢のまま行わない。

---

1) ラットによる動物実験の結果，直腸温よりも低い温度のほうが直腸粘膜への刺激時間が短かったとの報告があり，体温程度を推奨する見解もある(武田利明ほか：グリセリン浣腸の安全性について考える．日本看護技術学会誌 10(1)：pp.73-75，2011 による)。

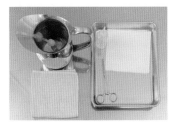

▶図3-15 ディスポーザブル型グリセリン浣腸

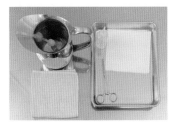
①湯をはったピッチャーにグリセリン浣腸器を入れ，40℃程度にあたためる。

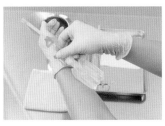
②グリセリン浣腸の容器を看護師の前腕にあて，温度を確認する。

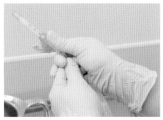
③ストッパーを挿入の長さに合わせる。

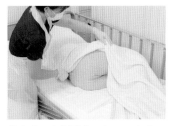
④患者に左側臥位になってもらい，肛門部のみ露出させる。

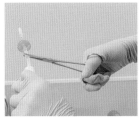
⑤キャップを外し，浣腸液をチューブの先端まで満たして空気を追い出し，鉗子でとめる。

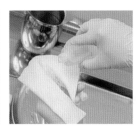
⑥挿入部に潤滑剤を塗布する。

▶動画

▶図3-16 グリセリン浣腸の準備

(2) タオルケットなどで全身を十分におおい，肛門部のみ露出させる（▶図3-16-④）。

(3) チューブをしっかり持ち，キャップをまわすように取り外す。

(4) 浣腸液をチューブの先端まで満たして空気を追い出す。空気を追い出した状態の保持がむずかしければ，チューブをクレンメか鉗子ではさむ（▶図3-16-⑤）。

(5) ストッパーより先端の挿入部を少量の内容液でうるおすか，またはオリブ油やワセリンなどの潤滑剤を塗布して，肛門内に挿入しやすくする（▶図

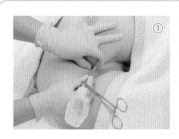
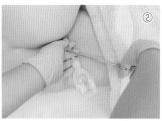
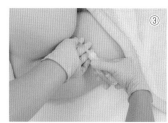
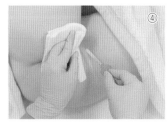

①母指と示指で肛門を開くようにし，はじめは臍部の方向に向け，続いて脊柱に沿わせるように約5cmゆっくり挿入する。
②挿入の深さがかわらないように，チューブを片方の手で固定し，鉗子を外す。
③浣腸液をゆっくりと直腸内に注入する。
④チューブを静かに抜去し，肛門部をトイレットペーパーなどで圧迫する。

▶図3-17　グリセリン浣腸の実施

3-16-⑥）。

(6) 利き手で浣腸の容器を持つ。利き手でない側の母指と示指で肛門を開くようにし，臍部の方向に向け，続いて脊柱に沿わせるように約5cmゆっくり挿入する。抵抗を感じたら引き抜き，角度をかえて挿入する（▶図3-17-①）。

(7) チューブを片方の手で固定し，クレンメ・鉗子を解除して，浣腸液をゆっくりと直腸内に注入する（▶図3-17-②，③）。

(8) 注入後，チューブを静かに抜去し，肛門部をトイレットペーパーなどで圧迫する（▶図3-17-④）。

(9) 薬液注入後にすぐに排出せずに薬液を保持するように説明する。3〜10分後，便意が強まってからトイレもしくは床上で排便してもらう。

　根拠　十分に薬液が浸透し，便が軟化・膨張して腸蠕動が活発になるまでの所要時間は，人や状況によって異なるが，通常3〜10分程度である。

実施中・後の▶
評価・記録

(1) 実施中：チューブ挿入に際しての抵抗や肛門痛，液注入中の気分不快・吐きけ・腹痛の有無など患者の訴えを観察する。また，チューブ抜去の際に血液付着の有無を確認し，付着があれば医師に報告する。

(2) 実施後：反応便の量・性状，腹痛・腹部膨満感・残便感やしぶり腹・吐きけなどの腹部症状，顔色や気分不快の有無，バイタルサインといった一般状態を観察する。とくに高齢者は脱水を，虚弱な人はショック状態をおこす可能性があるため，注意深くバイタルサインを観察する。

③摘便

● 援助の基礎知識

技術の概要▶ 便が直腸内に長時間とどまってかたくなり，自力で排出できない場合に，直腸内に手指を入れて排出させる。この処置は患者の苦痛や不快感が大きいため安易に行うべきではない。やむをえず行う場合は，患者の苦痛を考慮して頻回に声かけをしながら行う。

摘便が常態化しないよう，水分摂取や腹部マッサージなどのケア，あるいは医師の処方による緩下剤などにより，あらかじめ便の性状コントロールを行う。

禁忌▶ 脳圧亢進症状を呈する人，極端に血圧が高い人は禁忌である。痔核など，肛門・直腸の病変が予測される場合は医師に照会する。

● 援助の実際

実施前の評価▶ (1) 前回の排便の日時，便の性状などを把握する。また，硬便の貯留が結腸まで及ぶと腹壁から触れるので，左腹部の深い触診により貯留量を予測する。結腸まで便塊が及んでいる場合は腹壁マッサージなどを取り入れる。

(2) 禁忌事項がないことを確認する。

(3) 体位保持の可否をアセスメントし，身体を支える看護師の必要性を判断する。

必要物品▶ 手袋，グリセリン，ワセリン，オリブ油などの潤滑剤，便器またはおむつ，陰部用タオル，陰部洗浄用品，汚染物用ビニール袋を用意する。

患者への説明▶ 必要性について説明する。

実施方法▶ ✳ **準備** 患者に側臥位になってもらう。全身を掛け物でおおい，肛門部周囲のみ露出する。

✳ **手順**

(1) 手袋を2枚重ねて装着する。

> 根拠 手袋破損時の感染予防だけでなく，手袋の汚染が激しくなったとき，あるいは摘便後に1枚目を外すだけですみやかに次の処置に移ることができる。なお，感染症のある患者では，つねに手袋を二重にする。

(2) 示指に潤滑剤を塗布し，患者の呼息に合わせて静かに肛門から挿入し，最初は臍部に向け，その後は脊柱に沿わせるように挿入する(浣腸に同じ)。指先で便塊の状態を確認し，直腸壁に沿って便をはがすつもりで指をゆっくり回転させながらかき出す(▶図3-18)。便塊がかたくて大きい場合は1回でかき出そうとすると苦痛が大きいため，数回に分けてくずしながらかき出す。指先で便塊が触れるのにかき出せなくなった場合は一時中断し，結腸の走向に沿って腹壁を圧迫して便が下りるのを待つ。

(3) 栓をしていた硬便が取れると自然排便できることもある。患者に便意・腹

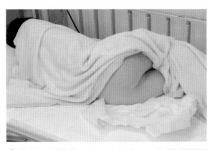
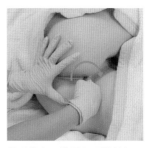
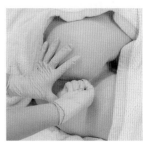

①患者に側臥位になってもらい，肛門部周囲のみ露出し，おむつの位置を整える。

②手袋を2枚重ねて装着し，示指に潤滑剤を塗布して，静かに肛門に挿入する。

③便塊をはがすように指を直腸壁に沿ってゆっくり回転させながらかき出す。

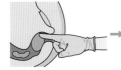
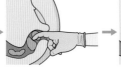
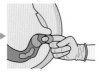

指先で便塊の状態を確認する。

直腸壁に沿って指を回転し，便塊をはがすようにする。

便をかき出す。

▶図3-18　摘便の実施

痛の有無などを聞き，また，腹部触診により様子をみながら実施する。

（4）陰部を清潔にし，患者の身支度を整える。

実施中・後の▶評価・記録　患者のプライバシーはまもれたか，患者に声をかけたかなどの看護師自身のかかわりを評価する。また，実施中の腹痛・吐きけ・肛門痛などの訴えの有無，便の量と性状（摘便後に自然排便がみられればその量と性状も区別して記録），肛門部の痛み・出血などの異常の有無，腹痛などの腹部症状は軽減したかについて，観察・アセスメントしたうえで記録する。

D｜ストーマケア

　　ストーマとは，がんなどの手術で腸や膀胱を切除した場合などに，排泄経路を変更し，消化管や尿路を誘導して腹壁に造設した新しい排泄口のことである。ストーマからの排泄は，便意や尿意を感じず，自分の意思で排泄することができなくなるため，ストーマ装具といわれる専用の装具を腹壁に貼付して排泄管理を行う。

　　ストーマ造設を必要とする患者には，術前からの一貫したかかわりが必要である。術前には患者がストーマを受容し，正しく理解できるようかかわり，術後にはセルフケアを指導し，社会復帰できるように援助する。

① 援助の基礎知識

ストーマの分類▶　ストーマは消化管ストーマと尿路ストーマに大別される（▶図3-19）。消化管ストーマは，造設される期間・目的や，腸管部位・臓器，開口部数によって分類できる。一方，尿路ストーマは，腸管利用の有無や制御性の有無によって分類される。

　消化管ストーマは，ストーマの部位が肛門に近づくほど，便が有形となり水分が少なくなる。逆に，小腸に近づくほど便は水様となり量も増加する。回腸ストーマは，アルカリ性の消化液を多く含むので，後述するストーマ装具の皮膚保護剤が溶解しやすく，皮膚障害が発生しやすい。

ストーマ装具▶　ストーマ装具とは，ストーマに装着する器具のことであり，皮膚にはりつける部位（面板）と排泄物を収集するストーマ袋からなる。面板とストーマ袋が一体となったワンピース装具（単品系装具）と，面板とストーマ袋が分離可能なツーピース装具（二品系装具）がある（▶図3-20）。

皮膚保護剤▶　皮膚保護剤には，排泄物の皮膚接触を防ぎ，汗などの水分を吸収してストーマ周囲の皮膚をまもるはたらきがある。面板の粘着面には皮膚保護剤が使用されていることが多いが，補助具（アクセサリー）として別になっているものもある。

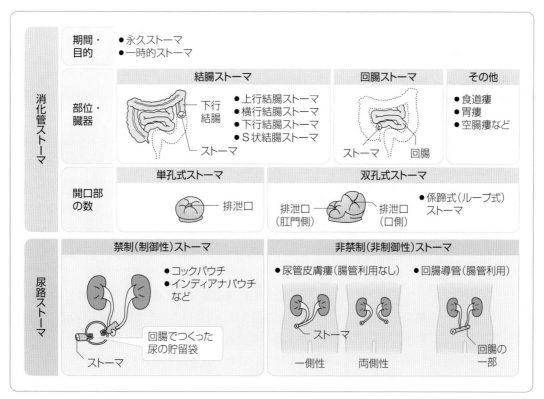

▶図3-19　ストーマの分類

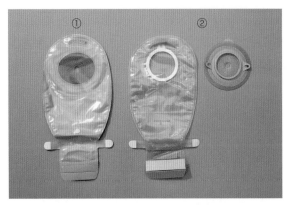
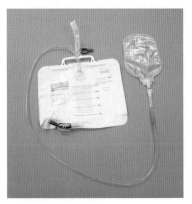

a．消化管ストーマ用装具（①ワンピース装具，②ツーピース装具）

b．尿路ストーマ用ワンピース装具と蓄尿袋（床用）

▶図3-20 ストーマ装具

　　　補助具に分類される皮膚保護剤の形状には，粉状（パウダータイプ）・練状（ペーストタイプ）・板状（シートやリングタイプ）・用手形成皮膚保護剤などがあり，それぞれに特徴がある。これらはストーマ周囲皮膚のしわやくぼみ，装具と腹壁のすきまを埋めて，密着性を確保する目的で使用される。

目的▶　　周術期の装具交換においては，ストーマ粘膜の色や粘膜皮膚接合部，ストーマ周囲の状況を直視下で観察し，ストーマ早期合併症の早期発見と対応を行う。また，患者のセルフケア能力や受け入れ状況を確認し，セルフケアを指導する。

② 援助の実際

● ストーマ装具交換方法

実施前の評価▶　　前回の装具交換の記録から，これまでの経過と行われているケアの内容を確認する。現在の装具装着状況を観察する。

必要物品▶　　ストーマ装具，石けんか洗浄剤，粘着剝離剤（必要に応じて），微温湯と洗面器，肌触りのよい不織布ガーゼ（もしくは布やキッチンペーパーでもよい），ティッシュペーパー，ビニール袋，防水シート，はさみ，マジック，ゲージ（もしくはノギス），デジタルカメラ（必要に応じて）を用意する。

　　　ストーマ装具，石けん（洗浄剤），洗面器などは基本的には患者の持ち物を使用する。病院の物品を使用する場合は，再利用に備えて感染対策（物品の洗浄と乾燥，場合によっては熱水処理や薬液による消毒）を行う。

患者への説明▶　　ストーマ装具交換の必要性と，これから実施することを説明する。

実施方法▶ ＊準備

　　（1）必要物品を準備する。

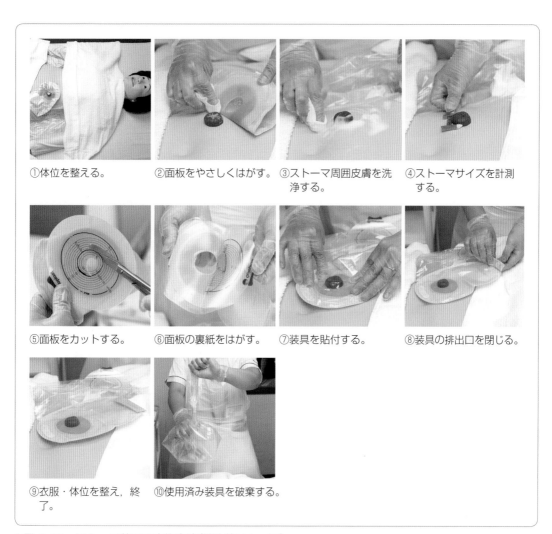

①体位を整える。　②面板をやさしくはがす。　③ストーマ周囲皮膚を洗浄する。　④ストーマサイズを計測する。

⑤面板をカットする。　⑥面板の裏紙をはがす。　⑦装具を貼付する。　⑧装具の排出口を閉じる。

⑨衣服・体位を整え，終了。　⑩使用済み装具を破棄する。

▶図3-21　ストーマ装具の交換方法（消化管ストーマ）

(2) 手洗い後，防護用具（エプロン，ガウン，手袋，マスク，ゴーグルなど）を着用する。

(3) 患者の体位を安楽かつストーマ装具が交換しやすいように整え，ストーマ部位側の身体の下には防水シートを敷くかビニール袋を取りつける（▶図3-21-①）。座位保持可能な場合は座位で，術直後などで困難な場合には，頭側を45度程度挙上したファウラー位をとり，患者からストーマが見える姿勢をとって援助を行う。

(4) プライバシーに配慮して腹部を露出する。ストーマ装具の交換では，排泄物のにおいへの配慮も必要である。できるだけ個室や処置室などで行い，多床室で行うことは避ける。

＊ **手順**

(1) 装具を患者の頭側から除去する。最初に面板の皮膚保護剤の隅を引き上げ，

面板と皮膚の間に剝離剤や微温湯で湿らせたガーゼを用いて，指で皮膚を押し下げるようにしてゆっくりはがす（▶図3-21-②）。

> 注意 術後，カテーテル挿入中の尿路ストーマの場合は，はがす際にカテーテルが抜けてしまわないように注意する。

(2) 残留している粘着剤は，剝離剤を使用して除去する。ストーマに付着した排泄物や粘液は，ティッシュペーパーで軽くふきとる。

(3) 石けんまたは洗浄剤をよく泡だてて，よごれを包み込むようにして，円を描くようにストーマ周囲の皮膚を清拭する（▶図3-21-③）。その際，こすらないようにやさしく清拭することが大切である。その後，微温湯にひたしたガーゼをしぼり，石けんをふきとるか，シャワーボトルに入れた微温湯で石けんを洗い流す。

> ポイント 洗浄の方向については，尿は無菌だが，便には大腸菌などの細菌が含まれているため，尿路ストーマではストーマから外側へ，消化管では外側から内側へ向かって洗う，という説もある。大切なのは，排泄物やよごれを皮膚に残さないということである。

(4) 乾いたガーゼで押さえぶきして，皮膚を自然乾燥させる。尿路ストーマの場合は，ストーマにガーゼなどをあてて尿を吸収させながら皮膚を乾燥させる（▶図3-22-①）。

(5) ストーマサイズ（縦×横×高さ）を測定し，それに応じて面板のストーマ孔をカットする（▶図3-21-④，⑤）。ストーマ孔は，結腸ストーマでは全周に2〜3 mm，回腸ストーマ・尿路ストーマでは全周に1〜2 mm，ストーマよりも大きくカットする。既成孔の場合は，サイズが合っているかどうかを確認する。切り口がギザギザにならないように気をつけ，必要に応じて指でカット面をなめらかにする。ワンピース装具の場合は，袋の部分を切らないよう，袋の部分をはさみの先から遠ざけてカットする。

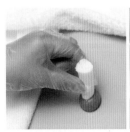
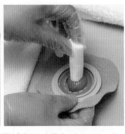
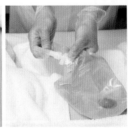
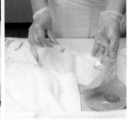

①ストーマからは，たえず尿が出てくるため，ロールガーゼなどを用いて尿を吸いとりながら装具を貼付する。

②装具と蓄尿袋（▶96ページ，図3-20-b）を接続する場合は，まず排出口に接続管をつないでから，蓄尿袋側のチューブに接続する（装具の種類によって接続管は異なるので注意する）。

▶図3-22 尿路ストーマの装具交換のコツ

> **根拠** 少し大きめにカットする理由は，面板のストーマ孔でストーマ粘膜が傷つかないようにするためである。どの程度すきまを空けるのが適切であるかは，ストーマの種類や排泄物の性状，患者の能力（視力や手指の器用さなど）から設定する。カット面をなめらかにするのも同様の理由である。

> **注意** ストーマサイズは，全身状態や術後のストーマ浮腫の有無，腸の蠕動運動の回復状況によっても変化する。

(6) 必要に応じて，ストーマとその周囲の皮膚の状態や，はがした装具の面板の状態をデジタルカメラなどで記録する。

(7) 必要に応じて補助具の皮膚保護剤を使用する。

(8) 面板の裏紙をはがして装具を貼付する（▶図3-21-⑥，⑦）。ストーマ周囲にしわが生じる場合は，軽くしわをのばす。ストーマのきわをしっかり押さえて密着させ，次に面板全体が肌になじむように30〜60秒程度軽く押さえて密着させる。ツーピース装具の場合は，ストーマ袋もしくは採尿袋をはめ合わせる。

(9) 排出口を閉じる（▶図3-21-⑧）。

(10) 患者に処置終了を伝え，患者の体位を整える（▶図3-21-⑨）。

(11) 使用済みの装具をビニール袋に入れて密閉後，破棄する（▶図3-21-⑩）。ストーマ保有者が感染症に罹患していなければ非感染性廃棄物として，感染症がある場合は感染性廃棄物として廃棄する。退院後，在宅では必ず装具内の排泄物はトイレで流してから，使用後の装具は新聞などで包むかビニール袋に入れ，廃棄することを指導する。ゴミの分別方法は自治体により異なる。

✳ 留意点

(1) 装具の交換間隔は，皮膚保護剤の溶解・膨潤の程度を目安にする（▶図3-23）。結腸ストーマ・尿路ストーマでは10 mm以内，回腸ストーマでは5 mm以内の溶解・膨潤で交換する。目安としている溶解を上まわるときは，交換間隔を1日早める。あくまでも目安なので，ストーマ周囲皮膚障害の有無や排泄物の量，排泄物の刺激性などを総合的にアセスメントして交換間隔を決める。また，面板の保護剤の粘着力なども考慮する必要がある。溶解していない部分の粘着力が強い場合は，近接部に補助具の皮膚保護剤の追加や，装具を選択し直すなどの検討が必要である。溶解・膨潤が不均一であったり，排泄物のもぐり込みがあったりする場合は，装具選択やケア方法を見直す必要がある。

> **ポイント** 消化管ストーマの装具交換は，食事前や食後2時間以上おいてから行うなど時間に配慮する。尿路ストーマの場合は，装具交換の1時間前くらいから水分摂取を控えてもらうなど調整をする。回腸導管の場合は，導管部分を圧迫して尿を出し切ってから貼付すると，数秒間，尿が出ない時間を確保できる。

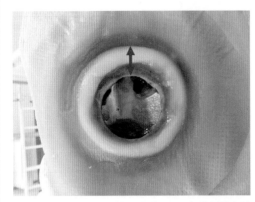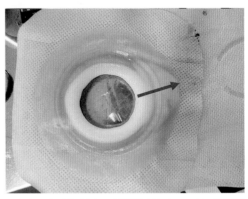

皮膚保護剤の溶解・膨潤を確認する。矢印部分を計測し，結腸ストーマや尿路ストーマでは10 mm以内，回腸ストーマでは5 mm以内が交換の目安となる。

一方向に白くふやけて，排泄物がもれている。装具選択やケア方法を見直す必要がある。

▶図3-23　皮膚保護剤の溶解・膨潤

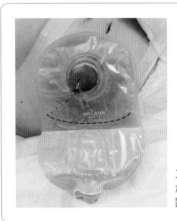

スプリントカテーテル（導尿用カテーテル）の先端が，赤の点線の逆流防止弁より内側になるように置き，尿が浸らないようにする。

▶図3-24　術直後の尿路ストーマ（回腸導管）

(2) 手術後の場合，ストーマ周囲は縫合されている。感染や離開に注意して観察する。7〜10日目には抜糸となる。縫合に吸収糸を使用している施設も多いが，糸がかかったままではセルフケアしにくく，また皮膚表面に露出した糸はなかなか吸収されない。感染の原因にもなるため，時期がくれば吸収糸も抜糸する。尿路ストーマの場合は，術後，ストーマからのカテーテル管理が必要である（▶図3-24）。尿の流出量を観察し，カテーテルの閉塞や抜けがないか，腎盂腎炎や水腎症の徴候がないかを観察する。カテーテルの先端を採尿袋の逆流防止弁よりも頭側に置くようにし，逆行性感染を予防する。

(3) ストーマ装具交換は，患者自身がセルフケア方法を習得できるように援助することが望ましい。術後のストーマの受け入れ状況や身体能力，認知機

能などを評価し，セルフケアが困難な場合には，家族や訪問看護師などの退院後に協力が得られる人に指導する必要もある。セルフケアは，ストーマを見てもらうこと，触ってみることから始め，しだいに交換へと参加を促していく。

> **ポイント** 術後の初回交換時は，看護師が中心となって手ぎわよくストーマケアを行い，ストーマによいイメージを与える言いまわしを心がける。患者が早期にストーマを受容できるように，「一緒にストーマを見てみましょう」「（ストーマ袋の上から）触ってみましょう」などと声かけし，患者のセルフケア参加を促す。

実施後の評価・記録 ▶ ストーマサイズ，ストーマ粘膜の色，浮腫の状態，ストーマ粘膜皮膚接合部の状態，ストーマ周囲の皮膚の状態，排泄物の性状・量，面板の皮膚保護剤の溶解・膨潤の程度やもぐり込みの有無，指導した内容と患者の到達度，使用装具の評価などを記録に残し，次回交換予定日と注意点などを記載して次の援助

NOTE
携帯型超音波診断装置を用いた残尿測定

残尿とは，排尿直後に膀胱内に残った尿のことである。残尿を測定することで，自排尿で尿が出し切れているか，導尿が必要かなどを判断することができる。測定には，カテーテルを用いた導尿によるもののほか，超音波検査による方法がある。小型の携帯型超音波診断装置（ポケットエコー）は，手軽に持ち運べ，看護師がベッドサイドで非侵襲的に評価するのに適している。

残尿測定に用いられる携帯型超音波診断装置にはさまざまな機種があり，それぞれ使用法が異なるため，添付文書にそって測定する必要がある。ここではブラッダースキャンシステム®BVI6100を用いた場合の方法について解説する。

（1）患者に仰臥位になってもらう。
（2）プライバシーに配慮し，着衣を上げて下腹部を露出してもらう。
（3）恥骨上部3cmに超音波ゼリーを塗布する。またはプローブのセンサー部分にゼリーを塗布してもよい。
（4）性別選択ボタンを押して患者の性別を設定する。
（5）腹部の力を抜いて，リラックスするように声をかける。
（6）恥骨上部3cm付近にプローブを押しあて，測定ボタンを押す（▶図）。

（7）残尿量が液晶部分に表示される。「→」が表示される場合には，プローブが正しくあたっていないため，「→」の方向にプローブをずらして測定し直す。
（8）誤差があるため，測定を3回行い平均値を求める。

また，正しく測定するためには以下のようにするとよい。

● 膀胱がある位置をねらってプローブを押しあてる。
● プローブを下腹部に押しあてる力が強すぎたり，弱すぎたりしないように注意する。少し下腹部がへこむ程度に押しつける。

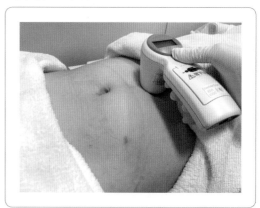

▶図 携帯型超音波診断装置を用いた残尿測定

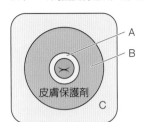

ストーマ周囲皮膚を A，B，C の3部位に区分する。

- ●A（Adjacent, 近接部）：ストーマ接合部からストーマ装具の皮膚保護剤までの範囲。皮膚保護剤が溶解していた部位は A の部位とする。
- ●B（Barrier, 皮膚保護剤部）：ストーマ装具の皮膚保護剤が接触していた範囲.
- ●C（Circumscribing, 皮膚保護剤外部）：医療用テープ，ストーマ袋，ベルト等のアクセサリーが接触していた範囲。

（日本創傷・オストミー・失禁管理学会：ABC–Stoma® による）

▶図 3-25　ストーマ周囲の観察

につなげる。排泄物のもれや皮膚障害があった場合には，その原因をアセスメントして記録する。皮膚障害は区分を明記して記載するとわかりやすい（▶図3-25）。

ゼミナール
復習と課題

- ❶ 排尿・排便の援助において重視すべきことはなにかを述べなさい。
- ❷ 排尿・排便のアセスメント項目について説明しなさい。
- ❸ トイレにおける排泄介助のポイントを述べなさい。
- ❹ 床上排泄援助の手順と留意点を説明しなさい。
- ❺ おむつ交換の手順をまとめなさい。
- ❻ 一時的導尿の手順と留意点を説明しなさい。
- ❼ 膀胱カテーテル留置中の患者の看護の留意点を述べなさい。
- ❽ グリセリン浣腸の手順と留意点を説明しなさい。
- ❾ 摘便の手順と留意点を説明しなさい。
- ❿ ストーマ装具交換の手順と留意点を説明しなさい。

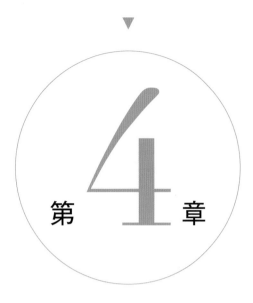

第 **4** 章

活動・休息援助技術

本章で学ぶこと
□姿勢の基礎知識，ボディメカニクスの原理を理解する。
□さまざまな体位とその目的を理解し，体位変換の援助を学ぶ。
□車椅子・ストレッチャーについて理解し，移乗の援助と移送の方法を学ぶ。
□睡眠と睡眠障害について理解し，睡眠に障害をもつ患者への具体的な援助を学ぶ。

A 基本的活動の援助

活動とは▶ 　活動とは，一般に「はたらき動くこと。いきいきと，また，積極的に行動すること」[1]と定義され，消費活動や精神活動，学習活動など多様な意味で用いられる言葉である。われわれはつねにさまざまな活動を行いながら生きており，とくに起居動作や食事，排泄など，人が毎日の生活を健康的に送るうえで必要不可欠な，身のまわりの身体的活動・動作を**日常生活活動**（日常生活動作）activity of daily living（**ADL**）という。ADL には，家事動作や交通機関の利用といった広く生活に関連した活動を含むこともある。

　疾患などにより ADL に支障をきたすと，これまであたりまえに行っていた生活を行うことができなくなる場合がある。看護による活動の援助は，ただ単に人の動きをたすけるだけでなく生活を整えるための援助であるといえる。

① 基本的活動の基礎知識

　人は，さまざまな目的を達成するために身体運動を行う。身体運動は重力，外部抵抗力，筋張力，摩擦力などの影響を受ける。

1 よい姿勢

　姿勢 posture とは，頭部と体幹，四肢の身体各部分の相対的な位置関係を示す「**構え** attitude」と，身体の基本面が重力方向とどのような関係にあるかという「**体位** position」をあらわす言葉として用いられる。

　「構え」は，上肢 90 度外転位などというように，身体の各部位の位置関係をあらわす言葉である。「体位」は，身体の面や軸と重力方向との関係によって，立位や側臥位や仰臥位などに区別される（▶図 4-1，および 110 ページ）。

よい姿勢とは▶ 　よい姿勢であるか否かは，個人の好みや体格，生活習慣，時間の経過などのさまざまな要因が関連する。力学的視点・生理学的視点・心理的視点からみて「**よい姿勢**」を決定することが必要である。

1）新村出編：広辞苑，第 7 版，岩波書店，2018.

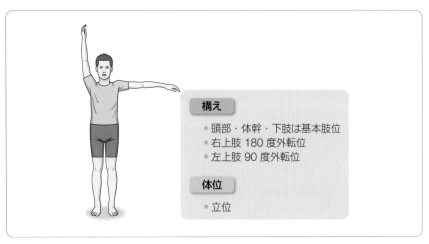

▶図 4-1　構えと体位

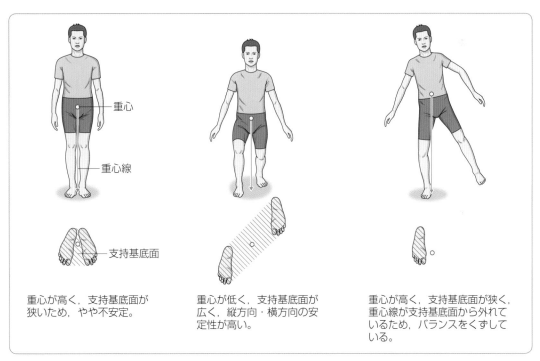

重心が高く，支持基底面が狭いため，やや不安定。

重心が低く，支持基底面が広く，縦方向・横方向の安定性が高い。

重心が高く，支持基底面が狭く，重心線が支持基底面から外れているため，バランスをくずしている。

▶図 4-2　重心と支持基底面

　力学的に「よい姿勢」とは，姿勢が安定していることである。身体の**重心**の位置が低く，身体重心を垂直に通る重心線が**支持基底面**の中心に近い状態にあるほど安定性は高く，よい姿勢といえる（▶図 4-2）。

　重心とは，身体の各部位にはたらく重力の合力が作用する点であり，ものの重さの中心を示す点である。重心から重力の方向（地球の中心）に垂直に通る直線を重心線という。立位における重心は，矢状面，前額面，水平面の 3 面が交差する点である。

　支持基底面とは，身体を支える面積のことである。床面に接している部分の面積だけではなく，身体の先端部分を結んだ範囲全体のことをいう。

　生理学的に「よい姿勢」とは，疲労が少なく，消費エネルギーが少なく，内臓器官の圧迫や負荷が少ない姿勢である。

　また，心理的に苦痛を感じることがなく，ここちよく，気持ちがよいという姿勢が望ましい。

　このような条件を満たした姿勢は，身体的・精神的活動によるエネルギー消費や負荷を最小限にすることができるため，病状の悪化防止，回復過程を促す姿勢といえる。

廃用症候群▶　**廃用症候群** disuse syndrome は，局所的には筋萎縮，関節拘縮，筋力低下などの運動器系の機能低下や，局所部位への継続的圧迫による褥瘡，全身的には起立性低血圧，沈下性肺炎，心肺機能の低下など，精神的には知的活動の低下，意欲・感情の鈍麻，うつ状態，仮性認知症などの症状がある。これらの症状は，患者にとってはじめはここちよい姿勢であっても，長期間同一姿勢を続けることによって生じる。とくに高齢者におこりやすく，寝たきりへとつながる可能性がある。

　予防するためには，患者の状態に応じて体位変換や良肢位の保持を行う。また，後述する関節可動域訓練・筋力強化訓練などの他動運動を行い，可能であれば自動運動へと段階的に進めていくように援助する。

良肢位▶　**良肢位**とは，関節拘縮がおこる可能性があるときに，筋萎縮と関節拘縮・癒着を最小限に抑えつつ，食事や排泄などの日常生活活動を行う場合に比較的便利かつ苦痛が少ない肢位である（▶図4-3）。良肢位となる肢位は，性別や年齢，職業，生活様式などによって異なる。

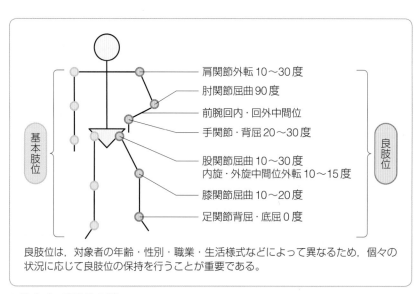

肩関節外転 10〜30 度
肘関節屈曲 90 度
前腕回内・回外中間位
手関節・背屈 20〜30 度
股関節屈曲 10〜30 度
内旋・外旋中間位外転 10〜15 度
膝関節屈曲 10〜20 度
足関節背屈・底屈 0 度

基本肢位

良肢位

良肢位は，対象者の年齢・性別・職業・生活様式などによって異なるため，個々の状況に応じて良肢位の保持を行うことが重要である。

▶図4-3　良肢位の例

関節可動域訓練・▶
筋力強化訓練

関節可動域訓練は，自動運動・他動運動により関節拘縮を予防し，正常な関節可動域を維持するための訓練である。理学療法士と連携し，1日1〜2回，各関節の体幹に近い部位を保持しながら，痛みがないところまでゆっくり可動域を広げていく（▶図4-4）。健側の拘縮もおこる可能性があるため両側行うようにする。また，健側の手足で自己他動運動ができるよう段階的に指導していく。

筋力強化訓練は，筋肉を使わないことによる筋力低下や筋萎縮を予防するために行う。健側と患側の手を組み合わせて上肢を挙上する，下肢の患肢を健側の下肢の上に乗せて挙上する，脚の上げ下げ，仰臥位で両膝を曲げ殿部を浮かせるブリッジ動作などがある。

姿勢による▶
生理学的影響

姿勢は循環血液量や血圧などに影響を与える。たとえば，仰臥位から立位に急激に体位変換を行うと，血液が重力によって心臓より下にある組織に急激に集まり，心臓より上にある部分の血液量が減少することで，急激な血圧低下を引きおこす場合がある（起立性低血圧）。また，長時間の起立によって下肢の筋ポンプが十分にはたらかず，急激な血圧低下を生じることもある。呼吸困難がある場合，腹部内臓を重力によって下方に移動させ，横隔膜の動きを妨げず胸郭の拡大を容易にするため，座位またはファウラー位などで上半身を挙上することもある。

2 ボディメカニクス

ボディメカニクスとは，人間の身体構造（骨格・筋肉・神経・内臓など）や機能を力学的視点からとらえたよい姿勢や，無理やむだのない効率的な動作のことをいう。この動作を行うための身体の使い方をボディメカニクス技術という。

看護援助の場面では，患者の体位変換や姿勢の保持，ADLの援助などにおいてボディメカニクスの考え方を理解し，ボディメカニクス技術を活用することが重要である。ボディメカニクスは援助する側の身体の負担を軽減するだけでなく，援助される側の安全・安楽を目ざすことにもつながる。

ボディメカニクス技術には，**作業姿勢・作業域・作業面**の確保が重要となる。作業姿勢には，動作に応じた安定したよい姿勢が求められる。作業域には，作業を行うために上肢・下肢を動かすことができる範囲や発揮できる力の範囲をよく考慮したうえで，十分なスペースが求められる（▶図4-5）。また，作業を行うための作業面が高すぎたり低すぎたり，広すぎたりすることにより作業姿勢が不安定になるため，作業動作に応じた作業面を確保することが重要となる。

以下に，看護師側からみたボディメカニクス技術について述べる。

看護師側からみた▶
ボディメカニクス
技術の基本

[1] 安定した作業姿勢をとる　支持基底面を広くとり，重心を低くする。腰部の負担を軽減するため，前傾姿勢にならないように注意する。また，力の方向に合わせた姿勢をとる。

根拠　前傾姿勢を避けることで脊柱の生理的彎曲が維持され，椎骨に加わる負荷が均一になる。

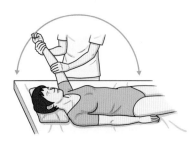

a. 腕の前方挙上：片方の手で患者の肘を，もう片方の手で手首を下からつかみ，ゆっくりと上方へ上げる。

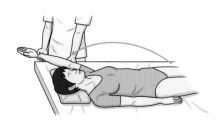

b. 腕の外転・内転
肘をのばしたまま側方へ広げる。

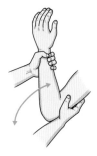

c. 肘の屈伸：片方の手で上腕下部を持ち，もう片方の手で手首を持って曲げのばしをする。

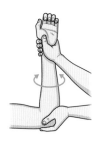

d. 前腕の回内・回外：片方の手で患者の肘を，もう片方の手で手をつかみ前腕を内側・外側へまわす。

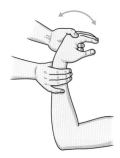

e. 手関節の掌屈，背屈：片方の手で手首の下を持ち，もう片方の手で手掌をつかみ，手首を前後に曲げる。

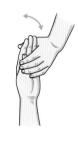

f. 指関節の屈伸：手掌全体をあててのばし，手指全体を丸め込むように曲げる。母指は独立して行うとよい。

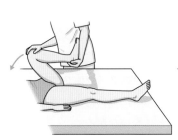

g. 股関節と膝関節の屈伸：片方の手で膝を支え，もう片方の手で踵を持って足を上げ，矢印の方向へ動かす。

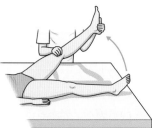

h. 下肢の伸展挙上：膝をのばしたまま下肢を挙上する。

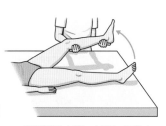

i. 股関節の内転・外転：下肢を少し持ち上げ，外へ十分開く。

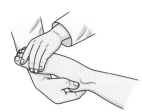

j. 足関節の底屈：足背を押さえて底屈する。

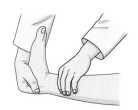

k. 背屈：足底にあてた前腕を中枢側にゆっくり倒す。

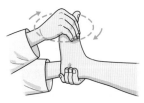

l. 回転：踵を押さえてゆっくり回転させる。

▶図4-4　関節可動域訓練

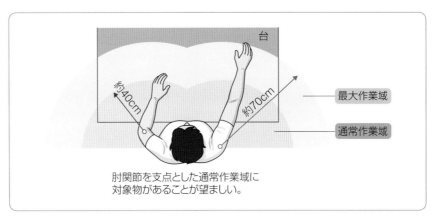

肘関節を支点とした通常作業域に
対象物があることが望ましい。

▶図 4-5 　作業域

[2] **患者に近づき，動作に適した筋群を使用する**　患者に近づくことにより，看護師の重心と患者との重心が近くなり，動作中の重心線が支持基底面を通りやすくなりバランスを保つことができる。また，動作に適した筋群を使い効率的な動作ができる。重いものを持つときには，大きな力を出す筋群を使う。

[3] **患者の支持基底面を狭くする**　患者の上肢を胸部の前で組み，膝関節を屈曲して身体の長さを短くすることによって，重心の位置が中心に集まり，接地面が狭くなり摩擦力が小さくなる。

[4] **てこの原理と力のモーメントの応用**　てこの原理を応用し，支点の位置を固定して力点を動かすことによって作用点を動かす。力点から支点までの距離，支点から作用点までの距離や，力点・支点・作用点のそれぞれの位置によって力の大きさを調節することができる（▶図 4-6-a）。

　患者を回転させる際には**力のモーメント**を利用する。たとえば患者を仰臥位から側臥位に体位変換するときは，膝を高く立てて回転軸までの距離を長くし，膝を手前に引く力を加え，身体が回転するための力のモーメントを活用している（▶図 4-6-b）。このとき，回転軸までの距離が長くなることで，小さな力で回転させることができる。

　摩擦力は接触面の摩擦係数と患者の重さに影響を受ける。たとえばベッド上の臥床_{がしょう}患者をストレッチャーに移動させる際には，患者の背面に摩擦係数の小さいナイロン素材のシートを敷くと摩擦力が小さくなり移動の負担が少なくなる（▶135 ページ）。

　このほか，人の自然な動き（関節の動き，スピード，リズムなど）に合わせることで，ボディメカニクス技術を応用した効率よい援助を行うことができる。

手の使い方▶　体位変換や起居動作などにおいて上下肢を支えるときなどには，前述のような身体全体の使い方だけでなく，患者の身体に触れる手の使い方にも注意する。初学者では指を使い「つかむ」ように支える傾向がみられるが，患者の身体を「つかむ」という行為は，患者に恐怖や不快感を与え，身体をこわばらせること

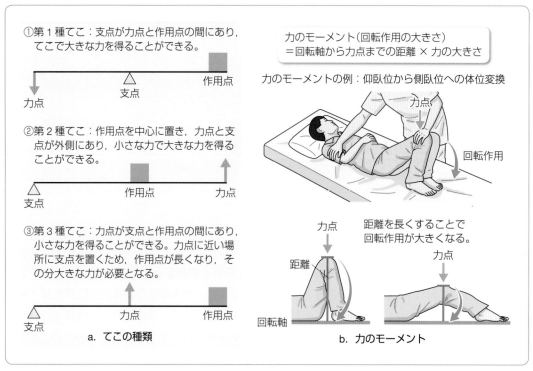

▶図4-6　てこと力のモーメント

につながる。手掌全体を広く使って，患者の身体にそって，やわらかくゆっくりと触れることで患者は安心し，身体も安定する。また，「手当て」という言葉にもあるように，患者に触れることは単に作業的な援助を行うにとどまらず，安心やここちよさなど精神的な援助を行うことにつながるといえる。

② 体位

　体位は，身体の面や軸と重力の方向がどのような関係にあるのかを示し，ADL のなかでみられる立位・座位・臥位の基本体位と，治療や検査，手術などの際にとる特殊体位に分けられる（▶図4-7）。ここでは，立位・座位・臥位における良肢位や，必要な特殊体位について述べる。

◉ 基本体位

[1] 立位（▶図4-7-a）　顔は正面を向き，両上肢は体幹に沿って下垂し，前腕の橈骨縁は前方を向き，下肢は足底が床面につき，平行して足趾が前方を向いた直立位を基本的立位姿勢という。直立位の重心線は，脊柱に頭がのる点から第5腰椎を通って股関節の直後，膝関節の前面を一直線に通る。立位を保持するためには，抗重力筋となる脊柱起立筋や，腹筋・下肢筋群などのはたらきと，支持基底面と足部や関節との関係が重要となる。支持基底面が狭く，重心が高いため不安定になりやすい。

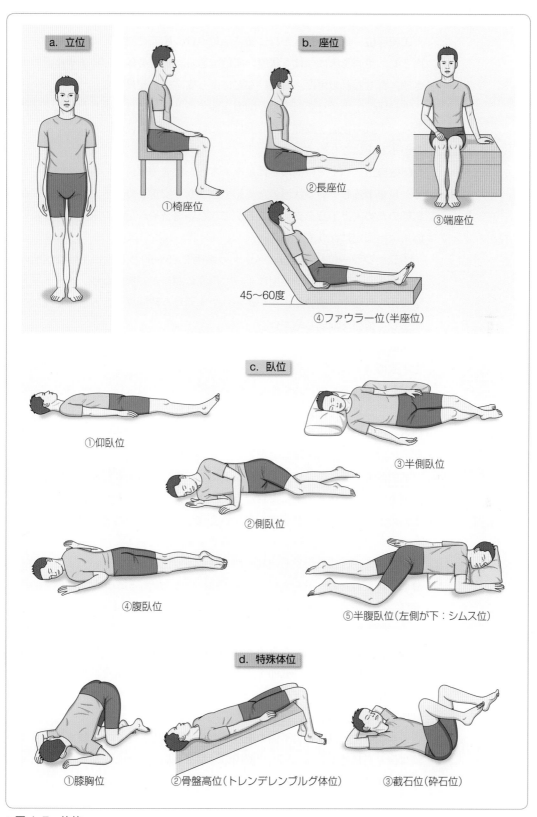

a. 立位

b. 座位

①椅座位

②長座位

③端座位

45〜60度

④ファウラー位（半座位）

c. 臥位

①仰臥位

③半側臥位

②側臥位

④腹臥位

⑤半腹臥位（左側が下：シムス位）

d. 特殊体位

①膝胸位

②骨盤高位（トレンデレンブルグ体位）

③截石位（砕石位）

▶図4-7　体位

[2] **座位**(▶図4-7-b)　殿部を基底面にして上半身を起こした状態である。

①**椅座位**　椅子の背もたれに腰背部をつけ，座面に殿部と大腿部を置き基底面とし，足底を床につけた状態の座位である。患者の体型と椅子や座面の大きさや，背もたれの角度，肘掛けなどにより安定感が変化する。

②**長座位**　上半身を起こし股関節屈曲で下肢を前に投げ出した状態の座位である。下肢の後面と殿部を基底面にしている。重心の位置がずれやすく，上半身が不安定になりやすい。

③**端座位**　ベッドの横などに足を下ろした状態の座位である。膝関節を屈曲し，足を下ろしている状態のため長座位よりも安定している。背もたれがない状態のため，上半身を支えることができない場合や，足底が床面につかない状態では不安定になりやすい。

④**ファウラー位(半座位)**　ベッドの頭側を45〜60度程度に上げた状態の座位である。患者の身長や体型によって角度の調整が必要である。ベッドで背面を支えられるが，仙骨部に圧がかかりやすくなり時間経過とともに足側にずれが生じて褥瘡を形成しやすい。

⑤**セミファウラー位**　ベッドの頭側を30度程度に上げた状態の座位である。

[3] **臥位**(▶図4-7-c)　身体を横たえた状態である。

①**仰臥位**　あおむけに臥床して背部を下にし，上肢は体幹側に置き，下肢は伸展させた状態で，背臥位ともいう。支持基底面が広く，重心が低く安定している。長時間の同一体位では腰背部への負担や，仙骨部や肩甲骨部など骨突出部の圧迫による褥瘡や，尖足などを引きおこす可能性が高い。

②**側臥位**　身体の左右どちらかを下にし，下になる上肢は前方へ出し軽く肘関節を屈曲させ体幹の下にならないようにし，下肢の膝関節は軽く屈曲させ，上側の下肢と下側の下肢が重ならないようにした状態である。身体の右を下にした場合を右側臥位，左を下にした場合を左側臥位とよぶ。

支持基底面は狭く，重心が高くなるため不安定になりやすい。また，体圧が分散されないため，肩・大転子部・下腿に大きな体圧がかかり，筋肉・血管・神経，皮膚組織の圧迫がおこる可能性が高い。

③**半側臥位**　左右どちらかの側臥位をとるが，体幹を背部側に45度前後倒し，背部にクッションや枕などをあて身体を支える。半側臥位では，傾斜をつけることにより殿部の支持基底面を大きくし，除圧・圧力分散をはかる。

④**腹臥位**　顔を左右どちらか一方に向け，前胸部・腹部を下にしうつぶせに臥床した状態である。

⑤**半腹臥位**　側臥位の下側の上肢を背部にまわし，下半身は側臥位よりやや前に倒した状態である。肛門や直腸の診察や処置のときに左側を下にした体位をシムス位とよぶ。

● **特殊体位**

おもな特殊体位として，膝胸位，骨盤高位，截石位がある(▶図4-7-d)。

　　①膝胸位　ベッドに前胸部と膝をつけ身体を支えた体位。大腿をベッドに垂直に立て，殿部を挙上させた状態である。肛門の診察などで用いられる。

　　②骨盤高位　仰臥位で頭部を腹部・下肢より低くした体位である。トレンデレンブルグ体位ともいう。

　　③截石位（砕石位）　仰臥位で股関節を外転・外旋し，膝関節を屈曲して大腿部を挙上した体位である。会陰・腟・子宮・直腸・肛門の診察に用いられる。診察台では下肢を安定させるために，大腿部や下腿部を固定する装置がある。切石位ともいう。

③ 移動（体位変換・歩行・移乗・移送）

　　移動とは，人が ADL を遂行するために最も基本となる動作である。移動を行うためには，姿勢の維持や体位変換を自力で行う能力が必要となるが，自力でできない場合は状態・状況に応じた適切な援助を行う必要がある。ここでは，移動を広くとらえ，体位変換・歩行・移乗・移送の援助について述べる。

　　移動の援助を行う際には，患者・看護師のどちらも安全に，また，患者が安楽に移動できるようにしなければならない。そのためには以下の点を心がける。

　（1）患者の自然な動きを活用し，患者の活動性の活性化をはかる。

　（2）看護師は支持基底面を広くし，重心を低くする。

　（3）移動するときは患者に接近する。

　（4）患者の関節部を手掌全体を使って支える。

　（5）大きな筋群を使用し重心移動を行う。

　（6）関節・筋肉への負荷を最小限にする。

　（7）羞恥心への配慮を行う。

1 体位変換

● 援助の基礎知識

技術の概要 ▶　体位変換とは，自分で体位をかえられない，あるいはかえてはいけない人にかわって，身体の向きや姿勢をかえて保持することである。通常，体位をかえて姿勢を保持することは自分の力と意思で行える。しかし，麻痺や筋力低下，倦怠感などにより，自力ではそれが困難な場合や，意識障害や手術直後などで自力ではまったくできない場合には援助が必要となる。

目的 ▶　（1）同一体位による患者の苦痛を緩和し，関節拘縮・変形，循環障害，神経麻痺，褥瘡を予防する。

　　（2）ADL（食事・排泄など）に必要な体位保持，治療・処置に必要な体位保持を援助する。

● 援助の実際

実施前の評価▶　病態・一般状態の把握，意識状態，呼吸の状態などの確認，安静度，浮腫の有無，皮膚の状態（発赤，皮膚組織の破綻の有無），褥瘡の有無

必要物品▶　枕，クッション，毛布，体圧分散用具，スライディングシート（必要時）

患者への説明▶　体位をかえることを説明する。

実施方法▶ ＊ **準備**

（1）看護師は時計などを外す。

（2）ボディメカニクスを活用するために作業環境・作業域を確保する。

- ●ベッドの高さを調節し，水平な状態にする。
- ●ベッドのストッパーがかかっているかを確認する。
- ●ベッド周囲の床頭台・椅子などをベッドから離す。
- ●ベッド柵を取り外し，掛け物を外す。
- ●身体に装着されているチューブやドレーン類が抜けない位置にあることと，牽引のための器具などに支障がないことを確認し整える。

（3）体位変換後，患者の身体がベッドの中央に位置するように，必要に応じてあらかじめ左右または上下に水平移動する。

Column　腰痛予防対策

　近年の調査によると，看護職の5割以上が腰痛をかかえており[1]，腰痛発生に影響を与える作業姿勢・動作の要因には体位変換や移乗・移動におけるかかえ上げ，不自然な姿勢および不安定な姿勢があげられている[2]。このような状況のなか，援助者・介助者の腰痛発生を防ぐため「持ち上げない（ノーリフティング）」移動・移乗動作が考案されている[3]。2013（平成25）年には，厚生労働省による「職場における腰痛予防対策指針」が改訂され，「福祉・医療分野等における介護・看護作業」の腰痛予防対策についてもふれられている。とくに，「作業姿勢・動作の見直し」の項目では，「移乗介助，入浴介助及び排泄介助における対象者の抱上げは，労働者の腰部に著しく負担がかかることから，全介助の必要な対象者には，リフト等を積極的に使用することとし，原則として人力による人の抱上げは行わせないこと。また，対象者が座位保持できる場合にはスライディングボード等の使用，立位保持できる場合にはスタンディングマシーン等の使用を含めて検討し，対象者に適した方法で移乗介助を行わせること」[4]

と，ノーリフティングを原則とすることが示されている。

1) 公益社団法人日本看護協会専門職支援・中央ナースセンター事業部：2010年病院看護職の夜勤・交代制勤務等実態調査報告書，夜勤・交代制勤務に関する調査・資料．2012-01（https://www.nurse.or.jp/nursing/shuroanzen/yakinkotai/chosa/）（参照2020-06-25）．
2) 厚生労働省中央労働災害防止協会：医療保健業の労働災害防止（看護従事者の腰痛予防対策）．2014-09（http://www.mhlw.go.jp/file/06-Seisakujouhou-11200000-Roudoukijunkyoku/0000092615.pdf）（参照2020-06-25）．
3) ペヤ・ハルヴォール・ルンデ著，中山幸代・幅田智也監訳：移動・移乗の知識と技術　援助者の腰痛予防と患者の活動性の向上を目指して．中央法規出版，2005．
4) 厚生労働省労働基準局安全衛生部労働衛生課：職場における腰痛予防対策指針及び解説，職場における腰痛予防対策指針の改訂の概要等．2013-06-18（http://www.mhlw.go.jp/stf/houdou/youtsuushishin.html）（参照2020-06-25）．

＊**手順**

[1] **左右への移動**（▶図 4-8）

(1) 枕の位置を，移動後の頭の位置に合わせてずらす。患者の耳介側面より，看護師の両小指側の側面から，手背を枕に押し付けるように差し込み，手

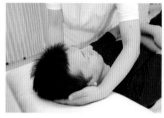

①枕の位置をずらす。両小指側の側面から手を差し込み，手指を広げ後頭隆起部を支える。

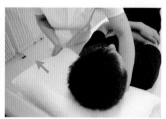

②枕を静かに引き抜く。

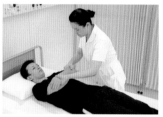

③両腕を胸の前で組む。

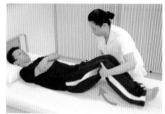

④両膝を屈曲する。

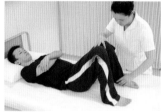

⑤足底を安定させる。

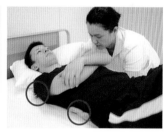

⑥頸部と腰部に前腕を差し入れ，反対側の肩と側胸部を軽く支える。

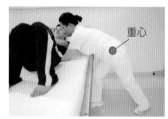

⑦看護師は下肢を前後に開く。

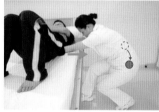

⑧重心を前側から後ろ側に移動する。

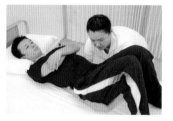

⑨腰部と大腿上部に前腕を差し込む。

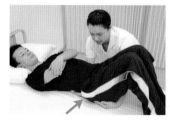

⑩手前へ滑らせるように移動する。

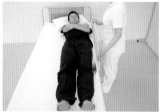

⑪下肢を整え，身体をまっすぐにする。

▶動画

▶図 4-8　左右への移動

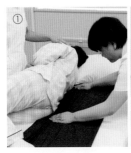
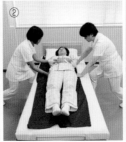
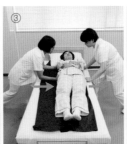
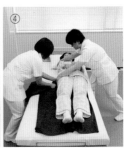

①患者を側臥位にしシートを敷き込む。②仰臥位に戻し，移動する側の看護師は患者の体幹近くでシートを把持して反対側の看護師は患者の体幹と腰部に手を添える。③看護師間で息を合わせ移動する（移動する側の看護師はシートを引き，反対側の看護師は患者を押す）。④シートを頭側から引き抜くように取り除く。

▶図 4-9　看護師 2 名でスライディングシートを用いて行う左右への移動

指を広げて後頭隆起部を手掌の中心で支え，頭部を持ち上げる（▶図4-8-①）。片方の手で枕を手前に静かに引き抜く（▶図4-8-②）。

(2) 看護師は患者が移動する側に位置する。

(3) 患者に胸部の前で腕を組んでもらう。また，両膝を屈曲させ，足底をやや広げて安定させる（▶図4-8-③〜⑤）。

　|根拠|　患者の支持基底面をできるだけ狭くし，摩擦力を小さくする。

(4) 患者の生理的彎曲に合わせて，頸部と腰部に前腕を深く差し込み，前腕の上に患者の上半身をのせるようにする。手掌を広げ反対側の肩と側胸部を軽く支える（▶図4-8-⑥）。

(5) 看護師の下肢を前後に開き，重心を前側から後ろ側の足の中心に移動し，患者の上半身を手前に水平に移動する（▶図4-8-⑦，⑧）。

　|ポイント|　腕力で持ち上げようとすると看護師の腰部への負担が大きく，また
　⋮　患者にも無理な力がかかるため，できるだけ水平に移動する。

(6) 腰部と大腿上部に前腕を差し込み，骨盤部を手掌で包み込むようにし，手前へ滑らせるように水平に移動する（▶図4-8-⑨，⑩）。

(7) 下肢をのばし，身体全体にねじれがないように整える（▶図4-8-⑪）。

　患者の体重が重い場合や，ドレーンが挿入されている場合，あるいは手術後などの場合は，スライディングシートを用いたり，看護師 2 人以上で移動を行う（▶図4-9）。

[2] **仰臥位から側臥位への移動**（▶図4-10）　側臥位になったあと，身体がベッドの中央に位置するように，あらかじめ，側臥位で向く側とは反対側へ水平に移動しておく（▶115ページ，[1]）。

(1) 看護師は，患者が側臥位で向く側へ移動する。

(2) 患者の顔を，側臥位で向く側に向ける。

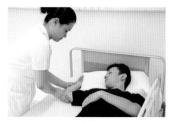
①肩を外転し，肘を屈曲し，手掌を上向きに外旋する。

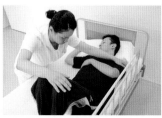
②看護師の手を患者の膝と肩にあてる。

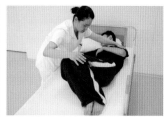
③患者の膝を手前にゆっくりと倒す。

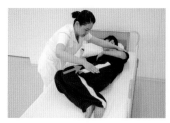
④倒しながら大腿部に沿って手を移動させ，腸骨部を支える。

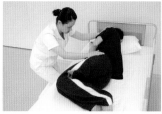
⑤もう片方の手は肩を手前に引き寄せる。

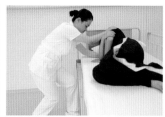
⑥身体の下側になった肩が圧迫されないように整える。

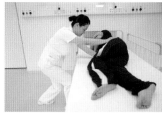
⑦下肢を整え腸骨部を安定させる。

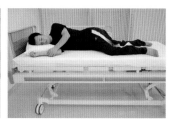
⑧安定した側臥位（ベッド柵を外した状態）。

▶動画

▶図 4-10　仰臥位から側臥位への移動

(3) 側臥位時に身体の下に腕が巻き込まれないように，向く側の患者の肘を屈曲し，手掌が上向きに顔の横に位置するようにする（▶図 4-10-①）。

(4) 反対側の前腕を胸部の上に置く。

(5) 両膝を屈曲し，高く立てる。

(6) 看護師の手を患者の膝と肩にあてる（▶図 4-10-②）。患者の膝を手前にゆっくりと倒しながら，大腿部に沿って手掌部を腸骨部に移動し，前腕から肘にかけて全体で患者の大腿部を支えるようにする（▶図 4-10-③，④）。もう片方の手は，身体の自然な回転に合わせて，肩を軽く手前に引き寄せる（▶図 4-10-⑤）。

| ポイント | 患者を支えるとき関節部が力点となるように手を置く。患者の自然な動きを意識しながら援助する。

(7) 患者の表情や身体全体の状態を観察し，患者の身体が安定するように整える（▶図 4-10-⑥〜⑧）。

- 枕の中央に頭部がくるように，必要があれば枕の位置をずらす。
- 患者の顔を側臥位で向いている方向に向けてもらう。
- 身体の下側になった肩が圧迫されないように整える。
- 左右の腸骨部を支え，上側を手前に，下側を向こう側にずらして安定させる。
- 上側の下肢を手前側にし，両膝を軽く屈曲させて下半身を安定させる。
- 患者の身体が安定していることを確かめる。

[3] 側臥位から仰臥位への移動

(1) 看護師は患者の背部側に立つ。

(2) 枕をベッドの中央にずらす。

(3) 患者の膝関節をゆっくり伸展させ，両下肢を重ねるようにする。

(4) 患者が背部側に回転する動きに合わせ，腸骨部と肩を支えながら静かに仰臥位にする。

(5) ベッドの中央に安定して臥床するように，患者の身体を水平移動させながら，脊柱がまっすぐになるように体位を整える。

[4] 上方への移動（▶図4-11）

(1) 患者の枕を取り外し，両上肢を胸の前で組み，両膝を立て，足底をやや広げて安定させる。

(2) 患者の頭部を看護師の肘窩にのせるようにして肩を手掌で支える。もう片側の上肢は，患者の生理的彎曲に合わせて腰部に挿入する（▶図4-11-①）。

(3) 看護師は，患者が移動する方向に足を開き，重心を低くし，患者の足側から頭側へ水平に重心移動する（▶図4-11-②）。このとき，患者に足底をしっかりベッドにつけてベッドを押すように説明する。

(4) ベッドの上方に移動したあと，患者の表情や身体全体の状態を観察し，身体がまっすぐになるように上肢・下肢を整え，枕をあてる（▶図4-11-③）。

　患者の体重が重い場合や，患者が下肢に力を入れることが困難な場合は，ス

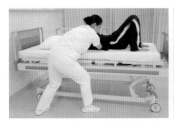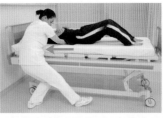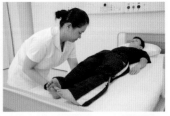

①片方の手掌で患者の肩を支え，もう片方の上肢を腰部の生理的彎曲部に挿入する。　②患者の足側から頭側へ水平に重心移動する。　③上肢・下肢を整える。

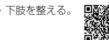

▶図4-11　上方への移動

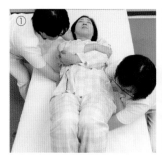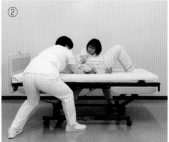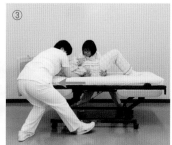

a. 看護師2名で行う上方への移動

①看護師のうち1人は患者の肩と背部，もう1人は腰部と大腿部に手を差し入れる。肩に手を差し入れた看護師は，患者の頭部が安定するように，肩に入れた上肢の肘窩部で後頸部を支えるようにする。②③看護師間で息を合わせ，頭側に水平に重心移動する。移動後は患者の体位を整える。

▶動画

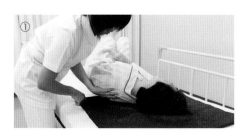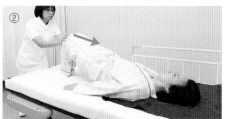

b. スライディングシートを用いて行う上方への移動

①患者の頭部から肩甲骨の下までスライディングシートを敷き込む。②患者に膝を立てて殿部を浮かせてもらい，両手掌をベッドにつけて上半身を上方に押し上げてもらう。看護師は，患者の膝を押して上方に移動させる。移動後はシートを引き抜き，患者の体位を整える。

▶動画

▶図4-12　看護師2名で行う上方への移動とスライディングシートを用いて行う上方への移動

ライディングシートを使用したり，看護師2人以上で移動を行う（▶図4-12）。

[5] 仰臥位からファウラー位への移動　ファウラー位では，ベッドを挙上することによって上半身がずり落ち，仙骨・尾骨部に摩擦・ずれが生じるため，事前に殿部（大転子部）とベッドの屈曲部を一致させる。

(1) 膝関節が15度程度屈曲するように，ベッドの足側を挙上するか，膝関節の下に安楽枕を挿入する。

(2) ベッドの頭側をゆっくりと挙上する。

　　ポイント　上半身のずれを防ぐため，足側を先に挙上し，患者の反応を見ながら頭側の挙上を行う。

(3) 頭側を挙上すると，ベッドの動きの方向と患者の背部から殿部に生じる動きの方向が相反し摩擦やずれが生じる。そのため，**背抜き**を行う。背抜きは，「座り直し」による圧迫やずれの解放を看護師が援助する方法である。肩部から仙骨部までの背部全体をベッドから浮かせることを意識する。方法として，①患者の背部の下に手を入れてベッド側を押し患者の背部の圧を解放する方法，②身体の片側ずつ脊柱線をこえるように仙骨部まで浮か

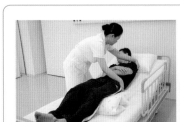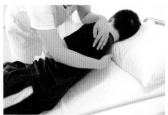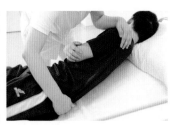

▶図4-13 背抜き

せる方法，③ベッドから上半身が離れるように起こす方法などがある（▶図 4-13）。

(4) 両下腿から踵部を浮かせて圧を解放する。

(5) 頭部，両前腕の下に枕を挿入し姿勢の安定をはかる。

　ファウラー位から仰臥位に戻ったあと（挙上したベッドの頭側をまっすぐに戻したあと）は，身体全体が下方にずり下がっている場合が多い。その場合，ベッドの中央に身体が位置するように上方移動を行う。

[6]仰臥位から長座位への移動　仰臥位から長座位に移動したあと，さらに端座位に移動するという流れで説明する（▶図4-14，15）。

(1) 看護師は，患者が端座位をとるときに足を下ろす側に立ち，掛け物を外す。

(2) 端座位になったときに床に足底がつくぐらいに，ベッドの高さを調節する。

(3) 端座位で足を下ろす側の上肢を軽く外転させ，手掌を下に向けベッド上に置く。もう一方の上肢は，肘を屈曲させ前腕を胸部の上に置く（▶図4-14-①）。

(4) 患者に向かって頭部側の看護師の上肢を，患者の頸部の下から反対側の肩甲骨まで通し，上腕で後頸部から肩を支えるように把持する（▶図4-14-②）。

(5) もう片方の手掌で，(3)で外転させた肘関節を軽く固定し，患者の上半身を以下の要領で起こす（▶図4-14-③，④）。

- (4)の状態から，肩甲骨を手前に軽く引き寄せながら，固定している患者の肘関節を支点にして，上半身が弧を描くようにゆっくり回旋させながら起こす。

- そのとき，看護師の片足の足先を患者の足もと側に向け，その足を斜め前方に踏み出すようにして重心移動をする。

- 患者の上半身を，重心が骨盤上にくるまで完全に起こす。

　　注意　速いスピードで起き上がると，血圧が急激に下がり，めまいをおこしたり気分がわるくなる可能性があるため注意する。

(6) 患者の手掌をベッド上につけ，身体を支えられるようにして安定した長座位をとる。看護師は，患者が後ろに倒れないように背部を支持する（▶図4-14-⑤，⑥）。

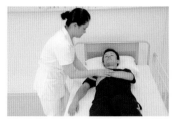
①上肢を外転する。

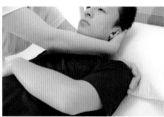
②看護師の上肢を患者の頸部の下から通す。

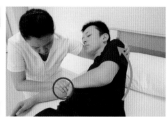
③固定している患者の肘を支点にしてゆっくり起こす。

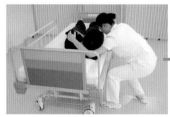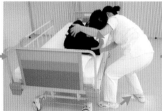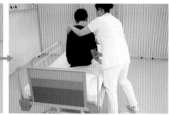
④上の②と③を反対側から見たところ。看護師は片足を斜め前方に踏み出すようにして重心移動をする。

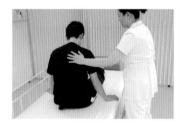
⑤患者の手掌をベッド上につけ、背部を支持する。

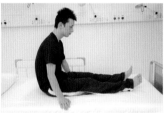
⑥安定した長座位。

▶動画

▶図4-14　仰臥位から長座位への移動

[7] 長座位から端座位への移動

(1) 足を下ろす側の患者の手掌を、端座位になった際に支えることができる位置に移動する。もう片方の上肢は身体の前に置く（▶図4-15-①）。

(2) 看護師は患者の頸部から肩甲骨部を支持し、もう片方の手を患者の膝関節の下に通し屈曲させる。患者の上半身を背部側に少し倒し、膝を軽く持ち上げ、殿部を支点としたV字にする。このとき、殿部の基底面が小さくなるように、体幹と大腿を近づける（▶図4-15-②）。

(3) 患者の殿部を支点にして、足を下ろす側に下肢を引き寄せ回転させる（▶図4-15-③）。

(4) 回転したら、下肢をベッドの端に下ろし端座位にする。

(5) 身体が安定するように深く腰掛けさせる（▶図4-15-④）。

(6) 以下の要領で端座位を安定させる（▶図4-15-⑤）。

●身体が安定するように、手掌をベッドにつけ身体を支えるようにする。

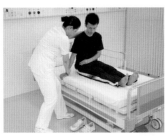
①下りる側の手掌を移動し，もう片方の上肢は身体の前に置く。

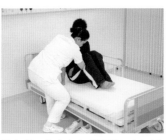
②患者の上半身を背部側に少し倒し，身体を殿部を支点にV字にする。

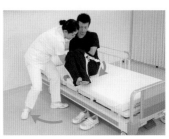
③患者の殿部を支点にして足を下ろす側に引き寄せて回転させる。

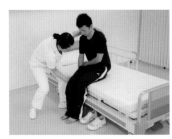
④下肢をベッドの端に下ろし身体が安定するように深く腰掛けさせる。

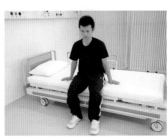
⑤安定した端座位。

▶動画

▶図4-15　長座位から端座位への移動

- 足底を床につけてはき物をはかせ，肩幅程度に足を広げる。
- 患者がベッド柵を持つ場合もある。
- 患者の身体が安定するまで，看護師は手を離さない。

[8] 端座位から仰臥位への移動

(1) 患者の背部と膝窩部を支え，殿部を支点に方向転換しながら下肢をベッドに上げて臥床させる。

(2) ベッドの中央に臥床するように水平移動する。

[9] 端座位から立位への移動　最初に，立ち上がるために足の位置や上半身の位置など姿勢を整える。下肢の筋力や，麻痺の程度などの症状に応じて援助する方法を選択する。

(1) 前方から援助する方法（▶図4-16）

- 看護師は，患者が安定した端座位をとれていることを確認してから患者の前方に立つ。
- 患者の動作を妨げないように，前方に十分なスペースをつくる。
- 患者の足を肩幅程度に広げ，少しベッド側に近づける。
- 看護師の肩に患者の両手を置いてもらう（▶図4-16-①）。
- 看護師は患者の両腋窩から手を挿入し，手掌を患者の肩甲骨部にあて，

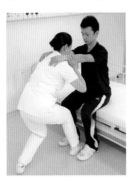

①看護師の肩に両手を置いてもらう。

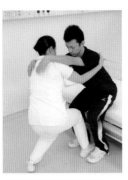

②患者の身体を把持し，患者の頭部から体幹を前傾させ，殿部を座面より浮かせる。

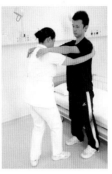

③体幹を直立させる。

▶動画

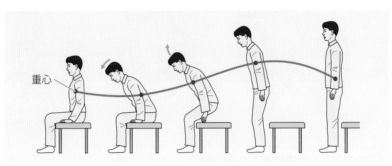

重心

座位から立位への，身体と重心の自然な動き：頭部から体幹を前傾させ，下肢の力と頭の振り子運動の効果を利用して立ち上がる。

▶図 4-16　端座位から立位への移動（前方から援助する方法）

　　　しっかりと患者の身体を把持する。
- 患者の頭部から上半身が前傾姿勢をとれるようにし，重心が足部に移動し，殿部が座面から浮き上がったときに，頭部から上半身をおこすようにして直立させる（▶図 4-16-②，③）。

　ポイント　上半身を前傾させることによって，下肢の力と頭の振り子運動の効果を利用し座面から殿部を浮かせることが可能となる。

- 立位が安定するまで，患者の身体を支え，安全を確保する。

(2) 側方から援助する方法（援助者 1 名から 2 名，▶図 4-17）
- 患者の足を肩幅程度に広げ，ベッド側に少し近づける（前後に開く場合もある）。
- 患者の側方に看護師が立つ。患者は看護師側の肘を屈曲し，反対側の手はベッド柵につかまる（もしくは，ベッドの上に手掌をつける）。
- 看護師の片方の上肢で患者の肩甲骨部・上腕後面・肘・前腕を支えるようにし，もう片方の手は患者と握手をするように重ねる。

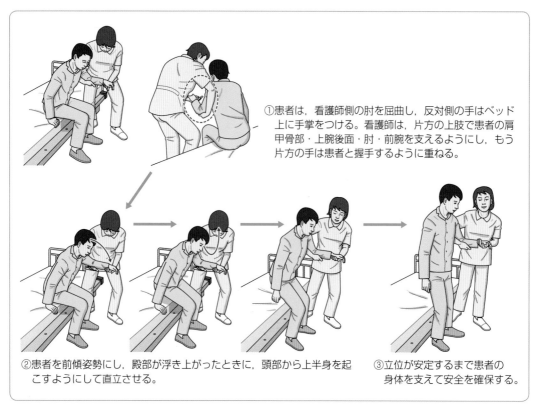

①患者は，看護師側の肘を屈曲し，反対側の手はベッド上に手掌をつける。看護師は，片方の上肢で患者の肩甲骨部・上腕後面・肘・前腕を支えるようにし，もう片方の手は患者と握手するように重ねる。

②患者を前傾姿勢にし，殿部が浮き上がったときに，頭部から上半身を起こすようにして直立させる。

③立位が安定するまで患者の身体を支えて安全を確保する。

▶図4-17　端座位から立位への移動（側方からの援助）

- 患者の頭部から上半身を前傾姿勢がとれるようにし，重心が足部に移動し殿部が座面から少し浮き上がったときに，頭部から上半身を起こすようにして直立させる。
- 立位が安定するまで患者の身体を支えて安全を確保する。

＊**留意点**　仰臥位から座位，立位への体位変換時には，血圧がいったん低下し再び回復する体位血圧反射のように，生体機能に影響があらわれる。そのため体位変換を行うときには，実施前後のみならず実施中も，つねに観察する必要がある。

2　歩行の援助

● 援助の基礎知識

技術の概要▶　歩行を補助する器具には，杖や歩行器（▶図4-18，19），車椅子，ストレッチャーなどがある。このような器具を使う場合には，患者の移動能力・症状・治療内容などに適したものを選択して援助する必要がある。

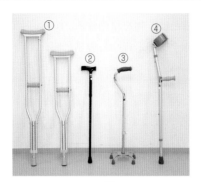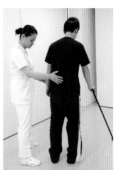

a. 杖
①松葉杖　②T字型杖　③多脚杖
④ロフストランドクラッチ

b. 杖歩行の援助

▶図4-18　杖と杖歩行の援助

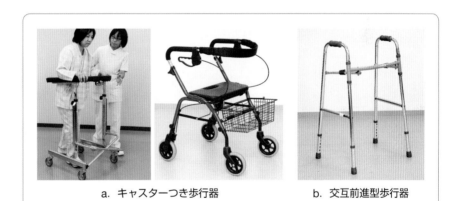

a. キャスターつき歩行器　　　　b. 交互前進型歩行器

▶図4-19　歩行器

● 援助の実際

　ここでは杖歩行の援助について説明する。歩行補助用具の1つである杖には，体重を支持して下肢の荷重を軽減し，立位や歩行を補助する役割がある。骨折などの下肢の疾患により片側下肢の補助が全面的に必要な場合には，両側もしくは患側に杖を使用し，健肢とともに体重を支持する。麻痺や部分的な補助が必要な場合には，健側に杖を使用し荷重を軽減させる。

　杖の種類には，松葉杖，T字型杖，多脚杖(3脚，4脚)，ロフストランドクラッチ，カナディアンクラッチ，オルソクラッチなどがあり，患者の状況に合わせて選択する(▶図4-18-a)。

実施前の評価▶　安静度の確認，バイタルサインの確認，筋力の程度，拘縮・麻痺の程度

患者への説明▶　(1) あわてずにゆっくり歩行するように説明する。

　(2) 看護師がそばに付き添っていることを説明する。

実施方法▶ ＊**準備**

(1) 患者に合ったはき物を準備する。ゆるいものや踵〔かかと〕のないもの，スリッパなどは滑りやすく，歩行中に容易に脱げやすいため，歩行を妨げ，転倒する可能性が高い。

(2) 患者の状態に合った杖を準備する。

(3) ベッドを立ち上がりやすい高さにする。

＊**手順**

(1) 杖を使用する場合は，患側下肢が体重をどの程度の時間支えられるか，または患側下肢を健側下肢の足の位置よりもどの程度前に出せるかによって，杖と足の運び方がかわる。歩行の型には次のようなものがある。患者がどの型の歩行状況なのかを観察し，それに合わせて介助する。

- 後型：患側下肢と杖で体重を十分に支えることができないため，健側下肢が患側下肢の後方になる。
- そろい型：健側下肢と患側下肢がそろう。
- 前型：健側下肢が患側下肢より前に出せる。

　患側の筋力が強くなるにつれて，後型→そろい型→前型へと変化していく。

(2) 階段昇降

- 上る場合：杖→健側下肢→患側下肢の順に1段ずつ上る。
- 下りる場合：杖→患側下肢→健側下肢の順に1段ずつ下りる。

＊**留意点**

(1) 患者の歩行を妨げないような位置に立つ（麻痺がある場合は麻痺側，▶図4-18-b）。

(2) 通行する場所に床の水ぬれ，段差などの危険がないかをつねに観察し，危険の除去・回避を行う。

(3) 患者の歩行の速度に合わせる。

3 移乗・移送

● 援助の基礎知識

移乗▶ 　車椅子やストレッチャーなどへの乗り移り動作を**移乗**という。移乗動作は患者の移動能力や筋力，障害された部位，移動の目的・状況などによって異なる。それによりベッドの高さやベッド柵の配置，車椅子・ストレッチャーなどの配置場所，援助に必要な人数などといった援助方法も異なってくる。

移送▶ 　車椅子やストレッチャーを使用して，目的地への移動を援助することを**移送**という。移送中に最も気をつけなければならないのは，患者の安全である。転倒・転落の危険性をつねに念頭におき，移送中の速度やカーブでの動き，段差などに注意し，安心して目的地へ移動できるように援助する。

●車椅子を用いる場合の援助の実際

　車椅子の使用にあたっては，患者が背面支持による座位保持が可能であることが前提条件となる。

　車椅子の援助では，すべての動作に援助が必要な場合と，移乗の援助があればそのあとは自分で移動することが可能な場合がある。

　車椅子の構造と各部の名称を図4-20に示す。車椅子の種類には，普通型，片手駆動型，リクライニング型，肘掛けに可動性があるもの，前方大車輪型，足駆動型，スポーツ仕様，電動型，シャワー用などがある（▶図4-21）。患者の状態に応じて，移乗方法，使用する車椅子の種類，援助者の人数，補助具の使用の要不要などを選択する。

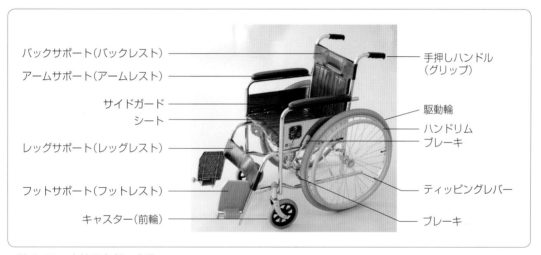

バックサポート（バックレスト）
アームサポート（アームレスト）
サイドガード
シート
レッグサポート（レッグレスト）
フットサポート（フットレスト）
キャスター（前輪）
手押しハンドル（グリップ）
駆動輪
ハンドリム
ブレーキ
ティッピングレバー
ブレーキ

▶図4-20　車椅子各部の名称

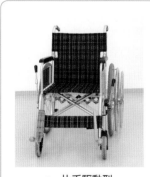

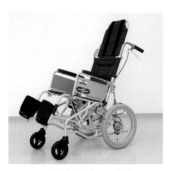

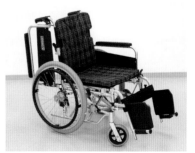

a．片手駆動型
駆動輪が片側にある。

b．リクライニング型

c．肘掛け（アームサポート）に可動性があるもの

▶図4-21　車椅子の種類

● 移乗

実施前の評価▶ 麻痺・拘縮・筋力低下・歩行障害などの程度，一般状態の把握，尿意・便意の有無

必要物品▶ 車椅子，掛け物，はき物。そのほか患者の状態に応じて，保温などのために必要であれば，上着，靴下，クッションなどを持参する。

患者への説明▶ (1) 車椅子による移送の必要性を説明する。

(2) 車椅子への移動の方法を説明する。

実施方法▶ ＊準備

(1) 患者に応じた車椅子を選択し，車椅子の点検を行う。点検のポイントは下記のとおりである。

- シート・背もたれの破損の有無。
- ハンドルのグリップのゆるみ。
- 大車輪・キャスターの動きの不ぐあい。タイヤの空気圧の低下の有無。
- ブレーキのききぐあい。レバーの場合は前方か後方に引くとブレーキがかかる。ハンドル部分についている車椅子もある。
- フットサポートの高さが患者に合っているか。
- フットサポートの開きぐあい。

(2) 車椅子への移乗の援助に必要なスペースを確保する。身体に装着されているチューブやドレーン類が抜けない位置にあること，牽引のための器具に支障がないことを確認し整える。

＊手順(▶図4-22)

[1] 援助により立位保持が可能な場合 下肢に力を入れることが可能で，援助によって立位保持が可能な場合には，患者の自然な動きを妨げず，患者がもつ力をいかした移乗の援助を行う。

(1) 患者を安定した端座位にする。患者の両手を殿部の斜め後ろで「ハ」の字になるようにつき，肘を伸展させて，上体をできるだけ安定させる。はき物をはかせ，足底を床にしっかりつけ，足を肩幅程度に広げる(▶図4-22-①)。

(2) 患者が移動しやすいように，車椅子をベッドサイドに沿わせるように置き，ブレーキをかける。車椅子の位置は，患者の状態に合わせて移乗しやすい位置に配置する。一般的には，ベッドに対して20〜30度の角度に置くと移乗しやすい(▶図4-22-①)。麻痺がある場合は，健側に車椅子を置くようにする。

(3) フットサポートを上げ，レッグサポートは外し，患者が動きやすいスペースを確保する。

> **ポイント** 車椅子移乗の際，患者の下肢がフットサポートに接触して外傷を生じる場合があるため，必要に応じてフットサポートにカバーをかける。

(4) 患者は，車椅子側の足をやや前方へ向ける(▶図4-22-②)。

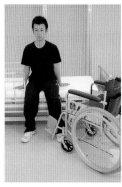
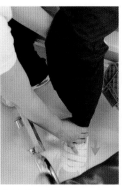
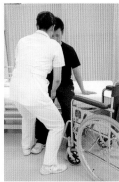
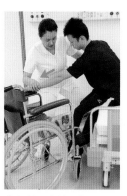

①患者を安定した端座位にし，車椅子を移乗しやすい位置に配置する。

②患者の車椅子側の足を前方へ向ける。

③看護師は車椅子側の足を後ろ側に引き，支持基底面を広げる。

④患者の車椅子側の手で肘掛けを握ってもらう。

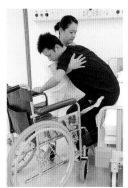
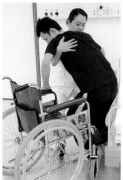
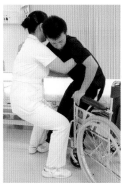
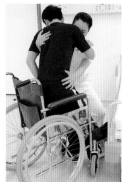

⑤患者を前傾させる。

⑥患者の殿部を浮かせる。

⑥′⑥を後ろから見たところ。看護師の重心は後ろ側の足に移す。

⑦肘掛けの高さまで殿部が浮いたら方向転換する。患者の肩甲骨部と腸骨部に手をあて，方向転換を支える。

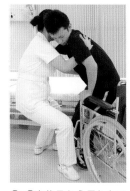
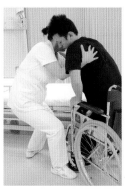
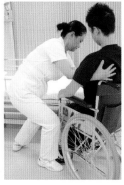

⑦′⑦を後ろから見たところ。

⑧患者の下肢がシートに軽く触れるように前傾姿勢をとらせる。

⑨シートに座らせる。

▶動画

▶図 4-22　車椅子への移乗（立位保持が可能な場合）

(5) 看護師は患者と正面で向かい合い，車椅子側の足を少し後ろに引き，支持基底面を広げる（▶図 4-22-③）。

(6) 患者は車椅子側の手で肘掛け（アームサポート）を握る（▶図 4-22-④）。

(7) 看護師は両手の母指と示指を広げ，手掌を患者の肩甲骨部にあてる。患者を前傾させるようにしながら看護師の重心を後ろ側の足に移し，患者の殿部を浮かせる（▶図 4-22-⑤，⑥，⑥′）。

(8) 肘掛けの高さまで殿部が浮いたら，腸骨部に手をあて，患者の下肢を軸にして中腰の状態のまま回転する（▶図 4-22-⑦，⑦′）。

> 根拠　方向転換時，中腰のままだと患者・看護師ともに低い重心で支持基底面を広く保つことができ，安定して援助することができる。

(9) 看護師は，患者の車椅子側の肩甲骨部とベッド側の腸骨部に手をあて，方向転換を支える（▶図 4-22-⑦）。

(10) 患者の下肢がシートに軽く触れるように前傾姿勢をとらせ，静かにシートに座らせる（▶図 4-22-⑧，⑨）。

> 根拠　車椅子の移乗援助を受ける患者は，看護師の上半身と近づくため車椅子の座面を見ることができず，不安に感じることが多い。そのため，下肢後面を車椅子の座面に軽く触れることによって確認することができる。

(11) レッグサポートを装着し，フットサポートを下ろして足を乗せ，座りごこちを整える。必要に応じて，上衣や，膝掛けなどを掛ける。

[2] 立位保持が困難な場合　患者の筋力低下や麻痺などにより下肢に力が入らない場合は，下記のように行う（▶図 4-23）。

(1)〜(4)は立位保持が可能な場合に同じ。

(5) 看護師の足を前後に広げ，患者は両手で看護師の肩につかまり，看護師は患者が前傾するように肩甲骨部に手掌をあて重心を下げる。

(6) 看護師は患者の上半身を支えるようにし，腰部で指を組む。

> ポイント　下肢の筋力が弱く，患者の殿部が十分に上がらない場合は，介助者を 2 名以上にしたり，移乗介助ベルトやスライディングボードなどを使用したりする。患者のズボンのゴムの部分を持った腰を上げば，股（また）の部分がくい込んで痛みや不快感を与えるため行わない。

(7) 看護師の重心を後ろ側の足に移動させ，患者の殿部を浮かせる。

(8) 車椅子のアームサポートの高さまで殿部が浮くと，患者の重心が前方に移動し，重心線が下肢に移動した状態になる。このため，前傾姿勢の状態で患者の下肢と看護師の下肢を軸にして回転し，身体の向きをかえる。

(9) 患者の下肢後面がシートに触れるようにしながら前傾姿勢で静かに座面に座らせる。

[3] スライディングボードを用いた車椅子への移乗　患者が，座位保持は可能だが立位保持が困難な場合には，スライディングボードなどの補助具を用いて移乗を援助する。補助具の正しい使用法を修得し移乗を援助することにより，

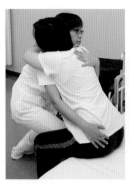 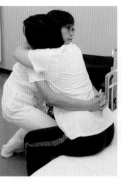 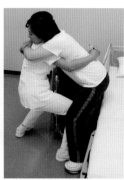 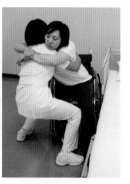

①車椅子側の患者の足を前方に出す。両手で看護師の肩につかまってもらい，看護師は腋下から手を挿入して手掌を肩甲骨部にあて，患者を前傾させる。

②看護師の両手を患者の腰まで下ろして指を組み，患者の上半身を両腕ではさみ込む。

③看護師の重心を後ろ側の足に移し，患者の殿部を浮かせる。

④肘掛けの高さまで殿部が浮いたら，患者の下肢と看護師の下肢を軸にして方向転換する。患者の下肢後面がシートに軽く触れるようにし，静かに座らせる。

▶図4-23　立位保持困難な患者の車椅子への移乗

摩擦力の軽減や，患者を持ち上げる動作が減り，患者の安全をまもるだけでなく，援助を行う看護師の腰痛予防などの負担の軽減につながる。ここでは，スライディングボードを用いた，ベッドから車椅子への移乗法について解説する。

(1) 車椅子をベッドの真横に配置し，ベッドの高さを車椅子のシートと同程度か，車椅子のシートより少し高くなるように調整する。

(2) 車椅子のベッド側のアームサポートを，取り外すかはね上げる。

(3) 車椅子側にある患者の足を前に出す。

(4) 患者にベッド柵を握ってもらい，上半身を傾け，車椅子側の殿部を少し浮かせた状態にする。殿部の下半分にスライディングボードの端を差し入れる（▶図4-24-①）。スライディングボードのもう一方の端を車椅子に乗せる。転落の可能性があるため，スライディングボードの位置（患者側・車椅子側）をしっかり確認する。

(5) 患者に車椅子の反対側のアームサポートを握ってもらう。やや前傾姿勢になるように身体を支えながら腸骨部を押し，殿部をすべらせるように移乗を援助する（▶図4-24-②）。

(6) 車椅子移乗後，患者の身体を傾けスライディングボードを抜く（▶図4-24-③）。

[4] **深く座れなかった場合の援助**　深く座れなかった場合，座り直しを行う。

(1) 後ろから引く方法

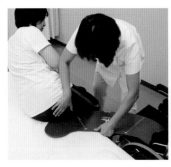
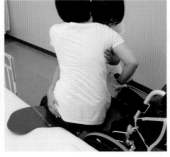
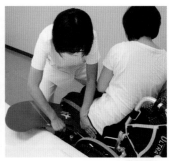

①上半身を傾け，殿部の下にスライディングボードを差し入れる。

②前傾姿勢になるように身体を支えながら，殿部をすべらせて車椅子へ移乗する。

③上半身を傾け，スライディングボードを抜く。

▶図4-24　スライディングボードを用いた車椅子への移乗

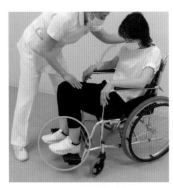
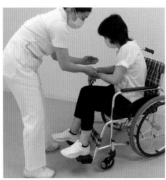
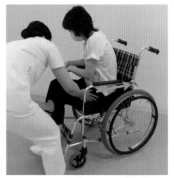

①フットサポートに足を乗せる。上半身を傾けて軽く前傾姿勢にする。

②上肢を片側のアームサポートに移動し，上半身を傾けて殿部を少し浮かせる。

③浮かせた側の膝と大腿骨転子部を手掌で支えて押す。

▶図4-25　座り直し

- 看護師は患者の後方に立ち，患者の腕を組む。患者の腋下から手を入れ，両手首と肘に近い部分を持つ。
- 患者に軽く前傾姿勢をとらせ，座面を滑らせるようにしながら，すくい上げる要領で手前に引く。

(2) 座り直しを援助する方法

- フットサポートに患者の足を乗せる。患者の上半身を傾けて軽く前傾姿勢をとらせる（▶図4-25-①）。患者の上肢を片側のアームサポートに移動し，上半身を傾けて殿部を少し浮かせる（▶図4-25-②）。
- 浮かせた側の膝と大腿骨転子部を手掌で支え，股関節部に向かって軽く押し，座面の奥まで殿部を移動させる（▶図4-25-③）。反対側も同様に行う。

＊**留意点**　転倒・転落がないようにつねに注意する。

◉ **移送**

実施前の評価▶　麻痺・拘縮・筋肉低下・歩行障害などの程度，一般状態の把握，尿意・便意の有無

必要物品▶　車椅子，掛け物，はき物。そのほか保温などのために必要であれば，患者の状態に応じて，上着，靴下，クッションなどを持参する。

患者への説明▶　走行中，段差がある場合に車椅子を後方に傾ける可能性があるが，安全であることを説明する。移送中は手をアームサポートから出さない，フットサポートに乗せた足を下ろさない，フットサポートに足を乗せたまま立ち上がらないことを説明をする。

実施方法▶　＊**手順**

[1] **基本的な走行**　ブレーキを外し，両手でグリップを握り，左右均等に力を入れて静かにゆっくりと押す。

[2] **段差の昇降**（▶図4-26）　2 cm 以上の段差があると前輪がつかえて前に進めないため，次の手順をとる。

（1）前進で段の手前まで車椅子を寄せる。

（2）グリップを両手で握り，ティッピングレバーを踏み，患者の体重を後方に移動しながらグリップを引き，キャスターを上げ，段の上に乗せる（▶図4-26-①）。

（3）後輪が段にあたるまで前進させる。看護師は片方の大腿部を車椅子の背もたれにあて，方向をコントロールしながら背もたれを押し，段の上に乗せる（▶図4-26-②）。

（4）下りるときは，逆の順序で後輪から後ろ向きに下りる。

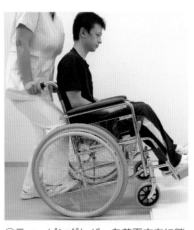 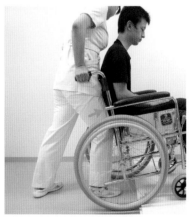

①ティッピングレバーを前下方向に踏み，キャスターを上げて段の上に乗せる。

②後輪が段にあたるまで前進させ，段の上に乗せる。

▶図 4-26　段差の昇降

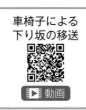

車椅子による
下り坂の移送

▶動画

[3] **傾斜がゆるい坂道の移送**　上りも下りも進行方向へ前進する。

(1) 上りの場合：看護師は足を前後にしっかりと開き，上体を前に倒して押す。

(2) 下りの場合：看護師は上体を少し後方に倒し，車椅子を軽く引くようにして，加速するのを防ぎながら前進する。

[4] **傾斜が急な坂道を下るときの移送**　急な下り坂は，前向きに進むと加速しやすく，患者が前方に転倒する危険がある。急な下り坂の場合は，次の2つの方法がある。

- 患者の背中が坂の下方向に向くように，後ろ向きに下りる。看護師は後方に注意をしながら，ゆっくり進む。
- 前向きにゆっくり蛇行しながら下りる。

✳ **留意点**

(1) カーブを曲がるときは，曲がる方向と反対側のグリップに力を入れる。

(2) 方向転換するときは車椅子の駆動輪の接地面を支点にして方向転換する。

車椅子によるエレ
ベーターの移送

▶動画

(3) エレベーターを使用する場合は，原則，出るときに前向きとなるように，後ろ向きに入る。入ったあとは，キャスターをまっすぐにし，ブレーキをかけて固定する。

(4) 通路に小さな穴やみぞがある場合は，段差をこえる場合と同様に，ティッピングレバーを踏み，キャスターを浮かせ，キャスターが穴や溝にはまらないようにする。

(5) 患者が車椅子に乗り下りするときは必ずブレーキをかけ，フットサポートを上げておく。

(6) 移送後，患者に異常(気分不快，めまい，疲労感など)がないかを観察する。

● ストレッチャーを用いる場合の援助の実際

ストレッチャーは，歩行が困難な患者や座位保持が不可能な患者，歩行に制限がある患者などに対して使用する(▶図4-27)。

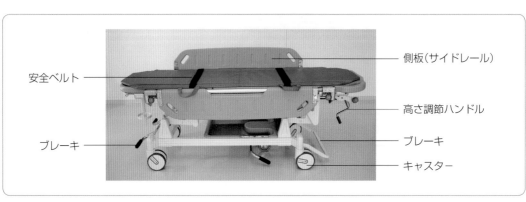

▶図4-27　ストレッチャー各部の名称

● 移乗

　ストレッチャーへの移乗には，移動用のマットやボードを使用する方法，3人で抱きかかえる方法，シーツを使用して4〜5人で移す方法などがある。3人で抱きかかえる方法やシーツを使用する方法では，移乗時に振動があり，また患者が不安定な体勢になるため苦痛を生じる場合がある。また，看護師の腰背部へも負担をしいることがあるため注意が必要である。

　ストレッチャーの種類には，普通型，担架併用型，折りたたみ型，入浴用がある。

実施前の評価▶ 　一般状態・バイタルサインの確認，尿意・便意の有無，膀胱留置カテーテルや点滴などのルート類，酸素吸入に関する器具の状態など。

必要物品▶ 　ストレッチャー，掛け物（綿毛布，掛けぶとんなど），枕，必要に応じてスライディングシートやスライディングボードを用意する。

患者への説明▶ (1) ストレッチャーによる移送の必要性を説明する。

(2) ベッドからストレッチャーへの移乗方法を具体的に説明する。

実施方法▶ ✳ **準備**

(1) 患者に応じたストレッチャーを選択し，点検を行う。たとえば，点滴をしている患者の場合は点滴棒つきのストレッチャーを，酸素吸入が必要な場合は酸素ボンベつきのストレッチャーを点検・準備する。

(2) ストレッチャーへの移乗に必要なスペースを確保する。

(3) 身体に装着されているチューブやドレーン類が抜けない位置にあること，牽引のための器具などに支障がないことを確認し整える。

(4) ベッドとストレッチャーの高さを調整する。

> ポイント 看護師のボディメカニクスを妨げない高さに合わせる。ベッドとストレッチャーの患者が乗る面を水平，もしくは移乗する側を2〜3 cm低くなるように調整する。

✳ **手順**

[1] スライディングシート（スライディングボード）を使用する方法（▶図4-28）

ループ上のスライディングシート（スライディングボード）を使用し，看護師2人で援助する場合を解説する。

(1) 患者を移動方向に背を向けた側臥位に体位変換し，スライディングシートを入れ込む。スライディングシートは，仰臥位に戻ったとき，上半身の1/2〜2/3程度，下肢はすべて乗っている状態になるように背部に入れ込む（▶図4-28-①）。

(2) 仰臥位に戻しストレッチャーをベッドに寄せる（▶図4-28-②）。

(3) ストレッチャー側の看護師は，患者の肩峰部と大転子部を支え，ベッド側の看護師は，患者の肩峰部と大転子を静かに押し出して水平移動させる（▶図4-28-③，④）。

> ポイント ベッドとストレッチャーの間にすきまがあるため，①ベッドの端ま

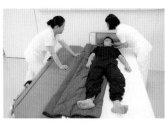

①患者の背中の下にスライディングシートを入れ込む。

②仰臥位に戻し，患者の身体をスライディングシートに乗せる。

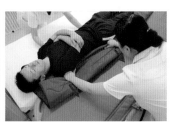

③ストレッチャー側の看護師は患者の肩峰部と大転子部を支える。シートの巻き込みに注意する。

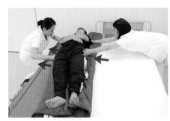

④反対側の看護師は患者を押し出す。患者をストレッチャー上の中心に移動する。

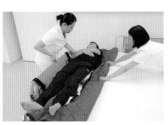

⑤ストレッチャーの柵を上げる。

▶図4-28　スライディングシートを使用する方法

での移動，②ベッドからストレッチャーへの移動といったように段階的に移動を行うようにする。

注意　水平移動のスピードが速いと，患者が恐怖を感じるため注意する。

(4) 患者がストレッチャーの中心まで移動したあと，ベッド側の看護師がスライディングシートを頭側から足もと方向へ静かに抜き取る。水平方向に引くと抜き取りやすい。

(5) 移送の準備に移る。

[2] **マットを使用する方法**(▶図4-29)　看護師2名で実施する。

(1) 患者をストレッチャーと反対向きの側臥位にし，マットを身体の下に敷く。患者を仰臥位に戻してマット中央に身体を位置させる(▶図4-29-①)。

(2) ストレッチャー側の看護師はマットのひもを水平に引き，ストレッチャーへ移動する。反対側の看護師はマットのひもを持ち，やや斜め手前に引くようにする(▶図4-29-②，③)。互いに引き合うことで，力を加減して静かにゆっくり移動することができる。また，反対側の看護師がやや手前に引くことによってマットとベッドの接地面が小さくなり，摩擦が低下して移動しやすくなる。

ポイント　ストレッチャーの側板がかたいものの場合には，トランスファーボードとしてベッドとストレッチャーの橋渡しに用いることができる。

[3] **シーツを使用する方法**　シーツを使用し，看護師3〜4人以上で援助する。

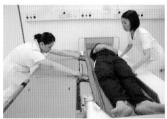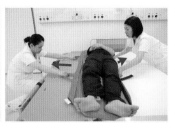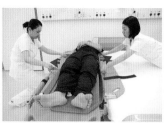

①マットを患者の身体の下に敷き込む。

②ストレッチャー側の看護師はマットのひもを水平に引き，反対側の看護師はマットのひもをやや斜め手前に引く。

③静かにストレッチャーに移動する。

▶図4-29　マットを使用する方法

(1) 患者を側臥位にしてシーツを敷き，仰臥位に戻して身体全体が乗るようにする。

　ポイント　シーツは患者の身体全体が乗り，移乗時に支えられる大きさにする。シーツを折りたたみ，強度を高める。

(2) 患者の腕を胸部の前に組む。

(3) 患者の周囲に看護師が配置し，シーツの端を患者の身体の近くまで握り込む。

　ポイント　看護師の配置は，患者の体格・症状・点滴や医療機器の使用状況などの状態に合わせてかえる。またシーツの端を握りこむ位置は，患者の頭部・上半身・殿部・下半身の重心を考慮し，身体の左右で同じ位置になるようにする。

(4) 患者をいったん，ベッドの端まで水平移動する。

(5) ストレッチャーをベッドと平行になるように配置する。

　注意　ベッドとストレッチャーの間にすきまがないようにする。ストレッチャーを配置するときに，ベッドに振動を与えないようにする。

(6) ベッドの端からストレッチャーに水平移乗する。

　ポイント　水平移乗時，看護師は声をかけてタイミングを合わせ，それぞれシーツを斜め上に引き上げ，患者のからだを少し浮かせる。患者のからだが浮き上がったら，移動する側の看護師が引き寄せる。

　注意　ストレッチャーの幅は狭いため，転落しないように患者から目を離さないでおく。

◉移送

実施前の評価▶　一般状態・バイタルサインの確認，尿意・便意の有無，膀胱留置カテーテルや点滴などのルート類，酸素吸入に関する器具の状態など。

必要物品▶　ストレッチャー，掛け物（綿毛布，掛けぶとんなど），枕，移動用マット（必要に応じて）。

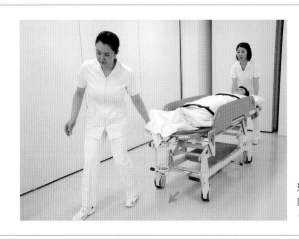

患者の足側を進行方向に
向け，先行する側が舵取
りとなり走行する。

▶図4-30　ストレッチャーでの移送

患者への説明▶　動き出すときや，段差による振動，廊下を曲がる，エレベーターに乗るなどの状況について適宜説明を行う。

実施方法▶ ✽準備

(1) ストレッチャーの柵を上げる。

(2) 枕や掛け物を整える。

(3) 患者の上肢や下肢がストレッチャーからはみ出さないかを確認し，安全ベルトを締める。

> 注意　確認を怠ると，移送時に患者の手足がストレッチャーから出て，壁にぶつかったり，はさまれたりする危険性がある。

(4) 患者に点滴やドレーン類が挿入されている場合，抜けない位置にあることを確認する。

✽手順

(1) 原則として2人以上で移送する。

(2) 患者の足側を進行方向に向けて走行する（▶図4-30）。先行する側に位置する看護師が舵取りをし，もう一方の看護師は患者の状態を観察しながら走行する。

(3) 坂道ではつねに頭部が高くなるようにして進行する。上り坂の場合は頭側を進行方向に向け，下りの場合は通常と同様，足側を進行方向に向けて走行する。

(4) 段差がある場合は，前輪・後輪のどちらも段差の手前でいったんとまり，車輪を浮かせるようにし，ゆっくり移動する。

> 注意　小さな段差であっても，速いスピードで移動すると全身に振動を感じて不快感を与えることになるので注意が必要である。

(5) 曲がり角では，遠心力による頭側の振れが極力少なくするように，頭側を

支点として足側をゆっくりと回転させる。

(6) カーブでは曲がる方向と反対方向にも力を加えるようにする。

(7) 移送後，患者に異常(気分不快，めまい，疲労感など)がないかを観察する。

● 移乗用リフトを用いる場合の援助の実際

移乗用リフトは，適切に使用することによって患者・援助者(介助者)の両者に苦痛がなく安全・安楽に移乗することができる(▶図4-31)。

移乗用リフトの▶ 種類 (1) すえ置き式：天井走行リフトで部屋の大きさや移動する範囲に合わせてポールを立てレールを固定するタイプ。

(2) 設置式：入浴用リフトやベッド固定式リフトのように建物や機器類に設置して使用する。

(3) 床走行式：電動モーターによる昇降機能とキャスターによる移動機能を持った簡易的なリフト。

吊具の種類と特徴▶ 脚分離型，トイレ用，シート型，ベルト型，椅子・座面型吊具などがある。

実施前の評価▶ 車椅子の移乗と同様。

必要物品▶ 移乗用リフト，吊具

実施方法▶ ＊ **準備** 患者の状態・状況に合わせた吊具を選択する。移乗用リフトを使用できる空間を確保する。

＊ **手順**

(1) 吊具のねじれがないかを確認し，患者のからだの下に吊具を敷き込む。吊具の中央と脊柱が一致するようにする。

(2) 吊具を敷き込んだあと，吊具の長さに左右差がないか確認する。

[注意] 左右差があると，つり上げたときにバランスをくずす。

(3) 吊具を交差させて，ハンガーに掛ける。

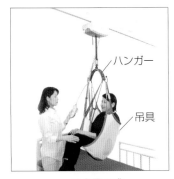

a. すえ置き式

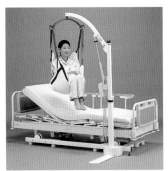

b. 設置式

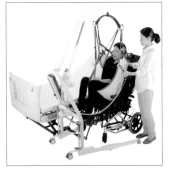

c. 床走行式

(写真提供：株式会社モリトー)

▶図 4-31 移乗用リフト

> **注意**　必ずハンガーを片手で持って吊具を掛けるようにする。ハンガーから手を離すと，ハンガーが動き患者の頭や顔などにぶつかる可能性がある。

（4）すべての吊具をハンガーに掛けたら，リフトのスイッチを押し，少しずつつり上げる。

（5）少しつり上がった状態で，上腕を少し前に出すようにする。

（6）ゆっくりつり上げ，殿部が包まれているかを確認する。つり上げる際には，患者が回転するなどの不安定な状態にならないように必ず吊具を支える。

（7）車椅子などの移乗先まで移動したら，リフトのスイッチを押し，安定した状態になるように位置を確認しながら，座面など移乗先に少しずつ降ろしていく。

（8）患者の身体の片側を浮き上がらせながら，少しずつ滑らせながら吊具を外す。

B 睡眠・休息の援助

　私たちは，毎朝覚醒してからさまざまな活動を行っている。活動は緊張や疲労をもたらすが，十分な休息をとることによって，日々の活動で生じる心身の緊張を回復させ，疲労の蓄積を防ぐことができる。疲労の回復方法としての休息の種類には，①休憩，②休養，③安静，④睡眠などがある。

　①休憩は，それまで行っていた仕事や運動を一時的にやめて心身を休めることである。②休養は，心身のリフレッシュや回復をはかるため，身体を休めるのみならず，適度な運動を行ったり，保養地で過ごすなど環境調整を行ったりすることも含めた行為である。③安静は，疾患からの回復を目的に，活動を控え心身を平静に保ち，エネルギー消費を低下させることである。④睡眠は大脳皮質の活動が低下し，全身の筋緊張が低下してエネルギー消費が抑えられた状態である。

　4つのうち，疲労の回復に最も効果的なのが睡眠である。ヒトは，脳が極端に疲労した場合，ほかの動物と比べて覚醒させることが困難となる。脳の疲労回復が優先され，外界からの刺激に対して容易に応答しなくなるためである[1]。本節では，人間にとって最もすぐれた休息方法である睡眠の援助について説明する。

① 援助の基礎知識

　睡眠の援助技術は，睡眠薬を用いない援助と睡眠薬を用いる援助に大別され，

1）白川修一郎：正常睡眠．日本睡眠学会編：睡眠学．朝倉書店，2009．

前者が基本となる。睡眠薬を用いない援助技術には，体内時計のリズムのメリハリをつける援助，睡眠に影響を与える嗜好や運動といった生活習慣の援助，寝室（病室）の睡眠環境を整える援助，睡眠を妨げる考えや行動を修正する援助などがある。睡眠薬を用いる援助技術は医師の指示が必要である。

1 睡眠の種類

ヒトの睡眠は脳波や眼球運動，筋電図の状態から急速眼球運動の有無によって大きく**レム睡眠**と**ノンレム睡眠**に分けられている。レム（REM：rapid eye movement）とは急速眼球運動のことで，眠っているのに閉じられたまぶたの下で眼球がピョコピョコとすばやく動いている状態である。

レム睡眠中は，大脳皮質の活動が睡眠中としては活発であり，とくに情動などに関係する大脳辺縁系の活動も高い。レム睡眠中に目ざめさせると夢を見ていることが多い。一方，身体中の筋肉は弛緩している。生後 3 年間くらいはレム睡眠の量が非常に多い。レム睡眠の役割は，筋や骨などの運動器を休めることと，日中に脳にため込んだ情報を整理することにあると考えられている。

レム睡眠以外の睡眠をまとめてノンレム（non-REM：non rapid eye movement）睡眠とよぶ。とくに深いノンレム睡眠の間は，大脳皮質の活動性が非常に低くなる。ノンレム睡眠の役割は大脳を休ませることと，身体の成長・損傷の修復にあると考えられている。大脳は大量のエネルギーを必要とするうえに疲弊しやすく，機能を維持するには十分な休息が必要である。深いノンレム睡眠中には下垂体から成長ホルモンが分泌され，身体の成長や組織の新陳代謝を促進する。また，免疫系のはたらきが活発になり，身体に侵入してきた病原体に対する抵抗力が高められる。「寝る子は育つ」「ぐっすり眠るとかぜが治る」などには科学的な根拠があるのである。

2 睡眠制御のメカニズム

恒常性維持機構▶　恒常性維持機構は，脳が覚醒していることで生じる疲労に対し，大脳皮質を休息させ，回復させる役割を担っている。睡眠が不足して脳の休息への要求が強い場合に睡眠を深くするといった機能調節を行う。これは，γ（ガンマ）-アミノ酪酸 γ-aminobutyric acid（GABA）神経系の鎮静作用によってなされている。

概日リズム機構▶　ふだんは意識されないが，私たちが夜に眠り，日中に覚醒して活動できるのは，体内時計が日中は心身が活動に適した状態に，夜間は休息に適した状態となるように調整しているためである。体内時計は外界からの時刻の情報がなくても約 24 時間のリズム（概日リズム circadian rhythm〔**サーカディアンリズム**〕）をつくり出している。

情動に関連▶
する要因　　　ストレスや恐怖などの情動刺激によって一過性に入眠困難がおこることはよく経験される。入眠時の情動興奮は覚醒中枢の活動を高め，入眠困難が生じる。

3 睡眠障害のアセスメント

● 不眠症状の分析

　不眠の症状は，入眠困難（入眠障害），中途覚醒，早朝覚醒，熟眠困難に分類され，これらがいくつか組み合わさっている患者が多い。同じ「眠れない」という訴えでも，その内容は1人ひとり異なっている。寝つきがわるいのか，眠ってから頻回に目ざめてよく眠れないのか，早く目ざめすぎて困っているのか，休息感が欠如しているのか，息がとまる，寝ぼけるなどの睡眠中に異常な現象がおこっているのかなどについて具体的にアセスメントすることが必要となる。

入眠障害▶
（入眠困難）
　消灯後に入眠するまでの時間が延長して，寝つきがわるくなるものである。単に入眠に要する時間が長いだけで判断するのではなく，本人がそれを苦痛と感じている場合に入眠障害と判断される。以前の入眠時間と比べて長くなっているか，それを苦痛と感じているかが臨床上重要である。

中途覚醒▶
　いったん入眠したあと，夜中に目がさめてしまい，再入眠に困難を覚える状態である。健常者でも**睡眠ポリグラフ**[1]を記録してみると覚醒が何回かみられるが，ごく短時間で再入眠するため翌朝覚えていないことが多い。高齢になると健康な者でも夜間に1〜2回トイレ覚醒をするようになる。

早朝覚醒▶
　本人が望む時刻，あるいは通常の起床時刻の2時間以上前に覚醒してしまい，その後入眠できず苦痛に感じている状態である。うつ病の不眠に特徴的とされている。高齢になると睡眠をとる時間帯が早くなり睡眠時間も短くなるので，早朝覚醒を自覚する人が増加する。

熟眠障害▶
　睡眠時間は十分であるにもかかわらず，深く眠った感覚が得られない状態である。身体のさまざまな症状や周囲の物音によって深い睡眠がとれなくなる場合などにみられる。

睡眠中の異常現象▶
　睡眠中に呼吸がとまる睡眠時無呼吸症候群，手足の不随意運動を繰り返す周期性四肢運動障害，寝ぼけたような行動がみられるレム睡眠行動障害，意識障害によるせん妄など，異常な現象がみられた場合はアセスメントが必要である。

● 睡眠に関するアセスメントの留意点

24時間全体の▶
生活をアセス
メントする
　患者が不眠を訴えた場合には，それによって日中への支障やQOLの低下が生じているかをアセスメントすることが重要である。睡眠というと，夜間に眠ることにのみ着目しがちであるが，睡眠と覚醒は表裏一体であり，夜間の不眠の原因が昼間の行動や過ごし方にあったり，昼間の眠けや心身の不調の原因が

1）睡眠ポリグラフ：睡眠に関する生体現象について，脳波や眼球運動，筋電図，呼吸運動などの複数の指標を同時に測定する検査法。入眠の判定や睡眠の量（時間），深さ，時間的推移などの詳細な情報が得られる。

夜間の睡眠にあったりする。24時間全体で患者の生活をアセスメントすることが大切である。

睡眠の評価法に ▶
留意する

通常，看護師が入院患者の睡眠について情報を得るには，患者の睡眠の状態を観察する方法と，翌朝に前夜の睡眠の主観的評価を質問する方法がある。しかし，巡視の際に眠っていた人が，巡視のあいまの看護師の目が届かないときに目をさましているかもしれないので，夜間の断片的な観察には限界がある。さらに，睡眠の深さを観察によって正確に判別することはできない。睡眠に対する主観的評価についても，不眠を自覚する者ほど，消灯してから寝つくまでの時間を実際より長く，眠っていた時間を実際よりも短く評価する傾向がある（主観的評価と客観的指標の乖離（かいり））ため，睡眠の量に対する評価はあまりあてにならない。アセスメントを行う際にはこれらの点を考慮する必要がある。

● 睡眠障害の要因

生理的要因 ▶

睡眠は加齢の影響を受ける。不眠を訴える人の数は，20〜50歳代ではおよそ20％であるが，60歳以上では約30％となり，高齢者で多い[1]。高齢者の睡眠をポリグラフを用いて調べると，若年者と比べて中途覚醒回数が多く，覚醒時間が長く，睡眠時間が短く，さらに深い眠りが減少している[2]。一方，寝床についている時間は，高齢になるほど長くなる[3]。高齢になるにつれ入眠時刻・起床時刻が早くなり，夜間の早い時間帯に眠るようになる[3]。

身体的要因 ▶

痛みやかゆみ，頻尿，咳などは睡眠を妨げる要因となる。身体疾患に伴う症状は不眠を引きおこし，原疾患を悪化させることがある。たとえば糖尿病患者では口渇（こうかつ），夜間頻尿，発汗異常，末梢神経障害によるしびれや痛みに伴う不眠が出現する。不眠は耐糖能を低下させ，さらに血糖コントロールを困難にする。

日常生活全般に援助を要する状態の患者では，昼間の運動量が減少し，適度な疲労が得られず，体内時計の同調（▶145ページ）に必要な太陽光を浴びる機会も減少するため，昼夜のリズムのメリハリがなくなり不眠になりやすい。昼間も臥床している患者は，昼寝やうたた寝をしてしまい，夜眠りにくくなる。しだいに昼間に眠り夜に覚醒する，いわゆる昼夜逆転の状態となりやすい。

精神疾患 ▶

精神疾患は不眠の合併頻度が高い。不眠への治療とともに，原疾患の治療が必要である。不眠に加えて，食欲低下，興味の減退がみられる場合には，うつ病を疑い，精神科や心療内科へのコンサルテーションなどの対応をとる必要がある。

1) Kim, K. et al.：An epidemiological study of insomnia among the Japanese general population. *Sleep*, 23(1)：41-47, 2000.
2) Ohayon, M. M. et al.：Meta-analysis of quantitative sleep parameters from childhood to old age in healthy individuals：developing normative sleep values across the human lifespan. *Sleep*, 27(7)：1255-1273, 2004.
3) NHK放送文化研究所：データブック国民生活時間調査2015. 日本放送協会出版会, 2016.

入院・入所による ▶
睡眠習慣の変化

　必要な睡眠時間には個人差があり，加齢，身体状況，生活様式，昼間の活動などで変化する。8時間睡眠とよくいわれるが，科学的根拠はまったくない。昼間，起きていなければならないとき（運転中や試験中など）に眠けがなければ，夜の睡眠は足りていると考えてよい。必要以上に長い時間床についていると，かえって睡眠が浅くなり，健康な人でも中途覚醒や熟眠障害が出現する[1]。多くの病院や施設では，消灯が21時，点灯は翌朝6時と設定されている。すなわち，ほとんどの成人にとって，床についている時間が実際に眠れる長さより長く，不眠を呈しやすい環境にある。「周囲に迷惑がかかるから」などの同室者への気がねから，眠くもないのに無理に寝床の中で過ごしている患者や入所者は少なくない。

　入院・入所による睡眠スケジュールの変化は強い入眠困難を引きおこす。ふだん入眠している時刻の2〜4時間前は，概日リズムの性質上，最も入眠しにくい時間帯となっている。多くの成人にとって，病棟の消灯時刻はこの入眠しにくい時間帯と重なっており，不眠を経験したことのない人でも，入院当初は入眠困難を訴える場合が多い。このような場合，睡眠薬を服用しても眠れず，健忘，ふらつきなどの副作用のみが出現することが多い。通常，1〜2週間で徐々に適応してくる。

心理・行動的要因 ▶
　患者は，病気や今後の療養に関すること，仕事や家庭に対する影響など多くの悩みをかかえている。不安や悩みは交感神経を興奮させ，覚醒中枢を活発化させる。覚醒水準が高く緊張した状態は寝つきをわるくする。寝床の中で眠れず苦しい体験が続くと，寝室環境と覚醒が結びつき，「寝床＝眠る場所」ではなく「寝床＝覚醒する場所」という結びつき（学習）が成立してしまう[2]。このような状態では，寝床につくとかえって目がさめてしまうという反応がおこる。

生活習慣 ▶
[1] カフェイン　カフェインは覚醒作用をもつ代表的な物質で，コーヒー，紅茶，緑茶，コーラ，健康ドリンク，チョコレート，ココアなどに含まれる。カフェインの覚醒作用は入眠を妨げ，中途覚醒を増加させる。カフェインの覚醒作用は摂取後30分くらいしてから出現し，4〜5時間続く。

[2] アルコール　アルコールは強力な催眠作用をもつため寝つきはよくなるが，持続時間が2〜4時間と短いため，夜間睡眠の後半部で中途覚醒が生じる。連用すると容易に耐性を形成し，同じ量ではきかなくなるため，摂取量の増加をまねく。中断すると離脱症状（禁断症状）がみられ，寝酒を始める前よりも強度の不眠が生じる。

[3] タバコ　タバコに含まれるニコチンは交感神経系のはたらきを活発にし，睡眠を妨げる。作用は数時間持続する。中途覚醒した際にリラックスしようと

1) Wehr, T. A.：The impact of changes in nightlength(scotoperiod)on human sleep. In Turek, F. W. and Zee, P. C.(Eds.)：*Regulation of sleep and circadian rhythmus*. pp.263-285, Marcel Dekker, 1999.
2) 宗澤岳史：不眠症——非薬物療法. 治療93(2)：239-243, 2011.

一服するとかえって目がさめて寝つきにくくなってしまう。

環境 ▶ [1] 光　体内時計がつくり出す概日リズムの周期はヒトでは 24 時間より長い。このため，外界の 24 時間の明暗周期とのずれを体内時計の時刻調節機能によって時刻合わせ（同調）をしている。外界の 24 時間明暗周期に同調させる因子には，高照度光，規則的な食事の時刻，社会的因子（学校や職場の始業時刻，日中の対人交流や活動など）がある。

　同調因子のなかで最も強力なのが高照度光（2,500 ルクス以上）である。私たちは，朝起きて日光を浴びることで，ごく自然に体内時計のリズムを外界の周期に同調させている。朝の太陽光線を浴びず，時刻合わせが行われないと，1 日あたり約 1 時間ずつ遅れてしまう。起床後 2 時間以上，暗い室内にいると体内時計の時刻合わせが行われないため，その晩の入眠できる時刻が遅くなる。加えて，一日中暗い室内にいて太陽光にあたる時間が少ないと，生体リズムの昼夜のメリハリが失われ，昼夜逆転しやすくなる。引きこもりがちな生活をしている者では，朝に太陽光を浴びる機会や外出，対人接触などの刺激が減少し，体内時計のリズムが遅れ，日中に眠り夜間に覚醒する状態となりやすい。社会的因子は人間にとって非常に重要な同調因子である。また，集中治療室（ICU）は 24 時間同じ照明であり，体内時計が時刻の手がかりとする明暗の変化がなく，外の景色も見えない白い壁に囲まれ，空間感覚も失われやすい環境にある。ICU 入室前にはとくに問題のなかった人でも体内時計のリズムが乱れ，夜間の不眠やせん妄になることがある。

　近年，光の照度だけでなく，波長が体内時計に及ぼす影響についても研究が進展している。460 nm 付近の青色光が最もメラトニン分泌の抑制率が大きい。日常的に使用している蛍光灯や LED ランプにも青色光は含まれている。青色の短波長成分を含む光は白っぽく，赤色の長波長成分を含む光は電球色に近い。電球色のランプに比べ，白色のランプのほうが夜間のメラトニン分泌が強く抑制され，体内時計のリズムが遅れ，夜型化しやすくなる。

[2] 騒音　夜間の騒音は，入院中の患者にとって大きな苦痛となる。輸液アラームやトイレの流水音，電話，看護師どうしや医師との会話，ケア中の患者との会話，廊下を歩く看護師の足音などである。ましてや，同室患者の状態が急変して，ただならぬ雰囲気が伝わってくると気になって眠れなくなる。このような音はやむをえないと考えがちであるが，夜間眠ろうと努力しているときは，昼間気にならないような物音にも敏感になるなど，患者にとっては非常に苦痛である。同様に同室患者のいびきも不眠の原因となる。

[3] 温度　深部体温は夕方遅くから明け方にかけて低下し，朝に向けて上昇していく。この間，末梢血管が拡張し，発汗が促進され，放熱が行われる。この生理的な体温の変化が妨げられると，睡眠も障害されることが報告されている。ヒトは一晩にコップ 1 杯分の汗をかくといわれており，寝具・寝衣の断熱性・保温性がよすぎると放熱が妨げられ，睡眠が障害される原因となる。

② 睡眠・休息の援助

1 体内時計のリズムのメリハリをつける

体内時計の同調 ▶ 　入院・入所の生活環境において，十分な外界光を取り入れられることが望ましい。室内の通常の明るさは南向きの窓ぎわが晴天日の昼間で約5,000〜7,000ルクス，曇天で2,000ルクス，北側の室内では天気に関係なく300ルクス程度である。室内照明は300〜500ルクス程度であり，体内時計の同調には不十分である。寝たきりや建築条件などで，外界光への曝露（ばくろ）が困難な場合には，2,500ルクス以上の光量を照射できる市販の器械を利用するとよい。

昼間の覚醒 ▶ 　昼間はすっきりと覚醒できるように工夫する。太陽光・高照度光は交感神経のはたらきを活発にし，覚醒度を上昇させる効果がある。天気のよい日は散歩や日光浴など日あたりのよい場所で過ごさせ，覚醒を維持して体内時計のメリハリをつけるようにする。日中にしっかりと目ざめていられるよう，周囲のはたらきかけが重要である。歩行などに問題のない人であればなるべく外出してもらう。せん妄の患者に日中の高照度光照射を行うとせん妄が改善する。

適度な運動 ▶ 　日中の運動不足が中途覚醒を増加させていることがある。日中の適度な運動によって，適度に疲れが得られるように援助する。健康な人に対しては運動を生活に取り入れ，習慣づけるよう支援する。

昼寝の留意点 ▶ 　長い昼寝や夕方以降に昼寝をするといつもの就床時刻に眠れなくなる。昼寝をするなら15時前に30分以内にとどめ，眠けをとるだけにし，長時間眠らないようにする。

2 個別性に応じた睡眠習慣・入院生活スケジュールに配慮する

　病棟のスケジュールは，①消灯時刻が極端に早いため入眠困難をきたしやすい，②成人では，実際に眠れる時間よりも寝床についている時間が長く，中途覚醒や熟眠困難を呈しやすい環境となっている。近年は，消灯時刻を22時に延長したり，談話室を24時まで開放する施設が増えつつある。健康回復のためには規則的な生活を送ることは必要である。一方で，不眠の予防の観点から，治療上の休養の必要性を勘案しつつ，個々の患者のニーズに柔軟に対応していくことが重要である。

入眠時刻について ▶ 　睡眠は深部体温の上昇・下降と密接な関係にある。体内時計による睡眠の準備ができてから，つまり深部体温が低下して睡眠に適した状態になったとき，具体的には眠けが生じてから就床したほうがスムーズに入眠できる。病棟や施設では，寝つけない人が眠くなるまで過ごしてもらうスペースを確保できることが望ましい。

睡眠時間について ▶ 　必要以上に寝床の中で過ごさないことがポイントである。就床時刻と起床時刻を調整して実際に眠れる時間だけ，寝床の中で過ごすようにするよう援助す

ることで熟睡感が得られるようになる。

3 リラクセーションをすすめる

　　心身をリラックスさせることは入眠の重要な条件である。筋弛緩法，読書，音楽，アロマテラピーなど多くのリラックス法があるが，人それぞれ効果が異なるため自分に合ったものを見つけることが重要である。

4 睡眠を妨げる考えや行動を修正する

　　睡眠に対するこだわりが強い患者では，少しでも睡眠を確保しようと眠くないのに寝床の中で眠ろうと努力する，早すぎる時刻から眠ろうとするなど，かえって不眠を引きおこす行動をとっていることがある。

　　眠くなってから寝床につくほうがスムーズに入眠する早道であること，加齢に伴い必要な睡眠時間は減少すること，8時間睡眠にとらわれず，日中に眠けで困らない程度の睡眠時間で十分であり，必要以上に寝床の中で過ごさないことを説明する。

　　「寝床＝覚醒する場所」という学習が成立している場合には，「寝床＝眠る場所」という結びつきを再学習する必要がある[1]。寝床の中で苦しい思いをする時間を減らすことが重要であると患者に説明し，夜間，なかなか寝つけないときには，いったん寝床から離れ，別の場所に移動できないかを検討する。また，就寝時の筋弛緩法などのリラクセーションは，「寝床＝落ち着く場所」という新たな反応を学習するための簡便で効果的な方法である。

5 入浴・足浴で入眠を促す

　　深部体温の下降期に寝床につくと寝つきがよい。さまざまな方法で深部体温をいったん適度に上昇させると，その後体温の低下幅が大きくなり，入眠しやすくなることがわかっている。

入浴▶　入浴すると体温が上昇し，その後末梢からの放熱が促され，深部体温が下がりやすくなる。就床1時間半前に深部体温を0.5〜1℃上昇させる程度の入浴で，寝床についてから寝つくまでの時間が短くなり，中途覚醒回数が減少し，深い睡眠が増加したという報告がある[2]。

　　しかし，過度に熱い湯につかると，交感神経系の活動が亢進し，かえって目がさめてしまい眠れなくなることがある。ぬるめの湯にやや長めにつかるようにする。

足浴▶　足浴（▶201ページ）を行うと，下肢の皮膚血流量が徐々に増加し，その部位の

1) 宗澤岳史：前掲論文.
2) 小林敏孝ほか：身体加熱による快眠法. 日本睡眠学会第29回定期学術集会抄録集99, 2004.

皮膚温が急激に上昇する。これに引きつづいて下肢からの放熱がおこる。就床から寝つくまでの時間の短縮，深い睡眠の増加が確認されている[1]。

6 睡眠薬の使用は最小限とする

安易な多剤併用・高用量使用は避け，単剤・常用量使用を原則に，服薬期間と服薬量を最小限にとどめることが望ましい。

現在，医療機関で使用されるおもな睡眠薬は，ベンゾジアゼピン受容体作動薬，非ベンゾジアゼピン受容体作動薬，メラトニン受容体作動薬，オレキシン受容体拮抗薬に分類される。

このうち，ベンゾジアゼピン受容体作動薬，非ベンゾジアゼピン受容体作動薬が臨床で最もよく使われている。

外来での服薬指導▶ (1) 不眠症状のタイプを考慮した睡眠薬が選択されていることを説明する：睡眠薬は血中濃度の半減期によって，超短時間作用型，短時間作用型，中間作用型，長時間作用型に分類される。一般的に，超短時間作用型はおもに入眠困難に，短時間作用型は入眠困難や中途覚醒に，中間型は中途覚醒から早朝覚醒に，長時間作用型は早朝覚醒型不眠に用いられている。

(2) 服用時刻を確認する：前述したように，ふだん入眠できている時刻の2〜4時間前は，最も入眠しにくい時間帯となっている。早すぎる時刻に服用しても，十分な催眠作用は得られない。睡眠薬の効果がないと訴える場合には，服用時刻，就床時刻などの服薬行動を確認する必要がある。一方，明け方近くに服用すると睡眠時間帯が後退し，その結果，翌晩は入眠時刻が遅くなるといった夜型化を助長しやすくなる。

(3) 睡眠薬を飲んだら必ず眠れるわけではないことを理解してもらう：患者の多くは，ドラマや映画の影響で，睡眠薬を飲んだらすぐに眠れると信じている。しかし，実際には睡眠薬を服用しても，その効果を上まわる心配事があると眠れない。また，長時間眠りたいからと睡眠薬を服用しても，身体と脳が必要とする以上に長く眠ることは困難である。

(4) 睡眠薬の追加服用はしない：睡眠薬は臨床用量で標的とする受容体を占拠しており，増量しても催眠作用は増強せず，ふらつきや転倒などの副作用のみが増してしまう。また，睡眠薬の効果はその日の睡眠の必要量，心配事などに影響される。効果がないと自己判断して，増量しないように説明する。

(5) 睡眠薬を服用後はすみやかに寝床につく：睡眠薬を服用しても寝床につかずにいると，主観的には眠けを自覚しないのに，寝つくまでの言動をあとで思い出せない前向性健忘や，転倒などの問題がおこることがある。睡眠薬服用10〜30分後に眠けが生じるので，服用後はすみやかに就床するよう

---

1) 粂和彦ほか：患者さんの睡眠の質を高める17のケア．看護学雑誌69(5)：447-456，2005．

指導する。

(6) アルコールと併用しない：睡眠薬とアルコールの併用は禁忌である。併用すると前向性健忘や意識障害などの副作用が出現しやすくなり，呼吸抑制などの重大な問題がおこることがある。

(7) 独自の判断で中止しない：睡眠薬に対する不安から，医師に相談せずに減量・中断を試みる患者は少なくない。連用中の睡眠薬を急に中止すると，一過性にひどい不眠が出現することがある（反跳性不眠）。反跳性不眠がおこると，かえって不眠や睡眠薬に対する不安・恐怖が増してしまうことが多い。減量は不眠に対する不安や恐怖が軽減し，睡眠薬中止への自信がついてから徐々に行われるので，必ず医師に相談するよう説明する。

▶入院してはじめて
睡眠薬を使用する
患者への留意点

(1) 消灯時刻に配慮する：睡眠薬を使用する前に，入院前の睡眠習慣に配慮することが重要である（▶146ページ，「個別性に応じた睡眠習慣・入院生活スケジュールに配慮する」）。

(2) 不眠の理由について説明する：寝床の違いや集団生活など不慣れな入院生活に加え，前述したように，概日リズムの性質によって入眠困難が生じることを説明する。通常1〜2週間で徐々に改善することもあわせて説明する。

(3) 睡眠薬は頓服として使用する：睡眠薬は眠りにくい夜だけに服用し，入院をきっかけに睡眠薬の連用に発展しないようにすることが望ましい。

(4) 初回は処方量の1/2にとどめる。内服したらトイレに行かないこと，トイレに行く場合には遠慮せずにナースコールを押すよう説明する。トイレに付き添う際，ふらつきを観察する。

▶高齢者に対する
服薬指導

睡眠薬を服用している高齢者の割合は，ほかの年代に比べて高い。睡眠薬による筋緊張低下やふらつきは転倒の危険因子となる。このため，高齢者では筋弛緩作用が少なく，作用時間の短い非ベンゾジアゼピン系の睡眠薬や，中断後の反跳性不眠がおこりにくく，より自然な睡眠に近づけるメラトニン受容体作動薬が推奨されている。

超短時間型非ベンゾジアゼピン系睡眠薬は，ベンゾジアゼピン系睡眠薬と比べて筋弛緩作用は少ない。しかし，平衡機能への影響（ふらつき）が報告されている[1]。睡眠薬によるふらつきを本人が正確に把握することは困難である[1]ことから，患者の自覚症状のみに頼ることなく，看護師が観察を行うことが重要である。

転倒は，睡眠薬の使用初期に発生しやすい。ベンゾジアゼピン系睡眠薬では投与開始後2週間以内が最も危険が高い[2]。睡眠薬の導入時や変更時には看護師の観察が必要である。

1) 小曽根基裕ほか：睡眠薬による平衡機能への影響——最も有効な転倒防止策は何か？日本薬物脳波学会雑誌 10(1)：13-20, 2009.
2) Wagner, A. K. et al.：Benzodiazepine use and hip fractures in the elderly：Who is at greatest risk? *Archives of Internal Medicine*, 26(164)：1567-1572, 2004.

　また，高齢者では睡眠薬のもちこし効果に注意する必要がある。もちこし効果とは，睡眠薬の効果が翌朝まで体内に残り，目ざめのわるさ，過度の眠け，日中の居眠り，ふらつき，精神作業能力の低下などが続くことをいう。ベンゾジアゼピン系睡眠薬，非ベンゾジアゼピン系睡眠薬ともに，血中濃度の半減期やピーク値には2〜3倍の個人差がみとめられている。とくに高齢者では，薬剤の代謝に時間がかかるので，超短時間型睡眠薬でも数日かかって体内に蓄積することがある。したがって超短時間作用型といえども，もちこし効果による不必要な日中の鎮静，起床時のふらつきには注意を要する。オレキシン受容体拮抗薬は，筋弛緩作用や依存性はほとんどない。しかしもちこし効果（高齢者では翌日まで続くことがある）による転倒リスクに注意をはらう必要がある。

ゼミナール

復習と課題

❶ 廃用症候群予防のための関節可動域訓練，筋力強化訓練にはどのようなものがあるか述べなさい。

❷ ボディメカニクス技術の基本についてまとめなさい。

❸ ベッド上での患者の体位変換の種類を列記し，それぞれの手順を述べなさい。

❹ 杖歩行の患者の移動介助のポイントを述べなさい。

❺ 患者をベッドから車椅子へ移乗させる手順をまとめなさい。

❻ 患者をベッドからストレッチャーへ移乗させる方法を列記し，それぞれの手順を述べなさい。

❼ 患者を車椅子で移送する際の留意点を述べなさい。

❽ 患者をストレッチャーで移送する際の留意点を述べなさい。

❾ 睡眠障害のおもな要因について述べなさい。

❿ 睡眠の援助方法を列記し，その内容について述べなさい。

基礎看護技術 Ⅱ

▼

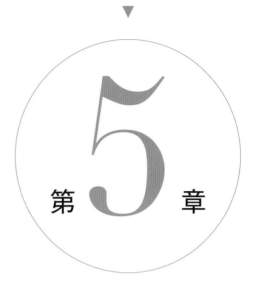

第 5 章

苦痛の緩和・
安楽確保の技術

本章で学ぶこと□体位保持(ポジショニング)の意義を理解し,さまざまな体位保持の援助を学ぶ。
□罨法の種類と罨法が身体に及ぼす影響を理解し,温罨法・冷罨法の実際を学ぶ。
□苦痛の緩和や精神的安寧を目的とする看護行為について理解する。

A 体位保持(ポジショニング)

① 援助の基礎知識

技術の概要▶ 疾患や麻痺・拘縮,筋力低下などによって,患者がみずからの身体を支え体位を保持することができない場合,局所的に過剰な圧力が加わりつづけ,皮膚の血流が遮断されて褥瘡(▶298ページ)を引きおこしたり,筋緊張の増加や,胸郭・腹腔内臓器への圧迫などを引きおこしたりする可能性がある。

　体位保持 positioning(ポジショニング)は,そのような患者に対してポジショニングピロー(安楽枕)などの物品を使用し,患者の状態に合わせて身体的にも精神的にも安楽な体位を保持できるようにする援助方法である。

目的▶ 褥瘡や筋緊張の増加,および胸郭や腹腔内臓器への圧迫などを防ぎ,安楽な体位を保持する。

禁忌▶ 麻痺側は原則として下側にしない。その理由としては,脱臼をおこしやすいこと,麻痺による循環障害の増悪を引きおこしやすいこと,また筋力低下により体位の保持が困難なことがあげられる。しかし,患者の状態によっては,麻痺側を下側にする体位をとらざるをえない場合も多く,そのためには特別な工夫が必要である。また,治療上,上半身挙上の制限や禁忌体位が指示されている場合があるため,必ず確認する。

② 援助の実際

実施前の評価▶ 体位保持が可能かどうか(意識レベル,麻痺や拘縮,筋力低下など),体格,骨の突出の程度,循環状態,栄養状態,浮腫の有無を確認する。ブレーデンスケール(▶300ページ)を用いてもよい。主観的な情報として,痛みがある部位や患者の好みの体位を把握する。

必要物品▶ ポジショニングピロー(適切な大きさ・形のもの),ウレタンフォームパッド,タオル,砂嚢,体圧分散用具(エア,ウォーター,ウレタンフォーム,ゲル,ゴムなどの材質のもの,▶体圧分散マットレスについては,305ページ)。

患者への説明▶ 身体を安定させるために枕などを使用して体位をかえることを説明する。

実施方法▶ ＊準備　すべての体位に共通して,事前に下記の準備を行う。

(1) 体位変換・体位保持に必要な人数を確保する。

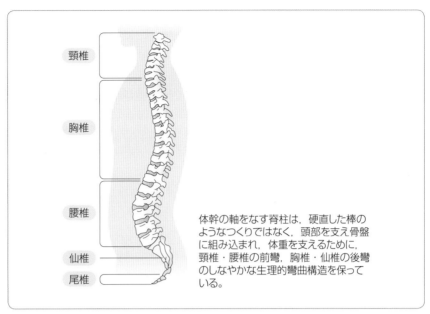

頸椎

胸椎

腰椎

仙椎

尾椎

体幹の軸をなす脊柱は，硬直した棒のようなつくりではなく，頭部を支え骨盤に組み込まれ，体重を支えるために，頸椎・腰椎の前彎，胸椎・仙椎の後彎のしなやかな生理的彎曲構造を保っている。

▶図5-1　生理的彎曲

(2) 安全に実施するため，ベッド周囲の環境を整え，作業域を確保する。

(3) ベッドが動かないようにストッパーを確認する。

(4) ベッドを看護師が実施しやすい高さに調節する。

(5) カーテンやスクリーンを閉め，プライバシーの保護に努める。

(6) 寝衣や寝具を整え，露出を防ぐとともに保温にも注意する。

(7) 体位変換後に患者がベッドの中央に位置するように，事前に適切な位置に移動する。

　また，すべての体位に共通して，実施にあたり次の点に留意する。

- 良肢位（▶106ページ）を基準として自然な生理的彎曲（▶図5-1）を保つこと。

- 支持基底面（▶105ページ）を広くとること。

- 胸郭の動きを妨げないこと。

- 摩擦・ずれを生じさせないようにすること。

- 関節・筋肉への負荷をなくすこと。

- 骨突出部など局所的な圧迫を避けること。

- 体位を整えるために使用するポジショニングピローのカバーは，しわになりにくく滑りのよいものを使用する。バスタオルやシーツの場合，静止摩擦力が生じ，時間の経過や患者の動きに伴い強いずれの原因となったり，しわによる局所的な圧迫が生じるため，使用する際には十分注意する必要がある。

＊手順

[1] 仰臥位の体位保持（▶図5-2-a）

(1) 正面から見て，脊柱が一直線になるように整える。

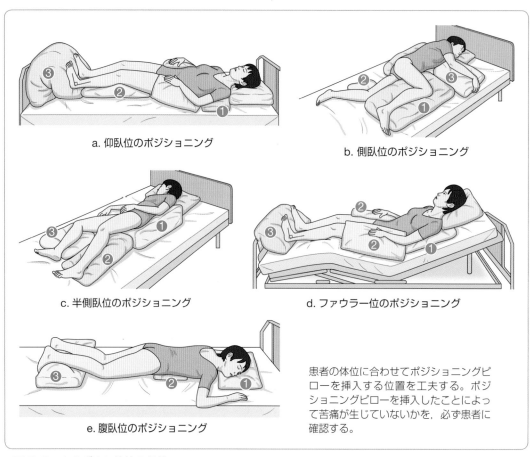

a. 仰臥位のポジショニング

b. 側臥位のポジショニング

c. 半側臥位のポジショニング

d. ファウラー位のポジショニング

e. 腹臥位のポジショニング

患者の体位に合わせてポジショニングピローを挿入する位置を工夫する。ポジショニングピローを挿入したことによって苦痛が生じていないかを，必ず患者に確認する。

▶図 5-2　さまざまな体位の保持

(2) 側面から見て，身体と床面とのすきまをタオルやポジショニングピローなどで埋め，生理的彎曲が保たれるようにするとともに，支持基底面を広くして圧力が分散されるようにする。

(3) 上肢・下肢は良肢位が保持できるようポジショニングピローなどを使用する。

- 上肢では，肩や上腕の重みによって肩甲帯に負担がかかりやすいため，肩から上腕の下をポジショニングピローなどで支える（▶図 5-2-a-❶）。

- 下肢では，下肢の筋肉や腹筋の緊張がゆるみ局所的な圧迫がかかりやすいためポジショニングピローなどで支える（▶図 5-2-a-❷）。

  注意　下肢は外旋位になりやすく，長時間同一体位でいると腓骨頭への圧迫をまねき，神経損傷につながりやすいため十分に注意する。

- 足関節は，長時間足底の固定がないとアキレス腱が縮み，足関節が屈曲し拘縮した状態（尖足）になりやすい。足底に枕などをあて，支えられるようにする（▶図 5-2-a-❸）。

[2] 側臥位の体位保持（▶図 5-2-b）　基底面を広くし，除圧・圧力分散ができる

ように安定した体位にする。

(1) 下肢が重なると下側の下肢が圧迫されるため，上側の下肢と下側の下肢をずらす。上側の下肢の股関節と膝関節を屈曲させ，下肢全体を支えるようにポジショニングピローの上に乗せる（▶図5-2-b-❶）。下側の下肢も股関節と膝関節を軽く屈曲させ，ポジショニングピローをあてる（▶図5-2-b-❷）。

(2) 胸部前面にポジショニングピローを挿入し，上側の上肢で軽くかかえるようにする（▶図5-2-b-❸）。

　注意　下側の上肢がポジショニングピローの下になって圧迫されないようにする。また，ポジショニングピローを深く入れすぎて胸部を圧迫し，胸郭の動きが妨げられないように注意する。

(3) 下側の僧帽筋への圧迫や頸部への負担ができるだけ生じないように，頭部の枕を調節する。

[3] 半側臥位（30度側臥位）の体位保持（▶図5-2-c）

(1) 背部にポジショニングピローを挿入し（▶図5-2-c-❶），背部から腰部・殿部全体を支える。

(2) 上側の下肢全体を支えるようにポジショニングピローを挿入する（▶図5-2-c-❷）。下側の下肢は膝関節を軽く屈曲させ，膝関節から下腿にかけてポジショニングピローを挿入し支持基底面を広くする（▶図5-2-c-❸）。

(3) 下側の肩が圧迫されないように調節し，両上肢は肘関節を軽く屈曲させる。

　注意　やせが著明な場合，大殿筋での安定が不十分となり，とくに腸骨・仙骨部に圧力が強くかかるため，十分に注意する。

[4] ファウラー位（セミファウラー位）の体位保持（▶図5-2-d）

(1) ベッドの足側を挙上するか，膝関節が軽く屈曲するようにポジショニングピローを挿入し，軽く屈曲する。こうすることで，上半身のずれを防ぎ，下肢の筋緊張をゆるめ，下肢全体を支えて支持基底面を広くとることができる。

(2) 頭部から肩の下にポジショニングピローを挿入し，頸部が前屈したり，胸部が伸展しすぎないように高さを調節する（▶図5-2-d-❶）。

(3) 両上肢の下にポジショニングピローを挿入し，安定をはかる（▶図5-2-d-❷）。

(4) 足底はポジショニングピローなどをあてて尖足を予防する（▶図5-2-d-❸）。

　注意　上体がずり落ち，仙骨・尾骨部に強い摩擦やずれが生じやすいため，ベッドの挙上角度や殿部の位置に配慮が必要である。

[5] 腹臥位の体位保持（▶図5-2-e）
腹臥位は，褥瘡や呼吸障害などの予防・改善や，背部の診察や手術，網膜剝離などの眼科疾患の手術後などに行われる。しかし，手技が簡便ではなく，多くの人員が必要であり，また体位変換時の循環動態の変化などがあるといった点で注意が必要である。

(1) 顔の下にポジショニングピローを入れ，らくに呼吸ができるように左右ど

　　　　　　　ちらかに顔を向ける（▶図5-2-e-❶）。

（2）上肢は，肘関節を屈曲させ，手掌を下向きにし肩関節付近に置く。

（3）胸部から腹部にかけてポジショニングピローなどを挿入し，上前腸骨棘（じょうぜんちょうこつきょく）や恥骨部への圧力を除圧・分散させる（▶図5-2-e-❷）。ポジショニングピローは，腹部を圧迫しない素材を選択し，高さを調節する。

（4）下腿の下にポジショニングピローを挿入し，膝関節を軽く屈曲させる。足関節は，尖足にならないよう，また足先がマットレスにつかないようにする（▶図5-2-e-❸）。

実施後の評価・▶　（1）局所に圧力が加わらず，マットレスとの接触面に加わる圧力が分散されて
　　　記録　　　　　いるか。

（2）脊柱の自然な生理的彎曲が保たれているか。

（3）関節・筋肉への負担がかかっていないか。

（4）基底面を広くとることで，身体を安定した状態で支えることができているか。

（5）患者が安楽であると感じているか。

　以上のことを定期的に観察し，少なくとも2時間以内に体位変換が行われているかどうかを確認する。患者の体格や状況によっては，さらに頻回に体位変換が必要な場合もあるので注意する。実施時間，実施体位，使用物品，体位変換，体位保持に伴う症状（バイタルサイン，痛みの有無など）を記録する。

B｜罨法

① 援助の基礎知識

技術の概要▶　罨法（あんぽう）とは，身体の一部に温熱や寒冷の刺激を与え，血管・筋肉・神経系に作用させる治療法である。また，患者の安楽をはかるための看護技術でもある。温熱や寒冷により局所の病変の治癒過程（ちゆ）を促進したり，疼痛（とうつう）の緩和をはかるという治療法としての側面と，神経を刺激することにより気持ちよさを感じさせたり，随伴症状を軽減して身体の安楽や精神的安定をはかるという看護技術としての側面をもっている。したがって，医師の指示により実施される場合もあれば，看護師の判断で実施される場合もある。

　罨法には，温熱刺激を与える**温罨法**と，寒冷刺激を与える**冷罨法**がある。それぞれ**湿性罨法**（湿った状態のもの）と，**乾性罨法**（乾いた状態のもの）に分けられる（▶表5-1）。湿性温罨法には，温湿布，温パップ[1]，湿式ホットパック（▶図

1）湿布とパップはほぼ同義として用いられるが，厳密には，パップは有効成分のある外用薬で，湿布はそうでないものもさす。お湯に浸してしぼったタオルなどは温湿布となる。

▶表5-1　罨法の目的と種類

	目的	種類	
		湿性	乾性
温罨法	● 身体の加温・保温 ● 病床の加温・保温 ● 慢性疼痛の緩和（筋肉痛，関節痛，がん性疼痛など） ● 筋緊張・関節硬直の緩和 ● 循環血液量の増加（血行促進） ● 腸蠕動運動の促進 ● 精神的興奮の鎮静，安楽 ● 入眠の促進	● 温湿布 ● 温パップ ● 湿性ホットパック	● 湯たんぽ ● 電気あんか ● 電気毛布 ● カイロ ● CMC製品
冷罨法	● 身体の冷却 ● 急性疼痛の緩和（頭痛，歯痛など） ● 炎症抑制，消炎効果 ● 血管収縮による止血（消化管出血） ● 腫脹の軽減 ● 瘙痒感の軽減	● 冷湿布 ● 冷パップ	● 氷枕 ● 氷囊（アイスバッグ），氷頸 ● CMC製品

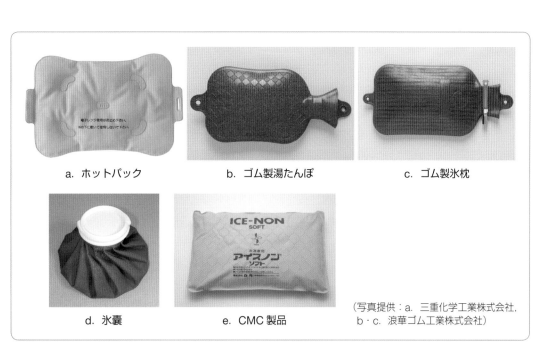

a. ホットパック　　b. ゴム製湯たんぽ　　c. ゴム製氷枕

d. 氷囊　　e. CMC製品

（写真提供：a. 三重化学工業株式会社，b・c. 浪華ゴム工業株式会社）

▶図5-3　罨法用製品の例

5-3-a)などが，乾性温罨法には湯たんぽ（▶図5-3-b），電気あんか，電気毛布，CMC[1]製品，熱気浴などが含まれる。一方，湿性冷罨法には，冷湿布，冷パップなどが，乾性冷罨法には氷枕，氷囊（アイスバッグ），氷頸，CMC製品などが含まれる（▶図5-3-c〜e）。

1）CMC：カルボキシメチルセルロール carboxymethylcellulose の略。アイスノン®などの内容物として使われている。冷却または加熱して罨法に用いる。

　　　罨法を実施する際には，適切な方法を選択し，適温を保ち，冷感・熱傷，循環障害に注意しながら適切な貼用部位を決定する。そして，苦痛の緩和と安楽の程度について評価すると同時に，局所状態の観察を行い，皮膚損傷を未然に防ぐ必要がある。

目的▶　温熱刺激や寒冷刺激により，局所の病変の治癒過程の促進，ならびに疼痛の緩和，身体の安楽をはかる。

根拠▶　温熱刺激では，皮膚温の上昇により血管が拡張し，血流量が増加し，代謝産物の運搬が促進される。また，軟部組織の伸張性の増大や，疼痛刺激の伝達が抑制されることによる鎮痛効果も期待できる。さらにあたためることによる快い感覚は副交感神経を優位にし，鎮静の効果をもたらす。腰背部温罨法が腸蠕動を促進させることが経験的に知られており，このメカニズムは，体性－内臓反射によるものと考えられている。

　　　一方，寒冷刺激では，血管が収縮し，血流量が減少する。代謝ならびに神経線維の伝達速度が低下し，感覚受容器の閾値が上昇する。また，毛細血管の透過性の低下をもたらすため，浮腫や腫脹を軽減させる。これらにより，炎症をしずめ，痛みを軽減する効果が得られる。高体温時に，腋窩や鼠径部といった体表近くの太い血管を冷やすと，体温下降の効果が期待できる（▶271ページ）。一方，体温の下降は期待できないが，安楽の目的で後頭部や前額部の冷却が行われる。

禁忌▶　意識障害があるなどコミュニケーションが困難な患者や，麻痺のある患者，体温調整中枢機能が障害された患者に実施する際は，重篤な皮膚障害や循環障害をもたらす危険があるため，厳重な管理のもとに実施する。また，以下の患者には禁忌である。

- 温罨法：出血傾向や消化管穿孔・消化管閉塞がある場合，また，急性炎症のある部位には禁忌である。
- 冷罨法：循環不全がある場合，寒冷蕁麻疹やレイノー現象がみられる場合には禁忌である。

② 援助の実際

1 温罨法

● 温湿布

実施前の評価▶　全身状態を観察し，温罨法が必要であることを確認する。腸蠕動の促進を目的とするときは，排便・排ガスの状況を確認し，腹部の観察を行う。

必要物品▶　ピッチャー，ベースン，湯(60〜70℃)，温度計，ゴム手袋，タオル3枚，バスタオル，ビニールシート，皮膚保護用オリブオイル

患者への説明▶ 目的と方法について説明する。

実施方法▶ (1) ベースンに 60〜70℃の湯を準備し，必要物品をベッドサイドに運ぶ。

(2) 温湿布をする部位に皮膚保護用のオリブオイルを塗る。

(3) 手袋を着用し，扇子折りにしたタオルの両端を持って湯に浸し，タオルをしぼる。

> ┃ポイント┃ 熱いタオルをしぼりやすいよう，タオルの両端は湯に浸さない。

(4) タオルを広げ，使用直前に必ず前腕内側で温度を確認し（タオルの表面温度は 45℃程度），患者に声をかけてタオルを使用する。

(5) タオルの上をビニールシート，バスタオルでおおい，保温する。患者のこころよい温度かどうかを確認する。

(6) 約 10 分を目安に，さめてきたらタオルを取り除き，衣類を整える。

実施後の評価▶ 全身状態，局所状態，使用後の効果を観察し，記録する。

● 湯たんぽ

　湯たんぽを用いた温罨法は一般家庭にも普及しているが，**低温熱傷**[1]の事故も多く報告されているため，使用時には注意が必要である。皮膚が接触する温度の違いによる熱傷になるまでの時間の違いは，44℃で 3〜4 時間，46℃で 30分〜1 時間，50℃で 2〜3 分とされている[2]。施設によっては，意識障害や麻痺などにより運動機能障害や知覚障害がある場合，糖尿病による神経障害や血流障害がある場合，睡眠薬・鎮痛鎮静薬などを使用している場合など，低温熱傷をおこしやすい患者には湯たんぽ使用を禁忌としている場合がある。

湯たんぽの▶ (1) 湯たんぽに破損がないかを確認し，湯の温度・量に注意して準備する。
注意事項

- 金属製・プラスチック製の場合，湯の温度は 70〜80℃とし，注入口まで入れる。

- ゴム製の場合，湯の温度は 60℃程度とし，2/3〜4/5 程度の量を入れる。

  > ┃根拠┃ ゴム製の湯たんぽでは，ゴムの劣化を防ぐため金属製のものより低温とする。また湯を入れすぎると不安定な形状となる。

- 湯たんぽを平らに置き，湯を口まで出して空気を抜いたあとで栓をする。

  > ┃根拠┃ 湯たんぽ内に空気が残っていると，熱伝導率が下がるだけでなく，あたためられた空気が膨張して栓から湯がもれることがある。また，湯が冷めると内部の空気中の水蒸気（湯気）が水に戻り，空気の体積が小さくなり内部が陰圧となり，栓が開けにくくなる。

(2) 湯がもれないよう確認してから使用する。

---

1) 低温熱傷：短時間の接触では損傷をおこさない程度の温度に，長時間皮膚が接触することで生じる熱傷。湯たんぽや電気あんかなどによる受傷が多い。一見，発赤や水疱ができているだけのように見えるが，視診上の評価よりも深い創であることが多く，注意を要する。

2) 山田幸生：低温やけどについて．製品と安全 72：2-8，1999．

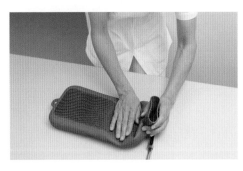

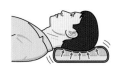

氷枕内に空気が残ることで熱伝導率が下がり，冷罨法の効果が薄れる。また，空気の容積が大きいと，氷枕の安定感がなくなる。

▶図5-4　氷枕から空気を追い出す

(3) 湯たんぽカバーに入れ，身体から10 cm以上離して使用する。

(4) 身体に湯たんぽが接触しないように，就寝時は湯たんぽをふとんから出すほうがよい。

2 冷罨法（氷枕）

実施前の評価▶　全身状態，発熱や疼痛などの症状を観察する。

必要物品▶　氷枕，とめ金，タオル，氷，水，漏斗。

実施方法▶　(1) 氷枕・とめ金の破損がないかを確認する。器具の破損を防ぎ，使用時の感触がよいように，氷に水道水をかけて角をとる。クラッシュアイスを使用する場合はそのまま使用する。

(2) 氷枕に氷を1/2〜2/3入れ，表面に凹凸が出ないよう少し水を入れる。

(3) 氷枕を平らにし，空気を追い出して，とめ金でとめる（▶図5-4）。

(4) 逆さにしてももれないことを確認し，外側の水滴をふきとり，タオルなどでカバーをする。

> ポイント　凍傷や感覚麻痺がおこらないよう，患者に合わせて，タオルを2〜3重にするなど工夫する。結露によってカバーが湿った際は交換する。

(5) 高さを調整して使用する。

(6) 必要に応じて氷枕の交換を行う。

C｜身体ケアを通じてもたらされる安楽

序章で解説したように，看護の基本原則として，「安全」「安楽」「自立」は最も重視される要素である（▶6〜7ページ）。とくに「安楽」は，看護ケアの目標・過程・結果のすべてにおいて意図して実践されるという点で，看護そのものと

いってもよいだろう。しかし，どのような状態が安楽なのか，どのような方法をとれば安楽といえるのかは，人それぞれで異なることを念頭におく必要がある。そのため，看護師には個別の対象者にとっての「安楽」を追求する姿勢が求められる。身体の清潔をはかる目的で行った清拭や洗髪などの援助行為が，結果的に対象者に爽快感をもたらし安楽につながるなど，看護援助行為の副次的効果として安楽がもたらされることは多々あり，対象者への身体にはたらきかけるすべての援助は安楽につながるといっても過言ではない。

　ここでは，苦痛の緩和や精神的安寧をもたらすことを目的に行われる看護行為について説明する。

① 援助の基礎知識

技術の概要▶　「身体機能への直接的はたらきかけ」としてあげられた 24 の看護行為[1]のうち，温罨法やリラクセーション法，マッサージなどは，高齢者含む一般成人に広く適用でき，対象者の身体に直接的にはたらきかけることによって，苦痛の緩和・軽減，筋の弛緩などリラックス効果が成果として期待できる技術である（▶表 5-2）。

目的▶　疼痛や倦怠感などの苦痛の緩和，筋の緊張やこりの緩和・軽減，不安・ストレス状態にある人の気持ちが落ち着くことを目的とする。

根拠▶　高いストレス状態にあり，精神的訴えをかかえている人にリラクセーション技法を実施したところ，実施後に血圧と脈拍数が有意に低下し，また主観的指標のリラックス尺度得点が有意に上昇したことから，心身両面からのリラックス反応が示唆されたとする報告がある[2]。

　ほかにも，がん患者がリラクセーション技法の 1 つである漸進的筋弛緩法の自己練習を継続した結果，脈拍数の低下，身体感覚度得点上昇の傾向，睡眠効果，検査・治療時の緊張緩和，病気に対する気持ちの肯定的変化などがあったとの報告もある[3]。

　また，熱布バックケア[4]を受けた高齢女性の反応から，ケアを受けることにより快の感覚がもたらされることを質的に明らかにした研究もある[5]。熱布バッ

1）日本看護科学学会第 6 期・7 期看護学学術用語検討委員会：看護行為用語分類．日本看護協会出版会，pp.157-196，2005．

2）小林しのぶほか：リラクセーション外来における受診者の特性および技法効果の分析．日本看護技術学会誌 9（3）：27-33，2010．

3）近藤由香・小板橋喜久代：がん患者の漸進的筋弛緩法の習得状況と自己練習継続による効果——身体的反応と主観的評価より．日本看護研究学会雑誌 29（5）：71-82，2006．

4）熱布バックケアは湿性温罨法（▶156 ページ）の一種であるが，熱布を皮膚に密着させるだけでなく，熱布を一定時間貼布したあとにマッサージを行うものである．

5）山田悦子・茂野香おる：熱布バックがもたらす効果——ケア中の言動とインタビューによる語りから．淑徳大学看護栄養学部紀要 12：43-52，2020．

▶表5-2 身体的機能に直接的にはたらきかける看護行為

区分	援助技術	定義	おもな対象	期待される成果（患者の安楽をおもなものとしてあげた）	本書における扱い
安楽促進・苦痛の緩和	腸ガス排気	結腸内に貯留している気体を、カテーテルを挿入して排出させること	●腹部膨満感があり、自力でガスが排出できない人	●腹部膨満感が軽減する	──
	摘便	手指・用具を用いて直腸および肛門部にたまっている便塊をかきだすこと	●便塊が貯留しているのが確認でき、自力で排便できない人	●すっきりする	「排泄援助技術」（▶93ページ）
	冷罨法	用具の貼用・使用により身体の一部に寒冷刺激を与えること	●局所の急性炎症をおこしている人 ●局所の冷却を希望する人 ●局所の冷却により神経の鎮静、不快感の軽減が期待できる人 ●発熱のある人	●気分がよくなる ●安楽、安静が得られる ●患部の苦痛や腫脹が緩和する	本章B（▶156ページ）
	温罨法（熱布バックケアも含む）	用具の貼用・使用により身体の一部に温熱刺激を与えること	●局所の慢性炎症がある人 ●全身もしくは局所の保温・加温が必要な人（悪寒戦慄時、手術・検査後など） ●全身もしくは局所の保温・加温を希望する人 ●腸蠕動が著しく亢進あるいは低下している人	●悪寒戦慄が解消する ●安心感が得られる ●入眠効果が得られる	本章B（▶156ページ）熱布バックケアについては本項
	指圧	手指あるいは器具を用いて体表の特定の部位に持続した圧を加えること	●疼痛や苦痛のある人 ●筋のこりや疲労のある人	●こりが軽減する ●疲労が回復する ●疼痛や苦痛が軽減する	──
	タッチング	看護者の手で患者の身体の一部に触れること	●持続する疼痛、倦怠感、吐けき、振戦、悪寒などの苦痛のある人 ●さびしさ、不安、悲嘆、絶望、恐怖などに直面している人 ●身体面での苦痛や不満、怒り、拒否などにより心を閉ざしている人	●苦痛が緩和する ●精神・心理面の緊張がとけ、不安が軽減する ●良好なコミュニケーションがとれるようになる	本項
	リラクセーション法	神経・筋の緊張ならびに精神的緊張の緩和を促すこと	●興奮している人 ●筋緊張の強い状態にある人 ●不安の強い人 ●疼痛のある人	●表情がやわらぐ ●呼吸が整う ●局所の筋肉が弛緩する ●疼痛が緩和する	本項

（次ページへつづく）

▶表5-2（続き）

区分	援助技術	定義	おもな対象	期待される成果（患者の安楽をおもなものとしてあげた）	本書における扱い
身体機能の回復・賦活化	スキンケア	皮膚の機能を妨げるものを取り除いたり，皮膚を保護するものを塗ったりすること	● 皮膚になんらかの問題（瘙痒感，乾燥，かぶれ，浸軟）を生じている，あるいはその可能性がある人（失禁，ストーマ，放射線治療などによる）など	● 瘙痒感が減少，あるいは消失する ● 皮膚の炎症がおきにくくなる ● 皮膚の状態が維持・改善される	「排泄援助技術」「清潔・衣生活援助技術」で一部紹介（▶96, 182ページ）
	マッサージ（熱布バックケアも含む）	手指・手掌を用いて，体表に持続的・反復的な圧を加えたり，さすったりすること	● 身体の局所または全身のこりや倦怠感・苦痛の訴えがある人 ● 同一体位を長時間しいられている人 ● 緊張や不安，心配がある人，など	● こり，倦怠感，苦痛が緩和する ● 血行が促進する ● リラックス効果が得られる，など	本項
	末梢循環促進ケア	四肢をあたためたり，挙上・保持したり，持続または間欠的に圧迫したりすること	● 末梢循環不全のある人 ● 長期臥床の人 ● リンパ節郭清術を受けた人	● 浮腫が改善する ● 冷感が改善する ● 皮膚の色が改善する ● 倦怠感が改善する ● 痛みが改善する，など	「呼吸・循環を整える技術」（▶274ページ）

（日本看護科学学会 看護学学術用語検討委員会編：看護行為用語分類．日本看護協会出版会，2005をもとに作成）

クケアでは，タッチやマッサージといった触れるケアを受けた終末期の患者において，苦痛が軽減され，一時的ではあるが前向きな姿勢へと変化したとの報告もある[1]。

適応・禁忌▶　気分が落ち込んでいる人，いらいらしている人，疾病や症状，治療に対して強い不安をもつ人，疼痛のある人，肩こりや筋緊張の強い人など，多様な身体的・精神的訴えをもつ人に対して行われる。一方，呼吸・循環状態に著しい変化がある人，強く疲労している人には行わない。

② 援助の実際

実施前の評価▶　対象の疼痛，苦痛，こりの状態，バイタルサインに異常はないか，また，興奮や緊張などの心理状態を把握しておく。

実際の方法▶　ここではリラクセーション法と，マッサージを含む熱布バックケアを紹介する。リラクセーション法では漸進的筋弛緩法と自律訓練法を紹介するが，この

1）大沼幸子：ターミナル・ケアにおける触れることの意義——孤独を軽減する癒しの技術．臨床死生学15(1)：64-72，2011．

ほかに呼吸法や誘導イメージ法などもあり，実際には複数を組み合わせて行うことが多い。

● リラクセーション法

◎ 漸進的筋弛緩法

(1) 椅子に座り，両手足をゆったりとのばした姿勢で深呼吸をする。

(2) ギューッと力を入れて身体各部位の筋を緊張させ，そのあと力を抜いて筋をゆるめるのが基本となる。筋が緊張しているときの感覚と弛緩しているときの感覚との違いに注意をはらうように説明する。

(3) 以下の身体各部分のリラクセーションを行う：手と腕(利き手→反対側の手→両手→両前腕→両腕の二頭筋)，顔(額→目→顎→舌→唇)，首(後ろ→右→左→前)，肩(上下→前後)，胸，腹，背中，足

(4) 最後に深呼吸をし，呼息と同時に身体の力を抜いていく。身体各部位について1つずつマスターしたあとで次の部位の練習を行う。健康な成人では1週間ほどで習得できるという報告がある[1]。

◎ 自律訓練法

　精神医学者シュルツ Schulz, J. H. により体系化されたセルフコントロール技法である。一種の自己催眠法で，それを系統的に続けることで心身の緊張状態をゆるめ，人間の生理機能の変化を促す方法である。慢性痛患者の副交感神経活動の賦活が示唆される研究報告もある[2]。患者自身が行えるように次の要領で説明する。

＊**準備**　気が散らないように，静かで快適な温度の場所を用意する。患者が空腹感・満腹感，尿意・便意がない状態であることを確認する。

＊**実施**　椅子に座るか，あおむけの姿勢になる。

(1) 両手を軽く太腿の上に置き，目を閉じる。

(2) 背景公式(気持ちが落ち着いている)を2～3回繰り返す。

(3) 以下の標準公式6段階を行う。それぞれ2～3回ずつ繰り返す。

- 公式1(四肢の重感：両腕・両足が重たい)
- 公式2(四肢の温感：両腕・両足があたたかい)
- 公式3(心臓調整：心臓が静かに規則正しく打っている)
- 公式4(呼吸調整：とてもらくに呼吸をしている)
- 公式5(腹部温感：おなかがとてもあたたかい)
- 公式6(額涼感：額がここちよく涼しい)

以上の段階を追って練習するように促す。

---

1) 山田重行：漸進的筋弛緩法の習得過程におけるリラックス反応の経時的変化．千葉大学看護学部紀要30：11-17, 2008.
2) 片岡岳ほか：慢性痛患者に対する自立訓練法の介入効果に関する研究．福岡大学医学紀要42(1)：69-79, 2015.

(4) 最後に自己催眠の消去動作(背のびをする, 首をまわす, 両手の拳を握るなど)を行う。毎日欠かさず続けるように説明する。

● 熱布バックケア

厚地のタオルを70〜80℃の湯でしぼって熱布とし(▶図5-5), 腰背部に貼布して10分程度密着させたあと(▶図5-6), タオルを除去したのちにバスタオルの上からマッサージを施す方法である(▶図5-7)。皮膚を介して腰背部に温熱刺激を加えることにより, 痛みなどの症状緩和だけでなく, 食欲増進や闘病意欲向上につながるすぐれた全身作用が期待できる。最も人間的で基本的な看護ケアで, 経験的に気持ちよさをもたらすことが知られており, またその効果についても科学的に検証されている[1,2]。

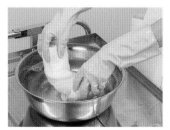
①中央部から湯に浸漬させる。

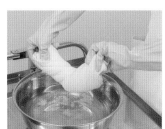
②端を持ったまましぼる。

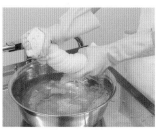
③最後にかたくしぼる。

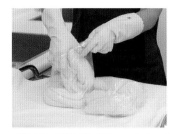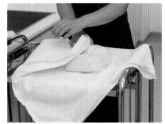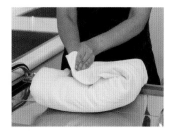
④熱布は保温目的でビニール袋に入れ, バスタオルでくるむなどして患者のもとへ運ぶ。

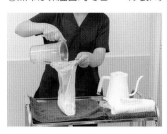

簡便な方法として, ビニール袋に入れたフェイスタオルに熱湯をまんべんなくしみ込ませる方法もある。水分が多い場合はビニール袋に入れたまましぼる。被災時などでも有効である。

▶図5-5 熱布のつくり方と運搬方法

1) 川島みどり・菱沼典子:看護技術の科学と検証——日常ケアの根拠を明らかにする. 別冊ナーシングトゥデイ9:11-13, 1996.
2) 菱沼典子・平松則子:熱布による腰背部温罨法が腸音に及ぼす影響. 日本看護科学会誌17(1):32-39, 1997.

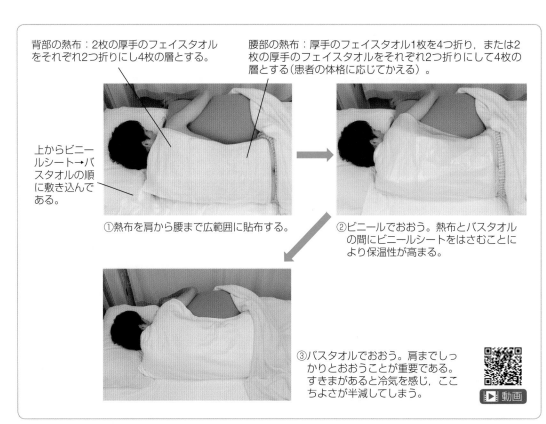

背部の熱布：2枚の厚手のフェイスタオルをそれぞれ2つ折りにし4枚の層とする。

腰部の熱布：厚手のフェイスタオル1枚を4つ折り，または2枚の厚手のフェイスタオルをそれぞれ2つ折りにして4枚の層とする（患者の体格に応じてかえる）。

上からビニールシート→バスタオルの順に敷き込んである。

①熱布を肩から腰まで広範囲に貼布する。

②ビニールでおおう。熱布とバスタオルの間にビニールシートをはさむことにより保温性が高まる。

③バスタオルでおおう。肩までしっかりとおおうことが重要である。すきまがあると冷気を感じ，ここちよさが半減してしまう。

▶図5-6　熱布のあて方

必要物品▶　厚手のフェイスタオル，バスタオル，ビニールシート，ローション（必要時），熱布をつくるためのベースンと熱湯，あるいは清拭車を準備する。

＊**準備**　患者の意向確認と身体面の観察により，患者がケアを受けられる状態かの判断を行う。清拭車やベースンの有無，給湯施設と温度について確認し，状況に応じた手段を講じる。

＊**実施**

(1) 厚手のゴム手袋をつけ，2つ折りにした厚手のタオルを扇子折りにして，タオルの中央部から湯に浸漬させ，タオルの端を把持しながらひねりを入れてしぼる（▶図5-5-①〜③）。さらにひねりを入れて，水分が出なくなるまでかたくしぼる。タオル全体の水を十分に切り，開かずにおく。同様にもう1枚熱布を準備し，冷めないように患者のもとに運ぶ（▶図5-5-④）。熱布の準備方法は施設設備の状況による。

(2) 患者の上半身の着衣は肌着も含めて脱衣し，腰部を広く開けるようにし，患者の好みの体位（半伏臥位，伏臥位，座位）をとる。半伏臥位，伏臥位の場合は，シーツの濡れ防止と保温のためにバスタオルとビニールを敷き込む。

(3) 用意した熱布を2つ折りにしたまま，最初の1枚は熱さ加減を施行者の前

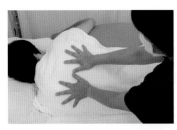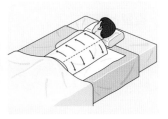

a. 熱布の密着のさせ方

おおったバスタオルの上から手掌でしっかり押さえ，脊柱から外側に向けて上から下方へと全体を密着させる。手掌で密着させて温熱感を伝える。

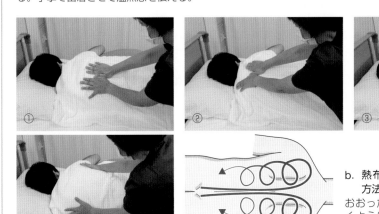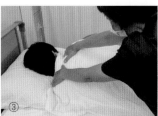

b. 熱布取り外し後のマッサージの方法

おおったバスタオルの上から円を描くようにゆっくりこする。マッサージの方向は患者の好みにより選択する。

▶図5-7　熱布の密着のさせ方と，熱布取り外し後のマッサージ方法

腕内側で確認したあと，患者の背部にあてる。2枚目（皮膚に直接触れない熱布）は熱いままあてる。腰部には4つ折りの熱布を1枚貼布する。患者の体格が大きく，1枚の熱布では腰部をおおい切れない場合は，背部と同じく2つ折りにした熱布を2枚あてる（▶図5-6-①）。

(4) 熱布の上にビニール，その上からバスタオルでおおい（▶図5-6-②，③），バスタオルの上から手のひらをあて，皮膚に熱布を密着させる（▶図5-7-a）。その状態で数分から10分程度おいたのち，バスタオルでおおったまま熱布とビニールシートを除去する。

(5) バスタオルの上から，腰背部全体をマッサージする。施行者の手のひらをいっぱいに開き，患者の腰背部全体を，大きな円を描くようにゆっくりとこする（▶図5-7-b）。

(6) 必要に応じ，ローションを塗布する。

(7) 熱布の密着や，熱布除去後の腰背部全体のマッサージのタイミングで，患者とのコミュニケーションを豊かにもつ。

ゼミナール

復習と課題

❶ 仰臥位・側臥位など各体位の体位保持の手順と留意点を説明しなさい。

❷ 温罨法と冷罨法の目的，手順，留意点を説明しなさい。

❸ 身体的機能にはたらきかけ，安楽をもたらす看護行為について説明しなさい。

参考文献

1) グロリア M. ブレチェク・ジョアン C. マクロスキー編，早川和生監訳：看護介入　NIC から精選した 43 の看護介入，第 2 版．pp.95-108，医学書院，2004．

2) 小板橋喜久代ほか：腹臥位が大脳機能に及ぼす影響についての研究——脳波の周波数解析による検討．The Kitakanto Medical Journal 50(5)：431-437，2000．

3) 真田弘美：オールカラー褥瘡ケア完全ガイド——予測・予防・管理のすべて．学研，2006．

4) 菅原よしえほか：腹臥位及びシムス位における体圧(接触圧)分布．宮城大学看護学部紀要 4(1)：169-174，2001．

5) 田中マキ子：動画でわかる褥瘡予防のためのポジショニング．中山書店，2006．

6) 近森栄子ほか：腹臥位による血圧，心拍，酸素飽和度の変化——長期臥床患者に対する身体的影響．神戸市看護大学紀要 4：49-54，2000．

7) 長尾信子：ポジショニング技術．看護技術 50(1)：5-8．2004．

8) 明神哲也：ポジショニングの必要性と効果．看護技術 52(13)：11-16．2006．

9) 柳奈津子ほか：腹臥位が大脳機能及び自律神経機能に及ぼす影響——健常老人と健常成人の比較．群馬保健学紀要 23：43-48．2002．

10) 日本看護技術学会技術研究成果検討委員会温罨法班：便秘症状の緩和のための温罨法 Q&A Ver. 3.0，看護技術の Q&A．2016-03-05(https://jsnas.jp/guideline/index.html)(参照 2020-06-02)．

第 **6** 章

清潔・衣生活援助技術

本章で学ぶこと
□皮膚・粘膜の構造と機能を知り，清潔援助の効果と全身への影響を理解する。
□清潔援助の方法選択の視点を理解し，それぞれの清潔援助の基礎知識と実際を学ぶ。
□病床での衣生活の基礎知識を理解し，援助の実際と寝衣交換の手順を学ぶ。

　人が生命をはぐくみ，またそれを維持するためには生活行動が不可欠であり，なかでも最も基本となるのは「衣・食・住」の営みである。衣服は身体を包み，外界の温度変化や紫外線，塵埃や有害物質などの物理的・化学的刺激から身をまもり，また皮膚から排泄される水分や皮脂・垢を吸着させて皮膚を清潔に保つ。さらに，着衣は人間としての社会生活の秩序を維持する基本であり，その人が自分の好みや自分らしさを表現する自己表現の手段でもある。

　外界の刺激から身をまもる衣服の役割と同様に，皮膚・粘膜自体にも身体内部をまもるはたらきがある。身体内部の水分量を調節（外部からの浸入を防ぎ，内部からの喪失を防ぐ）したり，皮膚血管の収縮・弛緩により温度調節をしたりして，身体内部の恒常性を保っているのである。

　しかし，皮膚や衣服の清潔が保たれないと，汗腺が機能せず，また，脂腺に細菌が侵入するなどして感染がおきやすい状態になる。

　看護師は，疾病・障害などの理由によって，ふだんどおりの清潔・衣生活の維持が困難になった患者に，その人のふだんの生活に近い方法，あるいは最も好む方法で清潔行為をし，その人らしい装いができるように援助する役割をもつ。

　たとえば，健康な人であれば負担を感じない入浴であっても，エネルギー消費量が大きく，循環動態を大きく変化させるため，治療中の人には適さない場合もある。入浴の代替方法として全身清拭や部分浴があり，病態を考慮し，その人のそのときどきに適した清潔援助方法やその組み合わせを工夫して援助を行うことが看護師の役割である。その人に適した方法を考えて計画するためには状況判断力が求められ，実行するためには技能的側面も求められる。

　ここでは，清潔・衣生活援助の基礎知識として，皮膚・粘膜の構造と機能，入浴・部分浴を中心とした清潔援助の効果と呼吸・循環などの全身への影響を学び，その人の病態に即した援助方法を選択するときの留意点について理解したうえで，具体的な実施方法について学んでいく。

A 清潔の援助

① 清潔の援助の基礎知識

患者に清潔行動に関する援助を行うことは，病原性・非病原性の細菌数を減少させ，感染のリスクを低減できるという側面からみても重要である。一方で，日常生活における人間の清潔保持行動は，幼少のころから身についた習慣や「きれいにする」「さっぱりする」という感覚的な動機づけにより営まれている。患者のなかには，なんらかの健康障害によって身体機能的，あるいは治療的行動制限があるために清潔行為がみずから営めない人や，みずから営もうという気力さえわかない人もいる。

1 皮膚・粘膜の構造と機能

皮膚は表面から順に表皮・真皮・皮下組織に分けられ，表皮と真皮を貫くように汗腺や脂腺といった付属器がある（▶図6-1）。

皮膚の機能にはさまざまなものがある（▶表6-1）。全身の皮膚や粘膜の汗・皮脂・垢などのよごれや細菌を除去し，清潔を保ち，つねに皮膚が良好な状態に保たれるようケアすることで，これらの機能が最大限に発揮できるようになる。

皮膚の各部位・粘膜それぞれの構造と機能は次のとおりである。

表皮▶　表皮は，表面から底部に向かって角質層・淡明層（手掌や足底にのみ存

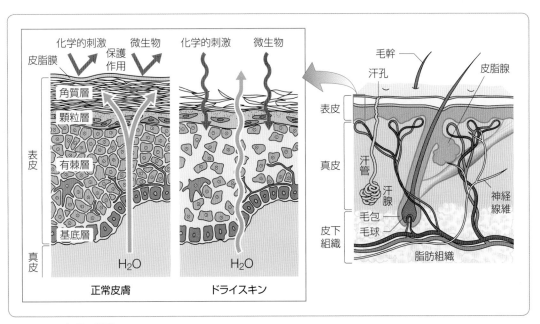

▶図6-1　皮膚の構造

▶表 6-1　皮膚の機能

人体の深部組織の保護	
機械的外力（衝撃）や温熱・寒冷からの保護	・皮膚の強靱さと弾性で外力を緩和する。皮膚の感覚受容器が神経系に情報を送り，傷害から回避させる。 ・皮膚の圧覚・痛覚からの情報に反応して刺激を避けるようにはたらく。 ・皮膚の温度覚により，温熱・寒冷の情報に反応して刺激を避けるようにはたらく。
化学物質（酸やアルカリ）による傷害からの保護	・水や化学物質を透過させにくい角質層がバリアとしてはたらく。 ・神経系が皮膚の痛覚受容器の情報により刺激を避けるようにはたらく。
細菌感染からの保護	・じょうぶな表皮と酸性のバリアをもっている。汗腺からの分泌物は酸性で抗菌作用があり，皮脂には殺菌作用のある化学物質が含まれており，バリアとして機能する。 ・皮膚の免疫担当細胞が異物や病原体を貪食し，体内への侵入を阻止する。
紫外線（光線による傷害）からの保護	・メラニン細胞で産生されるメラニン色素が光を遮断する。
乾燥からの保護，透過性の制御	・体内の水分の喪失を防ぐ。 ・水分や化学物質を透過させにくい角質層がバリアとしてはたらく。

体温調節機能（神経系で調節）
・皮膚の感覚受容器（温熱・寒冷）の情報により外界の温度を察知し，体温調節中枢に情報を伝える。 ・皮膚の毛細血管の拡張や汗の分泌で，熱を身体から逃すようにはたらく（熱の喪失）。 ・皮膚の毛細血管への血液の流入を抑制する（熱の保持）。

尿素・尿酸の排泄
・汗によって尿素と尿酸が排泄される。

ビタミン D の合成
・皮膚においてコレステロール誘導体からビタミン D が合成される。

在）・顆粒層・有棘層・基底層の5層からなる。皮膚は表面に近づくにつれて疎水性のケラチンが増してかたくなり，皮膚では真皮にのみ存在する血管との距離が増すため栄養や酸素が供給されず，浅層部分はしだいに乾燥して活動を停止する。これが角質層であり，角質層は徐々に垢としてはがれ落ち，その下の細胞に入れかわる。基底層が徐々に角質層へと移行し，はがれ落ちるまでには約35〜45日かかる。このかたくてじょうぶな角質層のはたらきにより，有害物質による傷害や微生物の侵入が防がれ，身体内部からの水分喪失や体外からの水分の浸入が防がれている。

真皮▶　真皮は，表皮と皮下脂肪組織の間に位置するおもに線維成分からなる組織である。細胞外マトリックスの大部分はコラーゲン線維（膠原線維）で，その中に少量の弾性線維がある。細胞成分には線維芽細胞，肥満細胞，組織球などがあり，線維芽細胞はコラーゲン線維，弾性線維，基質成分を産生する。また，表皮の下に向かって真皮の乳頭が突出し，ここに血管や神経が分布している。神経には自律神経と感覚神経があり，自律神経は血管，立毛筋，エクリン汗腺などに分布し，寒冷・温熱刺激や神経的興奮が加わるとそれぞれに変化がもたら

される。また，感覚神経の終末があるため，真皮におよぶ創傷は疼痛が強い。

皮膚血管▶ 皮膚血管は，細胞への栄養・酸素供給だけでなく，体温調節にも重要な役割をもつ。外気温が低い場合には，温度受容器がそれを感知し，その情報が体温調節中枢に伝えられ，中枢からは皮膚血管を収縮させる指令が発せられて体温の放散を抑制する。逆に外気温が高い場合には，皮膚血管が拡張して熱の放散を促進する。

汗腺▶ 汗腺によるはたらきも重要である。気温・体温が上昇すると，エクリン汗腺からの汗の蒸発により，上昇した体温が低下する。エクリン汗腺から分泌される汗は，塩化ナトリウムや尿素・尿酸を含むため酸性であり，これにより皮膚表面における細菌の増殖を抑制している。一方，アポクリン汗腺は腋窩・陰部・乳頭などの限られた場所にのみ分布し，毛包内に開口しているのが特徴である。毛包内に分泌される汗にはタンパク質と脂肪が含まれており，それらが体毛や皮膚表面に生息する細菌と反応してにおいが生じる。このため，腋窩や陰部などのアポクリン汗腺が存在する部位は，清潔が保たれないと独特の異臭を放つ。

脂腺▶ 脂腺は，毛包内に脂質（皮脂）を分泌する。皮脂は立毛筋の収縮によって皮膚表面に押し出され，細菌の増殖を防止したり，毛や皮膚にうるおいを与えて保護したりする。皮脂自体は殺菌作用をもつが，脂腺に細菌が侵入すると局所的に感染が発生する。これを毛包炎といい，腺の導管が閉塞した場合は癤という。

加齢により脂質の分泌が低下し，また皮膚の細胞の水分量が減少するため，弾力性・保湿性が失われていく。そのため，皮膚全体が薄くなり，しわやたるみが生じて乾燥しやすくなる。

粘膜▶ 粘膜は，粘膜上皮と粘膜固有層からなり，外界と接する呼吸器・消化器・生殖器などに存在し，その内腔表面をおおっている。体表近くの粘膜には口腔粘膜と陰部粘膜があり，それぞれ消化器・呼吸器の入り口，生殖器・泌尿器への入り口に位置している。

粘膜の表面は，粘膜組織そのものの分泌物によりつねに湿潤環境にあるため細菌の増殖をまねきやすい。したがって，これらの粘膜の清潔を保つことは，呼吸器感染症・泌尿器（尿路）感染症の予防のために重要である。

感覚受容器▶ 皮膚には，自由神経終末，ルフィニ小体，パチニ小体などの感覚受容器が存在する。これらが外界からの情報を受け取って身体の危険を察知することで，危険を回避するための反射や行動がおきる。

2 口腔内の構造と機能

口腔は顎骨に囲まれ，歯，唇，頬，歯肉，口蓋，舌などから構成されている（▶図6-2-a）。顎骨と歯以外は粘膜でおおわれているのが特徴である。食べ物を摂取するには咀嚼機能が十分にはたらくことが前提となるが，咀嚼において最も重要な役割をもつのが歯とそれを支える歯肉と歯槽骨である（▶図6-2-b）。

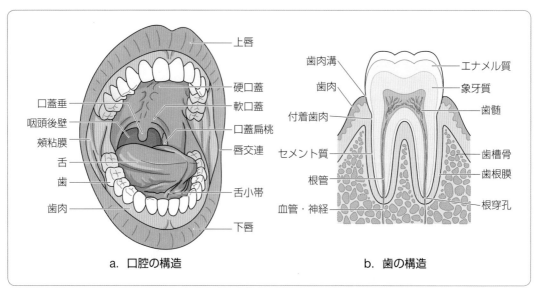

上唇
硬口蓋
軟口蓋
口蓋垂
口蓋扁桃
咽頭後壁
頬粘膜
舌
歯
歯肉
唇交連
舌小帯
下唇

歯肉溝
歯肉
付着歯肉
セメント質
根管
血管・神経
エナメル質
象牙質
歯髄
歯槽骨
歯根膜
根穿孔

a. 口腔の構造　　　　　　　　　　　　　　b. 歯の構造

▶図6-2　口腔と歯の構造

歯は生後半年ごろからはえはじめる乳歯と，6歳ころからはえかわる永久歯があり，成人では通常28本に，第3大臼歯(智歯)4本を加えると32本となる。歯は前歯と臼歯に大別され，前歯は中切歯・側切歯・犬歯，臼歯は2本の小臼歯と3本の大臼歯からなる。前歯は食べ物をかみ切り，臼歯は食べ物をすりつぶす役割をもっている。

　口腔は，食べ物を取り込み，唾液を分泌して咀嚼し，味わい，飲み込むといった摂食機能をもつ。かむことは脳への刺激となり脳の活性化を促し，姿勢やからだのバランスを保つことにも役だつ。また口腔には，言葉を発する機能と，表情をつくる機能もある。

　口腔内の清潔をはかる援助は，これらの機能が正常にはたらくため，つまり，人が人として生きていくための最も基本的な機能をまもる援助である。

3 清潔援助の効果

　清潔援助は，身体を清潔に保つだけでなく，次のような幅広い効果がある。

● 全身への効果

　入浴・部分浴，温湯による洗浄，温湯清拭などの清潔援助行為には，静水圧・浮力・温熱作用・循環促進作用・発汗作用など，身体機能に直接はたらきかける作用をもつ。これに加え，体位変換や関節の屈伸運動を伴うため，自律神経系，呼吸器系，循環器系，水分バランス・循環血液量，筋骨格系などにさまざまな影響を及ぼす。これから行う援助の作用・副作用，および患者それぞれの病態を考え合わせ，実施中・実施後の観察と評価を行いながら実施することが重要である。

循環・代謝▶
促進効果

　湯につかることによる静水圧や湯の温熱効果，さらに，洗う・ふくといったマッサージ効果によって血液循環が促され，結果として細胞への栄養・酸素供給が促進されるため，物質代謝が活発になる。また，リンパ液も促進され，静脈血流の促進との相乗効果により浮腫の軽減にも効果がある。

浮力や筋肉・関節▶
運動による効果

　入浴の際には浮力により関節運動が容易になる。そのため筋萎縮や関節拘縮の防止，運動機能の維持と向上につながる。みずから関節を動かす筋力がない患者，また意識障害のため全面介助が必要な患者などでは，清潔援助を受けることにより他動的に関節運動を行うことになる。

睡眠促進効果▶

　看護援助としての足浴(▶201ページ)は，不眠患者に睡眠促進効果をもたらすという報告がある[1,2]。これは足浴による放熱(皮膚血管拡張)で深部体温が下がることにより，深部体温の振幅(上下変動)が大きくなり，これにより睡眠が深く，継続時間が長くなるためであるとされている[3]。

安楽促進と▶
苦痛緩和の効果

　清潔援助には安楽を促進する効果がある。とくに熱布バックケア(▶165ページ)は，全身循環に大きな負担をかけることなく，副交感神経を活性化し，交感神経系を抑制し，腸蠕動促進効果[4,5]，疼痛の緩和[6]，リラクセーション効果[7]などをもたらす。

身体機能の▶
回復・活性化

　たとえば口腔ケアでは，食物残渣の除去により口腔内の爽快感がもたらされ，また，口腔内の細菌数減少により齲蝕予防，呼吸器合併症予防・回復へとつながる。さらに，摂食・嚥下機能障害をもつ人への口腔ケアは，機能訓練に直結する(▶44ページ)。このように，清潔援助は身体機能の回復・活性化に役だつものであり，このことが生きる意欲を引き出すといってもよい。

◉ 心理・社会的効果

　身体の清潔を保つことによって爽快感がもたらされ，その心理的効果から活動意欲や周囲の人と交流したいという欲求が高まり，コミュニケーションが円滑になるなど，社会的効果がもたらされる。身体の清潔が保てない場合には，自分の身体が発する臭気や，周囲の人からどのように思われるかが気になり，みずからの活動を制限することにつながる。また自分自身が不潔であるという

1) 鈴木啓子・中川幸子：自然の入眠を促すための援助. 臨床看護 19(9)：1359-1363, 1993.
2) 高山直子：施設入居高齢者に対する就寝前の足浴導入が睡眠に及ぼす効果について. 日本看護技術学会誌 6(1)：48-53, 2007.
3) 吉永亜子・吉本照子：睡眠を促す援助としての足浴についての文献検討. 日本看護技術学会誌 4(2)：4-13, 2005.
4) 菱沼典子ほか：熱布による腰背部温罨法が腸音に及ぼす影響. 日本看護科学学会誌 17(1)：32-39, 1997.
5) 菱沼典子ほか：熱布による腰背部温罨法の排ガス・排便に対する臨床効果. 聖路加看護学会誌 4(1)：30-35, 2000.
6) 縄秀志：婦人科外科患者における背部温罨法のケアの気分, 痛み, 自律神経活動への影響. 日本看護技術学会誌 9(3)：36-44, 2002.
7) 加藤京里：腰背部温罨法の快の性質——重荷からの回復過程における快不快と自律神経活動の変化から. 日本看護技術学会誌 9(2)：4-13, 2010.

自覚は，ボディイメージの低下，自尊心が傷つくなど，心理的にもマイナス要因となる。

生活リズムを▶
整える効果　私たちは一日の始まりに洗面・整髪・整容を行い，それにより外見的な美しさ・清潔さが整えられることで，社会的活動が開始できる。健康に障害がある場合にも，一日の始まりにこれらの行為を促したり援助したりすることで，一定の生活リズムを保つことができ，社会的参加への動機づけとなる場合もある。

NOTE
洗浄剤の作用

　皮膚表面に付着したよごれを除去するためには，石けんなどの洗浄剤の使用が不可欠である。洗浄剤には，界面活性剤が含まれている。界面活性剤の分子は親油基と親水基からなり，水中で一定濃度以上になるとミセルを形成する（▶図）。その親油基が皮脂やほこりなどのよごれを皮膚からはがし，親水基がはがれたよごれを包み込み，よごれを包んだミセルが形成される。よごれを包んだミセルは洗浄剤の泡に集まるため，十分に泡だてることでよごれが集合しやすくなり，洗浄効果が最大限発揮できる。よごれが集まった泡をすすぐと，よごれが皮膚から除去される。

　界面活性剤はいずれの洗浄剤にも含まれており，石けん（主成分は脂肪酸ナトリウムと脂肪酸カリウム）とその他の合成界面活性剤とに区別できる。

　石けんは弱アルカリ性であるが，常時 pH 4.5〜6.6 の弱酸性に保たれている皮膚や皮膚表面に付着したよごれ物質につくと界面活性を失い，十分に洗い流すと皮膚は弱酸性に戻る。石けんは皮脂や角質を必要以上に除去することはないが，洗い流しやふきとりが不十分で残留すると，弱酸性の皮膚に障害をおこすため注意する。

　合成界面活性剤は脱脂能やタンパク質溶解性，浸透力などが強く，洗い流したあとも皮膚の pH や，皮脂膜，細胞の水分含有量などが変化する。そのため，皮膚への影響はもとより，環境に与える影響も大きいとして問題視する見方もある[1]。洗浄剤を選択する際はこれらのことを考慮し，いずれの洗浄剤でも使用後は十分に洗い流して皮膚に付着したままにしないことが重要である。

　上述のとおり，洗浄剤には脱脂効果があるため，必要に応じてスキンケアを行う。方法としては，沐浴剤を使用する，洗浄後に保湿クリームを塗布するなどがある。沐浴剤には油脂成分が含まれ，これが皮膚のよごれを溶解すると同時に，皮膚表面をおおう効果をもつ。皮脂量の少ない人，いわゆる皮膚のかさつきがある人に対しては，とくに入念なスキンケアを行う。

1）川島みどり・北島靖子監修：改訂版看護記録用語事典．pp.396-398，中央法規出版，2005．

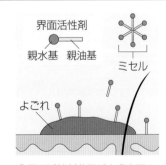

①界面活性剤分子が皮膚表面のよごれに付着する。

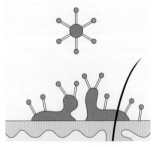

②よごれが水中に分離され，よごれを包んだミセルが形成される。

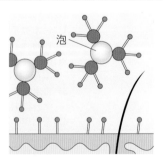

③泡の表面によごれが吸着する。

▶図　洗浄剤の作用

4 患者の状態に応じた援助の決定と留意点

　清潔援助を実施する際は，全身・局所への影響(作用)を考慮し，患者の全身状態や局所の皮膚・粘膜の状態などの身体状況のアセスメントをふまえたうえで，看護師が責任をもって方法を選択し，実施する。

◉ 方法選択の視点

患者の状態の▶判断　一般浴室での入浴，特殊浴槽を用いた入浴，浴槽にはつからないシャワー浴などさまざまな方法がある。その選択には，施設・設備などの物理的条件のほか，患者の全身状態や局所の皮膚・粘膜や全身状態など，身体状況に関するアセスメントが重要である。アセスメントの視点として，①重点的に清潔を保持すべき身体部分の特定，②場所・用具などの方法の選択，③患者の動作能力をふまえた介助・見まもり内容の特定などがあげられる。

組み合わせによる▶トータルケア　全身の清潔ケア(清拭や入浴)と部分的な清潔ケア(爪のケア，眼・鼻・耳のケアや口腔ケアなど)を組み合わせ，細部にいたるまでの清潔援助計画をたて，実践していくことが重要である。

◉ 実施上の留意点

プライバシーの▶保護　清潔援助に共通して求められるのは，人に見られたくない部分を露出しなければならない患者への配慮である。ドアやカーテンを閉めてプライバシーを保つことは最低限必要である。また，入浴・部分浴・清拭を行う際には，目的部位以外をタオルや掛けものなどでおおう。

　ただし，目的部位の露出が不十分だと，最もよごれやすい部位の保清がおろそかになり，目的を遂行できないこともある。たとえば，上腕内側や腋窩・膝窩・鼠径部・陰部，また女性では乳房の下部などは皮膚・粘膜の二面が密着するため，洗い残し・ふき残しがないよう注意する。必要な露出は十分に，不必要な露出は避けることが重要である。

保温▶　清潔援助により患者の温度環境は変化する。皮膚表面近くで温覚・冷覚を感じる場所を温点・冷点という。温点より冷点のほうが数多く分布しており，あたたかさよりも冷たさに対して敏感であるため，浸したりかけたりする湯はもちろん，タオルによる清拭に用いる湯も，つねに適切な温度を保つ必要がある。また，洗う・ふくという行為が目的どおり遂行できても，そのあとに適切な保温が行われないと，皮膚表面の水分の気化熱により急速な皮膚温低下をまねくこともある。十分にふきとり，保温するように注意する。

② 清潔の援助の実際

1 入浴・シャワー浴

● 援助の基礎知識

技術の概要▶　入浴・シャワー浴介助とは，衣服の着脱，物品の準備，浴室（シャワー室）への移動，身体の洗浄，浴槽への出入り，湯温・量の調節などといった一連の行為をたすけることである。

目的▶　清潔をはかることだけでなく，疲れを癒すこと，精神的な安寧を得ることも目的となる。また，爽快感が得られ，循環が促進されることで，活力が増すという効果もある。湯につかるという浴の文化は，昔から日本人の生活のなかに根づいているもので，療養中であっても人々は「風呂に入りたい」と願っていることを考慮して援助にあたりたい。

根拠▶　入浴には，温熱作用・静水圧作用・浮力作用という三大作用があり，また，入・出浴動作や浴室と脱衣室との温度差などもからだに大きな影響をもたらす。これらを理解したうえで，患者の病態に応じたリスクを予測し，それを極力回避する方法を選択する。実施前・中・後の観察を行いながら介助し，異常がみられたらただちに中止する。とくに呼吸器系・循環器系への影響は大きく，急激に状態が変化することもある（▶表6-2）。シャワー浴は，静水圧による心肺へ

▶表6-2　入浴動作による呼吸器・循環器系への影響

行為の流れ	影響する要因		呼吸器系・循環器系の変化
脱衣	脱衣所の気温が低い （浴室との温度差が大きい場合）		血圧↑
かけ湯 （下半身洗浄）	かけ湯を省略した場合，急激な温度変化により，交感神経優位となる		血圧↑
入浴 （浴槽に入る）	温熱作用	①適温の場合：副交感神経刺激作用	末梢血管拡張（血圧↓）
		②高温の場合：交感神経刺激作用	末梢血管収縮（血圧↑）
		③発汗・不感蒸泄の促進	循環血液量↓，脱水
	静水圧作用	①水深の深い下肢に高い静水圧がかかり，静脈還流量が増大	血圧↑，心拍出量↑
		②腹部圧迫（横隔膜挙上），胸郭圧迫により胸腔内圧上昇	1回換気量↓，呼吸数↑
出浴 （浴槽から出る）	急激な静水圧の消失 （血管抵抗低下による静脈還流量減少）		心拍出量↓による血圧↓，めまい，失神など
着衣	①脱衣所の気温が低い ②不十分なふきとりによる気化熱量の増大（冷感）		血圧↑

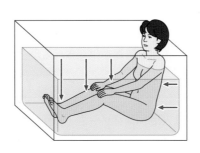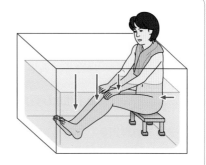

首までの全身浴は水深があるため，全身，とくに深い位置にある下半身に強い静水圧がかかるが，水面の高さが心臓の下になる半身浴では，静水圧も弱くなり，圧がかかる範囲も縮小する。

▶図6-3　半身浴

の負担がなく，エネルギー代謝や循環動態に大きな影響を及ぼさない安全な清潔方法である。

(1) 温熱効果により末梢血管が拡張し，循環血流量が増す。また，筋緊張がやわらぐ，自律神経機能，慢性疼痛や慢性疲労，食欲・睡眠の改善など多くの効果がある。温熱効果を引き出すためには，38〜40℃の微温浴とする。

(2) 湯につかることで身体に水圧(静水圧)がかかり，末梢血管へのマッサージ効果が生じ，心臓への静脈還流量が増加すると同時に，胸郭も圧迫されて循環器系(とくに右心系)や呼吸器系に負荷がかかる(▶表6-2)。これを考慮し，循環動態が不安定な人や高血圧の人に対しては，浴槽台を用いて半身浴にするなど負荷軽減の工夫をする(▶図6-3)。

(3) 水中では浮力によって体重が減り，筋力の負担が軽減されてらくになり，関節可動域訓練に役だつ。しかし，浮力により身体バランスがくずれやすく，とくに麻痺がある場合はおぼれる危険があるため，姿勢保持の補助に注意する。

(4) 発汗や不感蒸泄(不感蒸散)の増加に伴い脱水傾向となるので，入浴前後には必ず水分を補給する。

(5) シャワー浴は入浴と比べて消費エネルギー量が小さく，また温熱作用の影響がない[1]。また，手術を控えた患者と健康な人との間で，シャワー浴による心拍数・血圧の変化に差はないという研究結果もある[2]。

適応・禁忌▶　発熱，呼吸困難，心疾患急性期，200 mmHg 以上の高血圧，出血性疾患，重

1) 美和千尋ほか：入浴，半身浴，シャワー浴がエネルギー消費量に及ぼす影響．自律神経 41(5)：495-501，2004．
2) 児玉有子ほか：シャワー浴時の生理的変化——手術を控えた婦人科系疾患患者と健康な女性との比較．日本生理人類学会誌13(2)：29-34，2008．

症貧血，脳卒中直後などは禁忌である。また，がん化学療法などによる極端な体力低下状態，易感染状態にある場合も方法を考慮する。

　がん化学療法中や術後抜糸前など，保清は必要であるが浴槽にはつかれない場合や，入浴によるエネルギー消耗が懸念される場合には，シャワー浴とする。

● 援助の実際

実施前の評価▶　入浴の可否，あるいは入浴・シャワー浴・特殊浴槽などの方法選択の判断の際には，次に示すアセスメントが必要である。

(1) 病態の考慮：入・出浴の際に生じる自律神経系の変化や入浴による静水圧上昇に起因した静脈還流量・血圧の変動，エネルギー消耗など，病態への影響の程度についてアセスメントする。

(2) 考慮すべき医療処置：膀胱留置カテーテルや，中心静脈用カテーテル用ポート(CV ポート，▶347ページ)などの状況を確認する。膀胱留置カテーテル挿入中の場合，浴槽につかることによって尿道へ湯が流入することはないが，採尿バッグのフィルターがぬれることによりフィルター機能が失われ，バッグ内への尿の流れを阻害することがある。そのため，採尿バッグ内の尿を排出してからビニール袋に入れてぬれを防止する必要がある。CV ポートがあっても抜針していればそのまま入浴可能であるが，CV ポートより点滴中の場合は，ヘパリン入り生理食塩水を用いてポート側のルート内を満たし(ヘパリンロック，▶366ページ)，点滴を外してフィルムを皮膚に貼付するなどの処置が必要になる。

(3) セルフケア能力の評価：浴室までの移動方法，ならびに浴室において必要な援助内容を見きわめる。浴槽への出入り，浴槽内での姿勢保持(溺れる危険性はないか)，身体の洗浄の際の姿勢保持と関節可動域などをアセスメントしたうえで決定する。必要に応じ補助具を選択する。アセスメントの結果，全面介助が必要と判断された場合には，特殊浴槽での入浴とする。

(4) 皮膚状態の評価：前回の清潔ケアとの間隔，発汗や滲出液による皮膚汚染やにおい，乾燥状態などから，皮膚状態をアセスメントし，適切な洗浄剤を選択する。アルカリに過敏性を示す場合は，中性の洗浄剤を用いる。乾燥状態の皮膚に脱脂作用の強い洗浄剤を用いると，皮脂による皮膚保護作用がなくなり，瘙痒感からかき傷をつくることがあるため注意する。

必要物品▶　石けんなどの皮膚洗浄剤，タオル，バスタオル，着がえ，保湿剤に加えて，必要に応じて滑りどめマット，シャワーチェア(▶図6-4)，バスボードや浴槽用手すり，浴槽台，個人防護用具を用意する。特殊浴槽使用時にはリフト・ベッド間の移乗に用いる移動用マットが，膀胱留置カテーテルや CV ポート挿入中の場合はそれを保護するための用具が必要になる。

患者への説明▶　必要性と期待できる効果，どのような方法で行うのか，患者に協力してもらうことはなにかを，患者自身がイメージできるように説明する。

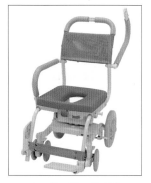

a. 高さ調整機能つき	b. キャリータイプ
背もたれ・アームサポートの有無もさまざまである。	座面回転機能もあり，歩行できなくても移乗を介助すれば入浴可能である。

（画像提供：a. アロン化成株式会社，b. ウチヱ株式会社）

▶図6-4　シャワーチェア

　たとえば，長期間安静後の初回入浴時や，転倒の危険があるなどで，見まもる必要がある場合は，介助や見まもりの必要性について納得できるように説明し，同意を得る。また，高血圧患者が熱い湯を好む場合など，実施方法が本人の希望にそえない場合には，理由を説明し，納得を得たうえで実施する。

実施方法▶ ＊ **準備**　寒冷曝露による血圧上昇を避けるため，脱衣室や浴室の室温は22〜24℃にする。とくに冬季は脱衣室に暖房器具を利用したり，浴槽の蒸気であたためたりして脱衣室と浴室の温度差をなくしておく。医療処置が施されている場合，必要に応じた準備を行う。

＊ **手順**

(1) 移動：移動手段について，患者の日常生活活動（ADL）を中心に，施設のスペースなどを考慮して，独歩，介助歩行，車椅子，ベッド，ストレッチャーなどの方法から選択する。また，介助歩行や車椅子の場合には，シャワーチェアへの移動・移乗の可否やスペースの有無など，一連の動きについてアセスメントして介助内容を決定する。歩行して浴室に入る場合は，手すりにつかまってゆっくり歩行するように伝えるなど，ぬれている浴室内の床で滑って転倒しないように注意する。必要に応じて滑りどめマットを敷く。浴槽内・洗い場間の出入り方法についても検討し，浴槽にも滑りどめマットを敷く（▶図6-5-a）。浴槽をまたぐことが危険だと思われる場合には，バスボードなどの使用により，座位のまま安全に出入浴できるよう工夫する（▶図6-5-b）。

(2) 脱衣：患者の状況によっては，臥位あるいは座位のまま脱衣する。

(3) 移乗：シャワーチェアを使用する場合はチェアに，特殊浴槽による入浴を行う場合は担架や専用椅子に移乗する。自力での移動が不可能であれば，

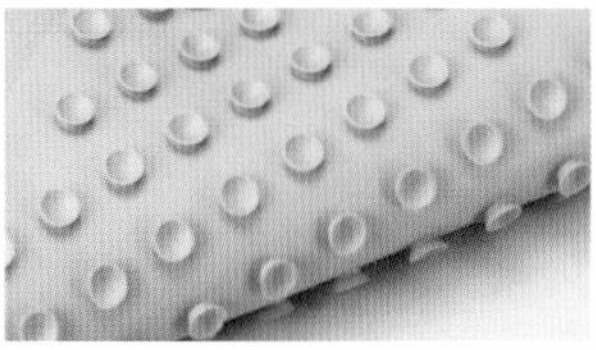

a. 浴槽内用滑りどめマット
滑りどめマットには左の写真のような浴槽に
敷くタイプのほか，浴室の床に敷くタイプ，
兼用タイプがあり，必要に応じて選択する。

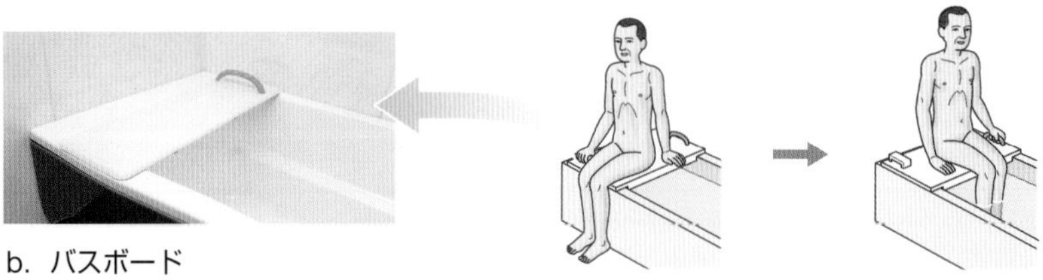

b. バスボード
浴槽をまたがずに安定した体位で入浴できる。

（写真提供：a. 株式会社マキテック，b. パナソニック エイジフリー株式会社）

▶図6-5　滑りどめマットとバスボード

スライダーなどを用いて移乗する。

(4) 下半身から徐々に湯温に慣れる：安定した座位をとるためにシャワーチェアに腰掛け，足先から徐々に湯をかけ，湯の温度に慣れるようにする。これにより，浴槽に入ったときの急激な温度変化による交感神経の緊張を避けることができる。

(5) 安全に入浴する：手すりやバスボードを用いるなど，より安定した方法で浴槽に入れるように援助する。静水圧による急激な静脈還流による心負荷を避けたいときは，浴槽台の使用や湯量の調節などをし，半身浴とする。膀胱留置カテーテル留置中は採尿バッグがぬれないよう，また，採尿バッグの高さが膀胱の位置より高くならないようにして逆流に留意する。CVポート穿刺中は局部がぬれないように注意する。

(6) 十分に洗浄する：皮膚の状態や洗浄剤の特徴を考慮して洗浄剤を選択する。洗浄剤の効果を十分に得るため，よく泡だて，十分に洗浄する。皮膚と皮膚との密着部位(頸部，腋窩，肘窩，女性では乳房の下，指の間，鼠径部，膝窩，陰部など)の洗い残しがないよう，伸展させて洗浄する。

(7) 十分にふきとる：出浴後はすみやかに水分をふきとる。とくに，皮膚密着部に水滴・湿気が残ると皮膚の浸軟(しんなん)が生じるため，乾いたタオルを用いて押さえるようにふく。

> 注意 入浴後のふきとりが十分でないと気化熱により，体温が低下するので注意する。

(8) 着衣：清潔な衣服を着る。

(9) スキンケア：乳液やクリームなどを用いて皮膚をマッサージし，皮膚を保湿する。保湿を十分に行うことで，皮膚乾燥による瘙痒感を予防できる。

⑽ 水分補給：温熱作用による発汗と不感蒸泄の増加によって水分が喪失するため，水・茶・スポーツドリンクなどで水分を補給する。

＊**留意点**

(1) シャワー浴の場合，浴槽につかるのと違い，温水があたっていない部分は冷えるため，とくに浴室（シャワー室）の温度管理には留意し，また，まんべんなく湯をかけるようにする。

(2) 浴室と脱衣室の温度差が最小になるように工夫する。

実施中・後の▶ 評価・記録

(1) 患者の 羞 恥心を最小にし，また，保温に留意して実施できたかについて，実施中より評価し，問題があれば改善しつつ実施する。

(2) 以下に示す項目については実施後に評価し，記録に残す。

- 皮膚の清潔を回復すると同時に，保湿状態など皮膚機能が改善したか。
- 患者の気分が爽快になり，食欲が増すなどの効果がみられたか。
- 入浴前後のバイタルサインの変化はないか（循環動態の変動を最小にできたか）。

● 特殊浴槽での入浴介助

基本は前述の入浴と同じである。ここでは，一般的な入浴と異なるポイントのみ述べる。

目的▶ 意識障害・ADL 障害などがあり，移動や姿勢保持が困難な患者であっても，特殊浴槽により臥 床 あるいは座位のまま入浴することができる（▶図6-6）。このような患者にとって，入浴は，温熱刺激，介助者とのコミュニケーション，浮力と温熱効果による筋緊張緩和が相まって関節運動がしやすくなるなど，全身に感覚刺激を与える機会ともなり，生理機能や意欲の向上などの副次的効果も期待できる。

移動・移乗▶ 浴室までベッド・車椅子で移動し，脱衣後，入出槽用のリフト（担架）に移乗する。この際，皮膚に摩擦力がかからないように，移動用マット（スライディングボード）を活用する。

羞恥心への配慮▶ 臥位のまま入浴する際は，陰部をタオルなどでおおい，羞恥心を軽減する。

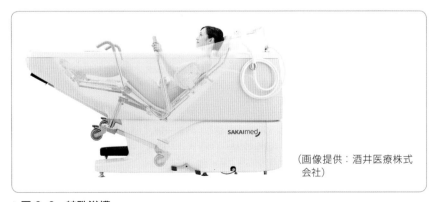

（画像提供：酒井医療株式会社）

▶図6-6 特殊浴槽

危険防止▶　耳孔から湯が入らないよう，青梅綿^{（おうめ）}を用いて耳栓をする，気管カニューレ周囲をタオルで保護するなど，細かい配慮が必要である。リフトで特殊浴槽に入る際には，転落防止ベルトを使用する，手足や頭部が正しい位置にあることを確認する，周囲のものにぶつけたりはさみ込まれたりしないように注意し，事故防止に努める。万一に備え，援助者の1人は必ず患者のそばにつく。

洗浄▶　石けんまたは洗浄剤を用いて全身を洗う。側臥位で後頸部から背部・腰部にかけて洗う場合，リフトは幅が狭いため転落に留意し，援助者の1人が専任で身体を支える。

2　全身清拭

● 援助の基礎知識

技術の概要▶　全身清拭とは，なんらかの理由によって入浴やシャワー浴ができない人に対して，温タオルを用いてよごれをふきとることである。

目的▶　清拭は，入浴やシャワー浴に比べて呼吸・循環に及ぼす影響が少ないため，呼吸・循環障害があり入浴による負荷に耐えられない場合に，入浴にかわる清潔方法として適用される。熱布を貼用する場合には，清潔以外にも排痰や腸蠕動の促進効果，リラックス効果などの目的がある。

根拠▶　健康な成人を対象に清拭と入浴による効果を実験的に測定した橋本らは，清拭のほうが除菌効果および皮脂の除去に関する効果が低いものの，皮膚が本来もっている機能に与える影響が少ないことが示唆されたと報告している[1]。また，温湯清拭による温熱刺激により皮膚温の上昇および皮膚血流が増加する。温熱タオル貼用と清拭との併用により皮膚血流増大効果があることも報告されている[2]。とくに，熱布貼用[3]のあとに清拭を行った場合，入浴に近い感じが体感できる[4]。また，前述（▶175ページ）したように，熱布の腰背部への貼用は腸蠕動促進効果があるほか，前胸部・背部への貼用は排痰^{（たん）}促進効果があることも報告されており[5]，目的により貼用部位を考慮することで清潔保持以外の効果も期待できる。

1) 橋本みづほ・佐伯由香：皮膚の水分量・油分量・pHならびに清浄度からみた清拭の効果——健康成人女性を対象とした入浴との比較検討．日本看護技術学会誌 2(1)：61-68，2003．
2) 浅川和美ほか：清拭による局所循環促進効果——皮膚の表面温度・血流の変化からとらえる．看護技術 45(3)：103-108，1999．
3) 熱布貼用：70〜80℃程度の湯に浸したあと，かたくしぼったタオル数枚を重ねて目的の部分にあてる方法．
4) 川島みどり監修：実践的看護マニュアル．p.196，看護の科学社，2000．
5) 福光麻里子・田中真由美ほか：術後肺合併症予防に関する熱布清拭の臨床的効果．第24回日本看護学会集録（成人看護Ⅰ），pp.15-17，1993．

● 援助の実際

実施前の評価▶ 入浴（シャワー浴）ではなく，清拭にとどめる理由をつねに明確にし，漫然と入浴を禁止しつづけていないかを確認する。患者の自立度や病状（発熱や内臓機能など）により，患者が１人で行える場合，部分的に介助する場合，臥床したまま全面介助で行う場合などがあり，患者の状態に応じて援助内容の範囲を決定する。患者に適した援助内容を決定するため，おもに次の点についてアセスメントを行う。

(1) セルフケア能力：自力でふく，体位をかえるなどの行為ができるか，看護師の指示に応じて関節の屈曲・伸展などの運動が可能か，関節可動域の制限（障害や治療に伴う関節運動制限）はあるかを観察したうえで，判断する。

(2) 適切な体位：骨整復術後の固定安静中や，呼吸困難時の起座位，うっ血性心不全時のファウラー位のように限られた体位しかとれない場合など，仰臥位または座位になれない状況の有無についてアセスメントする。

(3) 皮膚の状態：皮膚のよごれや，発汗や失禁，滲出液などによる汚染の有無と程度・範囲を観察する。また，発疹や表皮の剝離（はくり），菲薄化（ひはく），かさつき（乾燥状態）や瘙痒感などの皮膚障害の有無と程度・範囲についても把握し，障害の有無に応じた方法を選択する。傷などがある場合は手袋を着用して援助を行う。

(4) 患者の認知・知覚障害の有無と程度：温・冷覚の麻痺，意識障害や認知症によりみずからの危険を回避する能力が低下していないかを確認する。

(5) 実施内容：排痰促進や腸蠕動促進など，清潔以外の効果を期待して熱布貼用を行う場合，熱布バックケア（▶165ページ）として単独で行うのか，全身清拭や部分清拭を組み合わせて行うのか判断し，実施内容を決定する。

必要物品▶ ふたつきポリバケツ（約60〜70℃の清潔な湯を15L程度用意する），差し水用ピッチャー（水を用意する），汚水バケツ（清潔な湯用と同じかひとまわり大容量のもの），ベースン，湯くみ用ピッチャー，温度計，石けんなどの洗浄剤，フェイスタオル，ウォッシュクロス，手ふき用タオル（看護師用），バスタオル，綿毛布またはタオルケット，着がえの寝衣，床ぬれ防止シート（新聞紙など）のほか，必要に応じて家庭用厚手ゴム手袋，ローションまたはクリーム，個人防護用具を用意する。

患者への説明▶ 患者がイメージしやすいように手順を説明し，必要な協力を依頼する。皮膚の状態によって洗浄剤や保湿剤を変更する必要がある場合は，必要性を説明する。更衣に必要な下着や好みの衣服（寝衣）を患者本人に選択してもらう。

実施方法▶ ✳ **準備**

(1) 患者の準備：食直後は避け，排泄をすませる。バイタルサインなど全身を観察し，変化がないことを確認する。患者が座位になれる場合は，自身で行えるようにベッド上端座位や椅座位などの適切な体位を選択する。仰臥

位で全面介助する場合，看護師のボディメカニクスを十分に考慮する。看護師の体格に応じて，ベッドの高さを調整したり，患者をベッドの端に引き寄せたりして，患者の身体が実施者の作業域内に入るようにする。この際も患者への説明を行い，同意を得たうえで協力してもらう。

(2) 環境：室温を 22～24℃ とする。夏季は冷房を一時的に切る。気流が生じないように窓を閉め，空調風量のコントロールなどを行う。プライバシーが保てるよう，ドアやカーテンを閉め，「出入り禁止」などの札を掛ける。

＊**手順**　ここでは，臥床患者に全面介助で全身清拭を行う場合の手順について述べる。

(1) 清拭順序：以下のように，さまざまな条件に応じ，順序をかえる，あるいは部分的に行うなど，臨機応変に対応する。

- 体力の消耗を最小限に抑えたい場合，体位変換を最小限にするために，仰臥位で清拭できる部位から行う。顔，頸部，上肢，胸部，腹部，下肢のあと，側臥位にして背部，殿部と進める（▶図6-7）。
- よごれの著明な部分，ぬれている部分を最初に行い，不快感を除去する。
- 熱布貼用を併用する場合は，先に目的部位（前胸部・腰背部など）に熱布を貼用する。意図した時間貼用している間に，ほかの部位をふくなど，効率性も考慮に入れる。

(2) おおい：綿毛布（タオルケット）とバスタオルを用いて，清拭部位以外をおおう（▶図6-7-②）。清拭部位についても，ウォッシュクロスを洗う際など露出が不要な場合は必ずおおう。おおいを掛けるとき，開くときは気流をおこさないように注意する。

(3) タオルの用い方：原則としてウォッシュクロスを手に巻いて用いる（▶図6-8）。手に巻かずに把持する場合でもタオルの端がはみ出ないよう，また，患者の皮膚にあたるタオルの面が均一になるようにする（▶図6-9）。端の処理が適切でないと気流をおこし，また，外気にさらされたタオルの端の温度が急激に低下し，患者に冷感を与える。

(4) ふき方：同一部位について，予洗い（または貼布）によりよごれを浮き上がらせる→洗浄剤を泡だてて擦拭→洗浄剤ふきとり→（乾タオルで）水分ふきとりの順序で行う。あらかじめ決定しておいた順序で部位を移動していく。

　　│ポイント│　頸部・下顎，乳房の下部，腋窩など，皮膚と皮膚の密着部位はふき残しやすいため，伸展させてからふく。皮膚に異常がないときは軽快でここちよい圧を加えてふく。

　　│注意│　水のふきとりが不十分だと，残った水が皮膚表面から気化熱として熱を奪い，冷感を与えるので注意する。また，粘膜部位はタオルでの擦拭により摩擦が加わり損傷しやすいため，可能な限り洗浄を行う（▶204ページ）。

(5) 保湿ケア：清拭後には，必ず保湿のためのスキンケアを行う。皮膚乾燥や瘙痒感などがある場合は，とくに入念に行う。

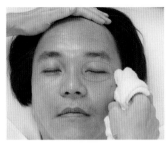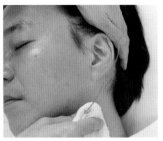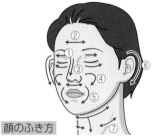

顔のふき方

①**顔・頸部**：ウォッシュクロスを示指に巻きつけ，上眼瞼を目頭から目じりに向けてやさしくふく。タオルの面をかえて下眼瞼をふく。同様に反対側の目をふき，額，鼻，頰，口のまわりをふく。患者の顔を横に向けて耳介，側頸部をふき，顎，頸部をふく。

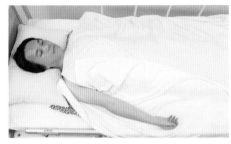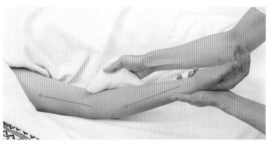

②**脱衣**：ふく箇所以外はタオルなどでおおい露出を避ける（▶脱衣の手順については，228ページ）。

③**上肢**：手関節，肘関節を支え，前腕，肘，上腕，肩，腋窩をふいていく（▶手指の清拭については，199ページ）。

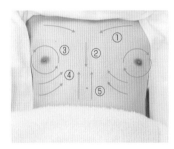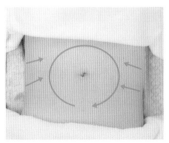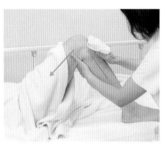

④**胸部**：胸骨上部，前胸部，乳房，側胸部をふく。

⑤**腹部**：大腸の走行に沿ってふく。側腹部もふく。

⑥**下肢**：可能であれば膝を立ててもらい，膝関節を支えながら下腿，膝，大腿をふく（▶足部の清拭については，201ページ）。

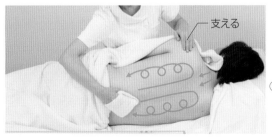

支える

⑦**背部**：患者を側臥位にする。脊柱に沿って下から上にふき上げ，外側に円を描くようにふき下ろす。後頸部もふく。

▶動画

それぞれの清拭後は，気化熱によって体温が奪われないよう，必ずバスタオルでおおい水分を取り除く。

▶図6-7　身体各部のふき方の一例

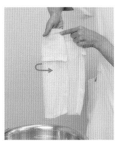
①ベースンの湯につけて
しぼり，上端から1/3
折り返したウォッシュ
クロスの1/3を利き手
に巻きつける。

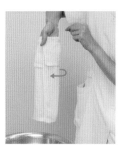
②残りの1/3を巻きつ
け，親指で押さえる。

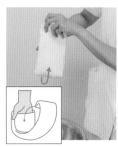
③下端を折り返して，
上端に折り込む。

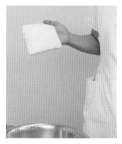
④完成

▶図6-8　ウォッシュクロスのつくり方

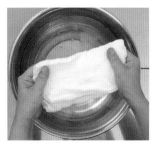
①タオルを半分に折り，さらに
半分に折る。

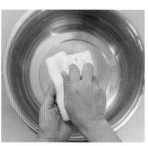
②タオルの端を内側に折り込ん
で持ち，ふくときに患者に触
れないようにする。

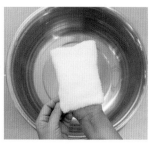
③患者の皮膚にあたるタオルの
面が平らで均一になるように
する。

▶動画

▶図6-9　タオルの持ち方

ポイント　保湿・止痒（しょう）に効果があるとされている成分には尿素（アトピー性皮
膚炎や老人性乾皮症などの角化性皮膚疾患治療薬に含まれるほか，皮膚の乾
燥を防ぐ保湿剤にも使用されている），ヨモギ（ヨモギ液およびメントール，
エタノール配合のもの，瘙痒感軽減）[1]，キュウリローション（保湿効果）[2]，オ
リーブオイル（保湿）[3]などがある。

1)　五十嵐裕子：痛みのある患者の生活行動援助の工夫――そうよう感が強く眠れない患者
　　への援助．看護実践の科学 14(12)：132-135，1989．
2)　坪井ふみ子ほか：そう痒感患者の皮膚乾燥に対するキュウリローションの保湿作用の検
　　証．日本看護技術学会誌 6(2)：30-33，2007．
3)　山根由里子ほか：オリーブオイルを用いた高齢者の皮膚の乾燥予防に関する検討．日本
　　看護学会論文集：老年看護 38：152-154，2008．

✳ 留意点

(1) 計画的な保清：陰部洗浄や手浴・足浴などの部分浴，あるいは爪のケアなど，局所的ケアとの併用によって，身体各部の保清が十分に保てるよう，計画的に実行する。

(2) 患者への配慮：不必要な露出を避け，羞恥心を最小にするとともに保温に留意する。

(3) 湯温：皮膚にあたるタオルの表面温度がつねに40～45℃程度を保持できるよう，ベースン内の湯温を看護師の手を入れられる最高温度（50℃程度）に保つ。時間経過とともに湯温が低下することを考慮し，あらかじめバケツに用意する湯温を60～70℃程度（熱布清拭の場合70～80℃）とし，適宜水をさして適温にする。バケツにふたがある場合は，ふたをして温度低下を極力少なくする。

(4) 洗浄剤：皮膚状態に応じて，適切な洗浄剤を選択する。炎症がある場合は洗浄剤を用いないか，低刺激性の洗浄剤を用いる。

> ポイント　洗浄剤は，洗浄効果が最大限発現できるように十分に泡だてて使用する。また，十分にふきとり，皮膚残存を最小限にする。水のいらない泡式清拭剤，洗い流し不要の液体清拭剤は，石けんに比べて洗浄効果は劣る[1]ことを考慮し，漫然とした使用は避ける。

(5) 高齢者，抗がん薬治療や放射線治療中で皮膚に障害がある患者，浮腫のある患者などの皮膚が脆弱（ぜいじゃく）な場合はスキン-テア（▶301ページ）が発生しやすい。このため，摩擦を加えることはせず，弱い圧（なでる程度）でふくか，押さえるようにしてふく。

(6) ドレーン類の扱い：ドレーン・カテーテル類の固定の医療用テープ（絆創膏（ばんそうこう））類はていねいにはがし，ドレーン類が抜けないように注意しながら清拭し，別の部位に固定し直す。

> ポイント　医療用テープの剝離時はスキン-テア発生のリスクが高い。高齢者など，皮膚が脆弱な人のテープ剝離の際は細心の注意をはらう。

実施後の評価・記録 ▶ 実施後は次に示す項目について評価し，記録する。

(1) ふき残し，皮膚の異常はないか（発赤や損傷，瘙痒感など）。

(2) 疲労，バイタルサインの変化，症状の悪化，気分不快などはないか。

(3) 本人が寒さを自覚していないか，客観的に四肢冷感がみとめられないか。

(4) 爽快感・満足感を得ることができたか。

(5) リラックスできているか。

---

1) 川島みどり・北島靖子監修：改訂版看護記録用語事典．pp.396-398，中央法規出版，2005.

3　洗髪

● 援助の基礎知識

技術の概要▶　洗髪とは，頭皮と頭髪のよごれを洗い流したり，ふきとったりすることである。入浴ができない，関節の拘縮や麻痺がある，治療上の制限のために通常の洗髪ができないなどの場合に援助を行う。ここでは，ケリーパッドおよび洗髪車，洗髪台を用いて洗髪する方法と，温湯が使用できない場合の頭皮・頭髪の清拭（ドライシャンプー）の方法について述べる。

目的▶　(1) 頭皮のよごれを除去し，皮膚の清潔を保って頭皮の機能を促進すると同時に，爽快感を得る。

(2) 外観を整え，個人の尊厳を保つ。

根拠▶　毛は皮膚の付属器であり全身にみられるが，とくに頭皮には毛髪が密集しているため，脂腺が多く存在する。脂腺から分泌する皮脂や汗などによって，頭皮と頭髪にはよごれやほこりがつきやすい。治療のために入浴やシャワー浴が禁止されている患者，発熱している患者，長期臥床の患者など，清潔のセルフケアが不足している場合には，頭皮・頭髪のよごれが助長される。

頭皮の脂腺はおもにトリグリセリドを分泌し，トリグリセリドは頭皮表面の常在菌が産生したリパーゼによって遊離脂肪酸に分解される。トリグリセリドには頭皮・頭髪の保護作用があるが，遊離脂肪酸の2/3を占めるといわれる不飽和脂肪酸は頭皮への刺激作用や毛包への起炎性をもち，瘙痒感や不快感などを引きおこし，悪臭や不眠，感染の原因にもなる。

健康な成人を対象とした洗髪による頭皮表面の調査では，健康的な生活を送るためには，72時間以内に次の洗髪の援助を行うことが望ましいと報告されている[1]。清潔のセルフケアが不足している患者の場合には，頭皮がよごれやすい状況にあることをふまえ，感染予防の観点から患者の状態や清潔習慣を総合的に査定して，適切な間隔で洗髪の援助を行う必要がある。

禁忌▶　バイタルサインの変動が激しい場合や，発熱している場合。

● 援助の実際

患者の状態ごとに，方法の選択の際に考慮すべき要点を示す。

(1) 洗髪台までの移動ができず，安静臥床の場合：温湯による温熱の刺激に耐えられ，頭皮に創傷がなく頭頸部の安静保持の必要がなければ，ケリーパッドまたは洗髪車を用いて床上で洗髪することができる。

(2) 洗髪台までの移動が可能な場合：洗髪用の椅子やリクライニングする車椅

---

1) 加藤圭子ほか：頭部の細菌と洗髪——洗髪による頭皮皮表細菌の変化．臨床看護 26 (4)：537-582，2000．

子，ストレッチャーなどを用いて洗髪することができる。

(3) 頭頸部の安静が必要，または衰弱や消耗が激しく温湯による温熱や水流の刺激に耐えられない場合：頭皮・頭髪の清拭を行う。清拭は体位を問わず実施することができ，また温湯を使用しないために，患者への負担をより少なくしたいときなどに適している。頭皮・頭髪のよごれを除去する洗浄剤としては，ドライシャンプー剤，もしくは50％程度に希釈したエタノールを使用する。

実施前の評価▶ 　次に示す項目についてアセスメントし，ケアの方法を選択して援助する。

(1) セルフケア能力：洗髪台までの移動能力を評価する。独歩でなくとも，車椅子や杖歩行などでの移動が可能なら，洗髪台で洗髪を行うように援助する。また，手は挙上できるか，頭皮を洗えるかなど，上肢の可動域に制限がないかを観察し，自分で洗髪ができるかを評価する。さらに，座位や仰臥位など，どの体位であれば長時間過ごすことができるかを評価する。

(2) 全身状態：バイタルサインは安定しているか，全身の衰弱・消耗はないかを評価して，洗髪の方法を選択する。移動・体位変換や温湯の使用によりエネルギー消費が亢進するため，バイタルサインが変動をきたしやすく，また，衰弱・消耗が激しくなる可能性がある。

(3) 頭皮の状態：頭皮の創傷や落屑はないかを観察し，悪臭やべたつき，よごれの程度と範囲を確認する。悪臭やべたつきがひどい場合は，シャンプー剤を複数回使用してよごれを十分に落とすようにする。

(4) 頭頸部の状態：頭頸部に器具やドレーン類が装着・挿入されている場合には，温湯を用いた洗髪ができないことが多い。その場合は，患者に合った頭皮・頭髪の清拭（ドライシャンプー）などの方法を選択する。

(5) 洗髪の頻度：入院患者の場合は，ADLの制限や発熱による発汗などで頭皮・頭髪が汚染されやすい状況にあることから，洗髪の実施間隔が適切かを確認する。

患者への説明▶ 　洗髪の必要性と効果，方法と所要時間，患者に協力してもらうことはなにかを説明する。

◉ 仰臥位でケリーパッドを用いた方法

必要物品▶ 　ケリーパッド，温湯の入ったバケツ，汚水用バケツ，新聞紙，ピッチャー小・大（温湯と水の２つ），耳栓用青梅綿（必要時），目隠し用ガーゼ（必要時），シャンプー剤，リンス剤，洗髪用ケープ，防水シーツ，バスタオル，フェイスタオル，ヘアブラシ，鏡，水温計，ドライヤー，安楽枕，タオル（看護師の手やピッチャーをふくためのもの），ごみ入れ，ワゴン，必要に応じて個人防護用具を用意する（▶図6-10）。

実施方法▶ ✳ **準備**

(1) 環境整備：室温は22〜24℃とし，患者の保温と室温の調整を行う。プライバシー保護のため，ドアやカーテンを閉める。

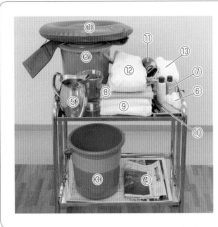

①ケリーパッド, ②温湯の入ったバケツ, ③汚水用バケツ, ④新聞紙, ⑤ピッチャー小・大(温湯と水), ⑥耳栓用青梅綿(必要時)・目隠し用ガーゼ(必要時), ⑦シャンプー剤・リンス剤, ⑧洗髪用ケープ・防水シーツ, ⑨バスタオル・フェイスタオル, ⑩ヘアブラシ・鏡・水温計, ⑪ドライヤー, ⑫安楽枕, ⑬タオル(看護師の手やピッチャーをふくためのもの)

▶図6-10　ケリーパッドを用いた洗髪の必要物品

　　根拠 温湯の使用により気化熱が生じ, また, 頸部から肩甲骨あたりまでは援助のために上掛けを外すため, 患者が寒けを感じやすい。

(2) 患者の体位：洗髪の際の安楽な体位の保持のために, 膝を曲げ, 膝窩に枕を入れる。こうすることで, 腹部などの筋の緊張が緩和され, 下肢の安定感が増し, らくだと感じられることが明らかになっている[1]。

(3) 寝具・寝衣の汚染予防

- 防水シーツとバスタオルを重ねたものを肩から上に敷き, ケリーパッドの底面が患者の肩より高くならないようにする(▶図6-11-a)。

　　ポイント ケリーパッドと肩の段差が少ないようであれば, 肩に小さい枕を挿入して頭頸部の安定をはかり, ケリーパッドを首に密着させる(▶図6-11-b)。

- 患者の寝衣の襟(えり)を内側に折り込み, 患者の首にフェイスタオルを巻き, 洗髪用ケープをつける。

　　注意 首に巻いたタオルが洗髪用ケープから出ていると, 毛細管現象により患者の寝衣をぬらしてしまうため, 出ないように注意する。

(4) むだな労作がなく, 効率的に実施することができるよう使用物品を配置する(▶図6-11-a)。患者に麻痺がある場合は, 麻痺側に立って援助する。

＊手順

(1) 頭髪をブラッシングする。それによって頭髪のからまりをなくし, ごみを除去し, 温湯やシャンプー剤を頭皮・頭髪になじみやすくする。

(2) 耳孔に温湯が入るのを予防するため, 必要時青梅綿で耳栓をする。

　　ポイント 脱脂綿は吸水性があるため使用しない。水分の飛散を防ぐために患者の顔面の一部をガーゼでおおう場合もある。

洗髪

▶動画

1) 木村静・澤田京子：洗髪時における膝の下の枕の挿入が, 対象者の精神面へ及ぼす影響. 日本健康医学会誌23(2)：60-68, 2014.

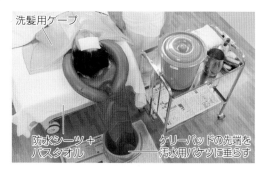

洗髪用ケープ

防水シーツ＋
バスタオル

ケリーパッドの先端を
汚水用バケツに垂らす

a. 全体の配置

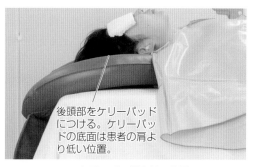

後頭部をケリーパッド
につける。ケリーパッ
ドの底面は患者の肩よ
り低い位置。

b. ケリーパッドと首の位置

▶図6-11　ケリーパッド使用時の患者の体位と配置

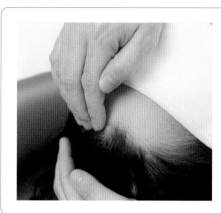

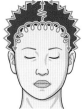 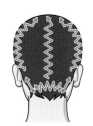

皮膚割線に沿って，指腹でこするよう
に洗浄する。爪で頭皮を傷つけないよ
うに注意する。

▶図6-12　頭皮の洗い方

(3) 頭髪が長い場合は，毛先からピッチャーで温湯をかける。使用する温湯の温度は38〜41℃程度とし，患者の好みに合わせる。

　根拠　毛先から温湯をかけると頭髪が過度に広がるのを防ぐことができる。

(4) 頭髪と頭皮を温湯で湿らせたあと，看護師の手にシャンプー剤を出し，シャンプー剤を頭髪になじませて頭皮と頭髪を指腹を用いて洗浄する（▶図6-12）。

　ポイント　爪などによって頭皮を傷つけると，感染を引きおこしかねない。

　マッサージ効果により頭皮の血流を増加させ，新陳代謝の促進をはかる。汚染がひどい場合には2回程度行う。

(5) シャンプー剤が頭皮と頭髪に残らないようによくすすぐ。十分な湯量で，手掌を椀状にして湯をためて頭髪を揺らしながらすすぐとよい[1]。患者に十

1) 社本生衣ほか：細菌汚染減少に効果的な洗髪技術の検討. 日本看護科学会誌38：245-254，2018.

分すすげたかどうかを確認する[1,2]。

(6) 洗髪終了後，毛髪に水分が付着していると，気化熱が生じて患者が寒けを
もよおし，エネルギー消費量が増加するため，以下のようにすばやく毛髪
を乾かす。

- ケリーパッドを取り除き，患者の下に敷いたバスタオルで頭部を包み，頭
髪と頭皮についた水分をふきとる。
- バスタオルの上に頭髪を広げ，ドライヤーで頭皮・頭髪をよく乾かす。セ
ミファウラー位，座位など患者が安楽な体位で実施する。ドライヤーで乾
燥させることにより，気化熱により奪われる体温を最小限にする。

(7) 耳栓を使用した場合はそれを外し，髪を整える。患者が自分で行えるよう
であれば，鏡・ブラシを手渡し好みの髪型に整えてもらう。

＊ **留意点**　実施前・中・後の患者の状態を観察する。衰弱している患者や循
環動態が不安定な患者では，体位変換時に呼吸・血圧・脈拍などが変動する可
能性が高いため，バイタルサインを測定し，注意して観察する必要がある。

実施中・後の▶
評価・記録

(1) 実施中からの評価・記録：気分不快や疲労感・寒けなどがないか，安楽な
体位をとっているか。

(2) 1回ごとの評価・記録

- 患者の主観的評価：瘙痒感が軽減したか，爽快感が得られたか。
- 客観的評価：頭皮・頭髪の汚染が除去されたか，悪臭はないか。

(3) 長期的な評価・記録：感染がおきていないか，髪型が整い，個人の尊厳が
保たれているか。

◉ 洗髪車を用いた方法（仰臥位）

洗髪方法の基本は，ケリーパッドを用いた方法と同様である。ここでは洗髪
車での援助に特徴的なことがらについて述べる（▶図6-13）。

必要物品▶　洗髪車，耳栓用青梅綿（必要時），ガーゼ，洗髪用ケープ，シャンプー剤，リ
ンス剤，バスタオル，フェイスタオル，ヘアブラシ，鏡，ドライヤー，安楽枕，
ワゴン，必要に応じて個人防護用具を用意する。

実施方法▶ ＊ **準備**

(1) 作業スペースの確保および洗髪車の動作確認：患者のベッドサイドで洗髪
車を使用する場合は，電源，十分な作業スペースが確保できるかどうかを
確認する。洗髪車の動作確認を行ったあとに，洗髪に使用する湯（38〜
41℃）を湯タンクに入れる。

(2) 患者の体位，汚染予防：洗髪車の使用に適した位置に患者を移動する。患
者の移動は，看護師2人で行ってもよい。膝を曲げ，膝窩に枕を入れ腹部

1) 本多容子ほか：基礎看護技術における「すすぎ」の研究，界面活性剤残留濃度と洗浄量
の分析（第1報）．藍野学院紀要（18）：95-103，2004．
2) 本多容子・緒方巧：基礎看護技術「洗髪」におけるすすぎの研究，効果的なすすぎ方法
の検討．藍野学院紀要（19）：89-96，2005．

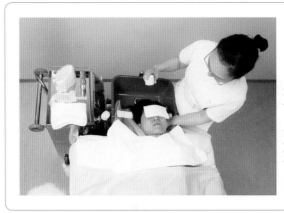

洗髪台までの移動ができない安静臥床患者を対象に，仰臥位のまま洗髪するときに用いる。湯をためておくタンク，排水をためるタンク，受水器，シャワーなどを備えている。電動式であるため電源のある場所でないと使用ができないが，設定した温度で湯の保温が可能である。シャワーヘッドは手もとで開閉ができる。移動がしやすいようにキャスターがついている。

▶図6-13　洗髪車を用いた方法

の緊張を緩和する。防水シーツとバスタオルを重ねたものを患者の肩から上に敷く。洗髪車とベッドを同じ高さにして段差をなくす。患者の頭部を支えながら受水器の頭部支持用ベルトに患者の頭部を静かに置く。頭部にかかる負荷を緩和するために，専用のウレタンフォームまたはタオルなどを置く。患者の寝衣の襟を内側に折り込み，患者の首にフェイスタオルを巻き，洗髪用ケープをつける。

＊**手順**

(1) シャワーの湯の温度を患者に確認して調整する。一般的には38～41℃程度であるが，頭部にシャワーの湯を流して確認する。

(2) 患者の顔に水分が飛散しないように，手掌を髪のはえぎわにあててシャワーを操作する。後頭部をすすぐ場合は，頭部を横に向けて行うかシャワーヘッドを頭部に密着させるようにする。必要時，患者の顔の一部をガーゼでおおう。

(3) 洗髪終了後は洗髪車の受水器から患者の頭を手で支えて移動させ，患者の下に敷いていたバスタオルで頭部を包み，頭髪と頭皮についた水分をふきとる。

＊**留意点**　「仰臥位でケリーパッドを用いた方法」と同じ。

◉ **洗髪台でストレッチャーまたは洗髪用椅子を用いて行う方法（仰臥位）**

　洗髪方法の基本は，ケリーパッドを用いた方法と同様である。ここでは，洗髪台でストレッチャーまたは洗髪用椅子を用いて仰臥位で行う場合の援助に特徴的なことがらについて述べる（▶図6-14-a）。

必要物品▶　シャンプー剤，リンス剤，耳栓用青梅綿（必要時），ガーゼ，バスタオル，フェイスタオル，ヘアブラシ，鏡，ドライヤー，安楽枕，ワゴン，必要に応じて個人防護用具を用意する。

実施方法▶　＊**準備**

(1) ストレッチャーまたは洗髪用椅子の点検を行う。

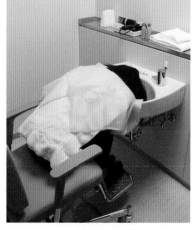

a. 仰臥位の場合	b. 前屈位の場合

▶図6-14 洗髪台で洗髪を行う方法

(2) 患者の体位，汚染予防：膝を曲げ，膝窩に枕を入れ腹部の緊張を緩和する。必要に応じてバスタオルまたは毛布を用いて保温する。患者の寝衣の襟を内側に折り込み，患者の首にフェイスタオルを巻き洗髪用ケープをつける。

✳ **手順**

(1) 患者の顔に水分が飛散しないように，手掌を髪のはえぎわにあててシャワーを操作する。

(2) 洗髪終了後は，患者の頭を手で支えて洗髪台の受水器から移動させ，バスタオルで頭部を包み，頭髪と頭皮についた水分をふきとる。

✳ **留意点**　「仰臥位でケリーパッドを用いた方法」と同じ。

◉ 洗髪台で椅子を用いて行う方法(前屈位)

洗髪台へ移動できる場合は，日常生活の清潔習慣を考慮して頸部を前屈した座位で行うことを検討する必要がある。洗髪方法の基本は，ケリーパッドを用いた方法と同様である。洗髪台で椅子を用いて前屈位で行う場合の援助に特徴的なことがらについて述べる(▶図6-14-b)。

必要物品▶　洗髪用ケープ，シャンプー剤，リンス剤，耳栓用青梅綿(必要時)，鏡，ヘアブラシ，バスタオル，フェイスタオル，ドライヤー，膝掛け，ワゴン，必要に応じて個人防護用具を用意する。

実施方法▶ ✳ **準備**

(1) 洗髪台までの移動には独歩・車椅子などの方法があり，患者の状況をアセスメントして選択する。座位が不安定な場合や，身長が低く洗髪台に頭が届かない場合は，椅子をかえる，または枕やバスタオルを用いるなどして座位を安定させる。

(2) 健康な女子8名を対象に，洗髪の専用椅子を用いてあおむけに上半身を約15〜30度起こした体位と，背もたれのある椅子に座って上半身を洗面台に向かって前方へ倒した体位を比較したところ，洗髪行動の前後でエネルギー代謝量，血圧への影響には優位な差はみられなかったという報告がある[1]。しかし，後者の体位では筋肉が強く収縮し[2]，また，狭心症などの虚血性心疾患のある患者では，胸腔内圧の上昇が冠血流量を減少させて虚血発作をおこしやすいことなどから[3]，洗髪時の体位については患者の状態をアセスメントして決定する必要がある。

(3) 患者の寝衣の襟を内側に折り込み，患者の首にフェイスタオルを巻き洗髪用ケープをつける。

✳ **手順**

(1) シャワーの湯の温度を患者に確認し調整する「洗髪車を用いた方法（仰臥位）」の ✳ **手順**（1）と同じ（▶195ページ）。

(2) 洗髪用ケープの前面部分は洗髪台の中に入れ，患者の頭にかけた湯が洗髪台の中に流れるようにする。

(3) 後頭部をすすぐ場合は，片手で土手をつくりながらシャワーをあて，背部に湯が流れ込まないようにする。

(4) 洗髪終了後はタオルで毛髪の水分をふきとってから患者の身体を起こし，顔をふく。

✳ **留意点** 「仰臥位でケリーパッドを用いた方法」と同じ。

◉ **温湯を使用した洗髪ができない場合の頭皮・頭髪の清拭**

必要物品▶ ドライシャンプー剤または50％エタノール，ヘアブラシ，鏡，ガーゼ（必要枚数），バスタオル（2枚），蒸しタオル（2枚），ドライヤー，ワゴン，必要に応じて個人防護用具を用意する。

実施方法▶ ✳ **準備**

(1) 環境整備：室温は22〜24℃とする。プライバシー保護のため，ドアやカーテンを閉める。

(2) 患者の体位：仰臥位または座位とし，患者が保持できる体位とする。仰臥位で行う場合は，安楽な体位を保持するために，膝を曲げて，膝窩に枕を入れる。麻痺などがあり座位で行う場合には，麻痺側に枕を使用して，体位が安定するように援助する。

(3) 使用物品の配置：看護師の利き手側に物品を準備すると，むだな労作がなく，効率的に実施できる。

1) 橋口暢子ほか：洗面台使用時における洗髪動作が生理・心理反応に及ぼす影響——洗髪体位の違いによる検討. 日本生理人類学会誌 6(2)：57-64, 2001.
2) 深田順子ほか：椅子前屈洗髪時における筋負担. 日本看護研究学会雑誌 21(2)：29-37, 1998.
3) 藤野彰子ほか監修：看護技術ベーシックス，改訂版. p.212, 医学芸術社, 2009.

＊**手順**　仰臥位の場合について述べる。

（1）毛髪をブラッシングする。

（2）ドライシャンプー剤には泡状のものとスプレータイプのものがある。泡状のものはゴルフボール大程度を手に取り頭髪や頭皮に塗る。50%エタノールを使用する場合は，ガーゼにしみこませて，毛髪を小分けにして，頭皮と毛髪の根もとを清拭する。

（3）蒸しタオルを用いてふきとる。

（4）乾燥したバスタオルで水分をふきとり，ドライヤーで乾燥させ，髪を整える。患者が自分でできるようであれば，鏡・ブラシを手渡し，好みの髪型に整えてもらう。

◉ **その他の方法**

患者や療養環境の状況に応じて，図6-15のような用具を用いて洗髪を行うこともある。

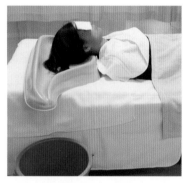

洗髪台までの移動が困難なベッド上安静臥床の患者が対象になる。排水には高低差を利用するので，ベッド上で洗髪する場合に用いる。

a.　シャンプートレー

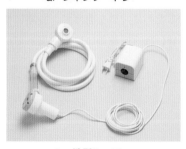

バケツに準備した湯を，電動ポンプでくみ上げて使用する。電源がある場所でないと使用できない。シャワーヘッドは手もとで開閉できる。

b.　洗髪シャワー

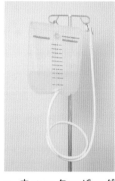

c.　ウォーターバッグ
　　シャワーセット

バッグに湯を入れて壁のフックや点滴棒に掛けて使用する。電気を用いずに自然落下での洗浄ができる。1回分の洗髪に必要な9L程度の湯が入る。シャワーヘッドは手もとで開閉でき，湯をためておくバケツ，ピッチャーなどが不要なため，少ない物品かつ省スペースでの洗髪が可能である。

▶図6-15　さまざまな洗髪用具

4 手浴

● 援助の基礎知識

技術の概要▶ 　手浴とは，指先から手首までを温湯につけて洗う一連の行為である。日常生活において，手はさまざまなものに触れていることから，よごれが付着しやすく，清潔が保たれにくい。健康であれば，手洗いや入浴で清潔を保つことができるが，入浴ができない，関節の拘縮や麻痺がある，治療上の体位制限により手を洗うための体位が自力でとれないなどの場合に手浴の援助を行う。

目的▶ (1) 手指を清潔にすることで，爽快感を得て，感染を防ぐ。

(2) 長期臥床をしている患者では，食事の前後や排泄後に手浴をすることが，日常生活のリズムを取り戻すよい機会にもなる。

(3) 温熱刺激による手指の運動機能の改善，局所循環の亢進によるリラックス効果が期待できる。

● 援助の実際

実施前の評価▶ 　次に示す項目についてアセスメントを行い，患者の状態に合わせた援助の方法を選択する。

(1) セルフケア能力：洗面台まで移動できるかどうかを評価する。独歩できなくても，車椅子や杖歩行などで移動できれば，洗面台で手浴を行うように援助する。また，上肢・手指の可動域制限や麻痺の有無と程度，自分で手を洗うことができるか，安定して手浴ができる体位をアセスメントする。

(2) 皮膚の状態：手指から手首にかけての創傷や汚染の有無と程度を評価する。汚染がひどければ，複数回の手浴を行う。また，皮膚の乾燥の程度，爪がのびていないかを観察する。傷などがある場合は手袋を着用して援助を行う。

(3) 手指から手首の状態：装具(ギプスなど)やチューブ類の挿入があると手浴が行えないこともある。この場合は，清拭を実施する。

(4) 患者の訴えや自覚症状：手浴前の患者の訴え(手がよごれている，べたべたする，手指から手首の動きや痛みなど)を確認し，手浴の実施後と比較して評価する。

(5) 手浴の頻度：入院患者の場合は，ADL の制限や発熱・発汗などによって手指が汚染されやすい状況にあることから，手浴の実施間隔が適切かどうか判断する。

必要物品(ベッドサイドで実施する場合)▶ 　ベースン，防水シーツ，バスタオル，石けんあるいは沐浴剤，フェイスタオル，水温計，爪切り，バケツ(汚水用)，ピッチャー(かけ温湯を入れたもの)，新聞紙，ワゴン，手ふき用タオル(看護師用)，必要に応じて個人防護用具を用意する。

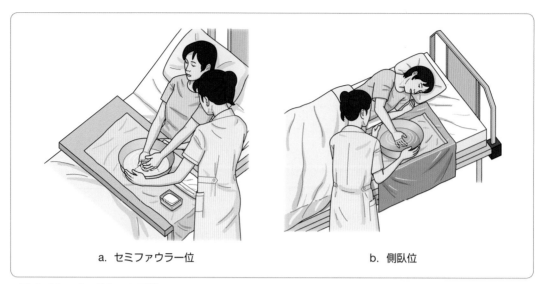

a. セミファウラー位　　　　　　　　　　　　b. 側臥位

▶図6-16　ベッド上での手浴

患者への説明▶　手浴の必要性と効果，方法と所要時間，患者に協力してもらうことはなにか
を説明する。

実施方法▶　ここでは，ベッドサイドにおいて一部介助が必要な場合における援助の方法
について述べる。

＊準備

（1）環境調整：ベッド上で行う場合の室温は22〜24℃とする。使用する温湯の
温度は38〜41℃程度とし，患者の好みに合わせる。不必要な露出をせず，
保温に注意する。

（2）患者の体位：患者の状態や自立度に応じて，最も負担の少ない適切な体位
で行う。手浴は臥床での実施も可能であるが，日常生活の習慣を考慮する
と，座位もしくは洗面台へ移動して実施することが望ましい。仰臥位の場
合は，30度程度ベッドをギャッチアップしたセミファウラー位にすると
ベースンに手が入りやすくなる（▶図6-16）。また，ベースンに手が入りに
くい場合は，肘にクッションまたはタオルをあてて，手が入るように調整
する。側臥位が可能な場合は片手ずつ洗ってもよい。

ポイント　体位変換や移動によってバイタルサインの変動や気分不快などが
生じる場合があるため，実施前・中・後の観察を十分に行う。

＊手順

（1）患者が手を温湯に浸すことができるように，体位を整える。ベッドや周囲
のものがぬれそうなときは，防水シーツの上にバスタオルを敷いておく。

（2）衣服や寝具がぬれないように調整する。

注意　寝衣や寝具がぬれてしまうと患者が寒けを感じる。また，体位変換や移
動により寒けを感じることが多いので，バスタオルやガウンなどで保温する。

(3) 手関節までつかるように，ベースンに 40℃ 程度の湯を 1/2〜2/3 程度入れる。温湯に手を浸し，可能であれば，患者自身が手を洗うようにする。できない場合は看護師が介助する。手を温湯に浸すのは 5 分程度を目安とする。

(4) 指の間はよごれが落としにくいので，入念に洗う。

(5) よごれたベースンの温湯を汚水バケツに廃棄して，ピッチャーの温湯をかけ，手指から手首のよごれを洗い流す。

(6) フェイスタオルで指間に水分が残らないようにふきとる。爪がのびていれば，皮膚の損傷を予防するために爪切りで切り（▶211 ページ），皮膚を保護する。

> ポイント　手浴後は爪がやわらかくなり，切りやすい。爪の長さは，指先から出ない程度を目安にする。皮膚の乾燥が強いようであれば，必要に応じてオリブ油や保湿クリームを塗布する。

実施中・後の▶　(1) 実施中からの評価・記録：体位の変換による気分不快はないか，手指から手首にかけてのよごれは除去されているか，手指・手首の運動は改善されているか。

(2) 1 回ごとの評価・記録

- 患者の主観的評価：手のよごれがとれ，べたつきがなくなったか，手指・手首がよく動くようになったか，爽快感が得られたか。
- 客観的評価：手指・手首の運動が改善されたか，手指から手首のよごれが除去されたか。

(3) 長期的な評価・記録：日常生活のリズムが整えられたか，手の清潔は保たれているか。

5　足浴とフットケア

● 援助の基礎知識

技術の概要▶　足浴とは，足先から足首あるいは下腿までを温湯に浸して洗う一連の行為である。足浴の援助とは，疾病や障害があるために入浴やシャワー浴ができない患者の足部の清潔を保つため，ベッドサイドで一連の行為をたすけたり，かわって洗ったりすることである。フットケアは，足関節から足の末端の皮膚・骨・関節などにおける異常や問題を明らかにして，その問題の改善と予防を目的として，足浴，爪切り，マッサージなどを行うことをいう。

目的▶　(1) 足部の清潔を保ち，爽快感を得る。

(2) 温熱刺激による，血液循環の促進，不眠や疼痛の緩和。

(3) 足部の圧迫・外傷による感染や壊死の予防。

根拠▶　足浴は，入浴に比べて身体に対する負荷は小さいが，温湯の刺激によって血液循環が促進され，入浴したような爽快感が得られ，リラクセーション効果も

ある[1,2]ために，不眠や疼痛の緩和に有効である[3,4]。さらに，化学療法と放射線療法の併用患者においては，倦怠感（けんたい）の緩和などにも効果があることが示唆されている[5]。

　また，下肢に浮腫（ふしゅ）があると，循環障害のために冷感が生じ，皮膚が脆弱になり損傷しやすくなる。さらに，知覚障害や循環障害のある患者は圧迫や外傷に気づきにくく，放置すると壊疽（えそ）や感染を生じる可能性が高いため，予防的な処置が必要となる。このような場合には，足部を清潔にすると同時に継続的な観察と処置を行い，フットケアを行う必要がある。

● 援助の実際

実施前の評価▶　次に示すポイントについてアセスメントを行う。入院患者は発熱による発汗などで足部が汚染されやすい状況にあることをふまえて，足浴の実施間隔が適切かどうかを確認し，患者の状態に合わせたケアの方法を選択する。

　(1) セルフケア能力：入浴・シャワー浴ができるか。麻痺や拘縮はないか，自分で足の爪が切れるか，治療上の制限による下肢の可動域制限はないか，長時間安定して保持できる体位を評価する。

　(2) 足部の状態：足の末梢神経障害，循環障害，皮膚の乾燥の程度，浮腫の有無と程度を観察する。皮膚の色，悪臭やよごれの有無と程度をみる。安静保持や治療のために器具・装具が用いられているかを確認する。褥瘡（じょくそう）の有無や程度，爪の変形（爪白癬（つめはくせん）や嵌入爪（かんにゅうそう））の有無と程度を観察する。傷などがある場合は手袋を着用して援助を行う。

　(3) 患者の訴えや自覚症状：足浴前の患者の訴え（足がよごれている，べたべたする，足首から足指の動きや痛みの有無と程度）を確認し，足浴実施後と比較して評価する。

必要物品▶　ベースン，防水シーツ，バスタオル，石けんあるいは沐浴剤，タオルケット，水温計，爪切り，バケツ(汚水用)，新聞紙，ワゴン，ピッチャー(かけ温湯を入れたもの)，安楽枕，ローション，オリブ油か保湿クリーム(必要時)，ガーゼ，手ふき用タオル(看護師用)，必要に応じて個人防護用具を用意する。

患者への説明▶　足浴の必要性と効果，方法と所要時間，患者に協力してもらうことを説明する。

1) 菱沼典子ほか：看護実践の根拠を問う，改訂第2版．南江堂，2012．
2) 荒川千登世ほか：足浴の心理的効果と身体に及ぼす影響．日本看護科学会誌 16(2)：136-137，1996．
3) 古島智恵ほか：不眠を訴える入院患者への就寝前の足浴の効果．日本看護技術学会誌 15 (1)：56-63，2016．
4) 古山めぐみほか：がん患者の疼痛緩和における足浴とアロママッサージの試み．催眠と科学 241：63-66，2010．
5) 沖田周子ほか：化学療法と放射線療法併用患者の倦怠感への足浴の効果．第35回日本看護学会論文集(成人看護Ⅱ)，pp.21-23，2004．

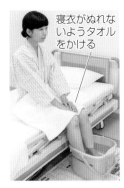
寝衣がぬれないようタオルをかける

a. 座位の場合

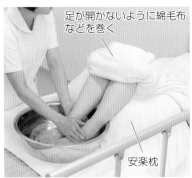
足が開かないように綿毛布などを巻く

安楽枕

b. 仰臥位の場合

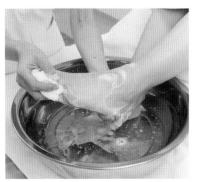

c. 踵の下を支えて洗う

▶動画

▶図6-17 足浴

実施方法▶ ✳ **準備**

(1) 環境調整：ベッド上で行う場合の室温は22〜24℃とする。不必要な露出をせず，保温に注意する。とくに座位で行う場合は，寒けを感じることがあるため，ガウンなどの着用をすすめる。プライバシー保護のためドアやカーテンを閉め，すきま風があたらないようにする。

(2) 患者の状態と体位

• 座位を保持できる場合は，座位で行う（▶図6-17-a）。

根拠 座位になることで，患者が自身の足を観察できる，足を保護することの重要性を伝える教育の機会になる，ADLの拡大がはかれる，日常生活にリズムをつけることができる，といった利点がある。バケツを利用すると下腿まで温湯につけることができ，入浴に近い感じが得られる。麻痺などがある場合は，麻痺側に安楽枕を使用して体位が安定するように援助する。

• 全身の衰弱が激しい場合や循環動態が不安定な場合には，最も負担の少ない体位である仰臥位で実施する。ベッド上の仰臥位で足浴を実施する場合は，膝を軽く屈曲し，必要であれば膝下に安楽枕を挿入すると，体位が安定する。患者の体位を整え，防水シーツとバスタオルを重ねたものを足部に敷く（▶図6-17-b）。

✳ **手順**

(1) 患者が足を温湯に浸すことができるように，体位を整える。

(2) 衣服や寝具がぬれないように調整する。

(3) 踵を支えながら，静かに温湯の中に足を入れる。温湯の温度は患者の好みを考慮し，38〜40℃前後のものを準備する。使用する温湯の量は，ベースンやバケツの半分〜7分目程度とし，足部が十分浸るようにする。

（4）指の間や踵はよごれが落としにくいので，注意して洗う（▶図6-17-c）。

（5）ベースンのよごれた温湯を汚水バケツに廃棄し，ピッチャーの温湯をかけて，よごれを洗い流す。

> ポイント　浮腫や知覚障害・循環障害をもつ患者に足浴を実施する場合は，皮膚の損傷をきたしやすいため，ガーゼやタオルなどを用いて足部のよごれを落とすようにする。

（6）バスタオルで水分をふきとり，爪がのびていれば爪切りで切る（▶211ページ）。必要があればローションを塗布する。

実施中・後の▶ 評価・記録

（1）実施中からの評価・記録：体位の変換による気分不快はないか，足部のよごれは除去されているか，皮膚の色や皮膚の状態・爪の色・爪の状態はどうか。

（2）1回ごとの評価・記録

- 患者の主観的評価：足のよごれがなくなったか，爽快感が得られたか。
- 客観的評価：足部のよごれが除去されたか，循環が良好になったか，浮腫の状態はどうか，知覚障害，循環障害に変化はないか。

（3）長期的な評価・記録：足部の清潔が保持されているか，感染や壊死などがおきていないか。

6　陰部洗浄

● 援助の基礎知識

技術の概要▶　陰部洗浄とは，外陰部，会陰，肛門周囲を洗浄することである。健康であれば入浴時や排泄時に自分で洗浄することができるが，疾病や障害がある場合には，他者の援助を受けなければならない。

　羞恥心を伴うものであることから，全身清拭の一環として実施すると患者に受け入れられやすく，その一部として行う場合もある。しかし，分泌物や排泄物により陰部が汚染されたときは，そのたびに洗浄する必要がある。

　陰部洗浄では，全面介助で行う場合と，洋式便器の洗浄装置を利用する場合とがある。全面介助の場合はベッド上の仰臥位で行い，便器または紙おむつを使用して温湯と石けんでよごれを落とす。トイレまでの移動が可能であれば，洋式便器の洗浄装置を利用してもらい，看護師は患者が必要とする部分について援助する。

目的▶（1）陰部の清潔を保ち，爽快感を得る。

（2）感染を予防する。

根拠▶　会陰部には，アポクリン汗腺が多く分布する。アポクリン汗腺はエクリン汗腺より大きく，汗孔は毛包に開口している。分泌物にはエクリン汗腺の成分に加えて脂肪酸やタンパク質が含まれる。この分泌物ににおいはないが，皮膚表面の細菌がその分泌物を栄養として増殖し，むっとする不快なにおいが発生す

ることがある。また，陰部は皮膚や粘膜が接していること，尿や便が排泄される場所であることから排泄物によって汚染されやすいうえ，湿潤環境にあるために細菌が増殖しやすい。

　一定量の尿（1日あたり1,500〜2,000 mL程度）が排泄されていれば，尿道口から尿道にかけて付着した細菌は洗い流されるため，入浴やシャワー浴によって陰部の清潔を保つことができ，尿路感染を予防できる。しかし，清潔のセルフケアが不足していたり，膀胱留置カテーテルが挿入されている患者では，陰部が不潔になりやすいため，陰部洗浄の援助を行う必要がある。膀胱留置カテーテルが挿入されている場合は，カテーテルの刺激により分泌物が排泄されるため，尿道口やその周囲の皮膚粘膜が汚染されやすい。このため，適度な間隔で洗浄を行い，尿道口の清潔を維持する必要がある。

● 援助の実際

実施前の評価▶　次に示すアセスメントを行い，患者の状態に合わせた方法を選択する。

(1) セルフケア能力：入浴・シャワー浴が可能か，自分で陰部の清潔が保持できるかを評価する。

(2) 陰部の皮膚・粘膜の状態：発赤・びらんの有無，分泌物の量や性状，においの有無を観察する。とくに尿・便失禁がある場合や膀胱留置カテーテルを挿入している場合は，陰部が不潔になりやすい。便はアルカリ性であるため，皮膚に付着すると発赤・びらんをきたしやすく，尿による湿潤は皮膚の損傷を助長する。

(3) 陰部洗浄の頻度：入院患者の場合は，ADLの制限や発熱による発汗などで陰部が汚染されやすい状況にあることをふまえ，陰部洗浄の実施間隔が適切かを確認する。

必要物品▶　防水シーツ，バスタオル，タオルケット，便器または紙おむつ，陰部洗浄用ボトル，温湯（38〜40℃程度），ガーゼ，石けん，手袋，水温計，ワゴン，カテーテル固定用絆創膏（必要時），はさみ，個人防護用具を用意する。

患者への説明▶　陰部洗浄の必要性と効果，方法と所要時間，患者に協力してもらうことを説明する。

実施方法▶　陰部洗浄の方法について，ベッド上の仰臥位で実施する方法を述べる。

＊準備

(1) 環境調整：ベッド上で行う場合の室温は22〜24℃とする。プライバシー保護のため，ドアやカーテンを閉める。また，陰部の処置は寒けを感じやすいため，バスタオルやタオルケットを用いて保温に努める。

(2) 患者の体位：仰臥位で陰部洗浄を行う場合は，便器挿入後に股関節を開脚し，安楽な体位を保持するために，膝を曲げて膝下に枕を入れる。

(3) 使用物品の配置：看護師の利き手側に使用する物品を準備すると，むだな労作がなく，効率的に実施できる。

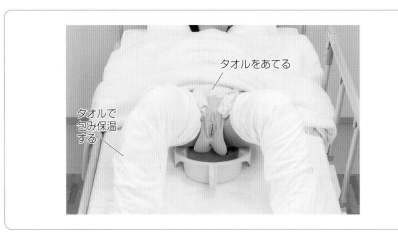

タオルをあてる

タオルで
包み保温
する

▶図6-18　陰部洗浄時の体位

＊**手順**

(1) 防水シーツを重ねて腰部に敷き，便器を挿入して患者が陰部洗浄できる体位に整える。

　　│ポイント│　便器を挿入するための腰部挙上または体位変換ができない場合や，仙骨部に創傷などがある場合には，新しい紙おむつを利用することで，便器による創部の圧迫や腰の挙上による苦痛を少なくすることができる。

(2) タオルを利用して，下肢の保温を行う(▶図6-18)。また，温湯が飛散・流入するのを防ぐため，タオルを下腹部および両鼠径部にあて堤防にする。

(3) 陰部に温湯をかけたあと，石けんをつけて洗浄する。洗浄が不十分で石けんが残ると皮膚炎をおこすため，十分に洗う。

　● 女性は，陰唇を開いて洗浄し，恥丘から肛門にかけて洗う(▶図6-19-a)。

　　│注意│　女性の場合は，腟からの分泌物や月経血などにより清潔を保つことがむずかしく，また尿道の長さが約4cm程度と男性と比較して短いことから，尿路感染をきたしやすい。

　● 男性は，包皮が翻転していない場合は，包皮を翻転させ，亀頭は円を描くようにして陰茎を洗う(▶図6-19-b)。陰嚢はしわが多いため，陰茎を挙上して左右を別々に洗う。

　　│注意│　包皮を翻転させたままにしておくと，嵌頓して壊死をおこすことがあるため，洗浄後は必ず戻す。

　● 男女とも，便による汚染を予防するため肛門は最後に洗浄する。洗浄やふきとりの際に皮膚や粘膜の損傷を防ぐため，強くこすりすぎないように注意する。分泌物または排泄物に接触することから，陰部洗浄の実施者は感染予防のために清潔な手袋を着用する。

(4) 手袋を交換し，水分をふきとる。

(5) 便器を外し，寝衣をもとどおりにする。

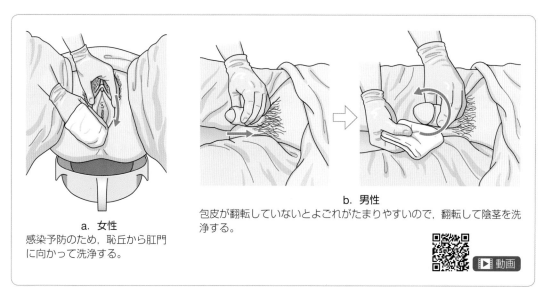

a. 女性
感染予防のため，恥丘から肛門に向かって洗浄する。

b. 男性
包皮が翻転していないとよごれがたまりやすいので，翻転して陰茎を洗浄する。

▶図6-19　陰部洗浄

◉ 膀胱留置カテーテルが挿入されている場合

　膀胱留置カテーテルが挿入されている患者にシャワー浴を行う場合は，膀胱内の尿の停滞と逆行性の感染を防ぐ。そのため，蓄尿バッグは空にし，閉鎖を保ったまま膀胱より低い位置に保ち，クランプはしない。また，シャワー浴，陰部洗浄の際には，カテーテルを引っぱって尿道を損傷しないように注意する。

　シャワー浴後，陰部洗浄後は，カテーテルを固定する。男性の場合は，陰茎を腹部に向けて固定すると尿道屈曲部位に圧がかかるのを避けることができ，尿道瘻を予防できる。女性の場合は，外尿道口の直下に腟口があるため，分泌物で汚染されないように，大腿部あるいは腹部の上方に向けて固定する。いずれもカテーテルを引っぱらないようにし，挿入の長さが変化しないように絆創膏で固定する。

実施中・後の▶
評価・記録

(1) 実施中からの評価・記録：気分不快や疲労感・寒けなどはないか，安楽な体位であったか。

(2) 1回ごとの評価・記録：陰部のよごれは落ちたか，悪臭はなくなったか，爽快感が得られたか。

(3) 長期的な評価・記録：感染を予防できているか，陰部の清潔は保たれているか。

7 整容

技術の概要▶　整容とは，歯みがき・洗面・更衣・整髪・ひげそりなどを行い，頭髪や衣服などを清潔にし，場に即した身だしなみを整えることをいう。治療上の制限や疾病のため自分では行えない場合には，看護師が援助を行う。

　身だしなみが整っていないと，健康であっても不健康に見える場合もあるほ

ど，他人に与える印象を左右する。また，身だしなみを整えることで闘病意欲が高まるなど，心理的影響も大きい。遷延性うつ病患者にひげそり指導を実施し，指導前後の ADL を比較すると，実施後では，離床時間が長くなり，自己の整容に関心をはらうようになったという報告もある[1]。整容するということは，患者自身のもつ力を引き出し，日常生活のリズムが整い，積極的に活動できるようになることを意味する。そのため，個人の好みや習慣を考慮し，できるだけ患者自身で整容ができるように援助することが重要である。

目的▶ (1) 整容することで，爽快感を得て，1日のリズムをつくる。

(2) 闘病意欲を高め，自己の尊厳を保つ。

● 洗面

● 援助の基礎知識

技術の概要▶　洗面とは，顔を洗い，ふく行為である。健康であれば，起床時や就寝時に洗面所や浴室で洗面ができるが，疾病や障害，体力の低下などにより自分で行えない場合には介助が必要である。

　援助に際しては，患者の状況をアセスメントしてから実施する。洗面所まで移動が可能な場合は，患者ができない部分を援助し，移動ができない場合はベッドサイドで洗面介助を行う。

目的▶ (1) 顔をきれいにして，爽快感を得る。

(2) 1日の生活リズムを整える。

(3) ADL の拡大や自己の尊厳が保たれる。

根拠▶　長期臥床の高齢者に水または微温湯を用いた洗面介助を行った結果，皮膚の乾燥を防ぎ清潔の保持ができる，日中開眼している時間が長くなる，言葉が多くなるといった変化がみられたという研究がある[2]。これは，洗面介助が生活のリズムを整える機会になったことを示唆している。このことから，とくに自立度が低い患者には，患者の状況に合った計画をたてたうえで，洗面介助を実施することが重要なことがわかる。

● 援助の実際

実施前の評価▶ (1) セルフケア能力：以下を評価する。

- 洗面所まで移動できるかを評価する。独歩できなくても，車椅子や杖歩行などで移動できる場合は，洗面所で洗面を行うように介助する。
- 顔が洗えるかを評価する。上肢の可動域の制限や麻痺の有無と程度を確認し，介助の方法を決定する。

(2) 皮膚・粘膜の状態：皮膚の乾燥，出血や創傷の有無と程度，チューブ類の

1) 堀淳ほか：髭剃り指導がもたらす男性患者への影響——遷延性うつ病患者の事例を通して．第36回日本看護学会論文集（精神看護），pp.198-199，2005.
2) 山岸智春ほか：長期臥床患者の洗顔方法とその効果．第35回日本看護学会論文集（老年看護），pp.143-145，2004.

固定の有無を確認する。

必要物品 ▶ 洗面器，温湯，石けん，ピッチャー，ケープ，絆創膏（必要に応じて），必要に応じて個人防護用具を用意する。

患者への説明 ▶ 洗面の必要性と効果，方法と所要時間，患者に協力してもらうことを説明する。

実施方法 ▶ ✷ **準備**

(1) 環境調整：ベッド上で行う場合の室温は 22～24℃ とし，プライバシー保護のため，ドアやカーテンを閉める。とくに座位で行う場合は，寒けを感じる場合があるので，ガウンなどの着用をすすめる。

(2) 適切な体位：患者の状態や自立度に応じて，最も負担の少ない体位で行う。循環動態が不安定な場合や頭頸部の安静が必要な場合には，仰臥位で実施する。座位が保持できる場合は，ベッドサイドにて座位で実施する，または車椅子や歩行器などを利用して洗面所へ移動して実施する。

(3) 実施の頻度：顔がよごれれば適時行うが，起床時や就寝時などのように日常生活のリズムを考慮した間隔で行う。

✷ **手順** 可能な部分は患者自身が実施できるように物品を配置したうえで，必要に応じて援助する。

> ポイント 経鼻胃管（▶57ページ）などの顔に絆創膏でチューブ類が固定されている場合は，皮脂により外れやすくなる。また，絆創膏の粘着剤は皮膚の炎症を引きおこすこともある。そのため，洗面介助を実施した際には，よごれを落として皮膚の状態を観察したあと，絆創膏で固定し直す。

実施中・後の ▶ (1) 実施中からの評価・記録：気分不快・寒けなどはないか，安定した体位で評価・記録 できているか。

(2) 1回ごとの評価・記録：顔面のよごれは落ちたか，爽快感が得られたか。

(3) 長期的な評価・記録：日常生活のリズムは整ったか，ADL は拡大しているか。

● 眼・耳・鼻の清潔

◉ 援助の基礎知識

技術の概要 ▶ 眼・耳・鼻の清潔は，全身清拭やモーニングケア・イブニングケアの際に眼・耳・鼻を清拭または洗浄して，眼脂・耳垢・鼻垢などのよごれを除去し，感覚器官の機能が低下しないようにすることである。患者の清潔のセルフケア能力が低い場合には，援助が必要になる。

目的 ▶ (1) 感覚器官を清潔に保つ援助を行い，その機能が低下しないようにする。

(2) 感覚器官を清潔にし，爽快感を得る。

根拠 ▶ 眼・耳・鼻は，ものを見る，音を聞く，においをかぐという外界からの刺激を受け取る大切な役割を果たしている。健康であれば，洗面や入浴時に清潔を保ち，感覚器官としての機能を十分に維持することができる。しかし，清潔の

セルフケアが低下している場合は，看護師が援助を行い，その機能が低下しないようにする必要がある。

◉ 援助の実際

実施前の評価▶ セルフケア能力を評価する。洗面所まで移動できるかを確認する。独歩できなくても，車椅子や杖歩行などで移動できる場合は，洗面所で患者自身が行えるように介助する。顔は洗えるか，また，上肢の可動域の制限や麻痺の有無と程度を確認し，介助の方法を決定する。

必要物品▶ ウォッシュクロス，フェイスタオル，石けん，温湯(40℃前後)，ガーゼ，綿棒，ティッシュペーパー，必要に応じて個人防護用具を用意する。

患者への説明▶ 眼・耳・鼻の清潔の必要性と効果，方法と時間，患者が協力すべきことはなにかを説明する。

実施方法▶ ＊準備

(1) 環境調整：ベッド上で行う場合の室温は 22～24℃ とし，プライバシー保護のため，ドアやカーテンを閉める。とくに座位で行う場合は，寒けを感じる場合があるので，ガウンなどの着用をすすめる。

(2) 適切な体位：患者の状態や自立度に応じて，最も負担の少ない体位で行う。循環動態が不安定な場合や頭頸部の安静が必要な場合には，仰臥位で実施する。座位が保持できるようであれば，ベッドサイド，または車椅子や歩行器などを利用して洗面所へ移動して実施する。

＊手順

①**眼の清潔** 眼の清潔とは，眼瞼および結膜(義眼を含む)をふいたり洗ったりすることである。通常は，全身清拭やモーニングケア・イブニングケアの際に行う。

眼は眼球とその付属器(外眼筋，眼瞼，結膜，涙器)からなり，涙腺からリゾチームを含む涙液が分泌されて眼球表面をうるおし，細菌感染から眼を保護している。また，眼には多くの神経や血管が分布しており，傷つきやすい。そのため，ふくときには強くこすって傷つけることのないように注意する。なお，タオルを用いる際には感染予防のため，一度ふいた面を使用してはならない。

②**耳の清潔** 耳の清潔とは，耳介周辺や外耳道をふき，分泌物・耳垢を除去することである。耳介は凹凸がありよごれが付着しやすいため，かたくしぼったタオルなどでていねいにふく。

外耳道には耳垢腺が存在し，この分泌物が外耳道の上皮や空気中の塵埃とまじって耳垢を形成する。耳垢が外耳道を閉塞して伝音性の難聴をきたす場合もある。耳垢が見えても，むりに除去せず綿棒でふきとる。

③**鼻の清潔** 鼻の清潔とは，鼻孔の周辺や鼻孔内をふいたり，分泌物などを除去することである。呼吸に伴い外鼻孔から入ってくる外界の細菌や塵埃は，鼻孔の粘膜から分泌される粘液に付着する。そして線毛のはたらきによって，咽頭に押しやられるか，または鼻水として体外に排出され，体内に入り込まな

いようになっている。

　鼻垢が蓄積して除去しにくい場合は，無理にはがそうとすると出血を引きおこす。そのため，熱い温湯に浸してからしぼったタオルを鼻にのせる，鼻孔周囲を加湿する，湿らせた綿棒で除去するなど，鼻垢をやわらかくして鼻粘膜を損傷しないようにする工夫が必要である。

　経鼻胃管や経鼻気管挿管チューブを挿入している場合，または鼻からチューブを挿入し，腸管内の減圧やドレナージをはかっている場合は，チューブの刺激により鼻からの分泌物が増加し顔面が汚染されやすい。また，皮脂により固定のテープが外れやすく，チューブのズレ，チューブの抜去，テープの粘着剤による皮膚のかぶれが生じたり，チューブの圧迫によって鼻の皮膚・粘膜を損傷したり潰瘍を形成したりする可能性がある。少なくとも1日1回は，鼻の周囲や鼻孔の分泌物・鼻垢を除去し，周囲を十分乾燥させて固定し直す。

実施中・後の▶
評価・記録

(1) 実施中からの評価・記録：気分不快や疲労感・寒けなどがないか，安楽な体位をとっているか。

(2) 1回ごとの評価・記録：瘙痒感が軽減したか，爽快感が得られたか，汚染が除去されたか，悪臭はないか。

(3) 長期的な評価・記録：感染がおきていないか，個人の尊厳が保たれているか，眼・耳・鼻の感覚機能が十分に保たれているか，皮膚の損傷や潰瘍の形成はないか。

● 爪切り

● 援助の基礎知識

技術の概要▶
　爪切りは，手や足の爪ののびすぎた余剰部分（自由縁または遊離縁）を，切ったりけずったりして爪の長さや形状を整えることである。爪がかたく切りにくい場合は，入浴後や足浴・手浴後に爪をやわらかくしてから行うこともある。

目的▶
(1) 爪の長さを適切に整えることにより，皮膚や爪の損傷を防ぐ。

(2) 爪と周囲の皮膚の状態を観察する。

(3) 爪と周囲の皮膚を清潔にすることにより皮膚の防御機能を保ち，爽快感を得る。

根拠▶
　爪は1日に0.1〜0.15 mm伸長する。手の爪は，指先の保護，ものをつまみやすくする，指先の触覚を鋭敏にするなどの機能があり，足の爪は立位の保持や安定した歩行に欠かすことができない。そのため，爪を切って適切な長さに整えることは，ADLをスムーズにするために必要である。

　さらに皮膚や爪の損傷を防ぎ，手足の清潔を保つことができるため爽快感を得ることもできる。

適応▶
(1) 治療上の制限や疾病のため自分では行えない患者。

(2) 自分で爪切りをすると状態が悪化する可能性のある患者。

禁忌▶
　爪や爪の周囲の皮膚に病変または異常があり，医師の治療が必要な患者。

◉ 援助の実際

実施前の評価▶　入院患者は治療上の制限や疾病のため，自分で爪切りが行えない場合もある。爪切りの実施間隔が適切かを確認し，患者の状態に合わせた方法を選択する。以下に示すポイントについてアセスメントを行う。

(1) セルフケア能力：麻痺や拘縮の有無，自分で爪が切れるか，治療上の制限による上肢・下肢の可動域制限の有無，長時間安定して保持できる体位を評価する。

(2) 足部・手指の状態：末梢神経障害，循環障害，皮膚の乾燥の程度，浮腫の有無と程度を観察する。皮膚の色，爪甲の状態，悪臭やよごれの有無と程度をみる。安静保持や治療のために器具・装具が用いられているかを確認する。爪の変形(爪白癬や嵌入爪)の有無と程度を観察する。

(3) 患者の訴えや自覚症状：瘙痒感，疼痛などを確認し，足浴または手浴実施後と比較して評価する。

必要物品▶　爪切り(ニッパー型・平型)，爪やすり，処置用シーツ，手袋，ベースン，ガーゼ，(またはアルコール綿)，爪用のローションまたはオイル(必要時)，必要に応じて個人防護用具を用意する。足浴(▶201ページ)または手浴(▶199ページ)をする場合は，それに必要な物品も用意する。

患者への説明▶　爪切りの必要性と効果，方法と所要時間，患者に協力してもらうことはなにかを説明する。

実施方法▶　✳ **準備**

(1) 環境調整：ベッド上で行う場合の室温は，22〜24℃とする。不必要な露出をせず，保温に注意する。とくに座位で行う場合は，寒けを感じることがあるため，ガウンなどの着用をすすめる。プライバシー保護のためドアやカーテンを閉め，すきま風が入らないようにする。

(2) 患者の状態と体位：患者が座位を保持できる場合は座位で行う。全身の衰弱が激しい場合や循環動態が不安定な場合は仰臥位で実施する。手や足の下にあて枕(バスタオル，小枕など)をして上肢・下肢を安定させる。

> 根拠　座位になることで，患者自身で手・足の爪の状態を観察できる，爪のケアの重要性を伝える教育の機会になる，ADLの拡大がはかれる，日常生活にリズムをつけることができる，といった利点がある。

✳ **手順**

(1) 手指または足趾の爪の状態を観察する：爪がやわらかいか，かたいか，肥厚しているかどうかを観察して適切な爪切り(平型，ニッパー型)を選択する。通常用いられる平型は，爪を上刃と下刃で切断するため，切りあとがとがり，爪が割れやすくなる。ニッパー型は，爪が肥厚している場合や爪がやわらかい場合に適している。

(2) 湯でぬらしたガーゼをしぼったものかアルコール綿で爪をふき，手指または足趾のよごれも除去する。

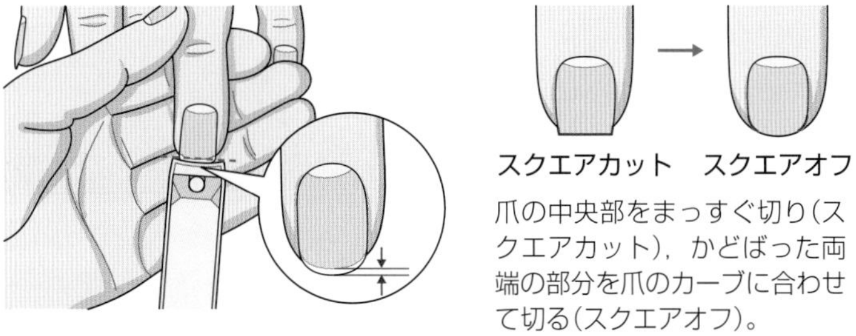

スクエアカット　スクエアオフ

爪の中央部をまっすぐ切り（スクエアカット），かどばった両端の部分を爪のカーブに合わせて切る（スクエアオフ）。

▶図6-20　爪の切り方

> ポイント　爪とその周囲の皮膚を清潔にしながら，いろいろな角度から観察し，指と指肉の間に空間があるか，ほこりや角質がたまっていないか，巻き爪や白癬菌などが生じていないかなどを確認する。

(3) 爪を切る。
- 利き手でないほうの手で足趾または手指を固定し，利き手に平型爪切りまたはニッパーを把持する。指先または趾先から爪が1〜2 mmはみ出す程度のところまで切る。爪の中央部分からまっすぐに少しずつ切り，深爪しないようにする（▶図6-20）。

> ポイント　平型爪切りでは，爪と指肉の間を確認しながら，刃で爪をはさみ指先を損傷しないように切る。ニッパー型爪切りは，爪に対して平行にあてる。

- 爪のカーブに合わせて爪の両端は鈍角に切る（▶図6-20）。
- やすりをかけることで爪の先端をなめらかにし，皮膚の損傷や，寝具や衣類に引っかかって爪が剝離するのを防ぐ。爪切りについているやすりを使用する場合と専用の爪やすりを使用する場合がある。やすりは爪に対して約45〜90度の角度であてる。左右から中心に向かって丸みをもたせる。

(4) 爪の粉や角質の粉をふきとり，爪の表面をきれいにする。必要に応じて爪用のオイルとローションを塗布する。

実施中・後の評価・記録 ▶
(1) 実施中からの評価・記録：体位の変換による気分不快はないか，皮膚の色や皮膚の状態・爪の色・爪の状態はどうか。
(2) 1回ごとの評価・記録：疼痛はないか，爽快感が得られたか，出血や爪の切りすぎはないか。
(3) 長期的な評価・記録：感染や歩行障害がおきていないか。

● ひげそり

ここではかみそりを使用した男性のひげそりについて述べる。

実施前の評価 ▶　セルフケア能力を評価する。洗面所まで移動できるかを確認し，移動が可能な場合は，患者ができない部分を援助する。移動ができない場合にはベッドサイドで介助を行う。

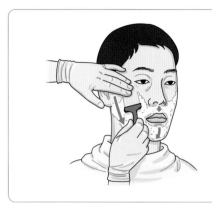

かみそりを持っていないほうの手で
皮膚をのばし，皮膚のたるみをなく
すと根もとからそることができる。

▶図6-21　ひげそりの方法

必要物品▶　蒸しタオル，かみそりまたは電気かみそり，石けん，温湯，洗面器，鏡，ケープ，クリームやローション，個人防護用具を用意する。

患者への説明▶　ひげそりの必要性と効果，方法と所要時間，患者に協力してもらうことを説明する。

実施方法▶ ＊**準備**

(1) 環境調整：ベッド上で行う場合の室温は，22〜24℃とする。プライバシー保護のため，ドアやカーテンを閉める。とくに座位で行う場合は，寒けを感じる場合があるので，ガウンなどの着用をすすめる。

(2) 適切な体位：患者の状態や自立度に応じて，最も負担の少ない体位で行う。循環動態が不安定な場合や頭頸部の安静が必要な場合には，仰臥位で実施する。座位が保持できるようであれば，ベッドサイドにて座位で行う，または車椅子や歩行器などを利用して洗面所へ移動して実施する。

＊**手順**　まずは患者の状態をアセスメントし，できるだけ患者自身が行えるように援助する。

(1) ひげをそる前に蒸しタオルで数分間，顔を蒸す。

　根拠　ひげをやわらかく，皮膚をなめらかにして，皮膚の損傷を予防する。

(2) 頰などの広い部分は長くそり，顎周囲や鼻の下などの狭い部分は短くそる。

(3) 皮膚表面の角質の損傷をさけるため，逆ぞりはしない。

(4) ひげをそるときには，かみそりを持っていないほうの手で皮膚をのばし，皮膚のたるみをなくすと，ひげを根もとからそることができる(▶図6-21)。

(5) ひげそりが終了したら，蒸しタオルで顔面を清拭する。経鼻胃管を挿入している場合は，何cmで固定しているのかを確認し，テープを交換する。必要時，クリームやローションなどを塗布する。

(6) 全面介助する場合は，実施者は感染予防のため清潔な手袋を着用する。

実施中・後の▶
評価・記録

(1) 実施中からの評価・記録：気分不快や疲労感・寒けなどがないか，安楽な体位をとっているか，経鼻チューブを挿入している場合は皮膚のかぶれお

および潰瘍形成の有無。

(2) 1回ごとの評価・記録：爽快感が得られたか，ひげがきれいにそれたか，整えられたか。

(3) 長期的な評価・記録：個人の尊厳が保たれているか。

8 口腔ケア

● 援助の基礎知識

技術の概要▶ 口腔内のよごれの原因は，食物残渣，分泌物，歯垢(プラーク)，細菌などさまざまである。歯や義歯に存在する細菌はみずから菌体外多糖体を産生し，これが細菌を包み込むバイオフィルムとなり，強固な力で歯に付着する。これが歯垢である。歯垢は水だけでは洗い流されず，また抗菌物質や免疫細胞は浸透しないため，歯ブラシによる機械的な摩擦でしか除去できない。

また，歯肉の健康も重要である。歯と歯肉の間にある歯肉溝(▶174ページ，図6-2-b)は，通常1～2 mm程度の深さであるが，歯肉溝に歯垢がたまり，歯垢の細菌により歯肉炎をおこすと腫脹してみぞが深くなる。これを歯周ポケットという。進行して歯周ポケットが深くなると歯肉が破壊され歯周病となり，さらに進行すると歯を支える歯槽骨をとかして歯が動揺するようになり(動揺歯)，最終的には歯が抜け落ちてしまう。これを予防するために，入院中も口腔ケアを行い，口の清潔と機能を維持する。

口腔ケアは，口腔の疾病予防だけでなく，呼吸器疾患の予防，摂食・嚥下機能の回復など，健康の保持増進とQOLの向上に幅広い効果をもたらす援助技術である。適切な口腔ケアにより，口から食物を摂取できなかった人が咀嚼・嚥下機能を再獲得し，摂食ができるようになることも少なくない。

口腔ケアとして，広く摂食・嚥下訓練まで含める場合もあるが，ここでは，口腔内および義歯に付着した食物残渣や歯垢・分泌物の清掃，義歯の手入れについて述べる。

目的▶ 食物残渣や歯垢を除去し，口腔粘膜の血行や唾液分泌を促進して口腔の機能や免疫機能を高めるとともに，齲蝕・歯周病・呼吸器感染症を予防する。

根拠▶ 口腔内の清掃が不十分だと，口臭や歯肉・粘膜からの出血などのさまざまな症状が引きおこされる。口腔ケアには，口腔内の清掃のみならず，適度な刺激を与えることで唾液分泌促進効果があるといわれている[1]。唾液には，消化作用，粘膜潤滑作用，食べものの凝集作用，エナメル質再石灰化などのほか，重要な機能として抗菌作用がある。唾液分泌量が減少すると唾液中の抗菌物質の減少や自浄作用の低下により口腔内細菌が増え，齲蝕や歯周病，舌苔などのほか，呼吸器感染症が発生する危険性が高まる(▶図6-22)。

---

1) 柿木保明：口腔乾燥症の病態と治療. 日本補綴歯科学会誌7(2)：136-141, 2015.

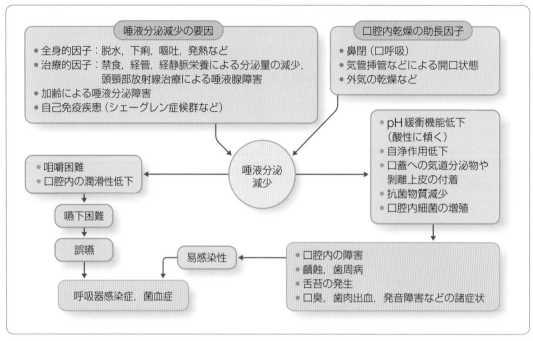

▶図6-22　唾液分泌が減少する要因とその影響

　また，とくに高齢者では，嚥下反射・咳嗽反射の低下による誤嚥の危険性が高い。食物などの明らかな誤嚥(顕性誤嚥)は，迅速に対処すれば問題となることは少ないが，睡眠中などに気づかずにおこる不顕性誤嚥により，口腔内の細菌が気道に入ると，誤嚥性肺炎などの呼吸器感染症の原因となり，重症化して突然呼吸不全に陥ることもある。誤嚥性肺炎の予防のためにも，日常的・予防的な口腔ケアにより口腔内の細菌を減少させることが重要である。

禁忌▶　口腔内に創傷がある場合には，創傷の治療方針にそって実施する。

● 援助の実際

実施前の評価▶　以下の点についてアセスメントし，個々の状態に合わせた方法を選択する。

　(1) セルフケア能力：洗面所までの移動の可否，介助の必要の有無と内容の判断。

　(2) 口腔内の状態：口腔内全体の状態(乾燥の有無とその程度，気道分泌物の貯留など)，歯肉・粘膜の状態(炎症，びらん，出血などの有無とその程度)。

　(3) 歯・義歯の状態(義歯の有無と範囲，歯垢の有無と程度，動揺歯の有無と程度など)

　(4) 意識障害，嚥下障害の有無と程度：自力での含嗽(うがい)の可否，誤嚥の危険性についての判断。

　(5) 開口障害の有無と程度：ブラッシングスペースを確保する対策を講じるためのアセスメント。

▶表6-3　代表的な口腔ケア剤の特徴

区分	種類(商品名)	特徴
歯みがき剤	一般の歯みがき剤	歯の再石灰化や歯肉炎予防などの目的に応じたものもある。
	研磨剤・発泡剤無配合薬用歯みがき剤(リフレケア®など)	発泡剤無配合のためすすぎが不要。含嗽できない人でも使用できる。
薬剤配合含嗽剤	ポビドンヨード(イソジン®ガーグル)	抗菌作用にすぐれている。
	アズレン(ハチアズレ®)	消炎，創傷治癒促進，抗潰瘍作用を示す。
	ドミフェン臭化物(オラドール®)，クロルヘキシジングルコン酸塩(コロロ®)など	消毒効果があり，感染予防目的で使用する。
洗口液(口腔内洗浄液)	ヒアルロン酸配合液	保湿効果があり，細菌増殖抑制作用を示す。ジェルタイプもある。
	オキシドール	発泡の機械的作用により舌苔除去に有効である。
	重曹水	粘液溶解作用があり，乾燥・付着した分泌物や舌苔の除去に効果的である。
	茶	カテキンによる抗菌作用が期待できる。安価で容易に入手できる。
	レモン水	嗅覚・味覚にここちよい刺激を与え，爽快感をもたらすことができる。
	白金ナノコロイド配合液(プラチ・ナノテクト®EX)	活性酸素を消去し，粘膜にうるおいを与える。口内炎や外科的侵襲時に疼痛軽減・治癒促進効果がある。
保湿剤	人工唾液(サリベート®)	唾液腺障害による口腔内乾燥を改善させる。
	口内保湿・湿潤ジェル，リキッド(オーラルバランス®，スマイルハニー®など)	口腔内をうるおし乾燥を改善させる。オーラルバランス®には抗菌作用をもつラクトフェリンやリゾチームなどが含まれる。

(茂野香おるほか：有効な口腔ケア剤とは．道又元裕監修：ケアの根拠，第2版．p.192，日本看護出版協会，2012をもとに著者作成)

必要物品(全面介助もしくは一部介助の必要な場合)▶　歯ブラシ，歯みがき剤と水，状態に応じてそのほかの口腔ケア剤(▶表6-3)および補助清掃具(デンタルフロス，歯間ブラシ，舌クリーナー・舌ブラシ，スポンジブラシなど)，吸引器(必要時)，開口保持用具，タオル(必要時防水シート)，ガーグルベースン，吸い飲み(またはマジックカップや注射筒)，手袋，マスク，ゴーグル(またはフェイスシールド)，そのほか給水・吸引機能つき歯ブラシなどを用意する(▶図6-23)。

　歯ブラシや歯みがき剤・口腔ケア剤，補助清掃具は，患者の状況に応じて選択し，必要に応じて組み合わせて使用する。

ポイント　歯ブラシの選択の際，歯肉の状態に応じて毛先のやわらかいものを選択する。また，毛先が痛んだものはブラッシング効果が得られないばかりでなく，歯肉退縮を助長させるため，定期的に交換する。歯肉退縮により歯根部が露出すると，歯根部はエナメル質がないためけずられていく。

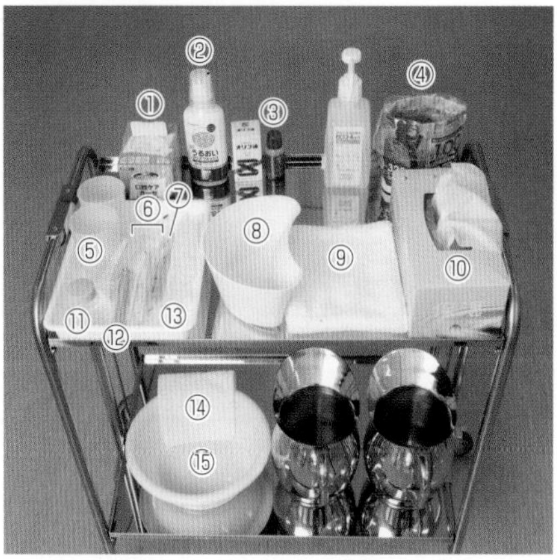

患者の状態に合わせて，物品を選択する。
①ガーゼ，②口腔保湿剤，③含嗽剤，④ゴミ入れ，⑤コップ・水，⑥歯ブラシ・補助清掃用具，⑦舌圧子，⑧ガーグルベースン，⑨タオル，⑩ティッシュペーパー，⑪吸い飲み（もしくはマジックカップや注射筒など），⑫ペンライト，⑬手袋，⑭タオル，⑮洗面器

▶図6-23　口腔ケアに用いる物品

患者への説明▶ (1) 口腔ケアの必要性と期待できる効果，ケアの方法を説明する。

(2) 患者に協力してもらうことを，患者自身がイメージできるように説明する。

実施方法（全面介助もしくは一部介助の必要な場合）▶ ＊**準備**　多くの人は口腔内を人に見られることに抵抗を感じるため，カーテンを閉めるなどプライバシーの保護に努める。

＊**手順**　口腔ケアの基本は，ブラッシングと十分な水を用いた洗浄である。ブラッシングは経口的に食物摂取をしていない人に対しても行う。

根拠　経口的食物摂取をしていない人は唾液分泌が少なく，細菌増殖をきたしやすいためである。

(1) 患者の体位

● 仰臥位の場合は，頸部を軽く前屈するか顔を横に向けた姿勢で行う。

根拠　頸部を後屈させると咽頭から気管が開き誤嚥の危険性が高まる。

● ファウラー位の場合は，麻痺側に頸部を回旋し，麻痺側の咽頭部を狭くして誤嚥の危険性を低くする。

● 片麻痺がある患者では，麻痺側を上にした側臥位をとって唾液・洗浄水の自然な排出を促し，誤嚥を予防する。

(2) 予洗い：ブラッシングの前に含嗽を行う。含嗽の目的は，食物残渣を洗い流し，口腔粘膜をうるおわせ，ブラッシングによる摩擦が生じないようにすることである。うがい水を排出するときは顔を横向きにし，ガーグルベースンを頬から下顎に密着させ，水が口角・頬を伝わるようにする。

(3) ブラッシングスペースの確保：患者に声をかけ，十分に口を開くように協力を得る。奥歯をみがく際には，歯ブラシの柄を用いて口角を少し引っぱりぎみにする。

(4) ブラッシング：ペングリップで歯ブラシを持ち，ブラッシング圧を100〜200g程度に抑えたていねいなブラッシングを行う（▶図6-24-a）。

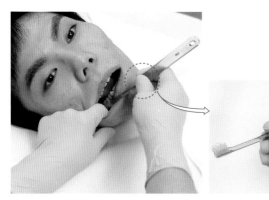

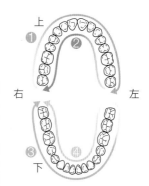

a. 歯みがきの基本
歯ブラシをペングリップで把持し，軽い力で小きざみに動かす。

b. ブラッシングの順序の例
あくまで一例であり，上下左右とも頰側・舌側をまんべんなくブラッシングすることが大切である。

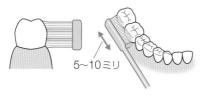

c. スクラビング法
歯垢除去をおもな目的とした方法。毛先を歯面に垂直にあて，小きざみに動かしながら，歯を1本ずつ横に移動していく。

d. バス法
歯周病対策として，とくに歯周ポケットのケアに有効である。歯と歯肉の境目に45度の角度で毛先が歯肉に接するようにあて，小きざみに動かしていく。

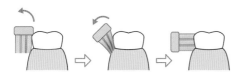

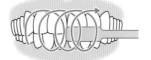

e. ローリング法
歯ブラシの脇(サイド部分)を歯の根もとに垂直にあて，歯冠に向かって90度回転させ，その力で歯垢を除去する。

f. フォーンズ法
毛先を歯面に垂直にあて，小さな円を描きながら，歯を1本ずつ横に移動していく。

▶図6-24 歯みがきの基本とブラッシングの方法

ポイント　ブラッシング圧を練習する際には食品計量計などを用いるとよい。

根拠　圧が強すぎると，歯肉退縮やエナメル質が薄い歯肉沿いの歯をけずり取ることになる。

- 上顎・下顎，また前歯・奥歯にみがき残しがないように，頰側と舌側，咬合面をまんべんなく行う(▶図6-24-b)。
- ブラッシング法には，スクラビング法，バス法，ローリング法，フォーンズ法などがある(▶図6-24-c～f)。スクラビング法を基本として，バス法など複数の方法を取り入れると歯肉炎の予防・改善に効果的である。いずれ

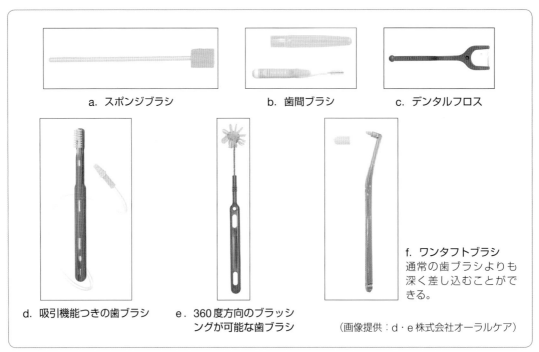

a. スポンジブラシ

b. 歯間ブラシ

c. デンタルフロス

d. 吸引機能つきの歯ブラシ

e. 360度方向のブラッシングが可能な歯ブラシ

f. ワンタフトブラシ
通常の歯ブラシよりも深く差し込むことができる。

（画像提供：d・e 株式会社オーラルケア）

▶図6-25　特殊な歯ブラシ

の方法でも，歯を1本ずつみがくつもりでていねいに行う。また，歯だけでなく，歯肉にも歯ブラシをあててマッサージする。

　ポイント　歯肉炎の改善・予防には，やわらかい歯ブラシを用い，歯と歯肉のすきまにブラシを差し入れて振動させる（バス法）。舌側の歯面には歯ブラシの先端部分（つま先）を用いて，こまめに歯ブラシがあたる部分をかえ，確実に歯垢を除去する。

(5) 粘膜・舌の清掃：舌・舌下・口蓋・頬内側などにある粘膜の清掃を行う。ブラッシングによって適度な摩擦を加えることで口腔粘膜の血行が促進され，唾液分泌が促進される。舌苔が分厚くなっている場合や，乾燥している場合は，無理にはがさず，洗口水や保湿剤などでやわらかくしてから少しずつ除去する。粘膜・舌の清掃には，ブラシタイプ，へらタイプなど，さまざまなケア用品があるので，個々の状態にあった器具を用いる。また，スポンジブラシ（▶図6-25-a)やガーゼは舌や粘膜の清掃にも有効である。ガーゼは指に巻きつけるだけで簡単に使用でき，患者が自力で舌を出せない場合にも，ガーゼを用いることで滑らずに舌を手前に引くことができる。

　ポイント　スポンジブラシは，歯だけでなく歯茎や口蓋・舌などのよごれをふきとるための口腔ケア用品である。使用時は，スポンジに水を含ませたあと，余分な水をしぼってから用い，口腔内に水が流れ出て誤嚥するのを防ぐ。

　根拠　舌のケアが不十分だと，舌の小突起の上皮が剝離し，そこに細菌や細かい食物残渣などが付着し，細菌増殖の温床となる。

▎ポイント 重曹水やオキシドールなどの洗口水や，保湿剤を用いると除去しやすい。

(6) 十分な洗浄：歯垢や舌苔，あるいは固着した分泌物などを除去したら，十分な水で汚染を洗い流すことが重要である。水飲みや注射筒を用いて局所に水を注入して洗浄する。自力で排出できる場合は，適宜誘導して排出してもらい，誤嚥の危険がある場合は，吸引器や吸引機能つき歯ブラシ(▶図6-25-d)などを用いて，洗浄水の注入と同時に吸引を行う。

(7) 保湿：口腔内が乾燥している場合にはケアの仕上げとして保湿剤スプレーなどを使用し，乾燥を予防する。また，口唇が乾燥していることもあるため，口腔ケアのあとは，顔面を清拭するとともに，リップクリームなどを塗布して保湿をはかる。

実施中・後の ▶ 評価・記録

(1) 1回ごとの評価

- 患者の主観的評価：爽快感を得ることができたか。
- 客観的評価：誤嚥はないか，口臭はないか，歯垢や舌苔，こびりついていた気道分泌物が除去できたか，歯肉や粘膜の損傷・出血はないか。

(2) 長期的な評価：唾液分泌が促進されたか，口腔内乾燥はないか，食欲が増進したか，歯肉や粘膜の色は正常になったか，経口的食物摂取が可能になったか，齲歯が増加していないか。

◉ 義歯のケア

　義歯とは，咀嚼運動の改善や口腔の形態的・機能的回復を目的に，歯が喪失している部分に装着される人工的な歯のことである。一般的には，全部床義歯と部分床義歯に分けられる(▶図6-26)。義歯にも歯垢がつき，手入れが不十分だと細菌の増殖の温床となりやすい。そのため，義歯のない人と同様に食後のケアが必要であり，さらに夜間就寝中も手入れが必要である。

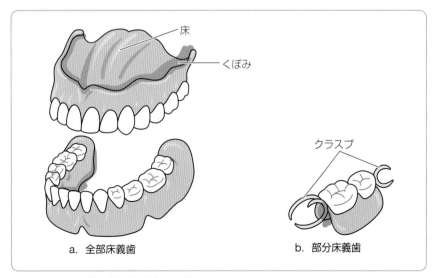

a. 全部床義歯　　　　b. 部分床義歯

▶図6-26　全部床義歯と部分床義歯

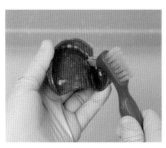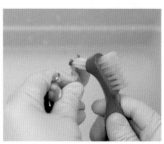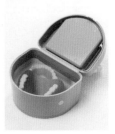

a. 全部床義歯のブラッシング
床のくぼみ部分にみがき残しが発生しやすい。

b. 部分床義歯のブラッシング
クラスプの部分にみがき残しが発生しやすい。

c. 義歯保管容器
義歯洗浄剤を入れた水に浸漬する。

▶図6-27 義歯のケア

(1) 対象者の義歯の種類と数を把握しておく。とくに，部分床義歯ではクラスプがかかっている歯の歯みがきが不十分だと齲歯や歯周病が発生しやすい。

(2) 義歯の手入れと口腔内の洗浄の手順

- 義歯の脱着：義歯を外す場合には，力まかせに引っぱるのではなく，義歯と歯肉の間に空気を入れるつもりで徐々にずらしながら外す。

- 毎食後，水で食物残渣などのよごれを洗い流し，手掌に義歯をのせてすみずみまでやわらかくブラッシングする（▶図6-27-a，b）。部分床義歯の場合，洗浄中に排水口に流してしまわないよう専用の器を下に置くとよい。

  > ポイント　全部床義歯では床のくぼみの部分，部分床義歯ではクラスプの部分にみがき残しが発生しやすいので留意する。

- 義歯を外した口腔内も洗浄する。やわらかいブラシなどを用いて歯肉，口蓋，舌・舌下，頬内側の粘膜面を入念にブラッシングする。機械的刺激により血行が促進されるとともに唾液の分泌が促進される。

- 夜間就寝前には，義歯を流水で洗浄したあと，コップや保管容器にぬるま湯をはり，義歯を浸漬させる（▶図6-27-c）。義歯洗浄剤を用いて，ブラシだけでは落としきれないよごれや細菌・真菌類を除去する。翌朝，水で洗浄し装着する。

  > ポイント　水に浸漬させずに乾燥してしまうと義歯が変形する。また湯の温度が高すぎると変形の原因になるため留意する。

◎ 個別性への応用

開口の協力が▶
得られない場合

口腔ケアのために力まかせに開口を強制したり，機械的刺激を加えたりすると，口腔ケアへの協力意思を喪失させ，ますますかたく閉口するという悪循環が生じる。開口反射誘発法（Kポイント刺激法）によって開口を誘発したり，バイトブロック（臼歯部に装着するプラスチック製のもの）や指サック型開口保持器などの器具を用いて，スペースを確保してからブラッシングを行う（▶図6-28）。また，360度方向のブラッシングが可能な歯ブラシ（▶220ページ，図

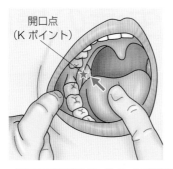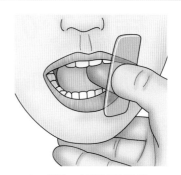

a. 開口反射誘発法（K ポイント刺激法）
K ポイント（臼後三角〔臼後結節〕の
やや後方内側にある開口点）を押し
て刺激すると開口を誘発できる。

b. 指サック型開口保持器

▶図 6-28　ブラッシングスペースを確保するための工夫・器具

6-25-e)を用いると，わずかなすきまからブラシを差し入れることができる。

含嗽ができない▶　洗口液の自力排出ができないなど，誤嚥の危険がある場合は，吸引器と吸引
場合　チューブや排唾管を用いて洗浄液を吸引しながら行う。発泡剤無配合の薬用歯
みがき剤を使用し，マッサージするのもよい。

気管挿管中の▶　気管チューブ表面に細菌が付着してバイオフィルムが形成されると，難治性
場合　肺炎が発生するおそれがある。とくに人工呼吸器装着時は，人工呼吸器関連肺
炎 ventilator associated pneumonia（VAP）予防のための口腔ケアが重要である。
　気管挿管中の口腔ケアでは，洗浄液が気管へと流れ込むのを防ぐことが必須
であり，吸引器と吸引チューブ，排唾管，または給水・吸引機能つき歯ブラシ
などを用いて洗浄液を吸引する。口蓋に気道分泌物がかたくこびりついている
場合には，ヒアルロン酸ジェルなどで口腔内を湿潤させてこびりついた粘液を
溶解させて除去するなどの工夫が必要である（▶217ページ, 表6-3）。

口内炎や歯肉出血▶　出血を理由にブラッシングを行わないと，ますます口腔衛生状態が悪化し，
がある場合　炎症が悪化して出血が増長するという悪循環に陥り，最悪の場合には敗血症を
発症することになる。ジェル状の歯みがき剤を用いて，毛のやわらかい歯ブラ
シやスポンジブラシなどでブラッシングする。痛みのひどいときは，白金ナノ
コロイド配合洗浄液など低刺激性の口腔ケア剤の使用を検討する。

動揺歯がある場合▶　歯周病が進行して歯肉が退縮し，歯槽骨まで影響が及んでいる場合，歯が動
揺する。抜けそうであっても絶対に抜かず，歯科医による治療とともに日常の
歯みがきを怠らない。やわらかいブラシを用いて圧をかけずにていねいかつ慎
重にみがく[1]。歯肉が退縮して歯根が露出している場合もあるが，歯根に歯垢が
付着したままだと容易に齲歯に移行するため，歯みがきを徹底する。

1）今井宏美ほか：歯磨き練習モジュールの開発と自己学習の教育教材としての提案. 人間
工学 55(4)：126-132, 2019.

B 病床での衣生活の援助

① 援助の基礎知識

1 衣服を用いることの意義

「衣・食・住」と表現されるように，衣生活は人間生活の基盤となる三大要素の1つである。ふだん，なにげなく身につけている衣服だが，人間が衣服を身につけることには，2つの意義がある。1つは，外部環境へ適応するという生理的意義であり，もう1つは自己表現や社会生活への適応という心理・社会的意義である。

生理的意義▶　衣服を用いることによって，体温の調節を補助することができる（保温・防暑）。ヒトは恒温動物であり，体温を外界に合わせて調整し，内部環境の恒常性を維持している。さらに，衣服を自発的に脱いだり着たりすることによって，外界の環境温度の変化に対応することができる。

　また，衣服には身体を保護するはたらきもある。強い日光や害虫，アレルギー源などの有害物質などから身体をまもり，擦過傷などの傷害を防止する。皮膚の清潔を保つためにも，衣服は重要である。汗や垢などのよごれを衣類に付着させ，被服気候（▶225ページ）を適切に保つことで，発汗や不感蒸泄を少なくし，皮膚の汚染を防ぐことができる。

社会的意義▶　他人との交流において，清潔で品位ある衣服を身につけることは重要である。また，人は社会生活を送るうえで，冠婚葬祭などにおける礼装や，職種を象徴する制服など，その場に適したさまざまな衣服を選択して着用する。

心理的意義▶　衣服には，自己表現としての意味がある。衣服を身につける前の「衣服を選択する」過程では，その人の好みや気持ちが，衣服の色や形に反映される。また，好みのものや納得して選択したものを着用していると満足感が得られ，おのずと前向きな気持ちになれる。つまり，着ている衣服によって気分や態度，さらには行動までも影響されうる。

2 熱産生と熱放散

体温は，体内における**熱産生**と体外への**熱放散**のバランスによって一定に保たれている。

熱産生▶　体内における熱は，通常の代謝活動によって発生する。運動時には筋による熱産生が増加し，食事後には代謝の亢進による熱産生が増加する。ほかにも，寒冷刺激によるふるえや，各種ホルモンなどによっても増加する。

熱放散▶　体外への熱の放散は，放射・気化熱・伝導・不感蒸泄（不感蒸散）の4つのしくみによって行われる（▶図6-29）。

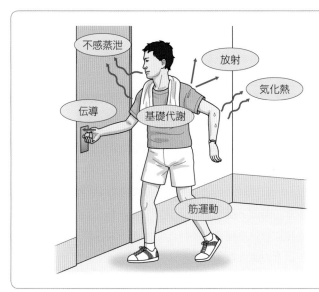

放射（60%）：温度の高い身体から，離れた場所にある温度の低い壁や天井などに向かって熱が逃げること。

気化熱（25%）：温刺激によって生じた汗が蒸発する際に，気化熱として熱が奪われること。

伝導（15%）：直接身体に触れた物体へ熱が奪われること。

不感蒸泄（少量）：発汗以外の水分蒸発による熱放散で，皮膚や呼吸気道から奪われる。不感蒸散ともいう。

▶図 6-29　熱放散のしくみ

3 被服気候

　衣服を着用した状態において，皮膚と衣服の間につくられる空気の層の温度，湿度，気流の状況を**被服気候**とよぶ。通常，皮膚および皮膚に最も近い衣服の温度が 32±1℃，湿度が 50±10% であれば快適であるとされる。皮膚と衣類とは密着しているため，被服気候に気流の影響はほとんどないと考えられる。

　被服気候には，温度と湿度のほかにも，衣類の含気性（空気を含む性質），通気性，保湿性，透湿性（湿気を通過させる性質），吸水性が関係する。したがって，快適な衣類を着用するためには，外気環境に合わせてこれらの条件を考慮して衣服の材質を選択することが大切である。

4 衣生活に関するニーズのアセスメント

　患者にとって安楽な衣服を選択し，管理するといった衣習慣を形成するための援助や，衣服の着脱の援助は，看護師の役割の 1 つである。援助の必要性や内容・方法について判断するためには，衣生活における患者のニーズを理解することが必要である。それぞれの患者は，生活習慣や疾病に伴う症状，あるいは治療内容などに特性がある。このため，患者のニーズを理解しようとする際には，患者の個別性に着目することが重要である。

　まずは，患者のライフステージ，つまり発達段階上のニーズを把握することが必要である。それぞれの段階の発達課題に適応できるように，衣生活への援助を行う。また，疾病や障害のために衣服の着脱を自力で行えない患者には，機能障害のある部位，動作制限の状況，疼痛の有無，牽引や点滴の実施といった治療上の安全性・安楽性などを確認しながら援助していく必要がある。

② 援助の実際

1　病衣の選び方

● 病衣

　ふだんの生活において，私たちはその場に応じた衣服を用いている。これと同じように，入院している患者にはなんらかの目的があり，その目的に応じた衣服の着用が必要となる。一般的に，患者は病衣として寝巻き（寝衣）に準じたものを着用する場合が多く，温度・湿度がコントロールされている療養環境下（施設内）では，肌に直接身につける場合が多い。したがって，適切な病衣には肌着としての機能を含む以下のような条件が求められる。

材質▶　[1] **吸湿性・通気性**　病衣の吸湿性は，快適な被服気候をつくり，汗などの排泄物を皮膚から吸着するために必要な条件である。また，通気性は，体熱を放散して被服気候を快適に保つために必要である。

　[2] **皮膚への刺激が少ない**　なんらかの皮膚症状があるときはもちろん，皮膚がやわらかい乳児，皮膚が傷つきやすい高齢者や糖尿病患者などにとっても，とくに重要な条件である。肌ざわりがやわらかく，なめらかであるとともに，装飾や縫い目，ボタン，ジッパーなどにも配慮が必要である。合成化学繊維などには，肌ざわりがよくても皮膚を刺激するものもあるので注意が必要である。

　[3] **頻繁な洗濯に耐える**　軽くて薄い病衣は，着ごこちがよい反面，生地が弱いということでもある。病衣の清潔を保持するためには，頻繁な洗濯にも耐える材質を用いるのがよい。

　以上のような性質をもつことから，病衣の材質としては，上質のパイル地，ネル，ガーゼなどのコットン（木綿）が適当であると考えられる。

形・色▶　病衣には，ゆったりとしたデザインのものが適している。健康な人の寝巻きと同様に，軽く，身体を締めつけず，自由に身体を動かすことのできる，着ていてらくなものがよい。また，着脱が容易であることも重要である。患者の活動レベルに応じた，療養に支障がないものを選択する。臥床患者の寝衣交換では，袖ぐりが広く前開きの和式寝衣（浴衣タイプ），あるいは同じ機能をもつセパレートタイプの和式寝衣（基本タイプ）が用いられる。臥床患者でも，リハビリテーションを受ける患者は運動しやすいように上衣が前開き，あるいは着脱が安易であれば，かぶり式のパジャマを選択してもよい。

　病衣の色としては，出血や薬液の漏出などによるよごれぐあいがわかりやすいように，淡い色がすすめられる。

好み▶　上記のように材質やデザインが機能的であることに加えて，着用する患者が不快に思わないものを選ぶことも重要である。個性や好みが尊重されることは，闘病意欲や生活への関心など，心理的側面によい影響を及ぼす。したがって，

可能な限り着用する本人の好みが反映されることが望ましい。

　病院(施設)によっては，ある一定の病衣を選定して入院患者に提供しているところもある。こうした場合は，その病衣を着用することのメリットとデメリットを患者に説明し，患者自身が病衣を選択できるよう支援する。また，選定される病衣が上記の条件を備え，かつサイズ・色・柄などの点で多くの患者に好まれるものであるよう，看護の立場から提言していくことも重要である。

● はき物

　高齢者による転倒・転落の原因の1つに，スリッパやサンダルなどのはき物があげられる。また，高齢者に限らず，ぬれた床面を歩行していて滑ったり，段差につまずくなどの事故がおこる可能性もあるため，事故の防止とここちよい歩行のためには，適切なはき物を選ぶことが大切である。

　足の形や歩き方に合ったもの，麻痺やしびれのある患者でも扱いやすいもの，さらにはデザインや色などが患者の好みに合ったものを選ぶことは，病衣を選ぶことと同様に重要である。

2 病衣・寝衣の交換

　まずは，その患者の病衣・寝衣を交換する必要性があるかを判断する。必要な場合は，適切な援助方法を導き出すためのアセスメントを行う。

　実施においては，毎日交換することが望ましいが，患者に相談し，合意のもとに行うことが重要である。

● 交換の基準

汚染したとき▶　汗や分泌物，血液・滲出液，吐物，排泄物，薬品，食べこぼしなどによって病衣・寝衣が湿潤・汚染したときは，なににによるよごれなのかを確認したうえで，すみやかに交換する。

臭気のあるとき▶　外見上はよごれが目だたなくても，臭気があることから汗・分泌物，排泄物などの付着があると思われる場合にも交換する。

その他▶　検査や手術など特殊な着衣に更衣する必要がある場合や，日常生活の活動内容の変化に伴って別の形の病衣が望ましいと思われる場合にも，病衣・寝衣を交換する。また，患者のそれまでの習慣に基づく頻度での交換も考慮する。

● 実施前の評価

着脱行動の自立度▶　着脱援助の方法は，患者が自分でどのくらいできるか，またはしてよいかによって，大きく異なってくる。意識状態，活動制限の有無(安静度)，筋力や関節可動域，麻痺・疼痛・不快感の有無，視力・聴力障害の有無，理解力などから，介助の範囲が全面的なのか部分的なのか，どのように介助・誘導したり指導する(見まもる)ことが適切なのかを判断する。患者の状態としては，意識，

麻痺などの運動制限はもとより，チューブ類の身体への挿入の有無と部位，チューブにつながる医療機器なども確認しておく。

　運動機能障害がある患者でも，将来的に障害が残ると予想される場合は，患者が自分で着脱できるように指導しながら援助することが必要である。着脱行動そのものが，機能回復訓練の機会になることも意識しておくとよい。

衣類の適切性▶　着用している衣類について，環境温度に適しているか，病期や生活リズムに応じたものであるか，皮膚機能を妨げる要因はないか，という視点で評価する。

患者の希望▶　現在の病衣や衣生活に対して，患者は満足しているか，より満足できるように工夫・配慮できることはないかをアセスメントする。

● 寝衣交換の実際

実施方法▶ ※ **準備**

(1) 患者に準備・方法などを説明する。排泄の有無を確認し，必要があればすませる。

(2) 患者の状態，習慣，好みに配慮して適切な寝衣を準備する。また，毛布やタオルケットなどの必要な物品があれば用意する。

(3) 環境を整える。患者が寒くないように室温・気流を調整する。また，冷感を感じないように，必要に応じて寝衣や看護師の手をあたためておく。カーテンを引くなどプライバシーの保護に配慮するとともに，作業環境を整えて物品を効率的に配置する。

※ **手順**　和式寝衣交換の手順を示す(▶図6-30)。

(1) 障害のある部位を保護する。四肢に麻痺など動きが制限される側(患側)がある場合は，原則として健側から脱いで患側から着る(脱健着患)。

(2) 着がえ用の寝衣を清潔に保つため，すでに着用していた寝衣と接触させないようにする。よごれた寝衣は，皮膚の落屑やごみを飛散させないように，内側に包み込むようにして取り除く。

(3) 寝衣を正しく，ゆったりと整える。襟もとはきつく締めすぎず，裾もゆとりをもたせる。また，寝衣のねじれ，しわをつくらないようにする。

※ **留意点**

(1) 患者の疲労を最小限にするように配慮する。体動を少なくするために，着用前にあらかじめ重ねられるものは重ねておく。

(2) 不必要な露出を避け，保温に留意する。

(3) 患者自身で可能な部分については，積極的に協力してもらう。

(4) 実施中は，患者の表情や皮膚の状態，着脱行動の自立度や関節可動域を観察する。

(5) 和式寝衣の場合，右前身ごろの上に左前身ごろを重ね，ひもは横結びにする。左前合わせ(左前身ごろを先に合わせること)と，ひもの縦結びは死亡時に限られ，患者が気にすることがあるため禁忌である(▶466ページ)。

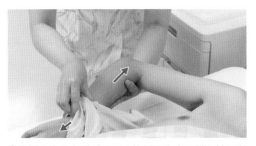

①片側の寝衣を脱がせる：片側の寝衣の襟と袖口を
引っぱり，袖を抜くためのゆとりを十分にもたせる。
片手で肘関節を支え，もう一方の手で寝衣を持ち
袖から腕を抜く。古い寝衣は内側にまとめ，患者の
下に押し込む。

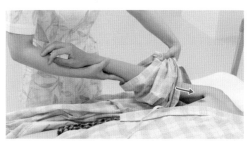

②新しい寝衣を着せる：新しい寝衣の袖をたくし持
ち，患者の手を支えながら脱がせた側の腕に袖を
通す。

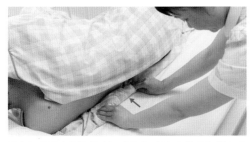

③古い寝衣を押し込む：新しい寝衣を着せた側を上
にした側臥位とし，古い寝衣をさらに内側にまとめ，
患者の下に押し込む。

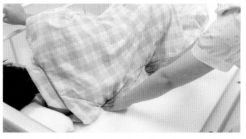

④背部を着せる：脊柱と新しい寝衣の背縫いを合わ
せ，患者の身体の下（古い寝衣の上）に押し込む。

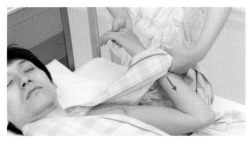

⑤反対側の寝衣を交換する：患者を仰臥位に戻し，
古い寝衣を脱がせる。②と同様に新しい寝衣の袖
に腕を通し，左前身ごろを上にしてひもを横に結
び寝衣を整える。

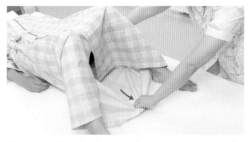

⑥寝衣の裾を足先側に引っぱり，背部のしわをのばす。
肩がきつくないかを確認し，必要に応じて肩にゆ
るみをもたせる。最後に全体を観察して整える。

▶動画

▶図 6-30　和式寝衣交換の手順

実施後の評価 ▶ （1）室温や気流など，室内環境は適切であったか。

（2）患者のプライバシーはまもれたか。

（3）患者にとって安全・安楽な方法で行えたか。

（4）原則をふまえ，手ぎわよく行えたか。

（5）実施中，患者への声かけは適切であったか。

● パジャマ（セパレートタイプ）におけるポイント

　　上衣が前開きのパジャマの場合は，和式寝衣交換の手順に準じて着脱する。

　　かぶり式の上衣を脱ぐ場合には，患者の肘関節を少し挙上して曲げ，上衣の裾を上げて上肢を袖から抜く（▶図6-31-①）。このとき，パジャマの袖口を看護師が持って，軽く引くと，上肢を袖から抜きやすい。次に，上衣が患者の顔にあたらないように襟ぐりを両手でのばしながら，まず，顔面を通過させる（▶図6-31-②）。その後，看護師の片方の手で後頭部を支え，他方の手で上衣を頭部

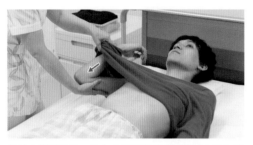

①袖を脱がせる：片方の手で患者の肘関節を少し挙上して曲げ支え，もう一方の手を上衣の裾から内側に入れて袖を脱がせる。反対側も同様に行う

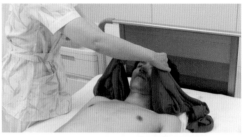

②頭部の脱着：上衣の襟ぐりを両手でのばし，患者の顔にあたらないように通過させる。その後，後頭部を支えて頭部を脱がせる。手順を逆にして，新しい上衣を頭部から着せる。

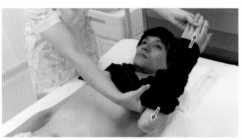

③袖を着せる：新しい上衣の袖口から手を入れ，患者の手関節を持ち，袖を通す。反対側も同様に行う。

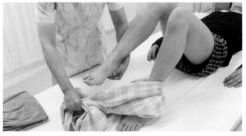

④ズボンの脱着：可能であれば仰臥位で患者に膝を立てて殿部を浮かせてもらい，ズボンを下ろす。足関節を支え，片足ずつ足先を脱がせる。手順を逆にしてズボンをはかせる。

⑤殿部を上げられない場合は側臥位にするなどして，ズボンを脱着する。

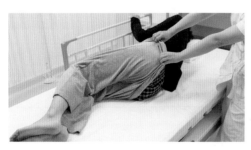

かぶり式　　　腰上げ可能な患者の
上衣の交換　　ズボンの交換
 動画　　▶動画

▶図6-31　かぶり式パジャマの交換

から脱がせる。着せるときも，上衣が顔にかからないように襟ぐりをのばしながら行う。袖を着せる際は，上衣の袖口から手を入れ，患者の手関節を持って袖を通す（▶図6-31-③）。

ズボン脱着の際は，可能であれば患者に膝を立てて殿部を浮かせてもらう（▶図6-31-④）。殿部を浮かせられない場合は，側臥位にするなどして対応する（▶図6-31-⑤）。

● 輸液ラインが入っている場合の注意点

輸液ラインが入っている患者の寝衣を交換する際には，事故抜去のおそれがあるため，とくに注意が必要である（▶図6-32）。

（1）ルートの刺入部・接続部の安全を確認しながら実施する。

①輸液を行っていない側を脱がせる：図6-30の①と同様の手順。保温と不要な露出を避けるため，患者の胸部にバスタオルなどを掛ける。

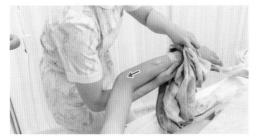

②輸液側を脱がせる：輸液ラインのクレンメを閉じる。襟と袖口をひっぱりゆとりを十分にもたせ，片手で患者の手関節，肘関節を支え，もう一方の手で寝衣を持って腕を抜く。

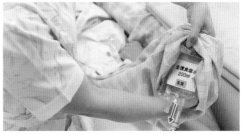

③輸液ボトルを抜く：袖をたくし持ち，ボトルを逆さにしないように輸液側の袖から抜く。抜いたボトルを支柱台に掛ける。

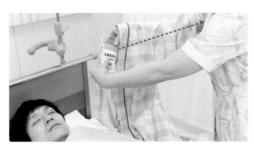

④輸液ボトルを通す：新しい寝衣の袖をたくし持ち，ボトルを支柱台から外して逆さにしないように袖に通す。ボトルを支柱台に掛け，ルートを整える。

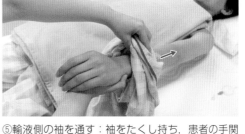

⑤輸液側の袖を通す：袖をたくし持ち，患者の手関節を支えながら肩までを通す。輸液の刺入部位と固定を確認したらクレンメを開放し，滴下を再開する。

⑥新しい寝衣を着る。図6-30の④以降と同様の手順。

▶動画

▶図6-32　輸液ラインが入っている場合の寝衣交換

(2) 基本原則は，麻痺などがある場合と同様に，健側から脱いで患側（輸液ライ
ンが入っている側）から着ることである。患者や輸液ラインの状況によっ
ては，先に患側の袖をかえることで，その後の体位変換によってルートが
外れることを避け，患者の苦痛・不安を最小限にできる場合もある。その
ような場合には，患側から脱いで患側から着るという手順をとることがあ
る。

(3) クレンメを閉じて寝衣を交換する場合には，袖を通し終わったあと，すみ
やかにクレンメを開き，滴下の再開を確認する。

ゼミナール
復習と課題

❶ 入浴の介助で留意すべきことをまとめなさい。

❷ 全身清拭時のアセスメント項目をあげ，臥床患者の全身清拭の実施方法を説明
しなさい。

❸ 洗髪援助時のアセスメント項目をあげ，ケリーパッドを用いた洗髪の実施方法
を説明しなさい。

❹ 手浴援助時のアセスメント項目をあげ，ベッド上で援助を行う場合の実施方法
を説明しなさい。

❺ 足浴援助時のアセスメント項目をあげ，ベッド上で援助を行う場合の実施方法
を説明しなさい。

❻ 陰部洗浄援助時のアセスメント項目をあげ，ベッド上仰臥位で援助を行う場合
の実施方法を説明しなさい。

❼ 口腔ケア援助時のアセスメント項目をあげ，全面介助が必要な患者への援助の
実施方法を説明しなさい。

❽ 臥床患者の寝衣交換の手順について説明しなさい。また，輸液ラインが入って
いる場合の留意点について述べなさい。

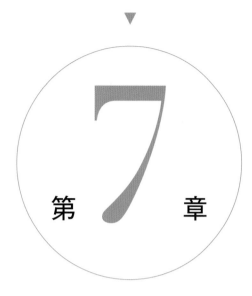

第 **7** 章

呼吸・循環を整える技術

本章で学ぶこと	□酸素療法の目的と方法を理解し，中央配管方式と酸素ボンベによる方法について学ぶ。
	□排痰ケアの目的と方法を理解し，体位ドレナージや咳嗽介助法などの援助を学ぶ。
	□一時的吸引の目的と方法を理解し，その援助の実際を学ぶ。
	□胸腔ドレナージの目的と方法を理解し，その援助の実際を学ぶ。
	□吸入の目的と方法を理解し，ネブライザーを用いた場合の援助の方法を学ぶ。
	□人工呼吸療法の目的と人工呼吸器のしくみを理解し，援助の実際を学ぶ。
	□体温調整機能に異常をきたした人への援助を学ぶ。
	□末梢循環促進ケアの目的と方法を理解し，弾性ストッキング，下腿マッサージによる援助を学ぶ。

A 酸素療法（酸素吸入療法）

① 援助の基礎知識

看護師の役割▶　**酸素療法（酸素吸入療法）**は呼吸器疾患患者のほか，手術後や，心不全・ショックなどにより全身への酸素供給が不十分な患者が，低酸素状態を予防・改善する目的で行われる治療である。今日では**在宅酸素療法** home oxygen therapy（HOT）が広く行われているため，看護師には医療施設内で適切に酸素療法を実施するだけでなく，在宅酸素療法を必要とする患者が適切に自己管理できるように支援する役割ももつ。

　酸素療法は，患者の病態や重症度により医師がその内容（投与方法，流量，ベンチュリーマスクによる場合は濃度）を指示する。看護師は，患者個々の酸素療法の必要性やその内容について把握するとともに，酸素療法中の患者の全身症状を継続的に観察する。酸素療法適用の判断には，厳密には**動脈血酸素分圧**（PaO_2）が用いられるが，それを反映する**経皮的動脈血酸素飽和度**（SpO_2）を指標とすることが多い。酸素療法の適応は一般に動脈血酸素分圧 60 mmHg 以下，動脈血酸素飽和度 90% 以下とされている（▶428ページ，図 11-14）。

　慢性閉塞性肺疾患などにより，慢性的な高二酸化炭素血症がある患者にやみくもに高濃度の酸素を投与すると，**CO_2ナルコーシス**（重度の二酸化炭素中毒）をおこす危険がある。また，過剰な酸素投与を行うと酸素中毒をおこすこともある。酸素投与中は継続した観察を行い，これらの合併症の徴候を見逃さないことが必要である。

　また，酸素療法中は移動や動作，食事，会話などの生活行動が制限されることを念頭におき，酸素療法の目的を果たすと同時に，日常生活への支障を最小

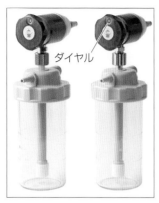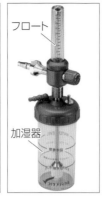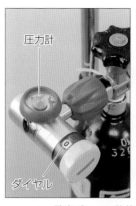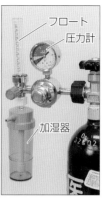

a. 中央配管方式に装着する酸素流量計
左：ダイヤル式，右：フロート式（加湿器つき）

b. 酸素ボンベに装着する酸素流量計
左：ダイヤル式，右：フロート式（加湿器つき）
いずれも圧力計がついている。

（画像提供：a左. 新鋭工業株式会社，a右. 株式会社小池メディカル）

▶図 7-1　酸素供給システム別の酸素流量計

限にする援助を行う。

酸素供給システム▶
と酸素流量計
　おもな酸素の供給方法には，**中央配管方式**と**酸素ボンベ**がある。在宅酸素療法では酸素濃縮器も用いられるが，ここでは医療機関における中央配管方式と酸素ボンベについて述べる。

　中央配管方式とは，医療施設の敷地内に設置された液化酸素タンクから，病室や手術室・検査室などのアウトレット（排出口，▶237ページ，図7-2）に酸素が供給されるシステムである。通常，病室のアウトレットは酸素（緑色），吸引（黒色），空気（黄色）の3種類で，集中治療室や手術室などではこれに麻酔用の笑気（青色），窒素（灰色），二酸化炭素（橙色）が加わる。アウトレットには，壁設置型と天井つり下げ型がある。

　一方，酸素ボンベは，検査などで病室から移動する際に用いられる。

　酸素を供給する際には，酸素の流量を調節するために酸素流量計を取りつける。酸素流量計は，中央配管方式と酸素ボンベで形状が異なる。中央配管方式用の酸素流量計のコネクターは，アウトレットに差し込む形状になっており（▶図7-1-a），酸素ボンベ用は，圧力量調整器と圧力計が一体となっている（▶図7-1-b）。また，酸素流量計の構造にはフロート式のものとダイヤル式のものとがある。各施設で用いている中央配管方式用・酸素ボンベ用それぞれの酸素流量計の形状を確認し，扱い方を把握しておく必要がある。

酸素投与方法と▶
特徴
　酸素投与方法と流量は，患者の病態に応じて処方される（ベンチュリーマスクの場合は吸入酸素濃度も調整される）。それぞれの方法の特徴と器具の取り扱いについて熟知しておく必要がある（▶表7-1）。

援助の目的▶
　なんらかの理由により体内への酸素の取り込みが困難な人に対し，その人の

▶表7-1　各種酸素投与器具とその特徴

器具	特徴・注意点	酸素流量・吸入濃度の目安*
鼻カニューレ	●簡便で会話・食事が可能であり，生活行動の制限が少ないため長期間の使用が可能。 ●鼻腔が詰まっているなどで口呼吸をしている人には効果がない。 ●酸素流量が6L/分をこえると気流が強すぎて適さない（吸入酸素濃度の上昇も期待できない）。	1L/分・24% 2L/分・28% 3L/分・32% 4L/分・36% 5L/分・40% 6L/分・44%
簡易酸素マスク	●患者の1回換気量，吸気流速，呼吸パターンにより，得られる吸入酸素濃度が異なる。 ●5L/分以下の低流量では，マスク内にたまった呼気により血中二酸化炭素分圧が上昇する危険がある。	5〜6L/分・40% 6〜7L/分・50% 7〜8L/分・60%
ベンチュリーマスク	●ベンチュリー効果を利用した酸素投与方法。 ●ダイリューター（希釈器）を用いることで，患者の換気量に左右されず一定濃度の酸素が得られる。 ●設定酸素濃度ごとにダイリューターの色が統一されている（右記を参照）。 ●製品により推奨酸素流量が設定されており，それ以下では吸入酸素濃度が得られないので注意する。	ダイリューターの表面に刻印されている。 青：2L/分・24% 黄：3L/分・28% 白：4L/分・31% 緑：6L/分・35% 赤：8L/分・40% 橙：12L/分・50%
高濃度酸素マスク（リザーバーバッグつき）	●呼息時にリザーバーバッグに酸素をため，吸息時にはバッグにたまった酸素と，酸素チューブから送られた酸素を吸入するため，高濃度の酸素投与が可能。 ●流量が6L/分以下になると，マスク内にたまった二酸化炭素を再呼吸することになるので注意する。 ●流量が低下するとリザーバーバッグが空になり，効果が得られないので注意する。 ●慢性呼吸不全状態ではCO_2ナルコーシスの危険性があるため，原則用いない。	6L/分・60% 7L/分・70% 8L/分・80% 9L/分・90% 10L/分・90%以上

＊：ベンチュリーマスク以外の酸素流量・吸入濃度の目安は，『酸素療法マニュアル』（日本呼吸ケア・リハビリテーション学会酸素療法マニュアル作成委員会・日本呼吸器学会肺生理専門委員会編，メディカルビュー社，2017）による。なお，機器によって異なることもあるため，メーカーの推奨設定値を必ず確認する。

（画像提供：日本メディカルネクスト株式会社）

　　　　状態に応じた投与方法で空気より濃度の高い酸素を吸入することで，全身組織への酸素供給を改善し，低酸素血症に伴う症状を軽減する。

②援助の実際

実施前の評価▶（1）患者のバイタルサイン，呼吸状態（呼吸数・パターン，異常呼吸音の有無と種類），チアノーゼの有無，SpO_2などを総合して観察する。指示書に記載された酸素投与方法と，流量，濃度を確認し，患者の状態と照合する。

（2）とくに慢性呼吸不全による高二酸化炭素血症が長く続いている状況がない

か，既往歴などを確認する。

> 注意　健康な人では血中二酸化炭素の上昇により呼吸中枢が刺激されるが，長期にわたって高二酸化炭素血症となっている場合は，動脈血酸素分圧の低下により呼吸中枢が刺激され，ようやく呼吸が維持されている状況にある。このときむやみに酸素を投与すると，低酸素の刺激がなくなって呼吸が抑制され，二酸化炭素がますます蓄積されてしまい(CO_2ナルコーシス)，最悪の場合呼吸停止する。

(3) 周囲に火気がないか，発火しやすい物質(油やエタノールなど)が置かれていないか，また，静電気が発生しやすい物質や要因はないかを確認する。

> 注意　酸素は助燃性・支燃性(物質が燃えるのをたすける性質)が強く，近くに発火源が存在すると爆発するおそれもある。

患者への説明▶　酸素療法の必要性と方法を説明する。マスクを用いると話しにくくなるが，自覚症状の変化などといった気になることは訴えてほしい旨を説明する。

● 中央配管方式による方法

必要物品▶　酸素流量計，酸素チューブ，指示書に基づく酸素投与器具，加湿器(滅菌水入り)，指示された濃度のダイリューター(ベンチュリーマスクの場合)

実施方法▶ (1) 指示された酸素投与方法で用いる器具を組み立てる。加湿器(滅菌水)と酸素流量計，アダプターを確実に接続する(▶図7-2)。

(2) 酸素アウトレットにアダプターを差し込み，「カチッ」と音がするまで強めに押す。

> 注意　このとき「カチッ」の音を確認できない場合は接続不良であり，酸素供給ができないばかりか酸素流量計が落下する危険がある。

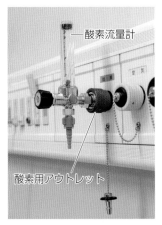 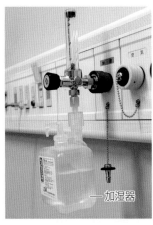

アウトレットは色分けされている(緑：酸素，黄：空気，黒：吸引，青：笑気，灰：窒素，橙：二酸化炭素)。鼻カニューレでは3 L/分以下，ベンチュリーマスクでは流量に関係なく酸素濃度40%以下の場合，加湿は必要ないとされている。しかし，気管切開患者や，手術などで鼻腔の加湿能力がないか低下している場合は加湿が必要であり，患者の状態，酸素投与方法・流量・濃度を総合して加湿が必要か否かを決定する。

a. 加湿器を用いない場合　　b. 加湿器を用いた場合

▶図7-2　中央配管の酸素のアウトレットへの接続

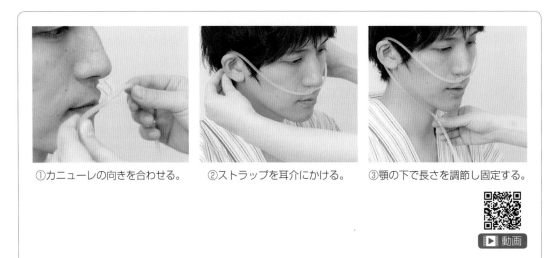

浮子(フロート)の位置で
目盛りを読む

浮子

ボール型
（ボールの上端で読むものもある）

コマ（rotor）型

▶図7-3　酸素流量の設定

①カニューレの向きを合わせる。

②ストラップを耳介にかける。

③顎の下で長さを調節し固定する。

▶ 動画

▶図7-4　鼻カニューレの装着

(3) フロート式の場合は，酸素流量計のダイヤルを反時計方向にまわし，指示
された酸素流量を設定する。ボール型の浮き子の場合はボールの中央を，
コマ型の場合は上端で読む（▶図7-3）。

(4) 鼻カニューレやマスクを患者に装着し，ゴムを後頭部にまわす。マスクが
ずれないよう，また，耳介を圧迫しないような長さに調節する（▶図7-4）。

|注意|　耳介をゴムで圧迫すると褥瘡を形成するので注意する。装着が長期に
わたる場合や，ゴムの長さを調節しても皮膚を圧迫する場合は，ガーゼなど
をはさみクッションとする。

酸素吸入療法中の▶
評価・記録

(1) 呼吸状態を中心にバイタルサインを経時的に観察し，吸入前の状態と比較
する。また，チアノーゼなど低酸素血症に伴う症状の変化も観察する。

(2) とくに慢性呼吸不全患者に酸素投与を開始，または濃度・流量を増したと
きには CO_2 ナルコーシスの徴候（自発呼吸減少，意識障害）の出現に注意す
る。

● 酸素ボンベによる方法(移動時の酸素ボンベの扱い)

必要物品▶　酸素ボンベ，酸素流量計(圧力計付き)，移動手段に応じたボンベ架台，点検時ボンベ架台(固定型)，スパナ，中央配管方式と同様に指示された酸素投与器具。ガスの種類によってボンベの色は分けられており，酸素ボンベは黒色に塗装されている。

実施方法▶ ✳ 準備

(1) ボンベを保管場所から取り出し，ボンベ架台に乗せて安定させる(▶図7-5-①)。

> 注意　一般に医療施設で用いる酸素ボンベの酸素容量は500 L(ボンベ容積3.4 L)，ボンベ内圧力は14.7 MPa(大気圧の約150倍)である。万が一ボンベが転倒しバルブがゆるんだり接続部が破損したりすると高圧ガスが噴出し，大事故につながりかねない。

(2) 酸素ボンベの接続部(ネジ)に酸素流量計のハンドルを水平にはめ込み，ハンドルを時計方向に最後までまわし切り，しっかり固定する(▶図7-5-②)。

> ポイント　手まわしハンドルがリング状になっているタイプでは，スパナを用いてきつくしっかりと締める。フロート式の場合は目盛りが水平になるように取りつける。

(3) 酸素流量計を人のいない方向に向けてバルブを開く(▶図7-5-③)。

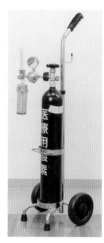

①ボンベ架台に乗せ，安定させる。

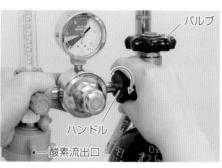

②酸素流量計を，接続部のハンドルをまわしてしっかり固定する。

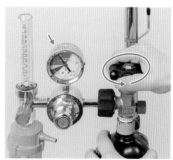

③バルブを開き，圧力計で酸素残量を確認する(→)。

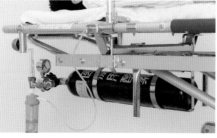

④移動手段に合わせて，酸素ボンベ架台にのせる(写真はストレッチャーの酸素ボンベ架台に乗せ，酸素チューブを差し込んだところ)。

▶図 7-5　酸素ボンベの扱い

> **注意**　酸素流量計の接続が不十分だとボンベのバルブを開けた瞬間, 接続部の
> すきまから酸素が勢いよく噴出するため注意が必要である。

(4) ボンベ内の酸素残量を確認する。ボンベ内の酸素残量は圧力計が示す残圧
　　から次のように求める。

　　　酸素ボンベの酸素残量は, 以下のように計算する。
　　　例：内容量 500 L の酸素ボンベ(14.7 MPa)で, 圧力計が 10 MPa を示している
　　　　場合
　　　　酸素ボンベ内の残量＝ボンベ容量(L)×圧力計が示す値(残圧；MPa)÷ボン
　　　　ベ圧力＝500×10÷14.7＝340(残量)
　　　　使用可能時間(分)は, ボンベ内残量÷指示流量(L/分)で求める。

(5) 使用予定の酸素量が残っていないときは酸素ボンベを交換する。目安とし
　　て, 5 MPa 以下のときは交換が推奨される。
(6) 移動手段に合わせたボンベ架台に酸素ボンベを装着する(▶図7-5-④)。
(7) 患者のベッドに酸素ボンベを装着した車椅子などを運ぶ。

＊**手順**
(1) 酸素チューブを, ボンベに取りつけた酸素流量計の酸素流出口に差し込む。
(2) カニューレもしくはマスクから酸素が流れていることを確認する。
(3) 患者がベッドから車椅子などへ移乗するのをたすける。
(4) 酸素チューブのつぶれや折れ曲がりがないかを確認するとともに, 移送中
　　はほかのものへの引っかかりがないかに注意しながら移送する。
(5) 帰室時は酸素チューブを中央配管につなぎかえる。
(6) 使用後は, 酸素ボンベのバルブをしっかりと閉じたあとに酸素流量計のダ
　　イヤルを反時計方向にまわし, 酸素流量計の中に残留している酸素を脱気
　　する。酸素がなくなったことを確認したら, 酸素流量計のダイヤルを時計
　　方向にまわして閉じる。

> **ポイント**　酸素を使用しないときは, 酸素ボンベのバルブを閉じて酸素流量計
> に圧力がかからない状態にしておく。

＊**留意点**　MR 室への酸素ボンベの持ち込みは, 強力な磁場の発生により重量
物であるボンベが MR 装置に強く引きつけられ, 重大な事故発生につながるた
め絶対禁止である(▶440 ページ)。酸素が必要な場合は専用ボンベにかえる。

B｜排痰ケア

　　排痰ケアとは, 気道および肺胞内の分泌物の移動・排出を促し, 換気や酸素
化の改善を目的に行われる援助であり, 気道感染などの呼吸器合併症を予防す

ることもできる。痰の貯留は患者の健康に大きな弊害を及ぼす。とくにガス交換機能が障害されることは患者にとって深刻な苦痛であり，ときには生死を左右することもある。適切な排痰ケアを行い苦痛緩和や安寧をもたらすことは，患者の生命に直結したケアであるといっても過言ではない。

ここでは，排痰ケアのうち，体位ドレナージや咳嗽介助といった基本的な排痰ケアと，機器を使用して痰を除去する吸引について説明する。

① 排痰ケアの基礎知識

痰の特徴 ▶ 　痰は，気道分泌物を主成分とし，炎症やうっ血による滲出物，脱落した上皮成分，肺胞内容物，細菌や外界から侵入した異物などを含んだものである。気道分泌物，気道粘液，喀痰といった言葉もほぼ同義として用いられることがある。痰には弾性，曳糸性(糸を引くこと)，粘稠(ねばりけのあること)などの性質がある。

正常な状態での気道分泌物の1日生産量は50〜100 mL程度であるが，その大部分は気道壁から吸収あるいは蒸発し，残った痰は気管の線毛運動によって咽頭に送られ無意識に嚥下され，排出(喀出)されることはない。しかし，なんらかの異常によって痰が過剰に分泌され，その排出がうまくいかず貯留すると，気道が痰によって狭くなり呼吸困難感や息切れの原因となる。貯留した部位によっては無気肺(閉塞された気道より末梢の部分の含気がなくなる状態)や窒息をおこすおそれもある。さらに，痰に病原性のウイルスや細菌などが多く混入している場合は，感染症を引きおこす可能性が高い。痰のおもな観察のポイントには量・色調・臭気がある(▶表7-2)。また，性状やなりたちによって分類できる(▶表7-3)。

▶表7-2　痰の観察項目

量	• 多量：1日150 mL以上 • 中等量：1日10〜50 mL以上 • 少量：1日10 mL以下
色調	• 白色：粘液 • 黄色：新鮮な膿 • 緑色：古い膿・緑膿菌感染症 • 黒色：炭素または変色した血液の混入 • 褐色(さび色)：古い血液の混入 • 桃色：血液の混入した水腫液 • 赤い線条：新鮮血
臭気	腐敗臭など

▶表7-3　痰の種類と性状・なりたち

種類	性状・なりたち
粘液性痰	半透明で粘稠な痰。気管支腺や杯細胞からの過分泌によって生じる。
膿性痰	黄色ないし緑色を呈し，細菌感染による好中球などがまじって膿性となる。
漿液性痰	水様透明痰で，肺および気管支の毛細血管透過性亢進によって生じる。
血性痰	組織破壊性の病変が気道，あるいは肺内血管に波及して血液が気道へ入り込み，喀痰に血液がまじって生じる。
泡沫性痰	血液が混入し，泡沫状となる。鮮紅色を帯びる場合もある。

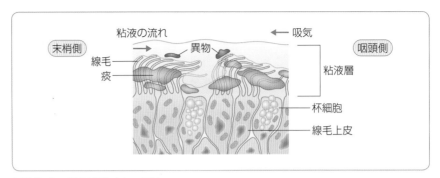

▶図7-6　痰の排出メカニズム

痰の排出▶
メカニズム　気道は外界と交通しているため，吸入する空気に含まれている塵埃や細菌，ウイルスなどに直接曝露されている。気道にはこれらの有害な物質を除去する機能が備わっている。気道上皮の表層には，おもに杯細胞から分泌される粘液の層があり，これが異物を吸着している(▶図7-6)。さらに，気道上皮には多数の線毛がおおうように存在している。線毛は分泌された粘液層に埋まっており，口側に向かって速い速度で波打つことで，粘液が吸着した異物を排出するように動く。これにより，末梢気道に吸入された異物であっても24時間以内にはすべて排出されることになる。さらに，気道に分泌される粘液には免疫グロブリンが多く含まれており，異物への液性免疫としてはたらく。

　　乾燥した空気を吸入すると，線毛運動の障害をきたすだけでなく，気管・気管支の上皮細胞の損傷や痰の粘稠化をきたす。上気道には，吸入された空気を加温・加湿するはたらきがあり，これにより異物の侵入を阻止するだけでなく，痰の排出がスムーズに行われるようにしている。とくに鼻腔の役割は大きく，吸入された空気は鼻咽頭に達するまでに水蒸気で飽和され，体温程度まであたためられる。

　　以上をふまえると，痰を排出しやすくするためには，加湿や体液管理により痰の粘稠度を高めないようにすること，重力を利用すること，生理的な咳嗽のメカニズムを他動的に介助することなどがポイントとなる。また，自力での痰の排出が困難である場合には機器を用いて吸引することもある(▶図7-7)。

② 援助の実際

1 体位ドレナージ

● 援助の基礎知識

技術の概要▶　重力を利用して排痰を促す技術が体位ドレナージである。気道分泌物が貯留した末梢肺領域を高い位置に，中枢気道を低い位置になるよう体位を調整する

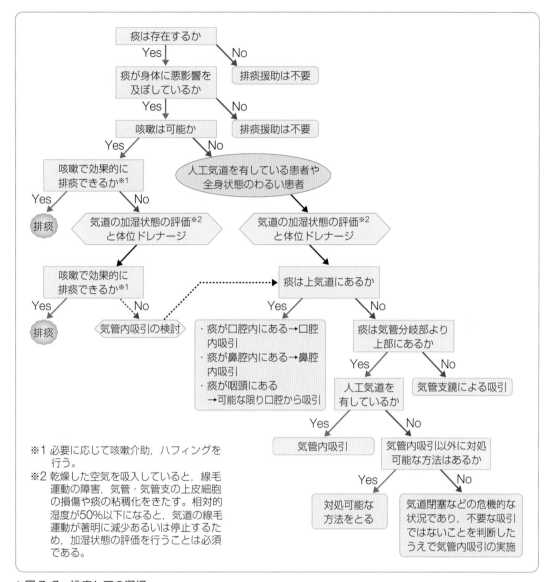

▶図 7-7　排痰ケアの選択

　ことで，分泌物の排出をはかる（▶図 7-8）。とくに末梢気道に分泌物が貯留している場合に有効である。スクイージング（▶248 ページ）などの排痰ケアと組み合わせて行うことでより有効性が高まるという報告がある一方で，頭低位を含む無理な体位ドレナージによる合併症や危険性についての報告もされており，現在は，頭低位を避けた**修正排痰体位**が用いられている（▶図 7-8）。いわゆるポジショニング（▶152 ページ）の援助と重なる部分もあり，痰の移動だけでなく，換気血流比[1]の改善，下側肺障害や無気肺，褥瘡などの予防効果もある。

---

1) 換気血流比：肺胞の換気と血流の比（$\dot{V}_A/\dot{Q}$）。正常であれば $\dot{V}_A/\dot{Q}=1$ となるが，血流が低下すると $\dot{V}_A/\dot{Q}<1$，換気が低下すると $\dot{V}_A/\dot{Q}>1$ となり，肺内ガス交換が障害される。

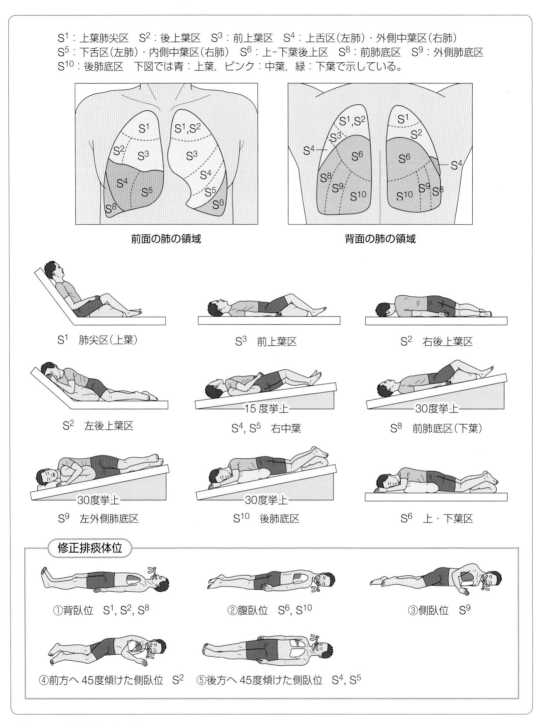

S¹：上葉肺尖区　S²：後上葉区　S³：前上葉区　S⁴：上舌区(左肺)・外側中葉区(右肺)
S⁵：下舌区(左肺)・内側中葉区(右肺)　S⁶：上-下葉後上区　S⁸：前肺底区　S⁹：外側肺底区
S¹⁰：後肺底区　下図では青：上葉，ピンク：中葉，緑：下葉で示している。

前面の肺の領域　　　　　　　背面の肺の領域

S¹　肺尖区(上葉)　　　　　S³　前上葉区　　　　　S²　右後上葉区

S²　左後上葉区　　　　　S⁴, S⁵　右中葉　　　　　S⁸　前肺底区(下葉)
　　　　　　　　　　　15度挙上　　　　　　　　　30度挙上

S⁹　左外側肺底区　　　　　S¹⁰　後肺底区　　　　　S⁶　上・下葉区
30度挙上　　　　　　　　　30度挙上

修正排痰体位

①背臥位　S¹, S², S⁸　　　②腹臥位　S⁶, S¹⁰　　　③側臥位　S⁹

④前方へ 45度傾けた側臥位　S²　　⑤後方へ 45度傾けた側臥位　S⁴, S⁵

▶図 7-8　体位ドレナージ

根拠▶　自力で身体を動かせない臥 床 (がしょう)患者は，仰 臥位(ぎょうがい)で過ごすことが多い。仰臥位
が長期間続くと，重力や心臓の荷重，腹圧により，背側の肺が圧迫され肺容量
が小さくなり，また横隔膜の運動も制限される。さらに，血液は背側に，ガス

は胸部側に集まることで**換気血流比不均等**が生じる。気道分泌物も背側に貯留するが，体位ドレナージによって貯留部位を上にすることで，分泌物を排出しやすくなり，貯留部位の換気やガス交換機能が改善する。

適応・禁忌 ▶ 気道分泌物の貯留に伴う身体的な弊害があり，患者自身でその分泌物を排出できない場合に適応となる。痰の量が1日30 mL以上（1回の吸引量が5 mL以上）の場合が該当する。とくに，粘稠度の高い痰が生じている場合や，末梢気道に痰が貯留している場合，換気不全，気管挿管中，咳嗽が困難な患者に有効である。身体を自力で動かせる患者は，適応にならない。禁忌は，循環動態が不安定な患者，および未処置の気胸・肺梗塞・脳浮腫・ショックの患者である。とくに，頭低位は頭蓋内圧を亢進させることや，不整脈を誘発することがあるため用いられなくなってきている。患者に負担の少ない体位をとることが大切である。

また，体位ドレナージを実施しながら，熱布バックケア（▶165ページ）などのほかのケアを組み合わせて実施することも，排痰ケアとして効果的である。

● 援助の実際

実施前の評価 ▶ 症状や胸部画像所見から分泌物の貯留部位を特定する。血液ガス分析値から酸素化や換気の状態，酸塩基平衡障害の有無を把握し，血液一般検査・生化学検査・細菌検査などを行って炎症や感染の徴候や，出血傾向がないか，水分出納・栄養状態・SpO_2などの全身状態を把握する。さらにフィジカルアセスメントによって前述のデータとの相違を確認し，医師・看護師・理学療法士などからなる医療チームで検討し，有効な体位を選択する。また人工呼吸器を装着している患者であれば，人工呼吸器の設定を確認し，呼吸器回路や挿管チューブや気管切開チューブに負担がかからない体位ドレナージの方法を確認しておく。

必要物品 ▶ 体位保持用具，タオル，聴診器，パルスオキシメーター（▶425ページ）などの生体情報モニター，気管内吸引の必要物品一式，時計，排痰時の対応物品

患者への説明 ▶ 体位ドレナージの必要性・目的・方法・時間，おこりうる危険性とその際の対処について十分説明して同意を得る。実施中に違和感があったり苦痛が生じたりした場合の伝達方法についても確認しておく。意識の低下している患者に対しても説明を行うが，苦痛や呼吸状態の悪化についての意思疎通ははかれないため，十分な観察が必要である。

実施方法 ▶ ✳ **準備**

（1）ライン・チューブ類の確認をする。挿管している場合には，呼吸器の設定，カフ上部と口腔内吸引（▶249ページ）を行い，カフ圧を調整する。

（2）体位によって患者にどのような負担がかかるかを把握しておく。

✳ **手順**

（1）ゆっくり少しずつ体位を変換し，同一体位を1～2時間とり，経時的な評価を行う。

> ■ポイント 10〜20分ほどで末梢から分泌物が移動するが，病態，排痰の状態，聴診やモニタリングによって同一体位保持の時間を決定する。

（2）分泌物の貯留部位が特定できない場合，あるいはルーティンで実施する場合は，左右の側臥位を2時間ごとに行う。20〜30度の角度では痰はほとんど移動しないため，患者の負担に配慮しながらも，45〜60度の側臥位をとる。

（3）分泌物の移動がみとめられたら，自己排痰あるいは吸引を行う。

＊**留意点** 体位ドレナージは循環動態に大きな影響を与える。たとえば右側臥位では，重力や肺・心臓の重量によって下大静脈が圧迫されるため，脱水傾向のある患者は血圧低下をきたすことがある。一方，左側臥位では，静脈還流は障害されにくいが，右肺の容量・重量は左肺と比較して大きいため，左心系に圧迫が加わる。心拍出量が低下している患者の場合，血圧低下をきたす可能性がある。そのほか，低酸素血症，不整脈，頭蓋内圧亢進，気管支痙攣，嘔吐，疼痛，皮膚障害などの合併症に注意し，実施中は経時的に評価を行う。

実施後の評価▶ 排痰の程度，痰の移動の状況，痰の貯留部位をフィジカルアセスメントとモニタリングから評価するとともに，前述の合併症に対する評価も行う。

2 咳嗽介助，ハフィング

● 援助の基礎知識

技術の概要▶ 咳嗽による痰の排出は，比較的太い第4〜5分岐部より中枢側の気道に痰が貯留している場合に有効である。咳嗽のメカニズムを利用した排痰ケアには，看護師の手を使って胸郭運動を他動的に介助する徒手的咳嗽介助法や，強くて速い呼息により痰に可動性を与えるハフィング huffing（強制呼出手技 forced expiration technique）がある。

咳嗽の発生機序は，①気道に刺激が加わることによる咳嗽反射の誘発，②深い吸息，③喉頭の声門閉鎖と呼息にかかわる筋の収縮による肺内圧の高まり，④声門が急に開大し，肺内ガスが爆発的に呼出されるという4相に分類されている（▶図7-9）。咳嗽時は気管・気管支の膜様部が押し込まれ，正常な呼吸を行っているときに比べて口径が細くなり，呼気流速が速くなる。

なお，咳嗽を抑制する因子としては，意識レベルの低下，外傷や手術創の痛み，鎮静薬・麻酔薬などがある。

目的▶ ［1］**徒手的咳嗽介助法** 換気の改善（換気量の増加，換気運動に要する仕事量の軽減，換気の均質化）と，その結果として呼吸困難の軽減や痰の移動・排出を促す。

［2］**ハフィング** 声門を開いたまま強くて速い呼息を行うことで呼気流速を操作し，痰の可動性を上げ，排出を促す。

根拠▶ ［1］**徒手的咳嗽介助法** 患者の胸郭に手をあて，呼息に合わせて胸郭を生理的

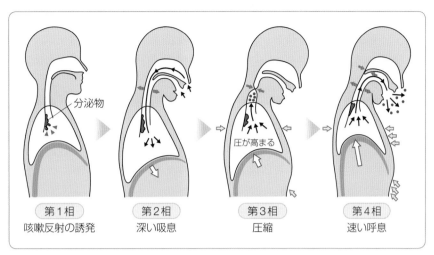

第1相　第2相　第3相　第4相
咳嗽反射の誘発　深い吸息　圧縮　速い呼息

分泌物　圧が高まる

▶図 7-9　咳嗽反射のメカニズム

な運動方向に圧迫し，続く吸息時に圧迫をゆるめることにより，換気量を増加させる。ただし，特定の肺領域の換気を改善するというエビデンスは得られておらず，排痰効果についても同様にエビデンスはない。

[2] **ハフィング**　ハフィングを行うことで肺気量が減少し，等圧点[1]が末梢に移動する。移動した等圧点が粘液栓をとらえ，呼気の気流により中枢側に痰を移動すると考えられている。咳嗽と異なり，声門が開いているので腹腔内圧の上昇を抑えることができる。

適応▶[1] **徒手的咳嗽介助法**　咳嗽のタイミングに合わせると排痰効果が望める患者が適応となる。気管切開や気道狭窄，外科手術後の創部痛によって咳嗽する力が弱まり，咳嗽する力を高めることで換気の改善が望める場合や，呼吸筋が弱化し肺活量が低下した患者などである。

[2] **ハフィング**　とくに痰が中枢側にまで移動してきている場合であり，充分な咳嗽ができない患者や，気道の 狭 窄・攣 縮 が誘発される患者に適応となることが多い。意識障害や理解力の低下があり協力が得られない患者と，乳幼児は適応とならない。

● **援助の実際**

実施前の評価▶　適応を見きわめることが重要である。病態・症状に加え，視診・聴診・触診によるフィジカルアセスメントおよびモニタリングによって，中枢側の分泌物の貯留を確認する。体位ドレナージを併用し，末梢側からの痰を移動したあとに実施すると有効である。血液ガス分析値，胸部画像所見および呼吸の状態，

1）等圧点：胸腔内圧と気道内圧が等しくなる点。等圧点の口腔側には，胸腔内圧の上昇によって気道が狭小化する箇所があり，そこで呼気流速が増大する。

全身状態から実施の有効性を評価して行う。

必要物品▶　体位ドレナージに準じる。

患者への説明▶　必要性・目的・方法・体位・時間・注意点を患者に説明する。

実施方法▶　＊準備

(1) 術創や外傷がある場合は，疼痛の程度により疼痛コントロールをし，枕などで保護して実施する。

(2) 安楽な体位と苦痛の生じる体位を確認し，体位を決定する。

(3) 患者に挿入されているライン・チューブ類，人工呼吸機器類の確認を行う。

＊手順

[1] 徒手的咳嗽介助法

(1) 咳嗽のタイミングに合わせて，呼息時に下部胸部を圧迫する。

(2) 脊髄損傷の患者への実施の場合は，握り拳か前腕部で患者の上腹部を圧迫する。

[2] ハフィング

(1) 最大吸息後に声門と口を開いて「ハー」と強制呼出を行う。速く短く1～2回行う。

(2) 徒手的に介助する場合は，上部胸郭または下部胸郭を強制呼出に合わせて圧縮すると呼気流速が速くなり効果的である。

＊留意点　咳嗽による呼吸・循環動態の変化に注意が必要である。とくにモニタリングを実施している患者に適用した場合は注意する。

実施後の評価▶　排痰の程度や痰の移動の状況，痰の貯留部位をフィジカルアセスメントとモニタリングから評価する。徒手的咳嗽介助法では換気が援助の目的でもあるため，その評価も行う。

3　吸引 suction（一時的吸引：口腔・鼻腔・気管内吸引）

● 援助の基礎知識

技術の概要▶　吸引とは，吸引装置を用いて一時的に機械的な陰圧をかけ，分泌物を排出さ

NOTE
スクイージング squeezing

スクイージングは，胸郭に手を置き，患者の呼吸に同調させ呼息に合わせて圧迫することで，呼気流速を速め，痰を中枢に移動する方法である。体位ドレナージとの併用で有効な排痰が期待できる。2014（平成26）年度の診療報酬改定で看護必要度項目に追加されたが，手技の統一やエビデンスなどについては十分な検証が待たれるところである。

このような徒手的排痰手技には，ほかにタッピング（軽打法）やバイブレーション（振動法）などがあるが，これらの手技の適応となる患者は咳嗽する力が低下，あるいは咳嗽が困難な場合が大半であり，その適応は慎重に判断すべきである。安全確保に留意し，援助者は一定の技術を持ち合わせることが必要である。

せる方法である。咳嗽による痰の排出ができない場合や，体位ドレナージによって痰を中枢側へ誘導させてもその先の排出が困難な場合など，これまで述べてきた排痰ケアを行っても痰の排出が望めないときに実施する。なお，一定期間継続的に吸引する**持続吸引**もある。持続吸引は，体腔や管腔内，臓器内にカテーテルを挿入し，体内の血液や滲出液，貯留液を長時間低圧で吸引する目的で行われる。ここでは，痰を排出するケアとしての口腔・鼻腔内吸引と気管内吸引を解説する。

目的▶ 気道内分泌物の除去により患者が安楽に換気できるようになること，呼吸仕事量や呼吸困難感が軽減すること，加えて気管内吸引においては肺胞でのガス交換能を維持・改善することが目的である。また，喀痰検査の検体採取のために行われることもある。

適応・禁忌▶ **[1] 口腔・鼻腔内吸引** 口腔・鼻腔内に排出できない痰などの分泌物があり，それによって患者に鼻閉感や呼吸困難などの弊害が生じている場合に適応となる。

　ただし，気道にある空気を吸引することになるため，低酸素血症などの合併症を生じる可能性があり，注意が必要である。また，絶対的禁忌ではないが，口腔・鼻腔の粘膜から出血が見られる場合や，その危険性がある場合には十分に注意して行う。

　[2] 気管内吸引 気管内に排出できない痰があり，それによって患者に弊害が生じている場合に適応となる。具体的には，①気管切開や気管挿管などにより人工気道を用いている患者，②患者自身で効果的な気道分泌物の喀出ができない患者である。

　吸引カテーテルを用いた吸引は，下気道に微生物を押し込むことになるため，感染のリスクなどの観点から，口腔・鼻腔を介して気管の吸引を実施することは推奨されず，また開放式気管内吸引より閉鎖式気管内吸引が推奨されている。絶対的禁忌ではないが，低酸素血症，気管内出血，頭蓋内圧亢進状態など，気管内吸引を行うことで病態が悪化する可能性のある患者には慎重に行う必要がある。

● 援助の実際

● 口腔・鼻腔内吸引

実施前の評価▶ 患者の呼吸状態から，口腔または鼻腔に痰などの分泌物が貯留しており，自力または侵襲性の少ない排痰援助（十分な加湿や体位ドレナージ）を行っても排出が困難である状態であることを確認する。

必要物品▶ 吸引器，口腔・鼻腔用吸引カテーテル（成人：10～14 Fr），聴診器，個人防護用具，水，アルコール綿，ティッシュペーパー，ガーグルベースン（必要時），パルスオキシメーター（必要時）

患者への説明▶ 口腔・鼻腔内の吸引の必要性と方法，また吸引に伴う苦痛とリスクについて説明して同意を得る。苦痛が強い場合の合図を決めておく。

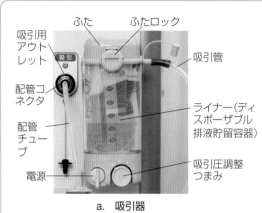

吸引用
アウト
レット

ふた　　ふたロック

吸引管

配管コ
ネクタ

配管
チュー
ブ

ライナー(ディ
スポーザブル
排液貯留容器)

電源

吸引圧調整
つまみ

a. 吸引器

以前は排液貯留容器を洗浄して再利用していたが,
感染防止のため近年はディスポーザブル製品が使用
されるようになっている。

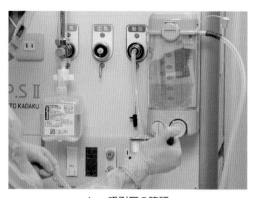

b. 吸引圧の確認

吸引圧がかかっているかを確認する。圧力計つきの
吸引器の場合は,吸引管を折り曲げることで吸引圧
を確認できる。

▶図7-10　吸引器各部の名称と吸引圧の確認

実施方法▶ ✳︎**準備**

(1) 痰などの分泌物の貯留の有無のほか,呼吸困難の有無や呼吸音,呼吸状態,
顔色,SpO_2などバイタルサインの確認を行う。

(2) 患者の体位を整える。口腔内吸引の場合は,咳嗽・嘔吐反射があった場合
に備え,顔を横に向ける。

(3) 吸引用(黒)のアウトレット(▶237ページ,図7-2)に吸引器を装着し(▶図
7-10),吸引圧がかかっているかを確認するために吸引管を折り曲げる。正
常に作動し吸引圧がかかっていれば,折り曲げた際に圧力計の目盛りが上
昇する。

ポイント 吸引圧がかからない場合は,アウトレットへきちんと差し込まれて
いるか,パッキンなどの破損や接続のゆるみがないかを確認する。

(4) 吸引圧を調整する。口腔内吸引の場合は20〜52 kPa(150〜約400 mmHg)
の範囲で吸引することが可能であり,対象者および吸引物の性状に応じて
吸引圧を調整する。また鼻腔内吸引の場合は,気管内吸引と同じ吸引圧で
ある20 kPa(150 mmHg)以下に設定することで粘膜の損傷リスクを最小限
にする[1]。

(5) スタンダードプリコーションおよび感染経路別予防策に基づき,個人防護
用具の選択を行い装着する(▶個人防護用具の装着については,『系統看護学講
座 基礎看護技術Ⅰ』第3章)。

---

1) ここで解説している吸引圧は,口腔・鼻腔内吸引を行う際の目安である。口腔および鼻
腔から吸引カテーテルを挿入して気管内まで到達させる経口・経鼻的に行われる気管内
吸引の圧ではない。

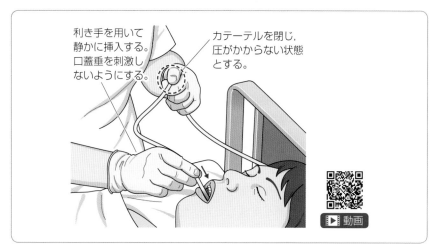

利き手を用いて静かに挿入する。口蓋垂を刺激しないようにする。

カテーテルを閉じ，圧がかからない状態とする。

▶図 7-11　吸引カテーテルの挿入

✳ **手順**

(1) 吸引カテーテルを取り出し，吸引管に接続する。吸引圧の再確認を行う。

(2) 水を吸引し，吸引カテーテルの滑りをよくするために通水するとともに吸引状態を確認する。また，吸引管の中の残留分泌物を除去できているかも確認する。

(3) 吸引カテーテルを挿入することを患者に伝える。

(4) 吸引カテーテルと吸引管の接続部を利き手でないほうの母指で折り曲げ，吸引圧をかけないようにする。

(5) 操作性を高めるため，吸引カテーテル先端から 5〜7 cm の部分を利き手で持って愛護的にカテーテルを挿入する（▶図 7-11）。

> ポイント　吸引カテーテル挿入の長さの目安は，口腔内吸引時 7〜10 cm，鼻腔内吸引時 15 cm 程度にとどめる。この長さであれば，経口・経鼻的に下気道にカテーテルが挿入されることはなく，感染のリスクを高めることもない。なお，口腔内吸引では，口蓋垂を刺激して嘔吐反射を誘発しないよう心がける。

(6) 目安の長さまで吸引カテーテルが挿入されたことを確認したら，吸引圧をかけ，カテーテルを引き戻しながら 10 秒以内で吸引を実施する。分泌物がある場所では，引き戻す操作を少しの間とめてもよい。吸引中は，吸引圧と，吸引される分泌物の性状・量，呼吸状態，患者の顔色を観察し，必要に応じて装着しているパルスオキシメーターで SpO_2 値を確認する。

(7) 再度吸引する場合は，アルコール綿で吸引カテーテルの外側をふき，水を吸引して吸引カテーテルと吸引管の内腔を洗浄する。

(8) 痰などの分泌物の除去により呼吸状態が改善したかを評価し，必要に応じて再び吸引を行う。

(9) 患者に吸引が終了したことを伝え，呼吸苦の軽減の有無を確認し，ねぎら

いの言葉をかける。吸引カテーテルは破棄し，吸引器を作動前に戻す。

実施後の評価▶　吸引実施前と比較して評価を行う。痰などの分泌物の除去ができたか，呼吸音，呼吸状態，顔色，SpO₂，バイタルサイン，出血の有無の確認を行う。

◉ 気管内吸引（開放式）

前述（▶249ページ）したとおり，気管切開や気管挿管により人工気道を用いており，気道分泌物を自己喀出できない場合に適応となる。

実施前の評価▶　患者の状態・所見（努力呼吸が強くなっている，分泌物の視覚的な確認，副雑音の聴取，呼吸音の減弱，ガス交換障害など）から，気道内あるいは人工気道内に分泌物が貯留していることを確認する。患者自身の咳嗽や侵襲性の少ない排痰援助を実施しても，気道内から分泌物を喀出することが困難であることを確認する。

必要物品▶　凝固剤つき吸引器，滅菌済み気管内吸引カテーテル（人工気道の内径の1/2以下のもの：成人では12 Frを使用することが多い），聴診器，個人防護用具，滅菌手袋[1]，滅菌カップと滅菌蒸留水，アルコール綿，手指消毒剤，パルスオキシメーター，用手換気装置，水道水，酸素，カフ圧計

患者への説明▶　気管内吸引を行うことの必要性と方法，また吸引に伴う苦痛とリスクについて説明して同意を得る。苦痛が強い場合の合図を決めておく。急性疾患では，除痛や不穏対策のほか，生命に危険を及ぼす場合や病態の悪化をまねく場合があることを考慮しておく。

実施方法▶ ＊準備

(1) アセスメント：痰などの分泌物の貯留の有無，呼吸苦の有無や呼吸音，呼吸状態，顔色，SpO₂などバイタルサインの確認を行う。

(2) 吸引器を準備する（口腔・鼻腔内吸引に準じる，▶250ページ）。

(3) 吸引圧を調整する：気管内吸引では20 kPa（150 mmHg）に設定する[2]。

(4) 吸引前にパイロットバルーンにカフ圧計を装着し，カフ圧の低下がないか確認する。カフ圧が低下している場合は，カフに空気を送り25〜30 cmH₂Oになるように調整する。

(5) スタンダードプリコーションおよび感染経路別予防策に基づき，個人防護用具の選択を行い装着する（▶個人防護用具の装着については，『系統看護学講座 基礎看護技術Ⅰ』第3章）。

(6) 吸引に際して注意の必要な患者や，低酸素に陥りやすい患者には，事前に十分な酸素化をはかるため，人工呼吸器の酸素濃度を上げる，用手換気装

---

1) アメリカ呼吸療法学会（AARC）のガイドラインでは，開放式気管内吸引では滅菌手袋の装着を推奨している。アメリカ疾病予防管理センター（CDC）ガイドラインでは，滅菌手袋を使用するか未滅菌手袋でもよいかは未解決問題としている。

2) 気管内吸引の設定圧についてはさまざまな議論があり，分泌物の性状や量によって調整の必要もあるため一定の合意はできていない。本章では，日本呼吸療法医学会『気管吸引ガイドライン2013』を参考に20 kPa（150 mmHg）とした。

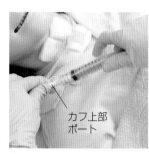

カフ上部
ポート

①人工気道にカフ上部ポート
がある場合は，吸引管または
シリンジを用いて分泌物を
除去する。

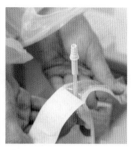

②吸引カテーテルの滅菌包
装を吸引管接続部分のみ
開封する。

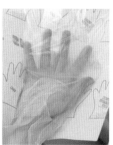

③滅菌手袋を装着する。

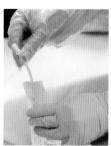

④滅菌手袋を装着した
手で吸引カテーテル
を取り出す。

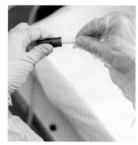

⑤吸引カテーテルと吸引管
を接続する。

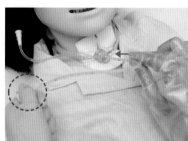

⑥吸引圧がかからないよう利き手と反対
の母指でカテーテルを閉じ(◌)，ゆっ
くり挿入する。

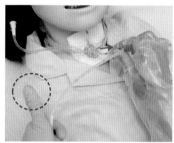

⑦母指を離してカテー
テルを開放し(◌)，吸
引圧をかけて吸引す
る。

▶図 7-12　開放式気管内吸引

置を用いる，酸素流量を増やすなどを行う。状態の安定している患者には
必ずしも必要ではない。

(7) 口腔または鼻腔に貯留している分泌物をあらかじめ吸引しておく。また，
人工気道にカフ上部ポートがある場合は，カフ上部に貯留した分泌物を吸
引で除去しておく(▶図 7-12-①)。

＊**手順**

(1) 吸引カテーテルの滅菌包装を，吸引管接続部のみ開封する(▶図 7-12-②)。
滅菌手袋を装着し，吸引カテーテルを取り出して吸引管に接続する(▶図
7-12-③～⑤)。吸引圧の再確認を行う。

(2) 吸引カテーテルを挿入することを患者に伝える。

(3) 口腔・鼻腔内吸引と同様に利き手で持ち，吸引圧をかけずにゆっくりとカ
テーテルを挿入する(▶図 7-12-⑥)。自発呼吸のある患者では，吸息時にタ
イミングを合わせて挿入すると患者の苦痛が少ない。

ポイント　挿入の長さは体位などによっても異なるが，人工気道＋1 cm 程度
にとどめ，気管支分岐部にあたらないようにする。

(4) 目安の長さまで吸引カテーテルが挿入されたことを確認したら，吸引圧を
かけ10秒以内で吸引を実施する（▶図7-12-⑦）。1回の気管内吸引で吸引カ
テーテル挿入開始から終了までの時間は15秒以内にすることが推奨され
ている[1]。分泌物がある場所では，引き戻す操作を少しの間とめてもよい。
吸引中は，吸引圧，吸引される分泌物の性状，量，呼吸状態，患者の顔色
を観察し，必要に応じて装着しているパルスオキシメーターでSpO_2値を確
認する。

(5) 呼吸状態の改善などを評価し，再度吸引が必要かのアセスメントを行う。
必要に応じて再び吸引を行う。

(6) 再度吸引する場合は，アルコール綿で吸引カテーテルの外側をふき，滅菌
水を吸引して吸引カテーテルと吸引管の内腔を洗浄する。

(7) 患者に吸引が終了したことを伝え，呼吸困難の軽減の有無を確認し，ねぎ
らいの言葉をかける。吸引カテーテルは破棄し，吸引器を作動前に戻す。

実施後の評価▶　吸引実施前に見られた所見が消失しているか，あるいは改善しているかの評
価を行う。吸引された気管内分泌物の色・量・粘性・におい，出血の有無，呼
吸数，胸郭の動き，表情，胸郭の触診時の振動や拡張性，副雑音の有無，努力
呼吸・呼吸困難感の有無，ガス交換所見，咳嗽する力，血行動態などを確認す
る。

◉ 気管内吸引（閉鎖式）

ここでは開放式吸引と異なる手技の手順のみを解説する。閉鎖式気管内吸引
用のカテーテルには，気管挿管用・気管切開患者用と，小児用・成人用がある
（▶図7-13）。カテーテルの外径は開放式用のものに準じる。

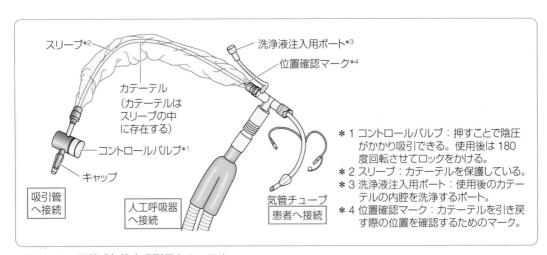

スリーブ[*2]
洗浄液注入用ポート[*3]
位置確認マーク[*4]
カテーテル
（カテーテルは
スリーブの中
に存在する）
コントロールバルブ[*1]
キャップ
吸引管
へ接続
人工呼吸器
へ接続
気管チューブ
患者へ接続

＊1　コントロールバルブ：押すことで陰圧
がかかり吸引できる。使用後は180
度回転させてロックをかける。
＊2　スリーブ：カテーテルを保護している。
＊3　洗浄液注入用ポート：使用後のカテー
テルの内腔を洗浄するポート。
＊4　位置確認マーク：カテーテルを引き戻
す際の位置を確認するためのマーク。

▶図7-13　閉鎖式気管内吸引用カテーテル

1）日本呼吸療法医学会気管吸引ガイドライン改訂ワーキンググループ：気管吸引ガイドラ
イン2013（成人で人工気道を有する患者のための）．人工呼吸 30（1）：75-91，2013．

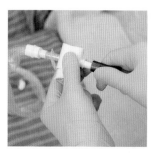
①コントロールバルブのキャップを外し，吸引管を接続する。

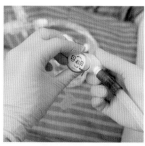
②コントロールバルブのボタンを180度回転させ，ロックを解除する。

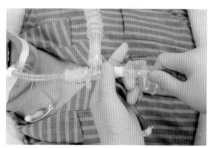
③吸引圧がかかることを確認した後，スリーブ内のカテーテルの目盛りを見ながら適切な深さまで挿入する。

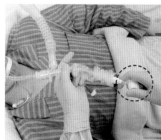
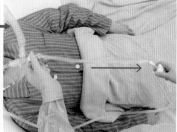
④コントロールバルブのボタンを押し，陰圧をかけながらカテーテルをゆっくりと指定の箇所まで引き戻す。

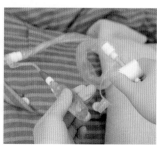
⑤吸引終了後，洗浄液注入用ポートに専用洗浄液を接続し，吸引圧をかけてカテーテルの内腔を洗浄する。

▶図 7-14　閉鎖式気管内吸引

(1) 閉鎖式気管内吸引のセッティング：吸引管を吸引カテーテルのコントロールバルブのポートに接続し，バルブのボタンを180度回転させロックを解除する（▶図7-14-①，②）。

(2) 吸引コントロールバルブのボタンを押して吸引圧がかかることを確認する。

(3) カテーテル保護スリーブ内の吸引カテーテルを，目盛りを見ながら挿入する（▶図7-14-③）。

(4) 挿入後，バルブのボタンを押し，吸引圧をかけながら吸引カテーテルを指定の部分まで引き戻す（▶図7-14-④）。

(5) カテーテル内腔を洗浄するために，洗浄液注入用ポートに専用洗浄液ボトルを接続し，吸引圧をかけながら洗浄液を注入する（▶図7-14-⑤）。

(6) 専用洗浄液ボトルを外し，吸引コントロールバルブを180度回転させロックする。

(7) 閉鎖式吸引カテーテルは，製品によって24時間または72時間ごとに交換する。

C 胸腔ドレナージ

① 援助の基礎知識

技術の概要 ▶ 　胸壁と横隔膜に囲まれた内腔を胸腔（きょうくう）という。胸腔内は肺胞の虚脱を防ぐために安静吸息時−7〜−6 cmH₂O，安静呼息時−4〜−2 cmH₂O の陰圧に保たれている。肺をおおう臓側胸膜と，胸壁側をおおう壁側胸膜で囲まれた腔（胸膜腔）には少量（数 mL）の胸水が存在し，呼吸運動に際しての摩擦を避けているが，疾患や手術などによって，胸腔に空気や滲出液，膿（のう），血液などが異常に貯留すると，肺を圧迫して呼吸機能を低下させてしまう。このような貯留物を体外に排出させ，胸腔内圧を正常に保ちながら肺の拡張を促す目的で胸腔ドレナージが行われる。胸腔内圧はもともと陰圧であることから，胸腔ドレナージの管理では，胸腔内圧よりも強い吸引圧を維持することが重要であり，通常，吸引圧は−10〜−15 cmH₂O 程度に設定される。

　ここでは，胸腔穿刺（せんし）（▶449ページ）後の胸腔ドレナージ開始の準備と，胸腔ドレナージ中の観察と具体的援助について説明する。

胸腔ドレナージの ▶ 　胸腔ドレナージに用いられる胸腔ドレーンバッグの基本構造は，3連ボトル
しくみ 　式に基づいた低圧持続吸引法が用いられている。3連ボトル式とは，①排液ボトル，②水封室（すいふうしつ），③吸引圧制御ボトルを連結して吸引源に接続したシステムである（▶図7-15）。

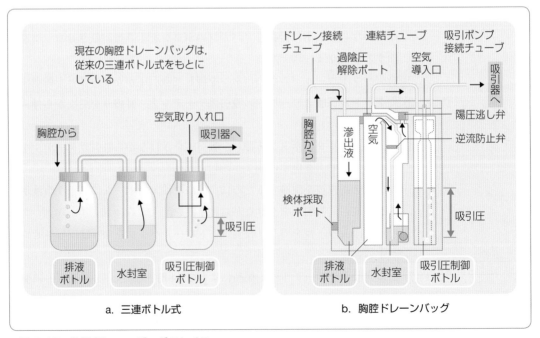

▶図7-15　胸腔ドレーンバッグのしくみ

(1) 排液ボトル：胸腔から流出した排液が重力によって下部に貯留する。

(2) 水封ボトル：水封室内に規定量の蒸留水を入れることで，胸腔と体外とが直接交通しないようになる。胸腔内圧が上昇して陰圧が高くなっても，肺に空気が引き込まれることはない。このように水によって封をしている状態を水封（ウォーターシール）といい，水が一方弁の役割を果たしている。

(3) 吸引圧制御ボトル：院内吸引配管や電動式低圧持続吸引器のポンプを用いて陰圧をかける際，吸引源の強い圧が直接胸腔内にかかると肺損傷につながるため，設定した吸引圧を維持するしくみになっている。

適応▶ おもに，胸腔内操作を伴う術後や，胸部外傷，気胸・胸水・膿胸・血胸などがある場合に適応となることが多い。

② 援助の実際

必要物品▶ 胸腔ドレーンバッグ，滅菌蒸留水，50 mL 注射器，吸引システム，吸引チューブ，ドレーン鉗子，タイバンド，タイガン（タイバンド結束器）を用意する（▶図7-16）。

患者への説明▶ 胸腔ドレナージの必要性とともに，安全で効果的な胸腔ドレナージが行えるよう，ドレーン刺入部に触れない，ドレーンを引っぱらない，身体でドレーンを圧迫しないなどの注意事項を説明する。

実施方法▶ ✳ **準備**

(1) 胸腔ドレーンバッグの水封室に 30 mL の滅菌蒸留水を入れる。水を入れると青色に着色する。

(2) 吸引圧制御室に指示された吸引圧の目盛りまで滅菌蒸留水を入れる。水を

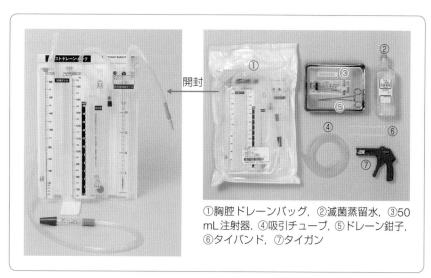

①胸腔ドレーンバッグ，②滅菌蒸留水，③50 mL注射器，④吸引チューブ，⑤ドレーン鉗子，⑥タイバンド，⑦タイガン

▶図 7-16 胸腔ドレナージの必要物品

入れると黄色に着色する。

(3) ドレーン接続チューブをドレーン鉗子でクランプし，吸引システムにつないだ吸引チューブと胸腔ドレーンバッグを接続する。吸引圧を上げ，吸引制御室に連続的に気泡が出ることと，水封室の水位の上昇，クランプ解除をしたときの水位の戻りを確認し，気密性が保たれることを確認する。

＊手順

[1] 胸腔ドレーンバッグの接続と胸腔ドレナージ開始

(1) 挿入された胸腔ドレーンとドレーン接続チューブを接続する。

(2) 徐々に吸引圧を上げ，吸引制御室に連続的に気泡が出ることを確認する。

(3) ドレーン接続チューブが外れないようにタイバンドで確実に固定する（▶図 7-17）。

[2] 胸腔ドレナージ中の観察と具体的援助

(1) 適切な吸引圧が保持されるように観察・管理する。

- 吸引圧制御室の蒸留水が，指示どおりの圧を示す目盛りまでであることを確認する。

  注意　蒸発により水位が下がっている場合は，必ず滅菌蒸留水を補充する。

- 吸引圧制御室の連続的な気泡があることを確認する。

  注意　気泡がない場合は，気密性が保たれていない可能性があるため，接続部のゆるみやドレーンの抜去などがないかを確認する。

- 水封室の蒸留水が患者の呼吸に伴い上下に動いていることを確認する。これを呼吸性移動（フルクテーション）という。

  注意　呼吸性移動がみられない場合，原因としてドレーンの屈曲・閉塞，一部抜け，接続部のゆるみや外れなどが考えられ，ドレナージが適切に行えていない可能性がある。

- 排液の性状によっては，凝血塊（ぎょうけっかい）などによって閉塞がおこることがあるため，必要に応じてミルキング（▶図 7-18）を行う。

- 水封室に空気もれによる気泡（気漏（きろう）〔エアリーク〕）がないか確認する。

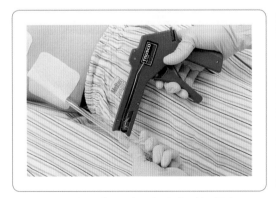

▶図 7-17　タイガンによるタイバンドの固定

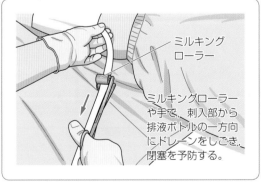

ミルキングローラー

ミルキングローラーや手で，刺入部から排液ボトルの一方向にドレーンをしごき，閉塞を予防する。

▶図 7-18　ミルキング

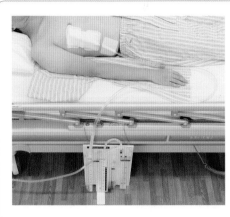

ドレーンバッグは，挿入部よりも 20 cm 以上下になる位置に，倒れないように固定しておく。
そのほか，以下の点を観察する。
- ドレーンは確実に固定されているか。
- 刺入部からの漏出はないか。
- ドレーン・チューブは屈曲・閉塞していないか。
- ドレーンバッグの確認事項（調圧室の圧は指定どおりか，気泡は出ているか，エアリークはないか）

▶図 7-19　ドレーンルートとドレーンバッグの位置

(2) ドレーンの抜去予防
- 体動や移動時などにドレーンが引っぱられたり，抜去されることのないように，挿入部やドレーンの固定などの状態を確認する。患者の状態に応じて，体位変換や移動の援助を行う。

(3) 感染・皮膚トラブルの予防
- 患者の移動時やバッグの交換時などにドレーンバッグを倒したり，挿入部より上に持ち上げたりしない（▶図 7-19）。

  根拠　挿入部より上に持ち上げることで，排液の逆流が生じ，感染をおこす危険性がある。

- 刺入部はつねに清潔に保ち，固定に用いている絆創膏（ばんそうこう）などによる皮膚損傷に注意して感染予防に努める。
- ボトルに排液が一定量たまったら，新しいものと交換する。

(4) ドレーンからの排液量や排気の程度とあわせて全身状態を観察しながら，経時的なモニタリングを行う。急激な変化がある場合，すみやかに医師に報告する。

＊**留意点**　ドレーン挿入による疼痛の程度や日常生活への影響を考慮し，必要以上に患者の活動が制限されないように援助する。

実施後の評価・ ▶　胸腔ドレナージ中は，排液の量や性状，排気の有無や程度などとともに，呼
記録　　　　　 吸状態，挿入部の状態などの全身状態を観察し，記録する。

D 吸入

① 援助の基礎知識

技術の概要▶ 　微小な液体または固体の粒子が気体中に多数浮遊したものを**エアロゾル** aerosol という。吸入療法は，専用の器具によってエアロゾル化した薬物（液体や粉末）を気道局所に直接，吸入投与する治療法である。吸入療法に用いる器具は，ネブライザーと定量噴霧器の2つに分類される。ここでは，おもにネブライザーを用いる場合の援助について説明し，定量噴霧器による吸入については後述する（▶318ページ）。

目的▶ 　気管支拡張・消炎・排痰・抗菌などの目的で，ネブライザーを用いて薬液のエアロゾル粒子を上気道から肺胞まで沈着させる。

根拠▶ 　エアロゾル粒子は，その大きさにより気道への沈着部位が異なり，小さければ小さいほど末端まで到達する（▶図7-20）。気管支以下の末端に到達できるものは直径が5μm以下のエアロゾル粒子のみである。また，呼吸の深さや速度などの呼吸パターンもエアロゾル粒子の沈着部位に影響を与える。浅く速い呼吸では上気道に衝突して沈着するエアロゾル粒子が増え，ゆっくりと深く息を吸い込み数秒の息こらえをすると，エアロゾル粒子が下気道にまで効果的に沈着する。

適応▶ 　喘息発作や下気道感染などの呼吸器疾患，手術や麻酔に伴う術前・術後の呼吸管理などに適用される。

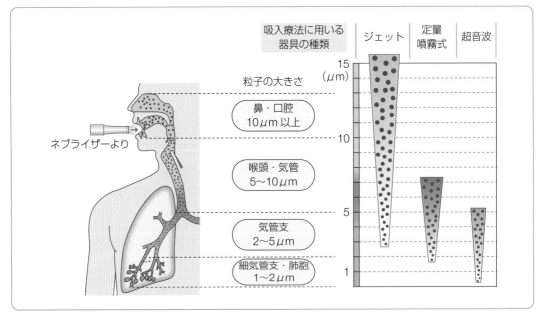

▶図7-20　エアロゾル粒子の大きさと沈着部位

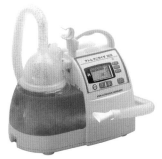
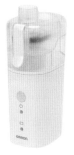
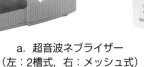
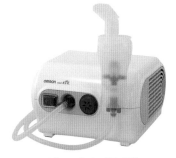

a. 超音波ネブライザー
（左：2槽式, 右：メッシュ式）

b. ジェットネブライザー
（コンプレッサー型）

（画像提供：a左. アトムメディカル株式会社, a右・b. オムロンヘルスケア株式会社）

▶図 7-21　ネブライザーの種類

禁忌▶　使用する薬剤によっては，禁忌となる病態などが存在するため注意する。また，気管支喘息の場合，吸入そのものが刺激となり気管支痙攣を誘発させることがあるため注意が必要である。

ネブライザーの▶
種類　　ネブライザーは，エアロゾル粒子を発生させる装置である。使用のたびに1回分の薬剤を入れる。超音波ネブライザーとジェットネブライザー（コンプレッサー型ネブライザー）に大別される（▶図 7-21）。

［1］**超音波ネブライザー**　水槽の底の中央部分に振動子があり，水を通して超音波が薬液槽のダイヤフラムに伝えられ，ダイヤフラムが振動することによって薬液が粒子化される。0.5〜5 μm 前後の，均一で密度が高く，肺胞まで届く小さいエアロゾル粒子を発生させることが可能である。また，薬液がホーン振動子の振動によってメッシュの穴から押し出されて粒子化されるメッシュ式もある。薬剤の一部には，超音波振動とそれによって産生される熱によって薬理活性が失われるものがあるので注意する。加湿目的には超音波ネブライザーが適している。

［2］**ジェットネブライザー**　コンプレッサーで発生させた圧縮空気（ジェット気流）を細い管に伝わせて，毛細管現象で薬液を吸い上げ粒子化させる。エアロゾル粒子の大きさには 1〜10 μm でばらつきがある。おもに気管支拡張薬や去痰薬などの薬液の吸入を目的に使用される。

② 援助の実際

ここではおもに，超音波ネブライザー（2槽式）の援助の実際について説明する。

実施前の評価▶　食事の直前・直後でないことを確認するとともに，患者の吸入療法の目的と

適応, 薬剤の種類と適応, ネブライザー器機の種類と使用方法などを把握しておく。呼吸数, 深さ, 呼吸困難の有無, 痰の貯留状況などの呼吸状態および全身状態の観察と評価を行う。

> **根拠**　口腔内に付着した薬剤の影響による味覚変化や, 吐きけ・嘔吐を誘発する可能性が考えられるため, 食事の直前・直後は避ける。

必要物品▶　指示書, 使用薬液(加湿目的の場合は滅菌蒸留水や生理食塩水), 超音波ネブライザー, 蛇管, マスク(もしくはマウスピース), ガーグルベースン, タオル, ティッシュペーパー, 必要に応じて個人防護用具や吸引器具も準備する。

実施方法▶　**❋準備**

(1) 注射用薬剤の準備(▶331ページ)に順じて, 使用薬液(加湿目的の場合は蒸留水や生理食塩水)を無菌的に準備する。

(2) 超音波ネブライザーを準備する。

- ネブライザー本体の噴霧槽と薬液カップを外し, 作用水槽の水位線まで蒸留水を入れる。

  > **注意**　薬液カップはやわらかく, 破損しやすいため取り扱いに注意する。薬液カップに破損があると, 作用水槽内の水と薬液カップの薬液がまざり合ってしまう(▶図7-22)。

  > **ポイント**　作用水槽に必要な水位は機種によって違うため, 確認が必要である。指定された水位まで蒸留水を入れないと噴霧されない。

- 薬液カップホルダーに薬液カップを装着し, 無菌操作で使用薬液を入れ, 噴霧槽を取りつける。

- ネブライザー本体に蛇管とマスク(マウスピース)を取りつける。

  > **ポイント**　蛇管やマスク(マウスピース), 薬液カップに亀裂や破損がないか確認する。また, 感染予防のため, 滅菌されたものを用いる。ジェットネブライザーの場合も同様に, 送気管や嘴管に亀裂や破損がないか確認し, 感染予防のため消毒された嘴管を用いる。

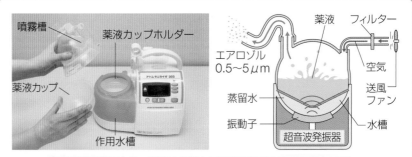

噴霧槽　薬液カップホルダー
薬液カップ
作用水槽

薬液　フィルター
エアロゾル 0.5〜5μm
空気
蒸留水
振動子
送風ファン
超音波発振器
水槽

超音波発振器により, 蒸留水を通して振動を薬液に伝え霧状にする。

(写真提供：京都大学医学部附属病院　平松八重子氏)

▶**図7-22　超音波ネブライザーの構造**

＊**手順**

[1] 患者への説明と指導

(1) 目的と実施内容・方法，開始から終了までに要する時間などを説明する。

> ［ポイント］ 薬剤によって終了時間は異なる。機種によって，吸入時間をタイマーでセットできるものもある。

(2) 口腔内に貯留した唾液は飲み込まずに吐き出すことや，吸入中の体位や呼吸法，咳嗽法を指導し，必要に応じて事前に練習する。

[2] 実施中の観察と具体的援助

(1) 起座位，またはファウラー位をとる。

> ［根拠］ 上半身を挙上した体位をとることで，横隔膜が下がり肺を広げることができる。深呼吸が容易に行えるようになり，エアロゾル化した薬剤を効果的に吸入することができる。臥床している場合でも上半身を挙上する。

(2) エアロゾルによって衣服がぬれないよう，襟もとにタオルなどをあてる。

(3) 患者の頭部よりも低い位置にネブライザーの噴霧槽と蛇管がくるようにセットする。

> ［根拠］ 患者の頭より高い位置にネブライザーの噴霧層や蛇管があると，蛇管にたまった薬液や水が口に流れ込む危険性がある。

(4) 呼吸状態を観察しながら，スイッチを入れて作動させ，風量と噴霧量を調節する。

> ［注意］ 噴霧量や風量が多すぎると咳込んでしまい，効果的に吸入できない。

(5) マスクを口もとにあてるか，マウスピースの場合は軽くくわえてもらう。

(6) できるだけ大きくゆっくりとした腹式呼吸で吸入し，2～3秒の息こらえができるように説明する。マウスピースの場合は，口から吸って鼻からゆっくりと息を吐き出してもらうようにする。

> ［ポイント］ マウスピースの場合，先端を完全にくわえてしまうと，気流が発生しにくくなる。腹式呼吸で口とマウスピース先端のすきまから周囲の空気を一緒に吸い込むようにしてもらうと，胸郭が広がり効果的に吸入できる。

(7) 呼吸状態を観察しながら，必要に応じて吸入中の体位ドレナージや咳嗽介助法などの排痰ケアを行い，吸引にも対応できるようにしておく。口腔内への唾液の貯留や，咳嗽反射などによって喀痰があった場合は，ティッシュペーパーやガーグルベースンに吐き出してもらう。

> ［根拠］ 咳嗽を誘発して排痰を促すことも目的の1つであるため，がまんをさせないようにする。また，口腔内に貯留した唾液を飲み込むと，唾液内に混入した薬液が消化管から吸収され，吐きけや嘔吐，全身作用が出現してしまう可能性がある。

(8) 吸入終了後は含嗽し，口のまわりなどに付着した水分などをふきとる。

(9) 喘息発作や呼吸状態が悪化しているような場合は，心電図，SpO_2などのモニタリングを行いながら実施する。

⑽ 使用したネブライザーをかたづけ，洗浄・消毒する。

> 根拠 吸入に使用するマスク（マウスピース），蛇管，薬液カップなどは唾液などによって汚染されやすいため，そのつど取り外し，洗浄・消毒・乾燥させる。1日に数回または持続して使用する場合，24時間に1回は必ず噴霧槽，薬液カップホルダーなどの部品を取り外して洗浄・消毒・乾燥を行い，作用水槽の水は完全に抜いて清拭・乾燥を行う。消毒せずに使用すると，汚染されたエアロゾル粒子を吸入することになり，容易に感染を引きおこす。

実施後の評価・記録 ▶
(1) 呼吸状態の変化，排痰の効果，喀痰の性状・量とともに，呼吸状態（聴診音含む），バイタルサインなどの全身状態を含め総合的に評価する。

(2) 実施時間，薬液の種類・量，ネブライザー器機の種類，観察および評価した所見を記録する。

E｜人工呼吸療法

① 援助の基礎知識

技術の概要 ▶ 人工呼吸療法は，器械を用いて人工的に患者の呼吸機能を代行・補助する方法である。換気方法から**陽圧式人工呼吸**と**陰圧式人工呼吸**に分類される。前者は医療ガスに陽圧をかけて気道から肺に送り込む方法で，後者は胸郭に装具をつけ外部から陰圧で胸郭を引っぱり，ガスを引き込む方法である。一般的には陽圧式人工呼吸が行われることが多いため，ここでは陽圧式人工呼吸について説明する。

陽圧式人工呼吸には，気管挿管あるいは気管切開を行い，人工気道を介して換気を行う**侵襲的陽圧換気** invasive positive pressure ventilation（**IPPV**）と，マスクなどの装具を介して口・鼻腔から換気を行う**非侵襲的陽圧換気** non-invasive positive pressure ventilation（**NPPV**）がある。いずれも人工呼吸器を用いて管理がなされる。

IPPVは重症の呼吸不全や気道閉塞に有効であるが，会話や食事が困難になるだけでなく，無気肺や人工呼吸器関連肺炎（▶269ページ），酸素中毒，せん妄などといったさまざまな合併症のリスクがある。一方，NPPVでは会話や食事が可能で合併症のリスクが少ないといった利点があるが，重症呼吸不全例や意識障害のある患者などには適用できないという欠点もある。またNPPVの導入には患者の協力が不可欠であり，非協力的な患者には適用できない。これらの利点・欠点をふまえ，患者の状況や病態に応じて使い分けられている。

また，長期の人工呼吸器装着が見込まれ，気管切開のメリットが高いと判断された場合は，経口や経鼻挿管から気管切開へ移行することもある。

人工呼吸器は，救命医療から在宅医療にわたるまでのあらゆる状態の患者が

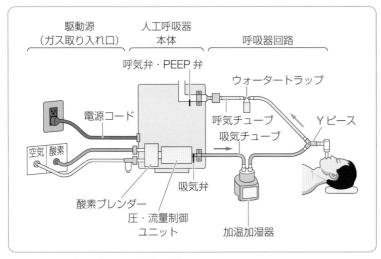

▶図 7-23　人工呼吸器の構造の例

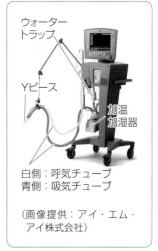

（画像提供：アイ・エム・アイ株式会社）

▶図 7-24　人工呼吸器

装着しうる。生命維持活動の基盤となる呼吸を医療機器にゆだねる患者が，安全かつ安心して入院や療養生活を行えるように看護を提供する必要がある。

人工呼吸器の構造▶　近年，人工呼吸器は多機能化しているが，基本的な構造は駆動源，人工呼吸器本体，呼吸器回路からなることにかわりはない（▶図 7-23, 24）。純酸素と圧縮空気を混合し作成した設定酸素濃度の吸気ガスを，患者の気道を介して肺に送り込み，肺で換気された呼気を排出するのがその機能である。また人工呼吸器には，IPPV・NPPV の両方とも実施可能なものと NPPV 専用器とがある。

目的▶　肺胞換気量の改善・維持，呼吸仕事量の軽減などを目的とする。

根拠▶　胸腔内が陰圧であることは前述したとおりである（▶256 ページ）。自発呼吸における吸息は，横隔膜や外肋間筋の収縮により胸郭が拡張し，胸腔内圧がさらに低下することで肺がふくらみ外気が流入する。一方，呼息は，横隔膜・外肋間筋が弛緩することで胸郭が縮小し，それに伴ってふくらんでいた肺にもとに戻る弾性の力が加わり，肺内の空気が排出される。

　　陽圧式人工呼吸では，吸気ガスを気道に強制的に送り込むことで，気道内が陽圧となり肺胞をふくらませる。これにより肺胞の毛細血管における酸素と二酸化炭素の交換がすみやかに行われることになる。しかし，気道内が陽圧になることで胸腔内も陽圧に傾き，胸腔内に静脈血が戻りにくい状態となる。そのため，循環血液量が減少し，血圧低下を生じやすい。

　　一方，呼息は自然呼吸と同様に受動的に行われるが，呼気終末に一定の圧をかけること（呼気終末陽圧 positive end-expiratory pressure〔PEEP〕）で肺胞の虚脱を防ぎ，吸息時の呼吸仕事量の増大を防止している。

適応▶　肺炎や COPD の急性増悪などによる重篤な低酸素血症，呼吸仕事量増大による呼吸筋疲労，中枢神経系に影響を及ぼす疾患による呼吸中枢抑制や肺胞低換気，大手術後・心肺停止後・ショック状態などである。

② 援助の実際

実施前の評価▶　人工呼吸療法の導入は，以下のような点を判断して実施する。

(1) 救命処置の必要性：気道閉塞，死戦期呼吸や呼吸停止などの生命の危機に瀕している場合には，ただちに人工呼吸療法を導入する。

(2) 酸素療法から人工呼吸療法への移行の必要性：病状および呼吸状態の推移からおもに下記の点をアセスメントして緊急度を判断し，人工呼吸療法の導入に向けて準備を迅速に進める。

- 呼吸数，呼吸様式，呼吸パターン，呼吸補助筋使用の有無，SpO_2値，呼吸困難の程度，呼吸筋疲労度などの呼吸器系フィジカルアセスメント
- 循環動態の推移(血圧，ショックの徴候の有無など)
- ガス交換能の障害の程度
- 意識レベルの低下やせん妄症状の発現の有無
- 原疾患の病態変化

必要物品▶ (1) 人工気道による気道確保の準備：挿管セット(気管チューブ，喉頭鏡，バイトブロック，エアウェイ，スタイレット，チューブ固定具やテープなど)，手動用換気セット(蘇生用バッグ，ジャクソン-リース回路，麻酔用もしくは蘇生用マスク，酸素流量計)，吸引準備(吸引チューブ，吸引器具，注射用蒸留水など)，聴診器，救急カート，状況に応じて気管切開セット

(2) 薬剤の準備：気道確保の際に使用する麻酔・鎮静・鎮痛薬とともに人工呼吸療法時は持続鎮静を行う場合も多く，使用する薬剤を確認して準備しておく。

(3) モニタリングの準備：生体情報モニター(心電図，パルスオキシメーター，カプノメーター)，血圧計など

(4) 人工呼吸器の準備：事前に組み立て・点検されている人工呼吸器，加温加湿器および蒸留水もしくは人工鼻，閉鎖式吸引セット，NPPV機種の場合は適切なインターフェイス(口鼻マスク，鼻マスク，トータルフェイスマスクほか)，など

患者への説明▶　気管挿管あるいは気管切開と人工呼吸管理の必要性について説明を行い，患者の理解を確認して同意を得る。チューブの挿管により一時的に発声ができなくなることや代替コミュニケーションの方法を含めて説明を行い，疑問点を確認する。救急蘇生・急変などの場合は，事後に説明を行う。

実施方法▶ ＊準備

(1) 準備した気道確保物品を確認する。また，医師が気道確保を行う際の患者の頭側のスペースと，介助者が円滑に介助できる立ち位置を確保するなど，環境を整える。

(2) 人工呼吸器を中央配管・電源に接続し，点検チェックリストなどにそって始動点検・設定確認を行う。基本的に人工呼吸器を保守点検管理するのは

臨床工学技士の役割だが，日ごろから用意されている場所，管理方法を確認しておく。

(3) 患者に説明事項の理解度を確認しながら補足説明を行う。

(4) 必要時，麻酔・鎮静・鎮痛薬などの投与を行う。持続投与も考慮される。

＊**手順**

[1] 気道確保の介助　患者の不安を緩和するために声をかけながら介助を行う。人工気道による気道確保後には，チューブの位置や固定状態，呼吸音の左右差の有無などを確認する。また，生体情報モニター，呼吸・循環状態などを観察し，バイタルサインに変化がないかを確認する。

[2] 人工呼吸管理開始時　作動点検・設定済みの人工呼吸器を装着し，モードなどの設定とともにアラーム設定についても確認を行う。また，モニター画面の表示や測定値を通して器械の作動が正常か，設定に応じて適切に換気が行われているかを確認し，バイタルサインの推移も観察する。

> ［ポイント］　人工呼吸管理開始後は，鎮静薬の使用や陽圧呼吸により血圧低下をきたすことが多いため，呼吸状態だけではなく循環動態も注意深く観察する。

> ［注意］　人工呼吸管理時は，医療者の手指が媒体となって病原体が気道内に入るなどにより感染を生じやすい。患者に接触したり，人工呼吸器を取り扱う際には必ず手指消毒を行い，手袋およびマスク，必要時にはゴーグル，ガウンなどの感染防御用具を装着する。

[3] 人工呼吸器作動中の管理　以下のポイントに注意して人工呼吸器装着患者の観察や確認，管理を行っていく。機器の確認は勤務交替時や設定変更時，吸引などの処置実施前後などを中心に，定期的に，また状況変化時や操作時も含めて1日に数回，チェックリストなどにそって行うことが望ましい。

(1) 機器の確認・管理

- 接続・作動状況：人工呼吸器の回路と接続・作動状況(回路の順番，接続部のゆるみやリーク音，異常音の有無など)，加温器の設定・作動状況，電源やパイピングの接続状況などの確認を行う。また呼吸器回路が適切な位置にあるか，回路内の結露がチューブ内に流れ込む危険の有無，回路の屈曲・汚染などのトラブルの有無を確認する。

> ［注意］　人工呼吸器は，回路接続部のゆるみがエアリークにつながり，換気量を維持できなくなるため，回路を確認する際には回路の順番とともに接続部や異常音の有無を確認する。

- 換気様式（モード）：人工呼吸器の換気様式は，1回換気量を固定する量規定式換気（VCV[1]）と，吸息時の最大気道内圧を固定する圧規定式換気（PCV[2]）の2種類に大別される。また自発呼吸がどの程度存在するかに

---

1) VCV：volume control ventilation の略。
2) PCV：pressure control ventilation の略。

よって，自発呼吸を温存してサポートを行う様式（PSV[1]など）と強制換気と自発呼吸のサポートを併用する様式（A/C[2]，SIMV[3]など）に分類され，患者の状態に合わせて選択される。

- **各項目とアラーム設定**：吸入気酸素濃度，1回換気量あるいは吸気圧，吸息時間，呼吸数（回/分），PEEPなどの設定を確認する。アラームについても，安全管理およびモニタリング上，患者の状態に応じた適切な設定がなされているかを確認する。

  注意 最高気道内圧・最低分時換気量，もしくは最低1回換気量・無呼吸・低電圧アラームは，救命アラームとして不可欠であり，把握しておくべき項目である。

(2) **観察項目**：呼吸状態を中心に，バイタルサインと全身状態の観察を行う。

- **呼吸状態**：呼吸数，呼吸様式，呼吸の深さ，呼吸音の左右差，SpO_2などによるフィジカルアセスメント，動脈血ガス分析値，胸部X線写真・胸部CT検査所見など

  注意 患者に気管チューブが挿入されている場合，清拭・体位変換などのケアや処置，あるいは患者自身の体動によって気管チューブの挿入位置（先端）が移動してしまうことがある。挿入位置が深くなると**片肺挿管**になりやすく，気管チューブが入っていない側の肺の呼吸音が弱くなりやすい。また，とくに高圧のPEEPでは気胸などの圧外傷を生じることがあり，気胸を生じた側の呼吸音は弱くなる。以上をふまえ，人工呼吸器装着患者の呼吸音を聴診する際には左右差に注意をはらう。

- **循環動態**：血圧の上昇・低下，心拍数の変化，不整脈の出現状況，尿量の推移

  注意 PEEP（とくに高圧PEEP）がかかることで胸腔内圧が陽圧に傾くと，静脈還流量の減少をまねく（心臓に戻る静脈血が減少する）。これにより，血圧低下をきたしやすくなる。とくに脱水などの循環血液量が減少しているときには注意が必要である。

- **人工呼吸器との同調性**：患者の自発呼吸と人工呼吸器が合わずに咳き込む**ファイティング**とよばれる反応の有無とともに，呼吸様式，人工呼吸器の各測定値（1回換気量，分時換気量，呼吸数，最大吸気圧など），グラフィックモニターに示される圧・換気量・流量による曲線，アラーム発生の頻度などを観察し，自発呼吸との同調性を評価する。

- 気道分泌物の性状・量の変化，咳嗽反射の有無・程度を観察し，適切に気管内吸引が行えているか，痰の喀出力は十分か，気管チューブ内に吸引カ

---

1) PSV：pressure support ventilation の略。
2) A/C：assist control の略
3) SIMV：synchronized intermittent mandatory ventilation の略。

テーテルが入りにくいなどの気道閉塞の危険はないかを確認する。

(3) 必要となる看護ケア項目

- 人工気道の管理：気管チューブ，気管切開チューブの固定状況とカフ圧を定期的に確認する。片肺挿管や予定外抜去を防ぐため，体位変換や気管内吸引，口腔ケア前後などにはチューブの深さと固定の状態を確認する。また呼吸器回路内の結露の有無や痰のかたさなどの性状から，加湿加温が適切に行われているかを判断していく。

- チューブの予定外抜去予防のために身体抑制が必要な場合は，患者および家族に抜去の可能性とリスクを説明し，十分な理解を得て，必要最小限に行う。

- 合併症の予防：気道内圧を高圧に維持することにより，気胸や縦隔気腫などの圧損傷や肺の過膨張を生じることがある。これらを**人工呼吸器関連肺障害（VALI**[1]**）**という。これらの予防のためには，気道内圧や1回換気量を適切に保てるよう患者の状態に合わせた設定が必要となる。また人工呼吸管理において，とくに気管挿管患者は**人工呼吸器関連肺炎（VAP**[2]**）**を中心とする肺炎を生じやすい。VAPの合併は呼吸器装着期間や入院期間の長期化，死亡率の上昇などにつながる。予防のためには医療者の手指消毒や清潔操作の徹底と，仰臥位を避けてできるだけベッドの頭部を挙上（30度程度）した体位を維持すること，過度な鎮静を避けること，早期からの経腸栄養，定期的かつ効果的な口腔ケアの実施などが重要となる。

  根拠 仰臥位は，胃内容物の逆流による不顕性誤嚥のリスクを高める。また口腔内分泌物・付着物の気管への流入のリスクが高まり，VAPの原因となるため，頭部を30度程度挙上した体位が望ましいとされる。

- 呼吸理学療法（呼吸リハビリテーション）：体位ドレナージ（▶242ページ）や，呼吸介助などにより細気管支から主気管支への痰の移動を促し，効果的な痰の喀出や吸引につなげていく。また，換気血流比不均等や無気肺の改善をはかること，四肢や呼吸筋の筋力低下をはじめとする廃用症候群を最小限に抑えることもつながる。

  注意 人工呼吸管理下にある患者は，陽圧換気によりガスの入りやすい肺野が拡張しやすい。また，重力に伴い分泌物が背側に貯留しやすく，安静臥床により背側の横隔膜が腹腔臓器に圧迫され動きが抑制されるといった理由から，背側下肺の無気肺を生じやすくなる（下側あるいは荷重側肺障害という）。

- 皮膚の損傷予防：気管チューブの固定に用いるテープは，粘着度を考慮し

---

1) VALI：ventilator associated lung injury の略。
2) VAP：ventilator-associated pneumonia の略で，人工呼吸器を装着してから48時間以上経て新たに発生する肺炎をさす。原因として，気管チューブを通じて口腔内分泌物や胃内容物の誤嚥をおこしやすいこと，咀嚼の減少と口腔粘膜の乾燥からさまざまな病原菌の口腔内や歯垢への定着につながりやすいことがあげられる。

て選択する。はりかえを行う場合には，皮膚の刺激を最小限にするよう愛護的にはがし，必要に応じて皮膜剤を用いるなどの工夫を行う。また，経口あるいは経鼻挿管チューブ，バイトブロックなどによる圧迫が，口唇や口腔粘膜の潰瘍形成につながることもあり，固定の位置を定期的に変更していく。NPPV の場合は，インターフェイスによる皮膚の圧迫損傷を避けるために，あらかじめ圧迫部位に皮膚保護材などを用いる。

- 精神的援助：現状の説明，コミュニケーション手段の確保，サーカディアンリズム（▶141 ページ）を考慮した ADL の拡大，床上リハビリテーション，鎮痛・鎮静管理，睡眠確保に向けた支援などを行う。鎮静管理においては鎮静スケールを用いて継続的に鎮静レベルを観察し，日中は浅く，夜間は深めにすることなどを鎮静方針の目安とする。可能な限り浅い鎮静で管理することが望ましく，現状についての理解を促すとともに，家族の力も借りながら不安の緩和を行う。またせん妄の評価を行っていく。

- 早期呼吸器離脱・抜管に向けた訓練：急性病態における人工呼吸管理中は，早期から人工呼吸器の離脱に向けて浅い鎮静を保ち，1 日 1 回，医療チーム内で決められた人工呼吸器離脱基準にそって，持続鎮静を中断，あるいは可能な限り薬物の減量をはかり，早期離床につなげていく。また，人工呼吸器から離脱できるかどうかのテスト（自発呼吸トライアル）を行い，可能であれば離脱を試みる。離脱の目安は，人工呼吸管理にいたった原因の改善，適切な酸素化・pH の維持，血行動態の安定，呼吸筋機能が十分なことなどである。人工気道を取り除く（抜管）場合は，覚醒度や呼吸数，呼吸様式，喀痰の排出力としての筋力や咳嗽する力，疲労状態，全身状態の安定について評価する。

  ポイント　挿管期間が長くなるにつれて VAP 発生率が上昇するため，早期抜管を目ざすことが重要であり，そのためには過度な鎮静を避けることが最も大切である。

［4］人工呼吸器離脱後

(1) 人工呼吸器作動中と同様に，呼吸状態，循環動態，気道分泌物の性状・量，咳嗽する力，呼吸筋疲労の有無などを観察する。とくに，頻呼吸や努力呼吸，自力排痰能の低下，呼吸筋疲労や嚥下障害がある場合は，人工呼吸器の再装着が予測される。またこれらは早期回復を障害する因子となる。

(2) 使用後の人工呼吸器の点検・整備を行う。

実施後の評価・記録 ▶　多職種による医療チームで共有するために，バイタルサインや人工呼吸器作動中の変化は経時的なフローチャート形式で，苦痛・精神的問題などは叙述記録で記録・評価する。新たな検査・処置などの介入を行った場合は，それを記録する。

F｜体温管理の技術

① 援助の基礎知識

技術の概要▶ 体温は動脈血の温度を反映するものであり，産熱と放熱のバランスを維持することで恒常性を保っている。しかし，感染症・自己免疫疾患・がんなどにより，なんらかの発熱物質が産生されると，体温調節中枢のセットポイントが上昇して**発熱**が生じる。また，放熱が妨げられて体内に熱がうっ積するとう**つ熱**が生じ，熱の放散が過大な場合は低体温となる（▶体温調節のメカニズムについては，『系統看護学講座 基礎看護技術Ⅰ』第4章）。このように産熱と放熱のバランスがくずれた場合に，必要に応じて体温調整の援助を行う。とくに，うつ熱の症状の1つである熱中症，および外因（寒冷曝露など）による低体温である偶発性低体温症では，医療処置が必要な場合が多い。

目的▶ 患者の状況に応じて体温が正常範囲内に維持されるのをたすけるとともに，身体的苦痛の軽減・緩和をはかる。

根拠▶ (1) 発熱時の一般的な対処として，氷枕（▶160ページ）や冷却シートなどを用いて頭部や前額部など局所の冷却をはかることがある。医療施設においても氷枕を用いるが，これらは局所の冷却によるここちよさを提供するものであり，解熱を促進する効果は得られない。

(2) 重度熱中症のように体温を下降させる必要のある場合は，動脈が体表面近くを走行する腋窩（腋窩動脈）や鼠径部（大腿動脈）を氷嚢などで直接冷却し，血液の温度を下げる。

(3) 高齢者・小児では，とくにうつ熱に注意を要する。高齢者は，体内水分量が少なく，渇きを感じにくいため水分摂取が不足しがちで脱水になりやすい。また，汗腺機能低下により発汗による熱放散が少ないなどの理由で熱中症になりやすい。小児は体内水分量が多く，また1日の水分出納量が多いため熱中症になりやすい。

② 援助の実際

1 発熱時の援助

実施前の評価▶ 体温上昇のデータだけでは発熱かうつ熱かが判断できないため，体温上昇にいたるまでの経過や生活行動の状況から判断する。発熱は，体温調節中枢のセットポイントが高値になることで生じる。発熱の過程は，セットポイントに達するまでの**体温上昇期**，セットポイントに達した**極期**，セットポイントが下がった**解熱期**の3期に分かれる。時期により対処が異なるため，観察によって

どの時期にあるのかを見きわめる[1]。

(1) 体温上昇期：悪寒戦慄，四肢末梢の冷感・蒼白（皮膚血管の収縮）などの体温産生増大・放熱量減少の徴候がみられるため，保温の援助を行う。

(2) 極期・解熱期：極期では皮膚血管の拡張により放熱が促進し，顔色紅潮がみられ，また，解熱期ではより盛んに放熱が促進され，発汗がみられる。水分補給や清拭・更衣など，皮膚機能正常化をはかる援助が必要となる。

必要物品▶ バイタルサイン測定器具（体温計，血圧計など），時計（脈拍・呼吸測定）

(1) 体温上昇期：ふとん・毛布など保温性の高い掛け物，必要に応じて湯たんぽや電気あんか・電気毛布，あたたかい飲み物など。

(2) 極期・解熱期：薄手の掛け物（タオルケットなど），氷枕・氷囊など局所冷却材，清拭の用具，着がえ，水分補給のための飲み物など。

患者への説明▶ 悪寒戦慄などの不快な症状は一定の熱の上昇により緩和することと，保温の意味を説明する。悪寒（寒け）の消失や発汗などの身体的変化を感じたときは看護師に伝えるように説明し，そのときどきの状況に応じた適切なケアを提供することを伝えておく。

実施方法▶ (1) 体温上昇期

- 室温が低ければ暖房や空調設備を用いて調節する。
- 掛け物を掛ける。
- 患者からの希望があれば湯たんぽや電気あんかを用いて足先をあたためる。

  注意 低温熱傷（▶159ページ）に注意し，湯たんぽやあんかに直接触れないようにする。意識レベルの低下した患者には用いない。

- 制限がなければ患者の希望に応じてあたたかい飲み物を提供する。
- 発熱の原因検索のためにも，呼吸・脈拍などのバイタルサインの変化を総合的に観察する。また，随伴症状の有無・程度を観察する。

(2) 極期・解熱期

- うつ熱を避ける：掛け物を薄手のものにしたり，上着を脱いだりして，体熱を放散しやすくする。必要に応じて室温を下げる。
- 発熱時は不感蒸泄が増すため，こまめに水分補給を促す。
- 解熱期に発汗があれば簡単に清拭をし，清潔な衣服への着がえを援助する。
- 医師により検査指示や薬剤処方がなされた場合は確実に指示を受け，実施または介助する。

実施後の評価・記録▶ (1) 体温・脈拍・呼吸・血圧・意識レベルと，随伴症状について観察して，その結果を体温表（経過一覧表）に記載し，経時的変化を把握する。

(2) 熱型の観察をする。熱型には，二峰熱（解熱後の再発熱），稽留熱（日差1℃

---

1) たとえば，ある成人の体温が38.5℃であるときは中等熱と判断されるが，セットポイントがそれより高値，つまり体温上昇期と，セットポイントが正常に戻った解熱期では患者の反応も異なる（▶『系統看護学講座 基礎看護技術Ⅰ』第4章）。対象者が発熱の過程のどの段階にあるのかを見きわめることなしに適切な援助は提供できない。

以内の発熱持続），波状熱（有熱期と無熱期の不規則な繰り返し），周期熱（3〜4 日の周期で発熱を繰り返す），弛張熱（日差 1℃ 以上で最低でも 37℃ 以上継続），間欠熱（日差 1℃ 以上で平熱のこともある）などがある。疾患に特徴的な熱型もあるため，継続的に観察・記録を行う。

2 うつ熱時の援助（熱中症の場合）

実施前の評価▶ 熱中症の症状は，体温上昇のほか，立ちくらみ，めまい，強い疲労感，筋肉の痛みや硬直（いわゆるこむら返り），頭痛，吐きけ，意識障害などさまざまであり，意識障害も一過性のこともあれば長時間遷延することもある。そのため，発症前の状況を把握するとともに経過観察が重要である。

> ポイント　熱中症は，炎天下または身体をおおう装具をつけた状態で運動や作業を行ったときや，水分摂取が不十分なとき，閉めきった室内や高温多湿の環境下にいたときなど，さまざまな状況で発生する。いずれも体内からの放熱が阻害されている状況にある。とくに高齢者は住居内での発症が多いことに留意する。なお，炎天下での活動時には，体温は 40℃ 以上に上昇することもある。

必要物品▶ バイタルサイン測定器具（体温計など），氷囊，冷却ブランケット，電解質補液など

患者への説明▶ 体内からの熱の放散をたすけるためのさまざまな介入をすること，それぞれの介入の意味や期待される効果について説明する。

実施方法▶ 重症の場合は，電解質補液の点滴静脈内注射（▶350 ページ）を行いながら，冷却ブランケットを用いるか鼠径部や腋窩に氷囊を置くなどして全身を冷やす。医療機関外では，患者を涼しい場所に移し，意識があれば水分（できる限り電解質成分を含む）をとってもらい，風を送って体表面からの熱の放散をたすけ，状況により医療機関を受診する。

実施後の評価▶ ● 適切に全身の冷却を行ったか。
● 必要があって太い動脈を冷却する際に患者に不快感を与えなかったか。
● 意識障害がなく，飲水できることを確認してから水分補給を行ったか。

3 低体温時の援助

実施前の評価▶ 体温の値だけでなく，低体温にいたった状況について詳細に情報収集する。環境要因（厳寒の冬山遭難など）だけでなく，末梢血管拡張状況で体熱が放散した場合（泥酔状態で屋外で寝込むなど）も，体温調節機能の低下をまねき低体温となる。体温調節機構が維持されていれば，シバリング[1]が生じて熱産生がおきる。

体温が 34℃ 以下になると代謝が低下・停止するといわれ，皮膚知覚・聴覚の

---

1) シバリング shivering：筋肉を不随意に収縮させることで熱を発生させて体温を調節しようとする生理現象。

鈍麻や筋肉硬直がおき，しだいに各臓器の生理機能が障害され，眠けや精神活動低下，呼吸抑制，血圧低下などといった生命危機状況に陥る。四肢末梢の循環状態と，循環障害による皮膚変化（凍傷による無感覚や痛み，発赤，白斑，浮腫，水疱など）に注意して観察する。保温などの処置とともに，継続的な全身の観察が重要である。

必要物品▶ バイタルサイン測定器具（体温計など），乾いたタオル，衣服，毛布などの掛け物，温水循環式ブランケット（極度の低体温で救急医療適応の場合）など

患者への説明▶ 自覚症状を確認するとともに，保温の必要性と方法を説明する。

実施方法▶ 室温を上げ，ぬれた衣服を脱いで乾いた衣服に更衣する。締めつける衣服や装着品を脱ぐ（外す）。掛け物を掛けるなど，体内の熱の放散防止を目的としたケアを行う。可能であればあたたかい飲み物を摂取してもらう。凍傷が生じた局部についてのケアも行う。

注意 急速に体温上昇をはかろうとすると，末梢血管拡張によりショック状態に陥る場合がある。

実施中・後の評価▶ 体温だけでなく，バイタルサイン全般および全身状態を慎重に観察する。

G 末梢循環促進ケア

① 援助の基礎知識

技術の概要▶ 末梢の動脈または静脈の血流やリンパ液の流れが阻害され，流量が減少をきたした状態を**末梢循環不全**という。おもな原因は，閉塞性動脈硬化症，急性動脈閉塞症，深部静脈血栓症，静脈瘤，リンパ浮腫などで，症状としては冷感，チアノーゼ，しびれ，間欠性跛行[1]，腫脹，疼痛，浮腫などがみられる。

末梢循環不全を予防・改善するためには，末梢の動脈または静脈の血流およびリンパ液の流れを促進させることが重要である（▶表7-4）。ここでは，おもに臨床で予防的ケアが重要となる深部静脈血栓症とリンパ浮腫を中心に解説する。

末梢循環を促進させるためのケアには，早期離床（早期歩行），自動・他動運動，下腿マッサージ，患肢の挙上，弾性着衣，弾性包帯，間欠的空気圧迫法，用手的リンパドレナージ，罨法（▶156ページ），手浴（▶199ページ）・足浴（▶201ページ）などがある。とくに，深部静脈血栓症の予防・改善には早期離床（早期歩行），自動・他動運動，下腿マッサージ（▶図7-25），患肢の挙上，弾性着衣（▶図7-26），弾性包帯，間欠的空気圧迫法が有効であり（▶図7-27），リンパ浮腫の予防・改善には，自動・他動運動，患肢の挙上，弾性着衣，弾性包帯，用手的リンパド

---

1) 間欠性跛行：ある一定の距離を歩くと痛みが出現して歩行困難となり，休息により回復するが，再び同様の現象が生じ歩行持続困難となることを繰り返す症状。

▶表 7-4 おもな末梢循環促進ケア

早期離床（早期歩行）	早期から下肢を積極的に動かすことにより，下腿のポンプ機能を活性化させ，下肢への静脈血やリンパ液のうっ滞を減少させる。
自動・他動運動	足関節の背底屈運動などを自動的および他動的に実施することにより，静脈血やリンパ液のうっ滞を減少させる。他動的に行うよりも自動的に行うほうが効果が高い。なお，上肢の末梢循環不全に対しても効果がみとめられている。
下腿マッサージ	とくに深部静脈血栓症の予防として行われる。下腿腓腹部を中心に，筋肉をつかみ，力強く血液をしぼり出すようにマッサージすることで静脈うっ滞を減少させる（▶図 7-25）。
患肢の挙上	患肢を挙上することにより，患部からの静脈還流を増大させ，末梢循環が促進される。下肢では，一般的には約 20 度挙上し，膝などの関節部位に小枕を置き，膝を軽度屈曲させた良肢位を保つ。とくにリンパ浮腫では，リンパ液を心臓に戻すための基本手技であり，患者が日常生活でも実施できるよう看護師による指導がきわめて重要となる。
弾性着衣	圧迫療法の代表的な方法である。患肢を圧迫し，静脈の総断面積を減少させることにより，静脈の血流速度を増加させる。また，組織間隙の内圧が高まることによって浮腫液の生成が抑制され，リンパ液の還流量を増加させる。これらの結果，静脈血やリンパ液のうっ滞が減少する。深部静脈血栓症の予防として，下肢の弾性ストッキングが用いられる（▶図 7-26）。リンパ浮腫の予防には，下肢の弾性ストッキングに加えて上肢の弾性スリーブが用いられる。
弾性包帯	患肢の末梢側より中枢側に向かって巻いていくことにより，弾性着衣と同じ効果が得られる。どのような四肢の形にも使用できるという長所がある。短所は，巻き方による個人差が大きいことや，時間の経過とともに圧迫圧が低下することである。弾性ストッキングや弾性スリーブが適応できない形の四肢の場合に，代替として使用されることが多い。
間欠的空気圧迫法	下肢に巻いたカフに機器を用いて空気を間欠的に送入して下肢をマッサージし，下肢の静脈血やリンパ液のうっ滞を減少させる（▶図 7-27）。深部静脈血栓症の予防として広く用いられている。リンパ浮腫の治療としても効果がみとめられているが，その場合には静脈疾患の際の圧迫圧とは異なり，30〜50 mmHg の弱い圧で用い，用手的リンパドレナージと併用する。
用手的リンパドレナージ	リンパ浮腫に対し，患部に貯留した浮腫液が正しい方向へと流れるよう促進させる。肩や腰のこりをとるマッサージや下腿マッサージとは異なり，用手的リンパドレナージは皮膚がずれる程度のやさしい圧で行う。

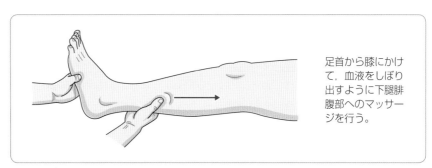

足首から膝にかけて，血液をしぼり出すように下腿腓腹部へのマッサージを行う。

▶図 7-25　下腿マッサージの方法

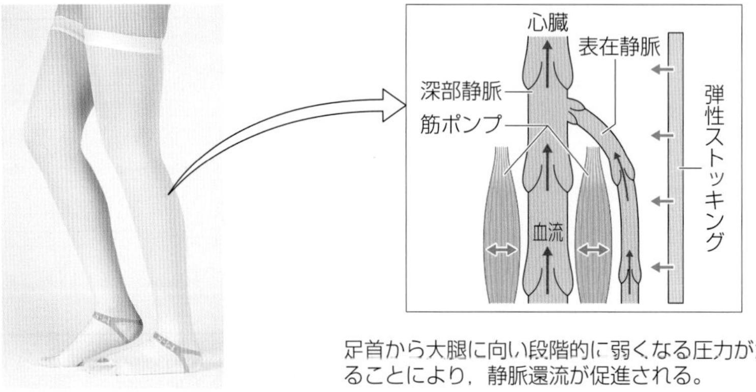

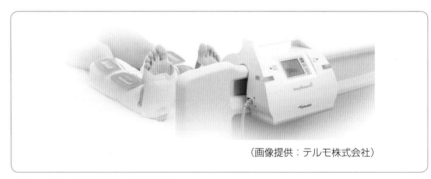

足首から大腿に向い段階的に弱くなる圧力がかか
ることにより，静脈還流が促進される。

（画像提供：東レ・メディカル株式会社）

▶図7-26 弾性ストッキング

（画像提供：テルモ株式会社）

▶図7-27 間欠的空気圧迫装置

レナージの効果がみとめられている。

目的▶ 末梢の動脈・静脈の血流とリンパ液の流れを促進し，末梢循環不全を予防・
改善する。

適応▶ 術後や治療上の安静などのために長期間の臥床を要し，深部静脈血栓症のリ
スクが予測される場合，また，肥満や高齢者，妊婦など深部静脈血栓症のリス
クが高い場合，リンパ管やリンパ節の損傷や切除などによりリンパの流れが阻
害されており，リンパ浮腫のリスクがある場合に適応となる。

禁忌▶ ● 血栓形成が確認されている場合の間欠的空気圧迫法の使用
● 蜂巣炎（蜂窩織炎）や，患部に近いところにがんの再発・転移がある場合の用
手的リンパドレナージの施行
● 下肢の動脈血行障害や心不全のある患者

② 援助の実際

ここでは，弾性ストッキング，下腿マッサージ，用手的リンパドレナージについて説明する。

◉ 弾性ストッキング，下腿マッサージ

実施前の評価▶ 実施前には，冷感・チアノーゼの有無を確認し，末梢動脈を触知し，末梢循環状態を確認する。浮腫をみとめる場合には，浮腫の程度や部位を観察する。

必要物品▶ (1) 弾性ストッキングの場合：弾性ストッキング

(2) 下腿マッサージの場合：とくになし

患者への説明▶ ケア開始前には，目的と方法を十分に説明し，同意を得たうえで実施する。弾性ストッキングの着脱を自己管理のもとに行う場合には，着脱方法について説明する。弾性ストッキングの施行中に，下肢痛やしびれなどの症状が出現した場合には，すみやかに知らせるように説明する。

実施方法▶ ✳︎手順

(1) 弾性ストッキングの場合：脚に合わせた適切な大きさの弾性ストッキングを選択し準備する。弾性ストッキングを装着し，しわがないか，患者に痛み・不快感がないかを確認する。

> 注意 弾性ストッキング装着の合併症には，瘙痒感，発赤，潰瘍などがある。潰瘍は重篤な合併症であり，膝下のゴム部分や足趾に形成されやすいため注意する。

(2) 下腿マッサージの場合：患者の体位を仰臥位とする。下腿腓腹部を中心に，筋肉をつかみ，力強く血液をしぼり出すようにマッサージする。患者に疼痛や不快感が出ない程度に行う。

✳︎留意点 これらの弾性着衣は，周手術期では，術後からではなく術中から装着することが推奨されている。

実施後の評価・▶ 記録 弾性ストッキング装着中に観察した末梢循環状態や疼痛，しびれ，浮腫などの自覚症状の有無について記録する。

◉ 用手的リンパドレナージ

実施前の評価▶ 実施前には浮腫の程度，部位を観察する。

必要物品▶ とくになし。

患者への説明▶ 締めつけのある衣服は脱ぎ，時計や金属類は外すよう説明する。

実施方法▶ ✳︎手順

(1) 患部を確認し，患部周囲のリンパ液が鎖骨下静脈と最終的に合流する地点にある健康なリンパ節を用手的にドレナージする。

> ポイント ドレナージする際には，まずはリンパ液を流す方向にある部分から流れをよくする必要がある。

(2) リンパ液が集まる患部に近い腋窩や鼠径部のリンパ液を健側腋窩へドレナージする。

（3）患部周囲のリンパ液を，（2）でドレナージしたリンパ節に向かってドレナージする。たとえば上肢であれば，上腕→肘→前腕→手指などの部位に分け，リンパ節に近いほうから行う。

（4）最後に，行ってきた順を逆にたどって，リンパ液を健康な腋窩リンパ節までドレナージする。

＊**留意点**　用手的リンパドレナージは医療行為であり専門技術を習得した医療従事者によって実施されなければならない。

実施後の評価・記録▶　浮腫の程度を観察して記録する。患者に患肢の観察について説明し，異常があれば連絡してもらうように説明する。

ゼミナール
復習と課題

❶ 酸素ボンベの使用方法と，酸素残量の計算方法を説明しなさい。
❷ 体位ドレナージの実施方法について説明しなさい。
❸ 口腔内・鼻腔内・気管内吸引のそれぞれの手順と留意点を説明しなさい。
❹ 胸腔ドレナージの手順とドレーン留置中の管理について説明しなさい。
❺ ネブライザーを用いた吸入の手順について説明しなさい。
❻ 人工呼吸器装着時の援助の手順と，人工呼吸器装着中の患者の観察点をまとめなさい。
❼ 熱中症の援助方法について説明しなさい。
❽ 末梢循環促進ケアの種類とその方法を説明しなさい。

参考文献
1）今中秀光：人工呼吸器関連肺炎（VAP）の予防と対策．Anesthesia 21 Century14(2)：45-49，2012．
2）岡田純也ほか：大学病院におけるネブライザーと酸素用加湿器の細菌汚染に関する研究．長崎大学医療技術短期大学部紀要 14(1)：51-55，2001．
3）坂本春生ほか：1．肺炎予防と口腔ケア．日本内科学会雑誌 103(11)：2735-2740，2014．
4）日本呼吸療法医学会気管吸引ガイドライン改訂ワーキンググループ：気管吸引ガイドライン 2013（成人で人工気道を有する患者のための）．人工呼吸 30(1)：75-91，2013．
5）日本集中治療医学会 ICU 機能評価委員会：人工呼吸関連肺炎予防バンドル，2010 改訂版．2010-11-12（http://www.jsicm.org/pdf/2010VAP.pdf）（参照 2020-10-30）．
6）長谷川隆一・志馬伸朗：人工呼吸器関連肺炎（ventilator-associated pneumonia，VAP）はゼロにできるか？．日本集中治療医学会雑誌 21(1)：9-16，2014．
7）道又元裕ほか編：人工呼吸器管理実践ガイド（エキスパートナースガイド）．照林社，2009．
8）安本寛章ほか：呼吸管理から．ICU と CCU39(7)：393-399，2015．
9）山口庸子・村田洋章：人工呼吸器関連肺炎の予防〈口腔ケア〉．Intensive Care Nursing Review1(3)：48-53，2014．
10）四本竜一：ここを見直す人工呼吸器関連肺炎の予防＜頭部挙上＞頭部挙上角度にエビデンスはあるのか？．Intensive Care Nursing Review1(3)：43-47，2014．

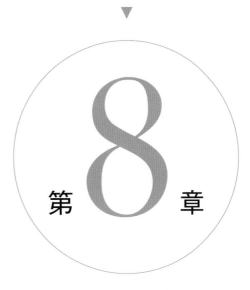

第 **8** 章

創傷管理技術

> **本章で学ぶこと**
> □創傷とその治癒のメカニズムを知り，治癒のためにどのような環境が必要かを理解する。
> □創洗浄・創保護の実際について学ぶ。
> □包帯法の基礎を理解し，巻軸帯・三角巾を用いた方法を学ぶ。
> □褥瘡発生の機序とアセスメント方法を理解し，褥瘡予防の援助について学ぶ。

A 創傷管理の基礎知識

① 創傷

　　　創傷とは，皮膚組織の損傷が加わり，破壊・欠損が生じた状態であり，裂傷・切創・割創・挫創・擦過傷・手術創・褥瘡などさまざまな種類がある。傷口が開いているものを「創」，傷口が開いていないものを「傷」と区別する[1]。損傷を受けた皮膚組織では，組織の修復がおこる。その過程を創傷治癒過程という。

1 皮膚の再生と瘢痕治癒

　　　創傷は，浅い場合（真皮浅層までの欠損）と深い場合（真皮深層以上の欠損）とで治癒の過程が異なり，浅い場合は**再生治癒**し，深い場合は**瘢痕治癒**する（▶図8-1）。

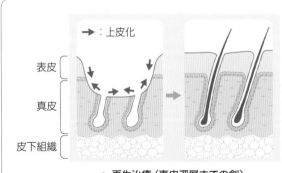
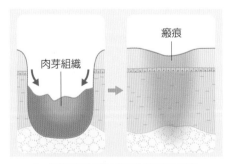

a. 再生治癒（真皮深層までの創）　　b. 瘢痕治癒（真皮深層以下皮下組織が欠損した創）

浅い創傷か深い創傷かで治り方が異なる。浅い創傷は，創面をよく見ると，毛包などが点状に残っているのがわかる。

▶図8-1　再生治癒と瘢痕治癒

1）塩谷信幸監修：創傷治癒．ブレーン出版，2005．

再生治癒 ▶ 　浅い創傷では，創縁の周囲にある表皮や毛包や汗腺，皮脂腺などの基底層から基底細胞が欠損部へと遊走し，すみやかに上皮化がおこる。また，毛包や汗腺も再生するため，皮膚はもとどおりに回復し，肉芽(にくげ)形成時のように瘢痕・傷あとは残らない。

瘢痕治癒 ▶ 　真皮深層をこえて欠損した創の場合，肉芽形成により欠損部が埋められ，ついで創縁から基底細胞による上皮化がおこり治癒する。毛包や皮脂腺などの付属器は再生されず，もとの皮膚には戻らない。皮膚には瘢痕・傷あとが残る。

2 創傷治癒過程とそのメカニズム

　　　瘢痕治癒の過程は，大きく止血期，炎症期，増殖期，成熟期に分けられる。
　　　創傷ケアにあたっては，創が治癒過程のどの段階にあるのかを判断し，その治癒過程を円滑に進める創傷治癒環境を保つことが大切である。

止血期 ▶ 　損傷によって血管が破綻して，出血がおきる。破綻した血管には血小板が活性化して凝集し，さらに血漿中のフィブリノゲンのはたらきにより，創面は血栓でおおわれて止血される。ついで，創部へ細胞増殖因子やマクロファージなどの炎症細胞が流出する。

炎症期 ▶ 　好中球が創内に遊走して細菌を貪食(どんしょく)し，創内を清浄化する。その後，マクロファージが創内に浸潤し，壊死組織や異物，細菌などを除去して創を清浄化する。さらにマクロファージは，線維芽細胞の成長因子などの産生も行う。

増殖期 ▶ 　マクロファージのはたらきによって，増殖した線維芽細胞がコラーゲンなどを産生し，肉芽組織の形成を促進する。そして，肉芽組織に血管新生がおこり，血流のよい肉芽が形成される。欠損部がある程度埋まると創収縮がおこり，創面積は縮小して，創辺縁にある基底細胞が活性化されて上皮化がおこる。

成熟期 ▶ 　創の上皮化が終了して創が閉鎖したあと，コラーゲン線維が変化して瘢痕組織となり，創縁は創の中心部に向かって収縮する。瘢痕治癒した部位は以前よりもかたく，かつ弾力性が低下する。成熟期における細胞や酵素のアンバランス(不均衡)，また過剰な創収縮により，肥厚性瘢痕やケロイドを生じる。

3 汚染創と感染創

　　　創を観察するときには，創が汚染 contamination されている状態(**汚染創**)か，定着 clonization か，感染 infection している状態(**感染創**)かを区別して，創の感染の有無を見きわめることが重要である。

　　　汚染創は，細菌・異物が創面に付着してはいるものの，増殖はしていない状態である。日常的に目にする創傷のほとんどが汚染創である。臨床的に明らかな感染徴候があらわれるほどではないが，定着と感染の間に位置し，両者のバランスにより，定着よりも細菌数が多くなり感染へと移行しかけた状態を臨界的定着(**クリニカルコロナイゼーション**)という。

　　　感染創とは，細菌が増殖(組織 1 g あたり 10^5 個以上存在)し，生体に悪影響を

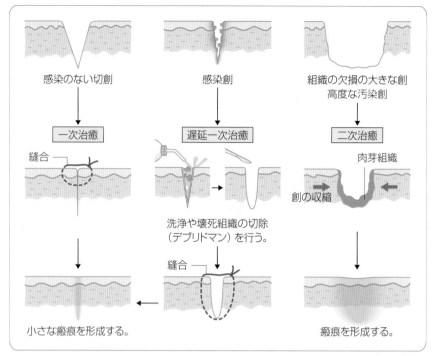

▶図 8-2　創傷治癒形態

及ぼすようになったものをいう。通常，局所には熱感，発赤，疼痛，腫脹をみとめ，全身的には発熱を伴う。

4　創傷治癒の種類

　創傷治癒は，皮膚組織の欠損の有無によって大きく一次治癒と二次治癒に大別できる（▶図 8-2）。

[1] **一次治癒**　外科手術創に代表される感染のない切創を，受傷直後に創縁を縫合して治癒に向わせる方法である。皮膚組織の欠損が少なく，創の汚染はなく，血行が良好な場合，創縁は縫合により閉鎖可能である。感染のない一次縫合創は，術後 6～24 時間で閉鎖され，創面は上皮でおおわれる。術後 48 時間以降には，皮膚のバリア機能がふたたびはたらきはじめる。

[2] **遅延一次治癒**　創縁は縫合により閉鎖可能だが，汚染や感染がある場合に，後述の二次治癒で行われる保存的治療（開放創のままで感染のコントロールや壊死組織の除去）を行い，創状態が良好と判断したら，創縁を切除して縫合する。これを遅延一次治癒という。小さな瘢痕を形成するが，二次治癒よりは早く治癒する。

[3] **二次治癒**　皮膚組織の欠損が大きく創縁を合わせることができないときや，創に汚染や感染がある場合に，開放創のままで感染のコントロールや壊死組織の除去を行い，肉芽組織を増殖させて創傷治癒を進行する。これを二次治癒という。一般的に，創閉鎖まで時間を要し，瘢痕を形成する。

② 創傷治癒のための環境づくり

創傷の局所治療においては，まず，創傷治癒を妨げる因子を取り除く創面環境調整が必要である。創面の状態が整ってからは，湿潤環境を維持しながら肉芽形成や上皮化をはかる。

1 創面環境調整 wound bed preparation

創面環境調整とは，創傷の治癒を促進するため，創面の環境を整えることである。その評価法として 2005 年に提唱された TIME の概念[1]が用いられる。TIME とは，壊死組織の除去（Tissue），感染や炎症のコントロール（Infection），湿潤のアンバランス（Moissture），病的創縁の治癒遅延またはポケット（Edge）を評価して，適切な処置を行うことである。とくに深い褥瘡の治療など慢性創傷に必要な治療概念である。

［1］壊死組織の除去 創部の壊死組織や異物を除去する。処置の例としてデブリドマン[2]がある。

［2］感染や炎症のコントロール 感染や炎症のコントロールを行う。処置の例として，切開や排膿，洗浄，抗菌薬投与がある。

［3］湿潤のアンバランス 創の乾燥予防，過剰な滲出液のコントロールなど適切な湿潤環境を保つ。処置の例として，適切なドレッシング材[3]や外用剤の使用があげられる。

［4］病的創縁の治癒遅延またはポケット 治癒が遅延している創に対して創辺縁の管理を行う。処置の例としてポケット[4]の切開がある。

2 湿潤環境下療法 moist wound healing

従来，創傷管理の基本は，消毒を行い創を乾燥させることであり，外科手術創をはじめとしたさまざまな創傷処置において，消毒後にガーゼで保護して乾燥を促してきた。しかし，1950 年代より，湿潤環境下のほうが治癒が早いというデータが示され，現在では湿潤環境下療法の概念が定着してきている。

創傷は，湿潤環境下では，線維芽細胞やコラーゲンの増生がおこり，良好な肉芽が形成される。また，その肉芽の表面では基底細胞が遊走して，円滑に上皮化が進行する。しかし，乾燥環境下では創表面に乾燥した痂皮が形成される。痂皮は，基底細胞の遊走を妨げる障害物となるため，円滑な上皮化が阻害され，

1）真田弘美・宮地良樹編著：NEW 褥瘡のすべてがわかる．永井書店，2012.
2）デブリドマン debridement：壊死組織やそれに伴う異物の除去を行い，創を正常化する治療法。外科的方法，酵素的方法，機械的方法，自己融解的方法などの種類がある。
3）ドレッシング材：創傷を被覆する医療材料。これらを用いて創をおおう行為をドレッシングという。通常，創傷治癒のための局所環境を整えたり，創傷を隠したり，除痛，感染予防などを目的とする（日本褥瘡学会「用語集」による）。
4）皮膚欠損部より広い創腔をポケットと称する。

結果として創傷治癒を遅延させる。

3 創の消毒と洗浄

　消毒剤は細菌を死滅させるだけでなく，創傷治癒に必要な線維芽細胞や表皮細胞なども死滅させてしまう。そのため，創周囲および創面は，「消毒より洗浄」が重要である。創周囲および創面は，滲出液，汗，ドレッシング材や外用剤などにより汚染されているので，よく泡だてた洗浄剤で愛護的に洗浄する。また37〜38度の微温湯で，洗浄剤が残らないように創周囲および創面を十分に洗い流す。これらのよごれを除去することで，創感染のリスクが低下するとともに，表皮化を促進する。消毒は，明らかな創部の感染をみとめ，滲出液や膿苔が多いときには行ってもよい。

B 創傷処置

　前述のとおり，乾燥から湿潤へ，消毒から洗浄へと，創傷処置の方法は変化してきている。ここでは，病院で頻回に実施される外科手術創とドレーン創の処置について取り上げ，次に看護師が実施することの多い感染のない褥瘡を例に，創洗浄と創保護の援助について詳細を解説する。

① 術後一次縫合創とドレーン創の処置

術後一次縫合創▶　手術室で一次縫合される創は，通常は汚染が少なく，創面は密着している。このときわずかに残った創面は，48時間以内に閉鎖するといわれており，この間，湿潤環境を維持するドレッシング材を手術室で貼付する。一般的には，創部の出血や滲出液を吸収し，創が観察できるドレッシング材が用いられる。

　上皮化完了後の創保護は理論的には不要であるが，抜糸までの7日間程度は，創を物理的刺激から保護する目的でドレッシング材を貼付したままにすることが多く，滲出液が出ていないことが確認できれば，ドレッシング材の交換は不要である。滲出液が多い場合には，潜在的な感染が疑われるので，ドレッシング材をはがし，創面環境調整を行う。

ドレーン創▶　ドレナージとは，血液・膿・滲出液・消化液などを患者の体外に排出させることであり，ドレナージのために挿入する管をドレーンという。このドレーンを挿入するために作成された傷がドレーン創である。

　ドレーンの挿入部に発赤・腫脹・疼痛などの感染徴候がないかや，滲出液・出血がないかを毎日観察する。挿入部から出血や滲出液がなければ，フィルムドレッシング材でおおい観察を行う。滲出液や出血がある場合はガーゼで保護し，汚染があれば挿入部周囲皮膚を生理食塩水で流すなどで清浄化し，必要時

は消毒して新しいガーゼに交換する。

なお，半閉鎖式のドレーンの場合は，滅菌パウチを手術室で装着し，パウチを装着した状態で観察を行う。

> 注意 ドレーンは，自己(事故)抜去してしまわないよう，しっかり固定する。しかし，ドレーンが引っぱられたり，角度がついた状態で固定されると，ドレーンと接触している皮膚が損傷するおそれがある。そのため，ドレーンの挿入されている方向に対して無理な角度をつけずに，ゆとりをもたせて固定する必要がある。ドレーンは，皮膚を圧迫しないように，皮膚に医療用テープを貼付し，その上にドレーンを巻くようにΩ(オメガ)型で固定する。

② 創洗浄と創保護

1 援助の基礎知識

洗浄によって，創および創周囲の滲出液や膿，壊死した組織，細菌，外用剤，溶解したドレッシング材，汗，便，尿などを除去する。その後，創の状態に応じて，滲出液が多く炎症がある時期には抗菌作用や吸湿作用のある外用剤を選択し，肉芽形成や創収縮を促す時期には湿潤環境の保てるドレッシング材を貼付して創傷治癒を促す。創処置は医師とともに，もしくは医師の指示に基づき看護師が実施する。

目的▶ 創感染を予防し，創傷治癒過程を促進させる。

外用剤・ドレッシ▶ 創の種類，創傷治癒過程の段階，創の状態に応じた外用剤・ドレッシング材
ング材の選択 が選択される。

外用剤には，過剰な滲出液または感染の制御作用や，壊死組織への使用を目的とするもの，または肉芽形成促進・創縮小を目的とするものなどがある(▶表8-1)。ドレッシング材には，創面を閉鎖し湿潤環境を形成するもの，乾燥した創を湿潤させるもの，滲出液の吸収性の高いものなどがある(▶表8-2)。

滲出液が多く感染をおこし，壊死組織が多い炎症期には，抗菌作用や滲出液を吸収する作用のある外用剤を選択し，肉芽形成促進や上皮化を促す増殖期や成熟期ではドレッシング材を選択する(▶表8-3)。

2 援助の実際

実施前の評価▶ 前回の創処置記録から，創の経過と行われている処置内容を確認する。現在，貼付されているドレッシング材やガーゼの汚染状態を観察し，必要な物品を準備する(▶288ページ，図8-3)。

必要物品▶ 生理食塩水のボトル，洗浄用ノズル，不織布ガーゼなど清潔なガーゼ(創および創周囲の水分ふきとり用)，皮膚洗浄剤(できれば弱酸性のもの)，シャワーボトル(37〜38℃の微温湯を入れる)，ビニール袋，板オムツなどの吸収パットも

▶表 8-1　褥瘡治療に用いる保険適用のある外用薬

	薬剤名	製品名
おもに滲出液，感染，壊死組織の制御を目的とする外用薬	カデキソマー・ヨウ素	カデックス®軟膏 0.9%，カデックス®外用散 0.9%
	スルファジアジン銀	ゲーベン®クリーム 1%
	デキストラノマー	デブリサン®ペースト
	ブロメライン	ブロメライン軟膏 5 万単位/g
	ポビドンヨード・シュガー	イソジン®シュガーパスタ軟膏，スクロード®パスタ，ソアナース®軟膏，ドルミジン®パスタ，ネグミン®シュガー軟膏，ポビドリン®パスタ軟膏，ユーパスタコーワ軟膏
	ヨードホルム	タマガワヨードホルムガーゼ，ハクゾウヨードホルムガーゼ，ヨードホルム
おもに肉芽の形成，創の縮小を目的とする外用薬	トラフェルミン	フィブラスト®スプレー 250/スプレー 500
	トレチノイントコフェリル	オルセノン®軟膏 0.25%
	ブクラデシンナトリウム	アクトシン®軟膏 3%
	アルプロスタジルアルファデクス	プロスタンディン®軟膏 0.003%
その他の外用薬	ジメチルイソプロピルアズレン	アズノール®軟膏 0.033%
	酸化亜鉛	亜鉛華軟膏，亜鉛華(10%)単軟膏，ウイルソン軟膏「東豊」，酸化亜鉛

(2022 年 3 月現在)

(一般社団法人日本褥瘡学会編：褥瘡ガイドブック，第 3 版. p. 54, 照林社，2022 による，一部改変)

しくは膿盆，防水シート，滅菌ガーゼ，外用剤，軟膏ヘラ，医療用テープもしくはドレッシング材，ノギスかサイズ測定用メジャー，はさみ，デジタルカメラ，粘着剝離剤，皮膚被膜剤，個人防護具(エプロンもしくはガウン，マスク，手袋，必要に応じてゴーグル)を用意する。

患者への説明▶　創処置を行う目的と方法を説明し，同意を得る。

実施方法▶ ＊準備

(1) 必要物品を準備する。

(2) 手洗い後，標準予防策(スタンダードプリコーション)にのっとり個人防護具を適切に着用する。

(3) 患者の体位を安楽かつ創処置がしやすいよう整え，処置部位の下に防水シートを敷いてから板オムツなどの吸収パットを敷く。プライバシーに配慮し，寝衣や寝具が汚れないように創部を露出する。必要物品が手に取りやすいように配置し，ビニール袋を近くに広げておく。

＊手順

(1) ガーゼやドレッシング材を除去する(▶図 8-4-①)。

　ポイント　皮膚を傷つけないよう愛護的に除去する。ガーゼが乾燥して創面に固着している場合は，剝離により創面を損傷しないように生理食塩水や微温湯でガーゼを湿らせながら除去する。ドレッシング材や医療用テープは，接

▶表8-2 ドレッシング材の機能と種類

機　能	種　類	おもな製品名
創面閉鎖と湿潤環境	ポリウレタンフィルム	オプサイト®ウンド，3M™ テガダーム™ トランスペアレントドレッシング，キュティフィルム®EX など
	ハイドロコロイド（真皮にいたる創傷用）	デュオアクティブ®ET，3M™ テガダーム™ ハイドロコロイド ライト，アブソキュア®-サジカル，レプリケア®ET
	ハイドロコロイド（皮下組織にいたる創傷用）	コムフィールプラス，デュオアクティブ®，デュオアクティブ CGF®，アブソキュア®-ウンド，3M™ テガダーム™ ハイドロコロイドドレッシング，レプリケア®ウルトラ
乾燥した創の湿潤	ハイドロジェル	イントラサイト ジェル システム，グラニュゲル®，Sorbact®ジェルドレッシング
滲出液を吸収し保持	ポリウレタンフォーム	3M™ テガダームフォーム ドレッシング，3M™ テガダーム™ シリコンフォーム ドレッシング，バイアテン®，バイアテン®シリコーン＋，ハイドロサイト®プラス，ハイドロサイト®AD プラス，ハイドロサイト®AD ジェントル，ハイドロサイト®ライフ，メピレックス®，メピレックス®ボーダーⅡ，メピレックス®ボーダー フレックス，Sorbact®フォームドレッシング
	親水性ファイバー	アルゴダーム®トリオニック，カルトスタット®，アクアセル®，アクアセル®フォーム
	親水性メンブラン	ベスキチン®W-A
抗菌効果	抗菌効果のある銀を含むハイドロコロイド	バイオヘッシブ®Ag
抗菌効果	銀含有ポリウレタンフォーム	ハイドロサイト®ジェントル銀，メピレックス®Ag，メピレックス®ボーダー®Ag
	銀含有親水性ファイバー	アクアセル®Ag，アクアセル®Ag 強化型，アクアセル®Ag Extra，アクアセル®Ag フォーム，アクアセル®Ag アドバンテージ，アクアセル®Ag アドバンテージリボン
	ハイドロジェル	プロントザン

（一般社団法人日本褥瘡学会編：褥瘡ガイドブック，第3版．p.81-89，照林社，2023 をもとに作成）

着部に近い皮膚を押さえてゆっくりとはがす。粘着が強い場合は，粘着剥離剤を皮膚と粘着剤の間にしみ込ませながら少しずつはがす。ポリウレタンフィルム材は，皮膚面に対して水平方向に引きのばしながらゆっくりはがす（▶図8-5）。

(2) はがしたドレッシング材やガーゼに付着している滲出液の性状・量，においを観察する。テープやドレッシング材の粘着剤による創周囲の皮膚障害（発赤や発疹，水疱，びらん，瘙痒感など）の有無を観察する。

(3) 創周囲および創部を洗浄する（▶図8-4-②）：よく泡だてた皮膚洗浄剤を，

▶表8-3 創傷治癒過程に応じた外用剤とドレッシング材の選択

創傷治癒過程	炎症期	増殖期	成熟期
治療方針	● 壊死組織の除去 ● 感染や炎症のコントロール ● 過剰な滲出液のコントロール ● ポケット切開	● 湿潤環境の保持 ● 創周囲浸軟予防 ● 汚染予防 ● 疼痛緩和	● 創面の保護
外用剤	● 滲出液, 感染, 壊死組織の制御を目的とする外用剤	● 肉芽の形成, 創の縮小を目的とする外用剤。 ● 成熟期の創面保護の段階では, ドレッシング材のほうが管理しやすい。	
ドレッシング材	● ドレッシング材は適さない。ただし, クリニカルコロナイゼーションでは, 銀含有ドレッシング材は有効である。	● 滲出液の量と創形状に応じたドレッシング材	

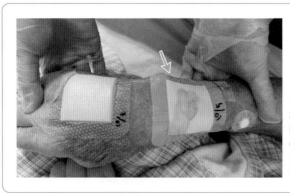

ドレッシング材の上から滲出液の状況を観察し, もれ出す前に交換する。もれているのにフィルム材などで固定して, そのままにすると創周囲が浸軟し, 新たな皮膚損傷や感染の原因となる。写真の青い矢印で示したポリウレタンフォームは, まだもれ出してはいないが, 交換が必要な状態だということが上から見た汚染状況でわかる。

▶図8-3 ドレッシング材の交換時期

不織布ガーゼか手のひらにとり, こすらないようにやさしく泡で包み込むようにしてよごれを浮きだたせる。創内部もよく洗う。

(4) 微温湯もしくは生理食塩水で洗い流す(▶図8-4-③, ④):37〜38℃の微温湯で, 洗浄剤の成分が残らないように創内および創周囲を十分洗い流す。創部に疼痛がある場合などは, 37〜38℃にあたためた生理食塩水で洗い流す。洗浄後の液は, 板オムツなどの吸収パット, もしくは膿盆で受ける。

> 根拠 創部の温度が低下すると, 血流が低下して組織に与えられる酸素量が減少するため創傷治癒が妨げられる。38℃前後が治癒を促進する適温である。また, 真皮は感覚神経が豊富なため, 真皮浅層までの浅い創傷の場合, 浸透圧が低張な水道水では疼痛をまねくおそれがある。このような場合には, 細胞内部と等張である生理食塩水を使用すると疼痛緩和できる。また, 褥瘡が深く体内に洗浄後の水が残る可能性がある場合にも生理食塩水を使用するほうがよい。

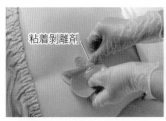

①愛護的にドレッシング材や固定用テープをはがす。

粘着剥離剤

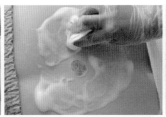

②創周囲および創面を，よく泡だてた洗浄剤で愛護的に洗浄する。

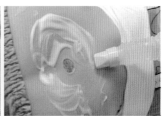

③シャワーボトル容器に入れた微温湯で，洗浄剤を洗い流す。

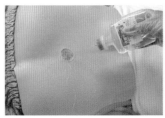

④創内を十分洗浄する。

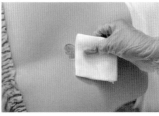

⑤創周囲，創内の水分をガーゼでふきとる。

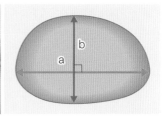

⑥長径 a(cm)と，長径と直角に交わる最大径 b(cm)を測定し，「a×b」と表記する。

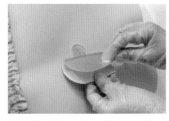

⑦創面にドレッシング材を貼付する。

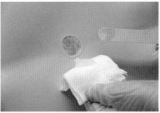

⑦′外用剤を用いる場合は創内にいきわたるようにしっかり塗布するか，欠損部に充塡する。

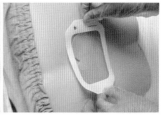

⑧便失禁がある場合にはドレッシング材の上からポリウレタンフィルム材で保護する。

▶図 8-4　創洗浄と創保護の手順

> ┃ポイント┃　増殖期の肉芽は損傷しないようにおだやかに洗浄する。ただし，創面に壊死組織や残留物がある場合は圧をかけて洗浄してもよい。また殿部の創傷の場合は頭側から殿部に向って洗浄し，創部を汚染しないようにする。また，陰部洗浄用に使用したシャワーボトルは汚染されている危険性が高いので，創洗浄用と区別する。創洗浄に使用するシャワーボトルは，洗浄して十分に容器内を乾燥させたものを準備する。

(5) 創周囲・創内の水分をふき，創の状態を観察する（▶図 8-4-⑤）。

- 創内は肉芽などの脆弱な組織を損傷しないように，こすらず清潔なガーゼで軽く押さえぶきする。メジャーなどを用いて創サイズを測定する（▶図 8-4-⑥）。

- 創の深さ・大きさ，滲出液の性状・量・におい，創周囲の発赤・腫脹・熱

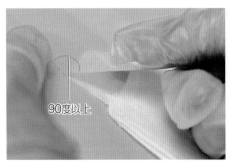
テープは皮膚を押さえてゆっくりはがす。

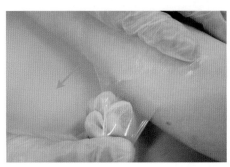
ポリウレタンフィルム材は，水平方向に引きのばしながらはがす。

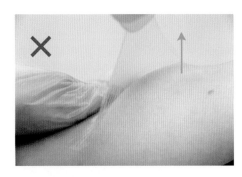
わるい例。垂直方向にはがすと皮膚が引っぱられて負担がかかる。

▶図8-5　テープ・フィルムのはがし方

感・疼痛などの有無，肉芽の色・形状，壊死組織の有無，ポケット形成の有無やサイズなどについても観察し，褥瘡であれば DESIGN-R®2020 などのスケールを用いて創の評価をする。必要に応じて，創をデジタルカメラなどで記録する。

> ┃ポイント┃　デジタルカメラでの撮影は，毎回できるだけ同体位，同アングル，同距離で撮影すると評価しやすい。創の近くにメジャーを置く，あるいはシールタイプのメジャーを創近くに貼付するなどすると大きさがわかりやすい。写真撮影する際は，必ず患者に撮影目的を説明して同意を得ておく。

(6) 創を保護する：創の状態に応じた外用剤もしくはドレッシング材を選択し，貼付する（▶図8-4-⑦）。

- 外用剤は，創内にいきわたるよう適切な量を塗布もしくは欠損部に充填する。滅菌ガーゼでおおい，医療用テープで固定する。

- ドレッシング材の場合は，創より約3cm外側までおおえる大きさのものを用いる。

> ┃ポイント┃　便で汚染される可能性がある場合には，ドレッシング材やガーゼの上から肛門部をフィルムドレッシング材で保護する（▶図8-4-⑧）。

(7) 患者に処置終了を伝え，あとしまつをし，患者の体位を整える。防護服を脱いで衛生的手洗いをする。

実施後の評価・▶ 観察した創および創周囲の評価とガーゼ汚染やドレッシング材の状態をカル
記録　テに記録する。

③ テープによる皮膚障害

創処置にテープを用いた場合，粘着力や剝離刺激などの物理的要因や，テー
プの構成成分による化学的要因，皮膚が蒸れて浸軟するなどの皮膚生理機能阻
害による要因など，さまざまな要因が影響して皮膚障害が発生する可能性があ
る。テープによる皮膚障害には，以下の症状がある。これらを避けるため，正
しい方法でテープ固定を行うことが大切である(▶図8-6)。

[1] 角質・表皮剝離　テープをはがす際に角質や表皮を一緒にはがしてしまう
ことがある。テープの粘着力が強すぎたり，皮膚の乾燥や浸軟があるとおこり
やすい。

[2] 緊張性水疱　テープが皮膚の動きに追従せず，皮膚に緊張がかかる場合，
また皮膚を引っぱってテープを貼付した場合に生じる水疱である。テープの端
部や，肘・膝などの屈曲部におこりやすい。皮膚の動きに合い，無理な力がか
からないテープを選ぶ。

[3] 一次刺激性接触皮膚炎，アレルギー性接触皮膚炎　テープの構成成分に
よって皮膚炎をおこすことがある。テープの種類を変更し，原因物質との接触
を防ぐ。

[4] 浸軟　テープを長時間貼付すると，汗の蒸発が阻害され，皮膚は蒸れてふ
やけた状態となる。これを浸軟という。浸軟状態では，テープによる皮膚炎を
おこしやすく，テープをはがす際に角質もはがれやすい。通気性のよいテープ
を選び，同じ部位へ続けてテープをはることは，できるだけ避ける。

[5] 毛包炎　粘着剤や皮脂などで毛穴がふさがれると毛包で細菌が増殖し，炎

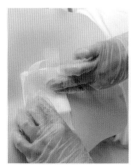
①中央を押さえる。

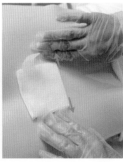
②中央から端へ向かって，
左右均等に力を入れる。

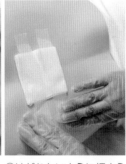
③はがれないように押さえ
る。

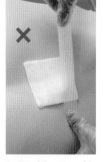
わるい例。テープを
引っぱりながらはら
ない。

▶図8-6　テープ固定法

症をおこすことがある。これを毛包炎という。毛包炎を防ぐためには，通気性・透湿性の高いテープを使用し，皮膚を清潔に保つ必要がある。またテープ貼付予定部位に硬毛がある場合は，あらかじめ除毛しておく。

④ 包帯法

1 援助の基礎知識

援助の概要▶ 包帯法は，さまざまな場面で，さまざまな状態の人に，さまざまな目的で行われる援助である。目的によって，ギプス包帯など治療の範疇に入るものもあるが，ネット包帯などは日常的に家庭で用いられることも多く，また，一般市民が応急法講習などの機会に三角巾や副木などを用いた固定の基本技術を身につける機会も多い。そのため，看護師には市民に対する教育・指導の役割も期待されており，幅広い知識と視点が求められる。1回1回の援助の目的や，その効果をどのような視点から評価すればよいのかについて，つねにアセスメントする必要がある。

包帯法を施すときには，期待される効果を明確に意識することと同時に，合併症予防を意識することも重要である。患者の状態や包帯の素材，あるいは手技の違いにより，包帯を巻くことで身体に加わる圧迫圧（着圧）が異なるため，適切さを欠くと循環障害など合併症を引きおこす。包帯法を単なる「巻き方」ととらえず，それぞれの状況における予防や治癒促進効果が最大限発揮されるよう，適切な方法を考慮する必要がある。

目的▶ (1) 骨折・捻挫などにより関節の安静が必要な場合，関節を固定する。
(2) 創部を被覆したガーゼなどをさらにおおい，また固定する。
(3) 圧迫を加え深部静脈血栓を予防する。

包帯の種類▶ 包帯には使用部位や目的に応じたさまざまな素材・形状のものがある。ここでは巻軸帯（伸縮包帯，弾性包帯も含む）と三角巾について述べるが，このほか，着脱が簡便なチューブ包帯，ネット包帯，粘着包帯（テープ），ギプス包帯，手術後などに用いる腹帯や丁（T）字帯といった特殊帯なども包帯の一種である。

禁忌▶ 強い圧迫圧を長時間加えると，循環障害を引きおこす。たとえば徐々に浮腫が増強している人に，巻き直しをしないまま強い圧を加えつづけると，循環障害により末梢の疼痛，蒼白，冷感，錯感覚，麻痺を引きおこし，持続すると筋肉や神経が壊死に陥る。

2 援助の実際

● 巻軸帯の巻き方

準備▶ 寒冷曝露を防ぐため，室温を保ち，不要な気流や外気の流入を避ける。また，

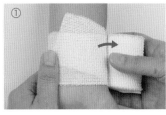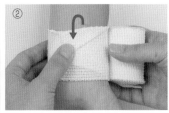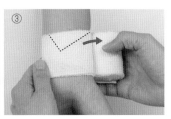

a. 環行帯
①帯尾を斜めにあてて一周巻き，②三角部分を折り返して，③その上にさらに一周巻く。

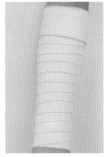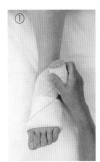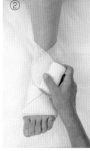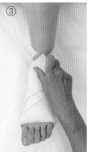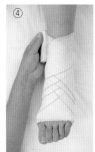

b. らせん帯
前に巻いた包帯の上に1/2〜1/3重ねて巻く。

c. 麦穂帯
包帯の一部が浮かないように，包帯に斜度をもたせながら部位の形状に沿わせてハの字を描くように巻く。

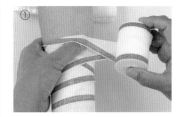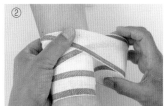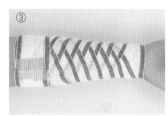

d. 折転帯
包帯の上縁を母指で押さえ，押さえた部分を支点にして包帯を手前に折り返す。先に巻いた包帯に若干重ねながら巻いていく。

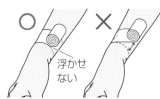

○ ×
浮かせ
ない

e. 巻軸帯の巻き方
末梢から中枢へ巻いていく。包帯をのばした状態で巻くと，締めつけがきつくなり循環障害をおこす危険性がある。皮膚に密着させて転がすように巻くことで，圧が均一にかかりゆるみにくくなる。

▶動画

▶図8-7　巻軸帯の巻き方（環行帯，らせん帯，麦穂帯，折転帯）

不必要な露出を避ける。

包帯の巻き方の基本 ▶ **[1] 環行帯**　手首など，太さが一定な部位に用いる（▶図8-7-a）。また，以下に示すすべての巻き方を行う際，巻軸帯の巻きはじめと巻きおわりは環行帯で巻く。

[2] らせん帯　前腕部など，長さがあって太さの変化が小さい部位に用いる（▶図8-7-b）。前に巻いた包帯の上に，1/2から1/3程度を重ねて巻き上げる。

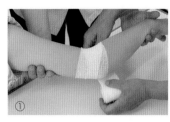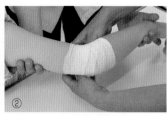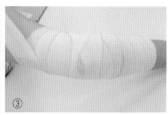

a. 離開亀甲帯
関節中央部から八の字を描くように交差させて少しずつ外側に巻いていく。

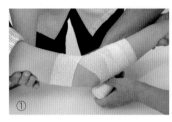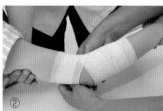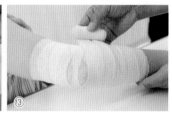

b. 集合亀甲帯
末梢部から八の字を描くように交差させて少しずつ関節中央部に巻いていく。

▶**図8-8　巻軸帯の巻き方（亀甲帯）**

[3] **麦穂帯**　下腿部など太さが一定でない部位，あるいは足関節部などを巻くときに用いる（▶図8-7-c）。

[4] **折転帯**　下腿や前腕などで太さに変化がある場合の巻き方で，一巻きごとに折り返しながら巻き上げる（▶図8-7-d）。非伸縮帯でも巻くことができる。

[5] **亀甲帯**　肘や膝などの屈曲部位を，曲げた状態で巻いていく方法である。関節中央部より巻きはじめる離開亀甲帯（▶図8-8-a）と，中央部に向かって両端から集合させていく集合亀甲帯（▶図8-8-b）がある。

[6] **蛇行帯**　応急処置法として，医療資材が不十分なときに副木や湿布などを固定する方法である。巻き方はらせん帯と同様であるが，包帯をずらす幅を大きくとる。

包帯の巻き方とつなぎ方▶　巻軸帯は圧が均一になるように末梢から巻く（▶図8-7-e）。包帯の2巻目をつなぐときは，2巻目の始めの端を1巻目の終わりの端の下に5 cm程度はさみ込み，重ね合わせて環行帯で1周させる（▶図8-9）。その後，1巻目と同様の方法で巻く。

包帯のとめ方▶　最も安全な方法は，包帯の端を絆創膏でとめる方法である。指などの動きが激しく外れるおそれのある部位では，包帯の端を2分割して結ぶ方法もある。このほか，厚手の弾力包帯がずれないようにしっかり固定する方法として，金属のとめ具を用い，さらにその上から絆創膏でおおう方法がある。ただし金属部分が皮膚を損傷させるおそれがあるため，乳幼児・高齢者には用いない。

良肢位を保つ▶　関節部に包帯を巻くときは，原則として良肢位（▶106ページ）を保つ。肘関節90度屈曲，膝関節10度屈曲，手関節20〜30度背屈，足関節0度もしくは軽度

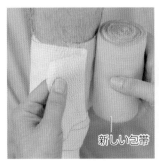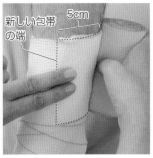

新しい包帯
の端

5cm

新しい包帯

1巻目を巻き終えた下に2巻目を入れ込み環行帯で巻く。

▶図8-9 包帯のつなぎ方（らせん帯の例）

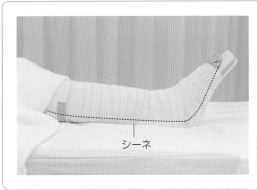

シーネ

足部に麦穂帯とら
せん帯を組み合わ
せて巻いた例。

▶図8-10 シーネ固定の例

底屈といった良肢位を保つことで，安静による関節拘 縮 を予防する。また，足首などの骨折・捻挫などの際に，治療上の必要により関節屈曲位のままシーネなどで固定する場合には，しっかりと包帯を巻くことで，その肢位を保持する（▶図8-10）。

くずれにくい▶
巻き上がり
　太さの異なる部位や関節部位などに巻くときは，巻いた包帯の端が皮膚面から離れないようにする。巻く部位の径の差に応じて包帯を巻き上げる際に斜度をもたせる（麦穂帯に代表される巻き方，▶図8-7-c）などの工夫が必要である。

注意　包帯の端が浮き上がってしまうと，その部分に適切な圧が加わらないばかりか，接触により容易にほどけるか，ゆるみが生じてくずれやすくなり包帯の機能を果たさなくなる。

● 三角巾を用いた上肢の固定方法

　三角巾を用いた上肢固定は，上肢や鎖骨の骨折，肩関節脱 臼 時などに用いられ，実施頻度が高く，応急処置の方法としても一般市民に広く普及させたい技術であり，看護師は指導できるように身につけておきたい。また，脳血管疾患

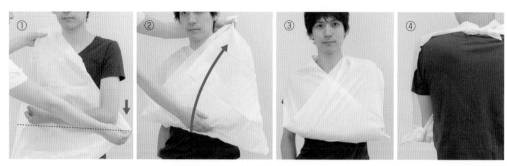

a. 手をつる方法（患側を挙上したいとき）
①肘の延長線に三角巾の直角部分を合わせ（➡），三角巾の垂線と前腕を合わせる（……）。②三角巾の下半分で前腕を包む。③④両肩を包んで背後で結び，肘の部分を処理する。

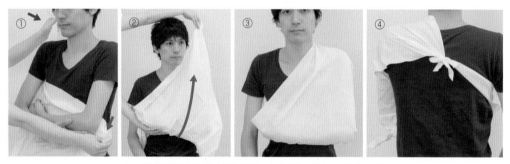

b. 肩の固定方法（片麻痺のアームスリングとして用いる）
①肘の延長線に三角巾の直角部分を合わせ（➡），三角巾の端を健側の腋窩を通して背部にまわす（➡）。②三角巾の下半分で前腕を包む。③④麻痺側の肩を包んで背後で結び，肘の部分を処理する。

▶図 8-11　三角巾を用いた上肢の固定方法

などによる片麻痺患者などに，しばしば肩関節脱臼予防目的で行われるなど，外傷の処置以外でも用いられる。

目的▶　上肢・肩関節への加重を避けるとともに，局所の安静をはかる。

実施方法▶ [1] **手をつる方法（患側を挙上したいとき）**

(1) 前腕を体幹につけた肘関節屈曲90度の肢位とする。前腕の肘方向への延長線上に三角巾の直角の部分（頂点）を合わせ，三角巾（直角二等辺三角形）の垂線と前腕を合わせる（▶図8-11-a-①）。

(2) その状態のまま三角巾の下半分で前腕を包むように上に折り返す（▶図8-11-a-②）。両肩を包み，端を背後で結ぶ（▶図8-11-a-③）。このとき，ほどこうとするときに容易にほどける方法を用いる（▶図8-12）。手の重みがかかっているときはほどけない方法である。

(3) 三角巾の頂点で肘をしっかりと包み，余分な布を処理する。処理の方法として，頂点をしぼるようにして結ぶ方法（▶図8-11-a-④），あるいは頂点を前面にまわして安全ピンでとめる方法もある。

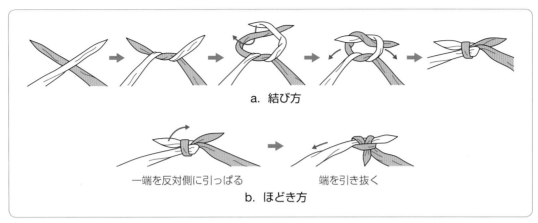

a. 結び方

一端を反対側に引っぱる　　　　　　端を引き抜く

b. ほどき方

▶図8-12　三角巾の結び方とほどき方

[2] 肩の固定方法（片麻痺のアームスリングとして用いる）

(1) 前腕を体幹につけた肘関節屈曲90度の肢位とする（▶図8-11-b-①）。三角巾の直角の角が患側の肘の外側にくるようにし，三角巾の端を健側の腋窩を通して背部にまわす（▶図8-11-b-②）。三角巾の二等辺の一辺を両上肢と体幹を用いて保持する。

(2) そのまま，前腕が水平になるように三角巾の反対側の端で麻痺側の肩を包み，両端を背部で結ぶ（▶図8-11-b-③）。

(3) 手をつる方法と同様に，端の余分な布を処理する（▶図8-11-b-④）。

● 実施後の評価・記録

以下に示す項目について実施後評価し，記録する。

(1) 締めつけによる循環障害：包帯装着後の患者本人の感覚は，評価するうえで最も重要である。圧迫感や締めつけ感がないか，徐々に圧迫感が強くならないか，末梢のしびれや冷感がないか，あるいは皮膚蒼白になっていないかなど，循環障害を示す症状の有無を経時的に観察する。

(2) 可動性の障害：治療上の安静制限がない場合，包帯装着によって運動機能に余分な制限を加えていないかを評価する。とくに関節部に施したときは良肢位を保持できているかを評価する。

(3) 患者本人の不安感：患者が，「ほどけないか」「ずれないか」など，包帯を巻いていることに対して不安を感じていないかを評価する。本人に聞くだけではなく，包帯を気にしているようなしぐさがないかを観察する。

C 褥瘡予防

① 援助の基礎知識

身体に外力が加わると，骨突起のある生体内部において，圧縮の力，引っぱる力，せん断する力が複雑に影響し合い，骨と皮膚表層の間の軟部組織の血流が低下，または停止する（▶図 8-13）。この状態が一定時間続くことで，軟部組織は不可逆的な阻血性障害に陥り，壊死をおこす。これを褥瘡という。

褥瘡は発生してしまうと痛みを伴ってたいへん苦痛であり，治癒までに時間がかかる。そのため，患者の全身状態を観察し，適切な時期に褥瘡発生のリスクアセスメントを行い，褥瘡発生の予防に努めることが重要である。

1 褥瘡の発生要因

褥瘡の最大の要因は，身体に加わった**外力**（圧迫，ずれ，摩擦）である。活動性の低下，可動性の減少，知覚・認知障害などにより，外力を避けようとする能力の低下と，皮膚の湿潤やずれ・摩擦の増加，さらに低栄養状態や加齢による皮膚変化などによる組織耐久性の低下によって外力の影響を受けやすい状況となり，褥瘡発生につながる。

また，わが国で明らかになった褥瘡発生要因として，**病的骨突出**があげられる。比較的やせている患者の場合，寝たきり期間が長くなると，殿筋の萎 縮 により仙骨が突出し，仙骨の存在が肉眼的に観察できるようになる。病的骨突出は，仙骨部と殿部軟部組織の高低差（突出度）によって，高度か中等度かが判定される。高度な場合には，骨突出部位の 1 点に圧力とずれ力が集中し，褥瘡が発生しやすくなる。

褥瘡が発生しやすい状況として，寝たきりの高齢者や，急性期（症状が急激にあらわれる時期）・周術期（手術中や術後など）・終末期といった身動きがとれない時期，脊髄損傷の車椅子生活，精神疾患や神経変性疾患などがあげられる。

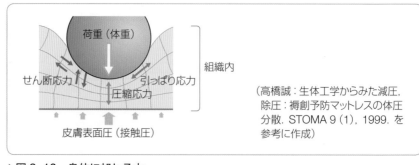

（高橋誠：生体工学からみた減圧，除圧：褥創予防マットレスの体圧分散. STOMA 9 (1), 1999. を参考に作成）

▶図 8-13　身体に加わる力

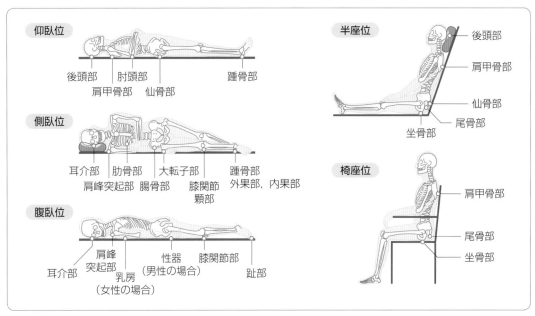

▶図 8-14　褥瘡の好発部位

　このような状況下では，外力による痛みや不快感があっても感じとれない，もしくは自力で回避する行動がとれないため，外力の影響を受けることになる。

2　褥瘡の好発部位

　褥瘡は，外力が集中しやすく皮下組織が薄い骨突出部に好発する（▶図 8-14）。とくに仰臥位では，仙骨部に体重の約 44％が集中するとされている[1]。患者は仰臥位で臥床していることが多いため，仙骨部は褥瘡発生の頻度が最も高い。しかし，体位によって体圧の集中する部位は異なり，仰臥位では後頭部・仙骨部・踵骨部など，座位や半座位では尾骨部・坐骨結節部・肩甲骨部など，側臥位では腸骨部・大転子部・外果部・耳介部など，腹臥位では膝関節部，また手術時の特殊体位では思いがけない部位に圧迫を受けることがある。

3　褥瘡のリスクアセスメント

　褥瘡の発生を予測するためには，褥瘡の発生要因を適切な時期に的確に抽出する必要がある。現在，臨床で使用されている代表的なリスクアセスメントスケールには，厚生労働省危険因子評価，ブレーデンスケール，OH スケール，K式スケールの 4 つがある（▶表 8-4）。ここでは，厚生労働省危険因子評価とブレーデンスケールを解説する。なお，いずれのスケールにおいても，施設で用いられている統一されたスケールで，定期的に評価を行い，リスクを回避するケア計画立案し，実施することが重要である。

1）厚生省老人保健福祉局老人保健課監修：褥瘡の予防・治療ガイドライン．照林社，1998.

▶表8-4　褥瘡リスクアセスメントスケールの種類と評価項目

スケールの種類	特徴	評価項目								
		知覚の認知	活動性	可動性	摩擦とずれ	骨突出	浮腫	関節拘縮	湿潤	栄養
厚生労働省危険因子評価	日常生活自立度を判定し，自立度の低い患者に褥瘡対策を立案するために作成された。褥瘡発生のリスクの程度ははかれない。		○	○		○	○	○	○	○
ブレーデンスケール	褥瘡発生要因の概念図より構成されている。予防対策としての看護介入が行いやすい。	○	○	○	○				○	○
OHスケール	日本人の寝たきり高齢者用のスケール。急性期患者に使用する場合には，リスクの見落としに注意が必要である。			○		○	○	○		
K式スケール	日本語版ブレーデンスケールとして，寝たきり高齢者を対象に開発された。	○	○	○		○			○	○

厚生労働省▶
危険因子評価票
　自立度の低い患者や入院時に褥瘡がある患者について，「褥瘡対策に関する診療計画書」[1]を作成するために必要な評価リストである（▶表8-5）。日常生活自立度がB1，B2，C1，C2の患者に対して7項目の危険因子を評価し，1つでも該当項目があれば看護計画を立案し，予防ケアに努める。原則として入院時と，手術などによって日常生活自立度がランクBまたはCになった際は危険因子を評価する。

ブレーデンスケール▶
　褥瘡発生要因のなかで看護師が独自に観察できる6項目を抽出し，点数化したものである（▶図8-15）。合計6〜23点で，点数が低いほど褥瘡発生リスクが高いと判断する。わが国では，看護力が大きな病院では14点，看護力が小さな施設（特別養護老人ホームなど）や在宅などは17点以下を褥瘡発生の危険点の目安としている。初回採点は入院後24〜48時間以内，もしくは可動性・活動性が2点以下（寝たきりの状態）になったときに行う。急性期では48時間ごと，慢性期では1週間ごとに採点する。ブレーデンスケールでは，2点以下の項目に対してケア計画を立案する。定期的に採点することで，そのときに点数が低い項目に重点をおいたケア計画を導くことができる。

1) 褥瘡対策に関する診療計画書：入院基本料等の施設基準として，褥瘡対策が行われていることが厚生労働省から義務づけられている。病院では，全入院患者の日常生活自立度を評価し，自立度が低い入院患者に褥瘡リスクアセスメントスケールを用いてリスクの評価を行い，「褥瘡対策に関する診療計画書」を作成して対策を講じる必要がある。

▶表 8-5　厚生労働省危険因子評価票

	日常生活自立度[*1]　　J(1,2)　A(1,2)　B(1,2)　C(1,2)			対処
危険因子の評価	・基本的動作能力　　　　　（ベッド上　自力体位変換） 　　　　　　　　　　　　（イス上　座位姿勢の保持，除圧）	できる できる	できない できない	「あり」もしくは「できない」が1つ以上の場合，看護計画を立案し実施する
	・病的骨突出	なし	あり	
	・関節拘縮	なし	あり	
	・栄養状態低下	なし	あり	
	・皮膚浸潤(多汗，尿失禁，便失禁)	なし	あり	
	・皮膚の脆弱性(浮腫)	なし	あり	
	・皮膚の脆弱性(スキンテア[*2]の保有，既往)	なし	あり	

*1：日常生活自立度のランクは以下のとおりである。
　　ランクJ(生活自立)：1. 交通機関などを利用して外出する。
　　　　　　　　　　　　2. 隣近所へなら外出する。
　　ランクA(準寝たきり)：1. 介助により外出し，日中はほとんどベッドから離れて生活する。
　　　　　　　　　　　　　2. 外出の頻度少なく，日中も寝たり起きたりの生活。
　　ランクB(寝たきり)：1. 車椅子に移乗し，食事・排泄をベッドから離れて行う。
　　　　　　　　　　　　2. 介助により車椅子に移乗する。
　　ランクC(寝たきり)：1. 自力で寝がえりをうつ。
　　　　　　　　　　　　2. 自力では寝返りもうたない。
*2：スキン-テアとは，摩擦やずれによって皮膚が裂けて生じる真皮深層までの損傷(部分層損傷)である。2018(平成30年)度の診療報酬改定によって，入院時に行う褥瘡に関する危険因子評価に加わった。スキン-テアの保有，既往のありの場合，皮膚の脆弱性のリスクがありと判断する。

② 援助の実際（体圧分散ケア）

　　　　　　体圧分散ケアとは，臥位や座位をとる場合に，同一部位に長時間かかる圧力を減少させるケアである。身体と寝具や椅子などとの接触面を広くして，一部分の体圧を低くする方法と，高い体圧の生じる部位を経時的に移動させる方法の2つがある[1]。

医療関連機器圧迫創傷 medical device related pressure ulcer(MDRPU)

　　治療に必要とされる医療機器を装着することにより，皮膚が局所的な外力を受けて発生する創傷を医療関連機器圧迫創傷といい，従来の褥瘡とは区別される。医療用弾性ストッキング，気管チューブ，NPPV(非侵襲的陽圧換気療法)マスク，ギプス，シーネなどで発生頻度が高い。機器の位置がずれることによって装着部や周囲の皮膚に過剰な圧が加わらないように，適切な装着を行う。また，機器があたる皮膚に予防的にドレッシング材などをあらかじめ貼付して，摩擦・ずれを予防する。

1) 一般社団法人日本褥瘡学会：用語集(http://www.jspu.org/jpn/journal/yougo3.html)(参照2020-09-20).

患者氏名＿＿＿＿＿		評価者氏名＿＿＿＿＿	評価年月日＿＿＿＿＿		
知覚の認知 圧迫による不快感に対して適切に対応できる能力	1．全く知覚なし 痛みに対する反応（うめく，避ける，つかむなど）なし。この反応は，意識レベルの低下や鎮静による，あるいは体のおおよそ全体にわたり痛覚の障害がある。	2．重度の障害あり 痛みのみに反応する。不快感を伝える時には，うめくことや身の置き場なく動くことしかできない。あるいは，知覚障害があり，体の1/2以上にわたり痛みや不快感の感じ方が完全ではない。	3．軽度の障害あり 呼びかけに反応する。しかし不快感や体位変換のニードを伝えることが，いつでもできるとは限らない。あるいは，いくぶん知覚障害があり，四肢の1，2本において痛みや不快感の感じ方が完全でない部位がある。	4．障害なし 呼びかけに反応する。知覚欠損はなく，痛みや不快感を訴えることができる。	
湿潤 皮膚が湿潤にさらされる程度	1．常に湿っている 皮膚は汗や尿などのため，ほとんどいつも湿っている。患者を移動したり，体位変換するごとに湿気が認められる。	2．たいてい湿っている 皮膚はいつもではないが，しばしば湿っている。各勤務時間中に少なくとも1回は寝衣寝具を交換しなければならない。	3．時々湿っている 皮膚は時々湿っている。定期的な交換以外に，1日1回程度，寝衣寝具を追加して交換する必要がある。	4．めったに湿っていない 皮膚は通常乾燥している。定期的に寝衣寝具を交換すればよい。	
活動性 行動の範囲	1．臥床 寝たきりの状態である。	2．座位可能 ほとんど，またはまったく歩けない。自力で体重を支えられなかったり，椅子や車椅子に座るときは介助が必要であったりする。	3．時々歩行可能 介助の有無にかかわらず，日中時々歩くが，非常に短い距離に限られる。各勤務時間中に，ほとんどの時間を床上で過ごす。	4．歩行可能 起きている間は少なくとも1日2回は部屋の外を歩く。そして少なくとも2時間に1度は室内を歩く。	
可動性 体位を変えたり整えたりできる能力	1．全く体動なし 介助なしでは，体幹または四肢を少しも動かさない。	2．非常に限られる 時々体幹または四肢を少し動かす。しかし，しばしば自力で動かしたり，または有効な（圧迫を除去するような）体動はしない。	3．やや限られる 少しの動きではあるが，しばしば自力で体幹または四肢を動かす。	4．自由に体動する 介助なしで頻回にかつ適切な（体位を変えるような）体動をする。	
栄養状態 普段の食事摂取状況	1．不良 決して全量摂取しない。めったに出された食事の1/3以上を食べない。タンパク質・乳製品は1日2皿（カップ）分以下の摂取である。水分摂取が不足している。消化態栄養剤（半消化態，経腸栄養剤）の補充はない。あるいは，絶食であったり，透明な流動食（お茶，ジュースなど）なら摂取したりする。または，末梢点滴を5日間以上続けている。	2．やや不良 めったに全量摂取しない。普段は出された食事の約1/2しか食べない。タンパク質・乳製品は1日3皿（カップ）分の摂取である。時々消化態栄養剤（半消化態，経腸栄養剤）を摂取することもある。あるいは，流動食や経管栄養を受けているが，その量は1日必要摂取量以下である。	3．良好 たいていは1日3回以上食事をし，1食につき半分以上は食べる。タンパク質・乳製品を1日4皿（カップ）分摂取する。時々食事を拒否することもあるが，勧めれば通常補食する。あるいは，栄養的におおよそ整った経管栄養や高カロリー輸液を受けている。	4．非常に良好 毎食おおよそ食べる。通常はタンパク質・乳製品を1日4皿（カップ）分以上摂取する。時々間食（おやつ）を食べる。補食する必要はない。	
摩擦とずれ	1．問題あり 移動のためには中等度から最大限の介助を要する。シーツでこすれずに体を移動することは不可能である。しばしば床上や椅子の上でずり落ち全面介助で何度も元の位置に戻すことが必要となる。痙攣，拘縮，振戦は持続的に摩擦を引きおこす。	2．潜在的に問題あり 弱々しく動く。または，最小限の介助が必要である。移動時皮膚は，ある程度シーツや椅子，抑制帯，補助具などにこすれている可能性がある。たいがいの時間は，椅子や床上で比較的良い体位を保つことができる。	3．問題なし 自力で椅子や床上を動き，移動中十分に体を支える筋肉を備えている。いつでも，椅子や床上で良い体位を保つことができる。		
				Total	（点）

© Braden and Bergstrom. 1988 訳：真田弘美（東京大学大学院医学系研究科）/大岡みち子（North West Community Hospital, IL. U.S.A.）

▶図8-15　褥瘡発生の予測スケール（日本語版ブレーデンスケール）

● 仰臥位時

◉ 体位変換

ベッドや椅子などの支持体と接触しているために体重がかかって圧迫されている身体の部位を，身体が向いている方向・挙頭の角度・身体の格好・姿勢などをかえることによって移動させる。

体位変換後に，身体の下側でマットレスにより圧迫されていた部位の皮膚を観察し，すぐに消失しない発赤があれば，その部位に褥瘡発生の危険性があるので，体位変換間隔を短くすることや，体圧分散機能の高いマットレスへ変更などを考慮する。体位変換時に，ポジショニングピローなどを用いて骨突起部を浮かせる，圧力を分散するなどの工夫も有効である。体位変換に制限を受ける場合には，制限範囲内で可能な体位変換（スモールチェンジ法）[1]を行う。

ポイント 体位変換は，ガイドラインでは体圧分散マットレスを使用したうえでの体位変換は，4時間をこえない体位変換間隔を提案する[2]とされている。体位変換の頻度は，画一的に2時間ごとに体位変換するのではなく，患者の組織の耐久性や，活動性および可動性のレベル，全身状態，治療の目的，皮膚の状態のアセスメントによって決定することが重要である。

スモールチェンジ法▶ スモールチェンジ法とは，身体の一部へ介入する体位変換法である。仰臥位から側臥位に変換するといった，身体を大きく移動させることが困難な場合に，臥床患者の背部や殿部に手を挿入してマットレスにあたっている部分の圧を軽減したり，マットレスの下の小枕を移動させることで持続する圧迫や皮膚表面に生じるずれ力を軽減したりすることができる。看護師1人でも実施できる方法である。

◉ ポジショニング

運動機能障害を有する者に，クッションなどを活用して身体各部の相対的な位置関係を設定し，目的に適した姿勢（体位）を安全で快適に保持することをいう[3]。クッションを用いて体圧を効果的に分散し，局所圧迫がおこらないようなポジショニングを行う。

踵骨部の除圧▶ 踵骨部は面積が狭いことから仰臥位時の体圧が高く，仙骨部につぐ褥瘡好発部位である。仰臥位時には，踵骨部の除圧ケアとして大腿の奥までクッションを挿入し，膝は軽度屈曲位にして，下腿後面全体にクッションを使用して，踵部を浮かせるようにする（▶図8-16）。

注意 疼痛の原因となるので膝が過伸展にならないようにする。

ずれ力の排除▶ 頭側挙上するにしたがって，上半身の体重が殿部に集中する。さらに圧迫さ

1）田中マキ子監修：ポジショニング学——体位管理の基礎と実践．中山書店，2013．
2）一般財団法人日本褥瘡学会編：褥瘡ガイドブック，第3版．照林社，2023．
3）一般社団法人日本褥瘡学会：前掲用語集．

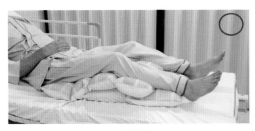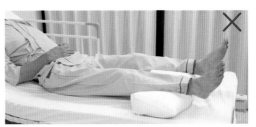

a. よい例
下肢全体にクッションを挿入することで、踵骨部が少し浮いている。膝も軽度屈曲しており、膝や腰への負担が軽くなっている。

b. わるい例
下腿だけにクッションが挿入されており、膝が過伸展して痛みを感じることがある。また、仙骨部に圧が集中する。

▶図8-16 踵骨部の除圧

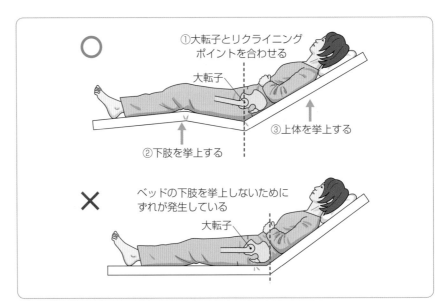

①大転子とリクライニングポイントを合わせる
大転子
②下肢を挙上する
③上体を挙上する

ベッドの下肢を挙上しないためにずれが発生している
大転子

▶図8-17 頭側挙上の方法

れた部位がずれることで皮膚や皮下組織への血管が強く引っぱられ、容易に虚血状態となり褥瘡が発生しやすくなる。

　ずれを予防するために、頭側挙上時はベッドの屈曲部位と大転子部を合わせ、先にベッドの下肢側を挙上してから頭側を挙上する（▶図8-17）。そののち、皮膚表面に生じるしわをのばす背抜きと、ベッドと下腿後面の接触を片足ずつ解除して着衣のしわをのばす足抜きを行う。

　また、頭側挙上からベッドを水平に戻した際にもずれが生じるため、同様に背抜き・足抜きを行う。専用のグローブ（ポジショニンググローブ）を使用してずれを排除する方法もある。

◉ 体圧分散マットレスの使用

　体圧分散マットレスとは、ベッドなどの支持体と接触しているときに体表面

▶表 8-6 体圧分散マットレスの種類

	静止型		圧切りかえ型	
	ウレタンフォーム	天然ゴム，ゲル	高機能型エアマットレス	ハイブリッドマットレス
長所	・自力体位変換時に安定感が得やすい。 ・電力を必要としない。 ・低反発なものほど体圧分散効果が高い。	・自力体位変換時に安定感が得やすい。 ・電力を必要としない。 ・よごれをふきとることができ，清潔を保ちやすい。	・個々に応じた体圧調整可能。 ・セル構造が多層の場合，低圧保持可能。	・2種類以上の素材(エア，ウレタンフォーム)を組み合わせているので，それぞれの素材の長所を組み合わせることができる。 ・エアマットレスより自力体位変換時に安定感が得られやすい。
短所	・個々に応じた圧調整ができない。 ・へたりによって体圧分散効果が低下する。	・個々に応じた圧調整ができない。 ・マットレスの表面温度が低いため，患者の体温を奪うことがある。 ・マットレスが重い。	・自力体位変換時に安定感が得にくい。 ・電力が必要。 ・圧切りかえやポンプ音などが不快感につながることがある。	・体圧分散効果の十分なデータが不足している。

＊：日本褥瘡学会の「褥瘡予防・管理ガイドライン(第5版)」では，褥瘡発生率を低下させるために体圧分散マットレスを使用するよう強くすすめられるとしており，自力で体位変換できない患者には，圧切りかえ型エアマットレスの使用がすすめられる。

に受ける圧力を，接触面積を広くすることで減少させる，もしくは圧力が加わる場所を移動させることにより，長時間，同一部位にかかる圧力を減少させるためのマットレスである[1]。体圧分散マットレスは，身体を包み込むことで圧を分散する「静止型」と，空気が出入りして同一部位にかかる体圧が一時的に減少する「圧切りかえ型」に大別される(▶表 8-6)。

ポイント マットレスの選択にあたっては，患者の自力体位変換能力や活動性，病的骨突出の有無，頭側挙上 45 度以上行うかなどの情報を収集し，判断する。

　それぞれに特徴や注意点があり，たとえばエアマットレスには，マット内圧自動調整機能や除湿機能，体位変換を自動で行う機能などを保有する多機能なものがある。エアマットレス使用時は，電源が入っているか，患者の体重設定や内圧設定は正しいか，警報アラームが点滅していないかを勤務中に 1 回は確認する。ウレタンマットレスはへたり(ゆがみ)があると体圧分散効果が低下するので，定期的に点検する。

　体圧分散マットレスは，正しく使用することが重要である。また体圧分散マットレスの使用だけでは褥瘡を予防できないため，体位変換やポジショニングなどのほかのケアも合わせて行う必要がある。

● スキンケア

　乾燥している皮膚や湿っている皮膚は，圧迫や摩擦・ずれの影響を受けやす

---

1) 一般社団法人日本褥瘡学会：前掲用語集.

い。皮膚が乾燥すると，角質層のバリア機能が低下して損傷しやすくなる一方，発汗，尿・便失禁などで皮膚がふやけることも皮膚損傷の原因となる。スキンケアを行い皮膚の乾燥と湿潤を予防することが，摩擦・ずれによる皮膚損傷の回避につながり，褥瘡の予防となる。

　寝たきりの高齢者などの褥瘡リスクのある患者のシャワー浴後や清拭後には，こまめに保湿剤を塗布する。尿・便失禁がある場合は，肛門・外陰部から周囲の皮膚へ，撥水効果のあるクリームなどの塗布をする。

● 座位時

　座る機能が低下している患者は，座位姿勢保持が困難となる。椅子や車椅子の上で長時間過ごすと，椅子の前方に身体がずり落ち，仙骨部に過重がかかり，「仙骨座り」といわれる状態になる。この姿勢では，尾骨部の褥瘡が発生しやすくなる。よって，圧分散と適切な座位保持を援助する必要がある。

● 姿勢変換

　体動が可能な患者の場合は，前屈や側屈，そらすなどの除圧動作，または15分ごとに患者自身の両腕で上半身を持ち上げ殿部を浮かせる除圧行為（プッシュアップ）を行う。自分で姿勢変換できない患者は，援助者が除圧するか，連続座位時間を制限する。背面と座面の角度を保ったまま椅子の角度をかえ，殿部への負荷を減少させるティルト機能つき車椅子を使用する方法もある。

　連続座位時間を2時間以下に制限することが望ましいという報告もあるが，皮膚の状態をみながら決めていく[1]。

● 基本座位姿勢の保持

　基本は，大腿後面の広い面積で体重が支えられるように，股関節90度，膝関節90度，足関節90度になるように座ることである（90度ルール）。

　患者の体型に応じて，さまざまな大きさのクッションを組み合わせて背部や両体側を保持することで，90度ルールの姿勢保持を整える。大腿後面には骨突起がなく，かつ殿部より支持面積が広いことから褥瘡予防ができる。

1）一般財団法人日本褥瘡学会編：前掲書.

ゼミナール

復習と課題

❶ 創傷治癒のためにはどのような環境が必要か説明しなさい。

❷ 創洗浄と創保護の手順と留意点を述べなさい。

❸ テープによる皮膚障害にはどのようなものがあるかをあげ，予防方法を説明しなさい。

❹ 包帯法の一部である巻軸帯と三角巾について，それぞれの用い方を説明しなさい。

❺ 臥位患者の褥瘡予防のケアについて説明しなさい。

❻ 座位患者の褥瘡予防のケアについて説明しなさい。

参考文献

1) 一般財団法人日本褥瘡学会編：褥瘡ガイドブック，第3版．照林社，2023．
2) 厚生省老人保健福祉局老人保健課監修：褥瘡の予防・治療ガイドライン．照林社，1998．
3) 田中マキ子：ガイドラインに基づくまるわかり褥瘡ケア．照林社，2016．
4) 田中マキ子監修：ポジショニング学——体位管理の基礎と実践．中山書店，2013．
5) 日本褥瘡学会：一般社団法人日本褥瘡学会：用語集(http://www.jspu.org/jpn/journal/yougo3.html)(参照 2020-09-20)．
6) EPUAP・NPUAP，宮地良樹・真田弘美監訳：褥瘡の予防＆治療 クイックリファレンスガイド．ケープ，2009．

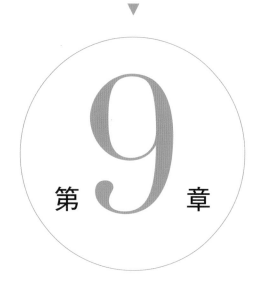

第 **9** 章

与薬の技術

A｜与薬の基礎知識

　　薬物は，医師により患者の治療方針が決定され，医師の指示に基づいて安全
かつ確実に与薬されることで効果が得られる。与薬にあたっては，患者・家族
に医師から説明がなされ，同意が得られていることが必要である。

① 薬物の基本的性質

薬物の使用目的 ▶　薬物の使用目的は大きく 4 つに分けられる。疾患の原因となっているものを
取り除く**原因療法**，身体機能を維持するのに必要な物質が不足しておこる疾患
に対する**補充療法**，疾患による不快な症状を抑えるための**対症療法**，ワクチン
に代表される疾患にかかることを防ぐための**予防**である。

1 剤形と与薬方法

　　薬物は，その疾患や症状に応じ，最も効率的で副作用が少ない方法で投与で
きるように，さまざまな剤形が開発されている。また，与薬方法や適用部位に
よっても分類することができる（▶表 9-1）。

2 薬物動態

　　薬物は生体に入ると，**吸収** absorption，**分布** distribution，**代謝** metabolism，**排
泄** excretion という過程を経る。これらの一連の過程を**薬物動態**といい，各相の
頭文字から **ADME**（アドメ）とよぶ。

吸収 ▶　投与された薬物が，全身を循環する血液内に到達する過程を吸収という。経
口与薬（内服）の場合，消化管から吸収された薬物は門脈に入り，全身循環に入
る前に肝臓で代謝される。これを**初回通過効果**とよび，代謝を免れた薬物だけ
が全身を循環し，薬効をもたらすことになる。

▶表 9-1　おもな与薬方法と剤形

経口投与する製剤	錠剤(口腔内崩壊錠，チュアブル錠，発泡錠，分散錠，溶解錠)，カプセル剤，顆粒剤，散剤，経口液剤，シロップ剤，経口ゼリー剤
口腔内投与する製剤	口腔用錠剤(トローチ剤，舌下錠，バッカル錠，付着錠，ガム剤)，口腔用液剤(含嗽剤)，口腔用スプレー剤，口腔用半固形剤
注射により投与する製剤	注射剤(輸液剤，埋め込み注射剤，持続性注射剤)
透析に用いる製剤	透析用剤(腹膜透析用剤，血液透析用剤)
気管支・肺に適用する製剤	吸入剤(吸入粉末剤，吸入液剤，吸入エアロゾール剤)
眼に投与する製剤	点眼剤，眼軟膏剤
耳に投与する製剤	点耳剤
鼻に投与する製剤	点鼻剤(点鼻粉末剤，点鼻液剤)
直腸に適用する製剤	坐剤，直腸用半固形剤，注腸剤
腟に適用する製剤	腟剤，腟用坐剤
皮膚などに適用する製剤	外用固形剤(外用散剤)，外用液剤(リニメント剤，ローション剤)，スプレー剤(外用エアロゾール剤，ポンプスプレー剤)，軟膏剤，クリーム剤，ゲル剤，貼付剤(テープ剤，パップ剤)

(厚生労働省：第十七改正日本薬局方より作成)

　一方，口腔内与薬，吸入，直腸内与薬，経皮的与薬などは，肝臓を通らずに全身循環に入るため，初回通過効果を回避できる。また，静脈内注射では薬剤を直接血管内に投与するため，すべて吸収される。皮下注射や皮内注射，筋肉内注射によって投与された薬物は，静脈内注射に比べると吸収は遅い(▶326ページ，図9-8)。

分布▶　吸収された薬物が作用部位に移行する過程を分布とよぶ。循環血液中の薬物は，**タンパク質結合型**と**遊離型**のどちらかのかたちで存在しており，遊離型のみが血管外に移動して細胞に到着することができる。薬物によって，タンパク質結合型・遊離型の比率はおおよそ決まっているが，肝疾患などで血漿タンパク質が減少した場合には遊離型が増加し，薬効が強くあらわれることになる。

代謝と排泄▶　吸収された薬物は，体外に排泄しやすくなるよう変換(代謝)される。薬物の代謝は，おもに肝臓内にある酵素によって行われ，尿中へ排泄しやすいよう水溶性の代謝物になる。代謝にかかわる重要な酵素であるシトクロム P450(CYP)の増加や阻害は，薬物の効果に影響を及ぼす。

　薬物は，体内で代謝を受けたあと体外へ排泄される。おもに，腎臓から尿中へ排泄される場合と，肝臓から胆汁として排泄される場合がある。腎機能が低下している場合などは，排泄されるはずの薬物が血中にとどまり薬理作用が継続することになる。そのため，血中濃度が増加して有害作用が出現しやすくなるため，腎機能を評価し，投与量を補正する必要がある。

② 看護師の役割

1 正しい与薬

　看護師には，医師に指示された薬剤を正しく与薬する責務がある。医師からの与薬の指示は，通常は処方箋（指示書）によって行われ，処方箋に基づいて薬剤師が調剤し，薬剤が提供される。正しい与薬のためには，6R の確認，処方箋や薬剤のダブルチェックなどが必要である。与薬後は患者を観察し，薬剤の効果や副作用を確認する。そして，必要に応じて医師への報告を行う。与薬は看護師が行うこともあるが，患者自身による服薬も多く，服薬に関する患者指導は看護師の重要な役割である。そのため看護師は，使用する薬剤の作用・副作用，期待される効果を正しく理解する必要がある。

とくに注意すべき▶
薬剤
　副作用などについてとくに注意すべき薬剤に，インスリン・麻薬・抗菌薬がある。また，抗がん薬は，医療従事者の曝露対策も重要である。

(1) **インスリン**：糖尿病治療薬として用いられている。超速効型・速効型・中間型・混合型・持効型の 5 種類の製剤があり，作用発現時間や作用持続時間のパターンを理解しておくことが重要である。インスリンは微量でも血糖値に影響し，投与により低血糖発作をおこす可能性があるため，副作用の観察と対策も必要となる。

(2) **麻薬**：麻薬性鎮痛薬は，強力な鎮痛効果をもっており，がん患者の疼痛などに対して使用される。しかし，吐きけ・嘔吐，便秘，傾眠，幻覚，呼吸抑制などの副作用があり，効果とともに副作用の観察も必要である。また，多幸感を伴いやすい，薬物依存性が生じるという特徴のある薬物であるため使用や管理について規制されている。

(3) **抗菌薬**：ペニシリン系・セフェム系・マクロライド系・テトラサイクリン系などに分類される。強力な抗菌作用があるが，多量に用いられることによる耐性菌の出現も問題になっている。注意すべき副作用としてアレルギー反応があり，とくにアナフィラキシーショックは生命をおびやかす重

NOTE
コンプライアンスからアドヒアランスへ

　患者が医療者の指示に従い，指示どおりに服薬することを**コンプライアンス**という。コンプライアンスの概念では，治療やその計画を行うのはあくまで医療者であり，患者はその計画をまもり，指示に従う必要があった。一方，患者が積極的に薬剤の決定に参加し，その決定に従って治療を受けることを**アドヒアランス**という。アド

ヒアランスでは医療者と患者がコミュニケーションをとりながら治療や薬剤を選択し，患者は医療者から提供された薬の情報に納得したうえで服薬を行う。したがって，自己判断による服薬の中断や忘れることが少なくなるとされている。

大な副作用である。予防のために、問診やアレルギーに関する既往の確認を行い、必要に応じて与薬前に皮内テストを実施する。投与後は注意深く症状を観察し、異常の早期発見・早期対処に努める。とくに初回の与薬では注意する。ペニシリン系抗菌薬によるアナフィラキシー反応は投与後1時間以内におこることが多いといわれている。

(4) 抗がん薬：抗がん薬には重篤な有害作用があることが明らかになっている。各抗がん薬の特性を理解し、安全かつ確実に治療が実施され、有害作用を最小限に抑えられるよう努めなければならない。また、抗がん薬は、治療を受ける患者だけでなく、取り扱う医療従事者の健康に影響を及ぼす危険性がある。曝露することにより発がん性や催奇形性などの重大な影響を及ぼすため、抗がん薬の調剤・運搬・投与・廃棄、さらには患者の排泄物の処理など、抗がん薬を取り扱う際には、正しい知識をもち、適正な環境下で、正しく手技を実行して職業性曝露を避けなければならない。

2 薬の管理

薬剤を正しく管理することも看護師にとって重要な任務である。薬剤の種類や性質、管理上の注意点などを理解しておく必要がある。

医薬品の規定▶ 医薬品の基準・検定・取り扱い・製造・販売は「医薬品、医療機器等の品質、有効性及び安全性の確保等に関する法律」（医薬品医療機器等法）により規定されている。そして、医薬品の品質・純度・試験法の基準を定めているのが「日本薬局方」である。医薬品の添付文書は医薬品医療機器等法に定められた公的文書であり、警告、禁忌、効能・効果、用法・用量、使用上の注意などが記載されている。

薬剤の保管▶ 薬剤は、患者に投与されるまで、その効果が保持されている必要がある。一般的に、高温・高湿・直射日光を避けて保管するが、冷蔵庫保存や遮光保存が必要なものもある。添付書類に指示された貯法・有効期間を厳守する。

抗菌薬の注射剤などのように使用時に溶解するものでは、溶解後に効果が保持できる時間や溶解後の保存場所は薬剤により異なる。

毒薬・劇薬の管理▶ 毒薬および劇薬は、厚生労働大臣が指定した急性毒性の強い薬物である。法律で表示や保管方法について、ほかの薬物と区別して厳重に取り扱うことが定められている（▶表9-2）。

麻薬の管理▶ 麻薬は、連用によって依存や習慣になり、耐性がすみやかに形成され、強い依存性をもつなど、危険な薬物である。麻薬の依存が原因となる犯罪や、家庭生活の破壊など、麻薬の濫用は個人の問題にとどまらず、社会に与える影響も非常に大きい。そのため、「麻薬及び向精神薬取締法」で使用が制限されている（▶表9-2）。看護師は麻薬のもつ重大な危険性、管理や取り扱いの重要性を認識する必要がある。

代表的な麻薬にはモルヒネ塩酸塩、コデインリン酸塩などがある。麻薬の取

▶表9-2　毒薬・劇薬・麻薬の表示および保管方法

	毒薬	劇薬	麻薬
規定する法律	医薬品，医療機器等の品質，有効性及び安全性の確保等に関する法律		麻薬及び向精神薬取締法
容器等の表示について	その直接の容器又は直接の被包に，黒地に白枠，白字をもつて，その品名及び「毒」の文字が記載されていなければならない(第44条第1項)。	その直接の容器又は直接の被包に，白地に赤枠，赤字をもつて，その品名及び「劇」の文字が記載されていなければならない(第44条第2項)。	その容器及び容器の直接の被包に丸枠に「麻」の記号を記載(第31条)
	毒 シスプラチン	**劇** ニトログリセリン	㊇ フェンタニル
保管方法	他の物と区別して，施錠した場所に貯蔵し，又は陳列しなければならない(第48条第1項，第2項)。	他の物と区別して，貯蔵し，又は陳列しなければならない(第48条第1項)。	施錠した堅固な設備内に貯蔵しなければならない(第34条第2項)。

り扱いは，医師・歯科医師・獣医師・薬剤師で都道府県知事から麻薬取扱者の免許を受けた者に限られる。看護師はこの免許を得ることができないが，医師の指示によって患者に麻薬を投与することがあるため，麻薬の取り扱いについて十分理解する必要がある。

　麻薬を与薬する際には，以下の点に注意する。

(1) 使用する分だけ取り出す。

(2) 内服薬の場合，患者が確実に飲み込むのを確認する。

(3) カルテの記入のほか，日時，使用量，使用した看護師名などを記録し，在庫数と照合する。

(4) 使用したあとに残った注射薬あるいはアンプルなどの容器は，必ず麻薬管理者に返却する。

B 経口与薬・口腔内与薬

① 援助の基礎知識

技術の概要▶　経口与薬する薬剤には，顆粒剤，散剤，錠剤，カプセル剤，経口液剤などがあり，口腔内に適用する薬剤にはトローチ剤，舌下錠などがある(▶図9-1)。いずれも比較的服薬時の苦痛が少なく，簡便であり，説明を受けることで自己管理が可能であることが特徴である。患者が服薬の目的・意義・効果などを理解できているかを確認し，指示された薬剤を，正しい時間・量・方法で服薬できるよう指導する。また，薬の保管上の注意や副作用が生じた際の対処の仕方な

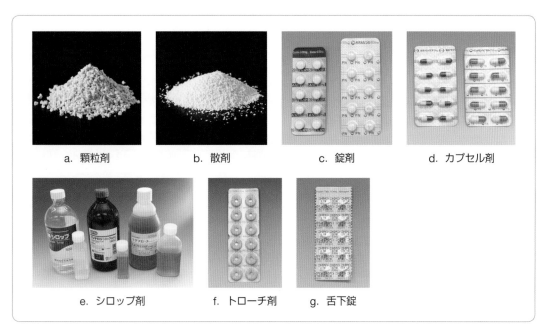

a. 顆粒剤　　b. 散剤　　c. 錠剤　　d. カプセル剤

e. シロップ剤　　f. トローチ剤　　g. 舌下錠

▶図 9-1　内服薬と口腔内薬

ども説明しておく必要がある。

(1) 経口与薬：消化管や肝臓を通ってから全身循環に入る全身作用のものであ
り、多くは十二指腸から血中に吸収され、門脈、肝臓を経て肝静脈から全
身に薬効を及ぼす。即効性はないが、薬効は比較的長い。錠剤・カプセル
剤には、徐放化することによって薬効が持続し、1日の服薬回数を減らす
ことができる徐放性製剤がある。徐放性製剤は、分割したり、粉砕したり
すると急速に薬剤を放出してしまうため、必ずそのまま服用するよう患者
に説明する。服用時間は一般に、食前・食間・食後・起床時・就寝前など
がある（▶表 9-3）。

(2) 口腔内与薬：薬剤を飲み込まず、口腔粘膜から吸収させる方法である。消
化管や肝臓を通らずに直接全身循環に入る全身作用のものと、トローチ剤
など口腔・咽頭などへの局所的作用のものがある。前者は直接全身循環に
吸収されるため、すみやかに高濃度で作用するという特徴がある。

目的▶　医師が処方した薬剤を正しく服薬するための援助を行う。

適応▶　服薬の援助が必要な場合に行う。患者自身で服薬可能な場合は、正しく服薬
できているかの確認を行う。

禁忌▶　薬剤アレルギーに注意する。複数の種類の薬剤を服用している場合、薬力学
的相互作用により、それぞれの作用が増強あるいは減弱することがある。また、
飲食物でも同様の影響を及ぼすものがあるため、水または微温湯以外の飲料で
服用することは避ける（▶表 9-4）。

▶表9-3　服用時間と適用

服用時間		適用
食前（食事の30分ほど前に服用，または食直前に服用）		• 食事の影響を受けやすい薬 • 食事に備えるための薬（食後過血糖改善薬，食物アレルギー治療薬など） • 食事の際に薬効が得られる薬 ※食後過血糖改善薬のうち，α-グルコシダーゼ阻害薬や速効型インスリン分泌促進薬などは，食事の前に低血糖をおこすおそれがあるため食直前に服用する。 ※高リン血症治療薬の一部（レナジェル®など）に食直前に服用するものもある。
食間（食後2〜3時間経過後に服用）		• 漢方薬 • 胃粘膜に直接はたらく薬
食後（食後30分以内に服用，または食事の直後に服用）		• 消化をたすける薬（消化酵素製剤など） • 胃腸障害を生じやすい薬 ※消化酵素製剤のなかには，食直後に服用することで効果が得られるものもある（リパクレオン®，エパデール®，エクセラーゼ®など）。 ※高リン血症治療薬の一部（カルタン®，ホスレノール®など）に食直後に服用するものもある。
起床時（起床してすぐに服用）		• 骨粗鬆症治療剤など
就寝前（眠る30分ほど前）		• 睡眠薬 • 下剤
その他	**頓用**（症状があらわれたときなど）	• 1回服用するだけで効果の得られる薬（解熱鎮痛薬，睡眠薬，下剤など）
	指示された時間（検査前など）	• 抗菌薬や抗ウイルス薬など一定の血中濃度を保ち効果が得られる薬 • 検査のために必要な薬

▶表9-4　服用に用いると問題を生じる飲料の例

グレープフルーツジュース	カルシウム拮抗薬の服用に用いると，血中濃度が上がり作用が増強する。
アルコール飲料	睡眠薬，睡眠導入薬の服用に用いると，昏睡やショックなどの中枢神経抑制作用をおこす。
炭酸飲料	消化管内に影響して鎮痛薬の吸収速度を遅くする。また，胃酸を中和することで胃の痛みをやわらげる作用をもつ制酸薬が，炭酸飲料の中和のためにはたらいてしまうために効果が得られない。
牛乳	牛乳で胃酸が中和されるため，抗生物質の一部などの腸溶剤は薬効が十分に発揮されない。また，骨粗鬆症治療薬などは牛乳中のカルシウムと結合して体内に吸収されにくくなる。
カフェイン飲料	喘息治療薬などの交感神経刺激薬の服用に用いると，不整脈や動悸などの症状があらわれることがある。

② 援助の実際

実施前の評価▶ (1) 意識障害や嚥下障害がないこと，いつもと違う症状・徴候がないことなど，服薬が可能な状態であるかを観察する。

(2) 服薬するための道具やセッティングを確認する。

必要物品▶ 処方箋(指示書)，薬剤，与薬トレイ，水または微温湯，オブラート(必要時)を用意する。

患者への説明▶ 服薬する薬剤とその量，作用・副作用，作用時間，内服方法，注意事項を説明する。

実施方法▶ ＊**手順**

(1) 薬袋の氏名・薬剤名・量・時間・方法が本人のものであるかどうかを指示書(処方箋)と照合し，薬剤を準備する。

(2) 患者に氏名を名のってもらい，本人であることを確認する。

> ┃ポイント┃ 誤薬のないように，患者と薬剤(種類と量)・時間・方法を十分に確認する。

(3) 服薬の援助が必要な場合は，必要に応じて行う。

- 経口与薬：誤嚥のないように座位または半座位に体位を整える。また，水(微温湯)で口腔内を湿らせ，薬剤がこぼれないように舌の中央に薬剤をのせたり，水(微温湯)を含ませ，コップを渡すなどの援助をする。

> ┃注意┃ 水(微温湯)が少なすぎると，食道に薬剤が付着し，食道粘膜を損傷するおそれがあるので注意する。

- 口腔内与薬：錠剤やトローチ剤の場合，口腔内が乾燥していると溶解しにくいため，水で口腔内をうるおす。舌下錠では，唾液が出ても，できるだけ飲み込まないように説明する。

＊**留意点**

(1) 経口与薬：高齢者が薬剤を包装シートごと飲み込み，粘膜を損傷する事故が報告されており，十分な注意が必要である。苦味のある薬剤を服用する際や，誤嚥に注意が必要な際には，オブラートに包む。

(2) 口腔内与薬：薬剤の外見が経口与薬の錠剤とよく似ているため，誤って飲み込まないように説明する。

実施後の評価・記録▶ 正しい時刻に，正しい薬剤・量を，適切な方法で服薬できたことを確認し，正確に記録する。また，薬剤の効果，副作用などを観察して，適宜記録する。

C 吸入

① 援助の基礎知識

技術の概要▶ 吸入薬は，肺や気管支に直接作用させる薬剤であり，副腎皮質ステロイド薬・気管支拡張薬・抗コリン薬などがある。消化管を通さずに局所に効果を及ぼすため，内服薬に比べて副作用が少ないが，使用方法がむずかしい。吸入に用いる器具には**定量噴霧式吸入器** metered dose inhaler（MDI），**ドライパウダー式吸入器** dry powder inhaler（DPI），ジェットネブライザー，超音波ネブライザーがある（▶図9-2）。それぞれの取り扱い方法を正しく理解しておく必要がある（▶ネブライザーについては，260ページ）。

目的▶ 肺や気管支に吸入薬を直接作用させ，目的とする薬剤の効果をもたらすために，適切な吸入の援助を行う。

適応▶ おもに，気管支喘息など呼吸器疾患の治療薬として用いられる。

② 援助の実際

実施前の評価▶ いつもと違う症状・徴候がないか確認する。吸入が可能な状態であるかを確認する。

必要物品▶ 指示書，薬剤，吸入器，与薬トレイ，水，膿盆（含嗽用）

患者への説明▶ 吸入する薬剤とその量，作用・副作用，作用時間，吸入方法，注意事項を説明する。吸入の方法や，吸入後の含嗽の必要性について十分に説明を行う。

実施方法▶ ここでは定量噴霧式吸入器（MDI）による吸入について説明する。

❊**手順**

（1）薬袋の氏名・薬剤名・量・時間・方法が本人のものであるかどうかを指示書と照合し，吸入薬を準備する。

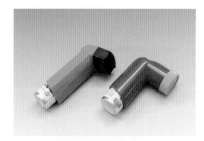
a. 定量噴霧式吸入器（MDI）

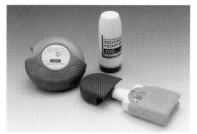
b. ドライパウダー式吸入器（DPI）

▶図9-2 吸入器具

(2) 患者に氏名を名のってもらい，本人であることを確認する。

(3) 吸入に適した姿勢(背筋をのばし顔を正面に向ける)をとってもらう。

> ポイント　効果的に吸入できるよう，姿勢を整え，苦しくない程度に息を吐いてから吸入を始める。

(4) 吸入器を口から 4 cm 程度離して構え，薬が歯や舌にあたらないように口を大きく開ける。

> 根拠　吸入器を口にくわえるよりも，4 cm 程度離したほうが噴霧される粒子が小さくなり，肺への沈着率が高い。

(5) 息を十分に吐いたあと，息を吸い込みはじめると同時に，容器の底を押す。5 秒くらいかけて吸い込むようにする。

(6) 5 秒ほど息をこらえたら，鼻から息を吐く。

(7) 吸入後は含嗽をする。

> 注意　口腔内に沈着した吸入薬が局所に副作用を引きおこすことがあるため，その防止のために必ず含嗽をする。

✳ 留意点

(1) 吸入がむずかしい場合，吸入補助器具であるスペーサーを用いる方法もある。

(2) MDI にはガスやアルコールが含まれているため，火気厳禁とし，直射日光があたらないところに保存する。

実施後の評価・▶　与薬したことを正確に記録する。また，薬剤の効果，副作用などを観察して，
　　　　記録　　適宜記録する。

D｜点眼

① 援助の基礎知識

技術の概要▶　点眼とは結膜嚢に薬液を滴下または塗布する方法で，消炎・抗菌・散瞳・縮瞳などの目的で行われる。眼に投与する薬には，液剤(点眼薬)と軟膏剤(眼軟膏剤)がある(▶図 9-3)。また，点眼薬には用時溶解点眼薬，懸濁性点眼薬，油性点眼剤などがあり，それぞれの特徴と注意点を理解しておく必要がある(▶表 9-5)。

　　なお，点眼薬はおもに局所作用を目的としているが，緑内障治療薬などは，全身性の副作用が問題となる場合がある。

目的▶　目的とする薬剤の効果が得られるように，適切な点眼の援助を行う。

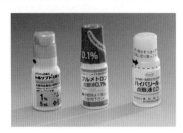 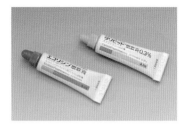

| a. 点眼薬 | b. 眼軟膏剤 |

▶図 9-3　眼に投与する薬

▶表 9-5　注意すべき点眼薬の種類と特徴

点眼薬の種類	特徴と注意点
用時溶解点眼薬	調剤後の使用期限が短いので注意する。
懸濁性点眼薬	主薬が水にとけにくいもの。使用前にはしっかり振る必要がある。
油性点眼薬	水性の点眼剤をはじいてしまうので，2種類以上点眼する場合には最後に使用する。

② 援助の実際

実施前の評価▶　いつもと違う症状・徴候がないか確認する。点眼が可能な状態であるかを確認する。

必要物品▶　与薬トレイ，指示書，薬剤，ふき綿，ガーゼ，膿盆，手袋を用意する。

実施方法▶　✳**手順**　点眼薬の場合について述べる。

(1) 与薬の準備前には十分に手を洗う。

(2) 薬袋の氏名・薬剤名・量・時間・方法が本人のものであるかどうかを指示書と照合し，点眼薬を準備する。

　　注意　点眼薬の使用期限に注意し，懸濁性点眼薬は使用前によく振る。

(3) 患者に氏名を名のってもらい，本人であることを確認する。

(4) 患者の体位を整える。正しく点眼できるように，仰臥位または半座位で顔を真上に向ける。

(5) 眼の周囲に分泌物が付着している場合には，涙嚢への感染を防ぐため，ふき綿で内眼角から外眼角に向けてふきとる。

(6) 患者に開眼してもらい，ふき綿を患者の下眼瞼にあてて下方に引く（▶図9-4）。

(7) 点眼薬の容器の先端が眼瞼結膜や睫毛に触れないように注意しながら，下眼瞼結膜の中央に1滴滴下する。

　　注意　容器の先端が睫毛などに触れると，細菌などで薬が汚染されるため注意する。

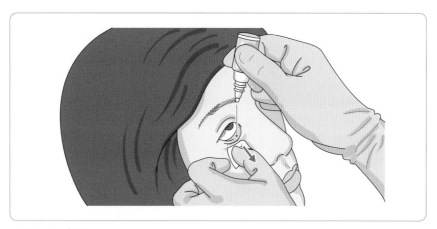

▶図9-4　点眼

(8) そっと目を閉じ1分程度そのままにし，あふれた点眼薬をふきとる。

(9) 内眼角にふき綿をあてて軽く圧迫し，鼻涙管へ流出するのを防ぐ。

＊留意点

(1) 光や温度の影響を受ける点眼薬もあるので，保存方法に注意する。

(2) 2種類以上の点眼薬を使用する場合は，5分ほど間隔を空けて与薬する。油性点眼薬は最後に点眼する。

実施後の評価・▶　与薬したことを正確に記録する。また，薬剤の効果，副作用などを観察して，
記録　　　適宜記録する。

E｜点鼻

① 援助の基礎知識

技術の概要▶　点鼻とは，点鼻薬を鼻腔に投与する与薬方法である。点鼻薬には，アレルギー性鼻炎などに用いられる局所作用のものと，鼻腔粘膜から直接静脈に入る全身作用のものがある。全身作用のものには，内服すると消化管などで失活してしまうようなホルモン製剤や，速効性を期待する片頭痛治療薬などがある。また，形状には滴下式と噴霧式がある（▶図9-5）。

目的▶　目的とする薬剤の効果が得られるように，適切な点鼻の援助を行う。

② 援助の実際

実施前の評価▶　鼻をかみ，鼻腔の通りを確認する。

必要物品▶　与薬トレイ，指示書，薬剤，ティッシュペーパー，膿盆を用意する。

実施方法▶ (1) 薬袋の氏名・薬剤名・量・時間・方法が本人のものであるかどうかを指示

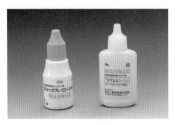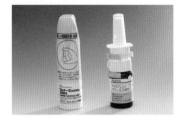

a. 滴下式　　　　　　　b. 噴霧式

▶図9-5　点鼻薬

書と照合し，点鼻薬を準備する。

(2) 患者に氏名を名のってもらい，本人であることを確認する。

(3) 開封後はじめて使う場合は，使用前に予備噴霧をして薬液が霧状に出ることを確認する。投与前に容器をよく振る。

(4) 顔をややうつむきかげんにして片方の鼻腔を指で押さえてふさぎ，もう片方から息を吸い込みながら薬液を噴霧する。1回の噴霧回数は指示に従う。滴下式の場合は鼻を上に向けて，容器が鼻につかないように滴下する。薬液がいきわたるように2～3分そのままの姿勢を保つようにする。

(5) 頭を後ろに傾け，ゆっくり鼻から息を吸い込んで，薬液を浸透させる。

(6) 使用後は噴霧器(滴下式の場合は容器)の先端をティッシュペーパーでふき，キャップを締める。

実施後の評価・▶
記録　　　　　与薬したことを正確に記録する。また，薬剤の効果，副作用などを観察して，適宜記録する。

F｜経皮的与薬

① 援助の基礎知識

技術の概要▶　経皮的に与薬する薬剤には，軟膏剤・外用液剤・スプレー剤・貼付剤などがある。

　　貼付剤の1つである経皮吸収型製剤 transdermal therapeutic system (TTS®) は，持続性があり利便性や安全性にすぐれている(▶図9-6)。代表的な経皮吸収型製剤には，抗狭心症薬，気管支拡張薬，麻薬性鎮痛薬，女性ホルモン製剤などがある。ここでは経皮吸収型製剤について説明する。

目的▶　経皮的に薬剤を吸収させ，全身への作用を期待する。

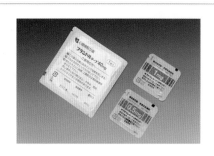

▶図 9-6　経皮吸収型製剤

▶表 9-6　おもな経皮吸収型製剤と貼付部位

薬剤名(商品名)	貼付部位
ニトログリセリン(ニトロダーム® TTS®)	胸部・腰部・上腕部のいずれか
ニトログリセリン(バソレーター® テープ)	胸部・腰部・上腕部のいずれか
硝酸イソソルビド(フランドル® テープ)	胸部・上腹部・背部のいずれか
エストラジオール(エストラーナ® テープ)	下腹部・殿部のいずれか
ニコチン(ニコチネル® TTS®)	上腕部・腹部あるいは腰背部
ツロブテロール(ホクナリン® テープ)	胸部・背部・上腕部のいずれか
フェンタニル(デュロテップ® MT パッチ)	胸部・腹部・上腕部・大腿部など

② 援助の実際

実施前の評価▶　いつもと違う症状・徴候がないか確認する。貼付が可能な状態であるか確認する。

必要物品▶　与薬トレイ, 指示書, 薬剤, 油性マジックを用意する。

実施方法▶　＊**手順**

(1) 薬袋の氏名・薬剤名・量・時間・方法が本人のものであるかどうかを指示書と照合し, 経皮吸収型製剤を準備する。

(2) 患者に氏名を名のってもらい, 本人であることを確認する。

(3) いままで貼付していた場合は, 貼付部位の皮膚の状態を観察する。

(4) 薬剤によって貼付部位が決められている。貼付部位は, できるだけ前回と異なる部位を選択する(▶表9-6)。

　注意　体毛の多い部位や角質層が厚いところは吸収されにくい。また, 認知症などのある患者の場合は, 患者の手の届かない部位を選ぶ。

(5) 貼付剤の上に貼付日時を油性マジックで記載する。

(6) しわにならないように十分注意して皮膚にはる。

(7) 衣類を整え, 患者の状態を観察する。

✳ **留意点**

(1) はがれかかった状態では，薬効が十分にいきわたらない可能性が高いため，いったんはがしてから新たな薬剤を貼付する。

(2) 投与経路が切りかわったとき，とくに錠剤や坐薬から経皮吸収型製剤へ切りかえるとき，また逆に切りかえるときは，作用・副作用および作用発現時間や作用持続時間に気をつけて観察する。

実施後の評価・記録 ▶　与薬したことを正確に記録する。また，薬剤の効果，副作用などを観察して，適宜記録する。

G 直腸内与薬

① 援助の基礎知識

技術の概要 ▶　直腸内与薬とは，坐薬（坐剤）を肛門から直腸に挿入する与薬方法である（▶図9-7-a）。局所的な効果をねらった緩下剤や痔の治療薬と，直腸粘膜から薬剤を吸収させ全身への作用を期待する解熱薬や鎮痛薬などがある。直腸内与薬は消化管や肝臓を通らないため，経口与薬に比べ薬の活性が失われにくく，作用発現時間が早い。

目的 ▶　直腸粘膜から確実に薬剤を吸収できるよう，適切な挿入および挿入の援助を行う。

適応 ▶　経口与薬ができない患者や小児などに対しても，安全かつ比較的容易に使用できる。また，意識がなく内服できない患者にも適用が可能である。

禁忌 ▶　下痢をしているときは，坐薬の使用を避ける。また，痔疾患のある患者の場合は，医師と相談する。

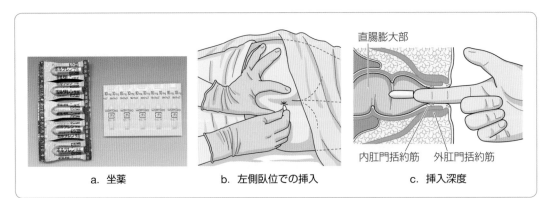

a. 坐薬　　　　b. 左側臥位での挿入　　　　c. 挿入深度

▶図9-7　坐薬の挿入

② 援助の実際

実施前の評価▶　いつもと違う症状・徴候がないか，また，下痢・痔疾患がないか確認する。挿入が可能な状態であるか確認する。

必要物品▶　トレイ，指示書，薬剤，ガーゼ，潤滑剤（ワセリンなど），手袋，膿盆を用意する。

患者への説明▶　(1) 羞恥心を伴う与薬方法であるため，目的と方法を十分に説明し，自分で挿入するか，看護師の援助が必要かを確認する。

(2) あらかじめ便意がないことを確認し，便意があれば排便後に与薬をする。

(3) 坐薬挿入後，刺激のために便意をもよおすことがあるが，しばらくすると落ち着くので，できるだけがまんするように説明する。

実施方法▶　＊手順

(1) 薬袋の氏名・薬剤名・量・時間・方法が本人のものであるかどうかを処方箋と照合し，坐薬を準備する。

ポイント　使用時は早めに取り出して室温程度にしておくことで，肛門痛を軽減できる。

(2) 患者に氏名を名のってもらい，本人であることを確認する。

(3) スクリーンやカーテンなどを使用し，プライバシーの保てる環境をつくる。

(4) 坐薬をすぐ挿入できるよう，ガーゼの上に潤滑剤をのせ，その上に坐薬を置き，手袋をする。

(5) 介助が必要な場合は不必要な露出を避け，坐薬を挿入しやすい体位にする（▶図9-7-b）。左側臥位で行われることが多いが，直腸内へ挿入する深さは浣腸よりも浅いため（▶図9-7-c），直腸壁を傷つける可能性は低く，立位や仰臥位などで行っても問題ない。

(6) 肛門部がきちんと見えるよう準備し，母指とそのほかの4本の指全部を使って肛門を開く。

(7) 腹圧をかけずに口呼吸をしてもらうよう声をかけながら，呼息のタイミングに合わせて，潤滑剤をつけた坐薬をゆっくりと挿入する。肛門から3〜5cmのところに挿入する。示指の第2関節あたりが目安となる（▶図9-7-b，c）。

注意　坐薬の最大径部分が肛門括約筋よりも内側に入らなければ，肛門の外に押し出されることがある。

(8) 肛門にガーゼをあてて1〜2分押さえ，坐薬が出てこないことを確認する。

(9) 衣類を整え，もとの体位に戻す。

＊留意点　坐薬は，通常は冷所保存とする。また，患者が誤って内服しないように注意する。

実施後の評価・記録▶　与薬したことを正確に記録する。また，薬剤の効果・副作用などを観察して，適宜記録する。

H 注射

① 注射の基礎知識

1 技術の概要

　　注射とは，注射針を用いて薬液を体内に直接的に注入する方法で，即効性を期待するときや，嘔吐などにより経口的に薬剤を体内に取り入れることができないときなどに選択される。

　　注射は対象の体内に針を刺入する侵襲的な技術であり，刺入部位やその周辺の血管・神経などの組織を損傷する危険性をつねにはらんでいる。また，静脈内注射では静脈内に直接的に薬剤を注入するため，いわゆるワンショットでは血中濃度が急激に上昇し，点滴静脈内注射では注射を持続する限り高い状態に維持される（▶図9-8）。この利点は大きいが，注射と同時に副作用が出現するなど，危険を伴う技術であることを念頭におく。

　　さらに，看護師自身にも使用済み注射針の誤刺による感染事故が発生する危険性が高く，正しい知識に基づく正確な方法を身につけて実施する必要がある。なお，点滴静脈内注射では投与量の調整のために輸液ポンプやシリンジポンプが用いられることがあり，「注射の技術」には器械操作方法の熟知が必要である。

2 注射の方法の種類

　　同じ薬剤であっても，目的に応じて注射方法が異なる（▶表9-7）。また，それぞれの方法によって薬液の注入量には限界がある。したがって，注射方法は，目的，薬液の種類・量，注入にかける時間によっておのずと決まってくる場合が多い。

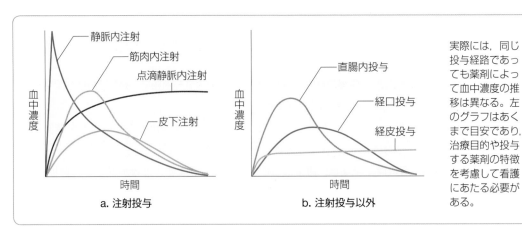

▶図9-8　投与経路別の血中濃度曲線

▶表 9-7 注射方法の概要

種類		概要と特徴	体内への吸収速度	1 回用量	用いる注射針（ゲージと刃形）
皮下注射		真皮と筋肉の間にある皮下組織（個人により厚さが異なる）に薬液を注入する。吸収は皮内よりも速く，筋肉内よりも遅い。	皮内より速く筋肉内より遅い	0.5〜1.0 mL，最大 2 mL	23〜25 G，RB
皮内注射		表皮と真皮の間に薬液を注入する。アレルギー検査における皮内テストやツベルクリン反応検査などに用いる。薬剤の吸収は筋肉内・皮下注射に比べて遅い。	遅い	ごく少量（米粒ほど）	26〜27 G，SB
筋肉内注射		皮下組織の下部の筋肉組織に薬液を注入する。筋肉は皮下組織よりも血管に富んでいるため吸収が速いが，組織が密なため急速な注入では痛みが生じる。	速い	最大 5 mL 程度	22〜25 G，RB（油性薬剤の場合は 21 G）
静脈内注射	ワンショット	ある一定の時間をかけて薬液を静脈内に一度に注入する。薬剤の血中濃度が一気に上昇する。	即時	薬剤による	21〜23 G，SB
	点滴静脈内注射	ごく少量ずつ時間をかけて静脈内に薬液を注入する。薬剤の血中濃度は徐々に上昇し，持続点滴注射終了まで持続する。	即時	1 時間に 0.1 mL（シリンジポンプを使用）〜200 mL 程度（医師の指示による）	［翼状針］21〜23 G ［静脈留置針］18（輸血用）〜24 G

　また，注射方法によって，用いる針の種類も決まってくる。そのため，注射の指示を受けた場合には，注射の方法（経路）および部位の選定が重要になる。

　なお，近年，皮膚や直腸粘膜を通して体内に吸収される薬剤（経皮吸収型製剤・坐薬）の種類が増えたこと，および病棟での手術前処置として前投薬を用いなくなったこともあり，筋肉内注射・皮下注射の機会は減りつつあるが，重要な技術であることに違いはない。

3 注射筒と注射針

注射筒▶　注射筒の基本構造は**図 9-9** のとおりである。

　　　　　特殊な検査・手術などを除き，一般的にはディスポーザブルのプラスチック製品が用いられ，注射筒・針一体型のものも普及している。

注射針▶　注射針の基本構造は**図 9-10** のとおりである。針の太さはゲージ gauge（G）であらわされ，数値が大きくなるほど直径が細くなる。国際標準化機構（ISO）規格により各ゲージのカラーコードが決められており，色で針の太さが識別される（▶図 9-11-a）。また，刃先の角度により，それぞれレギュラーベベル regular bevel（RB），ショートベベル short bevel（SB）の 2 種類がある（▶図 9-10）。なお，極細の 26 G や 27 G は，おもに皮内注射に用いられる。

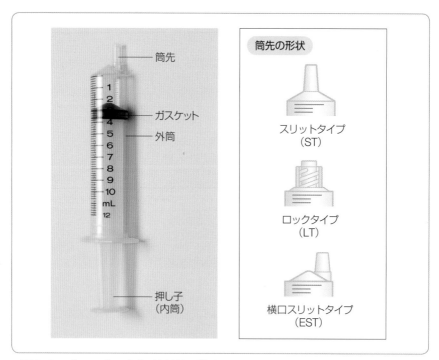

▶図9-9　ディスポーザブル注射筒の構造

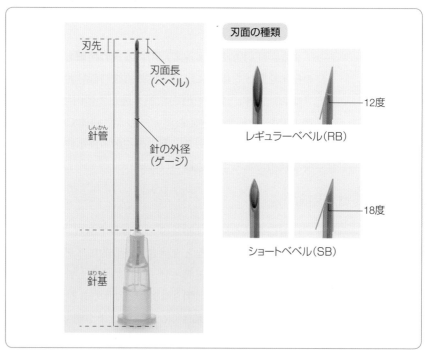

▶図9-10　注射針の構造

太さ ゲージ(mm)	カラー コード	刃形	長さ インチ(mm)
18 G (1.20 mm)	pink	RB	
		SB	
19 G (1.10 mm)	cream	RB	1 ½″(38 mm)
		SB	
20 G (0.90 mm)	yellow	RB	
		SB	
21 G (0.80 mm)	deep green	RB	⅝″(16 mm)
		SB	1 ½″(38 mm)
22 G (0.70 mm)	black	RB	1″(25 mm)
			1 ¼″(32 mm)
			1 ½″(38 mm)
		SB	1 ¼″(32 mm)
			1 ½″(38 mm)
23 G (0.60 mm)	deep blue	RB	1″(25 mm)
		SB	1 ¼″(32 mm)
24 G (0.55 mm)	medium purple	RB	1″(25 mm)
			1 ¼″(32 mm)
25 G (0.50 mm)	orange	RB	⅝″(16 mm)
			1″(25 mm)
			1 ½″(38 mm)
26 G (0.45 mm)	brown	SB	½″(13 mm)
27 G (0.40 mm)	medium grey	RB	1″(25 mm)
			1 ½″(38 mm)
		SB	¾″(19 mm)

a. 注射針の規格

カテーテル ゲージ	カラー コード	カテーテルの 長さ
14 G	オレンジ	2″(51 mm)
		2 ½″(64 mm)
16 G	灰色	2″(51 mm)
		2 ½″(64 mm)
18 G	深緑	1 ¼″(32 mm)
		2″(51 mm)
		2 ½″(64 mm)
20 G	ピンク	1 ¼″(32 mm)
		2″(51 mm)
22 G	濃紺	1″(25 mm)
		1 ¼″(32 mm)
24 G	黄色	¾″(19 mm)

b. 静脈留置針の規格

※注射針，静脈留置針ともカラーコードは
 ISO(国際標準化機構)規格に統一されてい
 る。
※1インチ＝25.4 mm
※注射針のISO規格では2.1 mm(14 G)から
 0.3 mm(29 G〔0.33 mm〕よりも細い)ま
 で規定されている。ここでは国内使用頻度
 が高いサイズを取り上げた。

▶図9-11　注射針と静脈留置針の規格

- RB：刃先のカットの角度が12度と鋭利で刃面が長いため，皮膚刺入時の痛
 みが少ない。筋肉内注射，皮下注射に用いられる。
- SB：カットの角度が18度と比較的鈍で刃面の長さが短く，血管破損面積が
 少ないため静脈内注射に用いられる。
 なお，点滴静脈内注射の際に用いる静脈留置針についても，ISO規格で注射

針と別系統の色が決められており，注射針の色とは異なるので注意する（▶図9-11-b）。

注意点▶ これらの器具は滅菌物であり，とくに注射筒の筒先やそこに接続する針基の接続部に直接触れたり，取り出し時にパッケージ内部に触れて汚染させたりしないよう注意する。

4 実施上の責任

指示を受け，▶ 注射の指示を出すのは医師であるが，指示を鵜呑みにするのではなく，患者
実施する の状況を考慮し，薬剤の内容や量が患者に適したものかなど，疑問が生じたら医師に確認する。同じ薬剤であってもほかの与薬方法はないかなど，つねに主体的に考える姿勢をもつ。

正確な実施▶ 医療事故やヒヤリ・ハット[1]の件数として最も多いのは与薬に関する事項であり，そのなかでも注射の事故が多い。注射はつねに危険と隣り合わせであることを念頭に，6R[2]を意識して必ずダブルチェックで行う（▶表9-8）。

また，注射は体内に直接的に注射針・薬液を注入するため，注射針・薬液ともに無菌状態を保つために，注射筒や針の取り出し・接続，薬液の容器（アンプル・バイアル・点滴ボトルなど）の操作，薬液の吸い上げ・充塡の各工程での無菌操作が必須となる。

実施後の▶ 注射実施者および医療施設内外で働く人々の安全のために，注射実施後の廃
廃棄物処理 棄物は施設の規定を遵守して処理する。注射の実施後は，針刺しや血液への接触による感染を防ぐため，すみやかに専用の廃棄用容器などに廃棄する。誤った場所へ廃棄すると，ごみ収集担当者が予期せぬ感染事故にあう可能性もある。

▶表9-8　与薬における6つのRight（6R）

Right patient：正しい患者	患者自身に名前を言ってもらう，ネームバンドの確認（バーコードとの照合も含む）
Right drug：正しい薬	似かよった名前の薬物に注意
Right purposes：正しい目的	指示された薬剤がどのような目的で投与されるのか確認・理解しておく
Right dose：正しい用量	投与量，とくに単位（mL, mg, μg, U）
Right route：正しい用法	筋肉内・皮下・皮内・静脈内・点滴静脈内　解剖学や患者状況を考慮した部位の選定，無菌操作の徹底
Right time：正しい時間	血中濃度維持のための定時投与（時刻），あるいはどのくらいの時間をかけて投与するのかなど

1）ヒヤリ・ハット：事故にはいたっていないが，事故につながってもおかしくない状況（事例）のこと。
2）厚生労働省：新人看護職員研修ガイドライン．技術指導の例，与薬の技術．2011-02-04（http//:www.mhlw.go.jp/shingi/2009/12/s1225-24.html）（参照2020-11-01）.

5 注射の準備

注射の準備を行う処置台は,環境清拭用クロス(エタノールや第四級アンモニウム塩などを含有している)でふいておく。また,注射の準備を実施する前に衛生的手洗いを行う。

● 薬液吸い上げのための準備(注射針と注射筒の接続)

(1) 注射指示書(注射処方箋)を用いて指示内容(氏名,薬剤名,投与量,与薬方法,与薬日時)を確認しながら指示された薬剤をトレイに準備する。与薬の目的についてもあらかじめ確認しておく。

> **ポイント** 複数の患者の準備を行う場合もあり,「1 患者 1 トレイ」を原則とする。またトレイはアルコール消毒綿(またはアルコールタオルなど)でふいておく。

(2) 注射指示書の内容に対し,適切な注射針・注射筒をトレイに準備する。

> **注意** 使用期限・包装の破損の有無を確認する。

(3) ほかの看護師と,注射指示書と準備した薬剤を照合し,指示内容(6R)を確認する(1 回目の確認[1])。

(4) 擦式消毒用アルコール製剤で手指消毒を行い,マスク,ディスポーザブルの手袋を装着する。

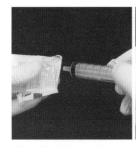 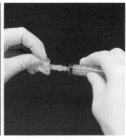 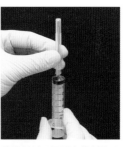

①注射筒を袋から取り出す。取り出す際,筒先がどこにも触れないよう注意する。

②筒先がつねに自分の視界に入るようにして,針基に触れないよう留意しながら注射針の袋を開ける。

③注射筒と注射針を接続する。

④注射針の刃面と注射筒の目盛りを合わせる。

 ▶動画

▶図 9-12 注射針と注射筒の接続

---

1) 注射の準備の段階で,①薬剤を準備したとき,②薬剤を吸い上げる前,③薬剤の吸い上げ終了時の 3 回は注射指示書と薬剤を照合して 6R を確認する。すべて看護師 2 名によりダブルチェックを行えるとよいが,少なくとも①においては必ず看護師 2 名によるダブルチェックを行う。

(5) 注射針と注射筒を，筒先および針基の接続部を汚染することなく接続する（▶図9-12-①〜③）。

(6) 注射針の刃面と注射筒の目盛りを合わせる（▶図9-12-④）。注射筒の先にある空気を押し出すために内筒を押す。すべて終了したらトレイに置く。

● 薬液の吸い上げ（アンプルの薬液を吸い上げる）

　薬液を吸い上げる前に，再度注射指示書と薬剤（アンプル）を照合し，6R を確認する（2 回目の確認）。

(1) アンプルの頭部にたまった薬液をアンプルの下（体部）に落とす（▶図9-13-①，②）。

(2) アルコール綿でアンプルの頸部をふく（▶図9-13-③）。

(3) ワンポイントマークが真正面になるようにアンプルを持ち，アンプルをカットする（▶図9-13-④）。

(4) 注射針のキャップを外す（▶図9-13-⑤）。

(5) 注射針を，アンプルの外側やふちなどに触れないように留意しながらアンプル内に入れ，薬液を吸い上げる（▶図9-13-⑥〜⑧）。

> 根拠　アンプルカットしたふちやアンプルの外側は不潔と考えられる。また，注射針がふちに触れることでガラスの破片が薬液に混入する危険性がある。さらには針先を傷つける可能性もある。

(6) 注射針を上に向け，内筒を押しながら注射筒内の空気を抜き，薬液を針先まで満たし，指示量に調節する。

> ポイント　いきなり内筒を押すと，針や針基にある薬液が飛び出してしまうため，一度内筒を引き薬液を注射筒内に落とす（▶図9-13-⑨）。また，薬液に気泡がまじった場合は，注射筒を把持している手の母指の付け根あたりをたたき，注射筒に振動を与えて空気を抜く（▶図9-13-⑩）。

(7) リキャップをする。針刺し防止のため，スクープ法（図9-13-⑪）やリキャップ台を使用して実施する。

(8) 各注射法に適した新しい注射針にかえる。

> ポイント　薬液量が減らないよう，注射針を上に向けて持ち，内筒を引き，注射針の薬液を内筒に落としてから取りかえる。取りかえたあと，刃面と注射筒の目盛りを合わせる。

(9) 注射指示書と空になったアンプル，薬液の入った注射筒を照合し 6R を確認する（3 回目の確認）。

● 薬液の吸い上げ（バイアル内の薬剤を溶解液でとかして吸い上げる）

(1) 注射指示書と準備した溶解液・薬剤（バイアル）を照合し，6R を確認後，溶解液を注射筒に準備する。溶解液の吸い上げは，前述したアンプルからの薬液の吸い上げと同様である。

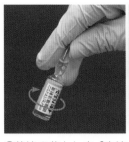
①薬液の落とし方［方法1］：アンプルの頭部を持ち，回転させる。

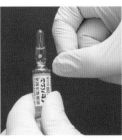
②薬液の落とし方［方法2］：アンプルの頭部をたたく。力が強いと頭部が折れる危険性があるので注意する。

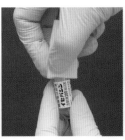
③アルコール綿でアンプル頸部の異物・微生物を除去する。

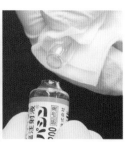
④ワンポイントマーク（●）が真正面になるようにアンプルを持つ。マークの真上に母指を置き，ワンポイントマークと反対方向に折る。

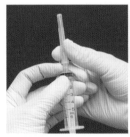
⑤上の写真のように針基を押さえて外す。またはキャップを左右にねじりながら外す。

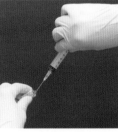
⑥母指と示指以外の指を使って薬液を吸い上げる。指が内筒壁に触れないよう留意する。

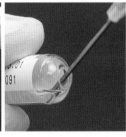
⑦注射針がアンプルの縁に触れないように留意する。

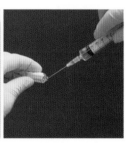
⑧薬液の残量が少なくなってきたらアンプルを傾けると吸いやすい。

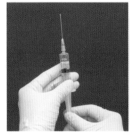
⑨注射針および針基にある薬液を注射筒に落とすために，一度内筒を引く。

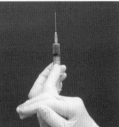
⑩母指の付け根あたりをたたき，薬液にまざった気泡を抜く。

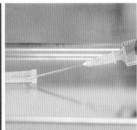
⑪針でキャップをすくい上げるようにしてリキャップする（スクープ法）。

▶動画

▶図9-13　アンプルからの薬液の吸い上げ

（2）バイアルのキャップを外し，ゴム栓をアルコール綿で消毒する（▶図9-14-①）。

> 根拠　ゴム栓は滅菌状態ではないため，消毒が必要となる。消毒後十分に乾燥させる。

（3）溶解液をバイアルの中に注入する。この際，注射針はゴム栓に対して垂直に刺入する（▶図9-14-②）。

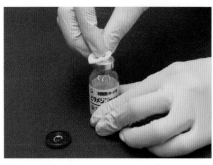
①バイアルのキャップを外し，ゴム栓をアルコールで消毒する。

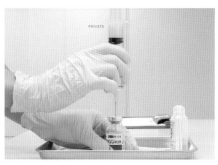
②ゴム栓に対し注射針を垂直に刺入し，バイアル内が泡だたないよう静かに溶解液を注入。

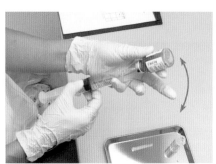
③バイアルを静かに上下に振って薬剤をとかす。

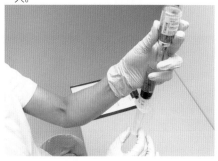
④薬液を注射筒に吸い上げる。

リキャップが必要な場合は図9-13-⑪と同様に，スクープ法やリキャップ台を使用して実施する。

▶図9-14　バイアルからの薬液の吸い上げ

> 根拠　注射針をゴム栓に対して斜めに刺入すると，ゴム栓の一部がけずり取られゴム片が薬液内に混入する可能性がある。このようなゴム片の混入をコアリングという。

(4) バイアルを静かに上下に振って，薬剤をとかす（▶図9-14-③）。

(5) 完全にとけたことを確認し，薬液を注射筒に吸い上げる（▶図9-14-④）。

> ポイント　注射筒からバイアル内に空気を入れ，バイアル内を陽圧にすると薬液が注射筒に移動しやすい。また，完全に吸い上げるために，薬液を吸いながら針を抜いていく。

(6) 注射筒内の空気を抜き，リキャップを行う。注射指示書と空になった溶解液のアンプル・バイアル，薬液の入った注射筒を照合させ，6Rの確認をする。

(7) なお，注射指示書に，つくった薬液を輸液製剤に混注する指示の記載があれば，注入する。注入後は，注入した薬剤と同量の空気を抜く。

● 高カロリー輸液や抗がん薬の準備

　高カロリー輸液の調剤は，できる限り薬剤部の無菌環境下(クリーンベンチ[1]など)で行うことが望ましい。同様に抗がん薬においても，無菌的な調製や，調製に伴う調製者の曝露予防のために薬剤部の安全キャビネット[2]内で調製することが望ましい。

② 注射の実施法

ⓐ 皮下注射

目的・適応▶　さまざまな予防接種やインスリン注射に用いられる。

禁忌▶　出血傾向のある患者。

注射部位の選択▶　注射する部位の選択条件は，①神経や血管の走行が少ないこと，②皮下脂肪が厚いこと(5 mm 以上必要，▶327ページ，表9-7)，③長期間継続して注射を行う場合は前回と同一部位でないことである。

　一般に皮下脂肪が厚い部位は，腹部・大腿前面・上腕伸側・肩甲部である。看護師が注射する場合は上腕伸側，患者が自己注射をする場合は大腿部や腹部が選択されることが一般的である。針を刺入した際の痛みやしびれを自覚しにくいため，麻痺側を避ける。また，シャント造設肢や，熱傷・瘢痕・炎症などがみられる部位は避ける。

実施前の評価▶　(1) 患者の体格：皮下脂肪が厚いほど安全性が高い。

　(2) 糖尿病治療のためのインスリン注射をしているかを確認する。インスリンを注射する場合には，過量投与防止のため，専用の注射器を用いる(▶336ページ「NOTE」)。

　(3) 患者の自立度：腕を広く露出させ，腕を直角に曲げて片方の手で保持する，または腰に手をあてることができるか。座位姿勢を保持することが困難であれば，仰臥位または側臥位で行う。

　(4) 全身状態：バイタルサインは安定しているか，発熱の有無，麻痺の有無。

　(5) 注射部位の皮膚の状態：シャント造設肢，熱傷，瘢痕，炎症などの有無。

必要物品▶　注射指示書，薬剤，注射筒，注射針(23～25 G，RB)，トレイ，手袋，廃棄用容器，膿盆，アルコール綿(アルコール禁忌の患者には別の皮膚消毒薬)を用意する。

---

1) クリーンベンチ：フィルターを利用して，汚染物質が中に入ってこない構造になっているため，無菌的な調製に有効である。
2) 安全キャビネットは，抗がん薬調製時に発生するダストやミストの吸入・付着を防止し，調製者の曝露を最小限にする。また，キャビネット内のフィルターを通して清浄化した空気を排出する。

患者への説明▶ (1) 皮下注射の必要性と効果，方法と所要時間，患者が協力することはなにか
を説明する。

(2) 刺入時に痛みやしびれが出現した場合は，がまんせずにすぐに看護師に伝
えること，実施後は刺入部位とその周辺をかいたりマッサージしたりしな
いこと，注射後にマッサージする必要性がある薬剤を注射した場合にはそ
のことを説明する。

実施方法▶ ここでは，ベッドサイドにおいて患者の座位が保持できる状態で看護師が皮
下注射する場合について述べる。

NOTE
皮下注射によるインスリン投与（ペン型注入器を用いる場合）

皮下注射によるインスリン投与は，おもに糖尿病患者
の血糖コントロールを目的に行われる。血糖測定（▶415
ページ）と同様に，看護師が行う場合もあるが，患者自
身が自己注射を行う場合も多い。患者が自己注射を練習
する際には看護師が指導にあたる。

ペン型注入器を用いた皮下注射によるインスリン投
与は，以下の手順で行う。

(1) 衛生的手洗いを行う。看護師が行う場合はさらに手
袋を装着する。

(2) 白濁したインスリン製剤の場合は，注入器をゆっく
り振って十分に混和する。

(3) 注入器の接続部を消毒し，針を接続する（▶図-a）。

(4) 針の中の空気を押し出すために，空打ち（針先から
液が1滴出ることを確認）を行う。

(5) 投与する単位数にダイアルを合わせ，刺入部位を消
毒し，皮膚を軽くつまみ上げて直角に針を刺入する
（4mmの針の場合は皮膚をつままなくともよい；
▶図-b）。この際，針を皮膚に押し付けすぎると針
が筋肉内に到達してしまうため注意する。

(6) 注入ボタンを押し，5~10秒かけて行う薬液を注入
する。

(7) 注入ボタンを押したまま抜針する。

(8) 注射針は廃棄する。

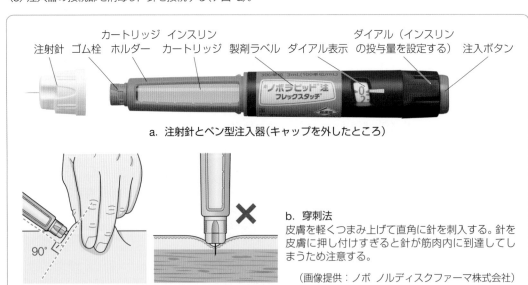

a. 注射針とペン型注入器（キャップを外したところ）

b. 穿刺法
皮膚を軽くつまみ上げて直角に針を刺入する。針を
皮膚に押し付けすぎると針が筋肉内に到達してし
まうため注意する。

（画像提供：ノボ ノルディスクファーマ株式会社）

▶図　インスリン投与に用いるペン型注入器と穿刺法

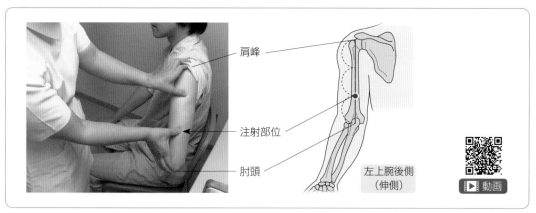

▶図 9-15　皮下注射時の体位と注射部位

＊ **準備**

(1) 環境調整：室温は 22〜24℃ とする。腕を露出するので，寒さを感じないように，バスタオルや掛け物を使用して保温に留意する。

(2) 患者の体位：患者の状態や自立度に応じて負担の少ない体位とする。麻痺があり座位が保持しにくい場合は，麻痺側に枕や安楽物品を使用して体位の安定をはかる。

(3) 使用物品の位置：看護師の利き手側に使用する物品を準備するとむだな労作がなく，効率的に実施できる。

＊ **手順**

(1) 患者に，上腕部への皮下注射の方法および患者が協力する内容を説明する。

(2) 注射する薬剤を注射指示書と照合し，使用物品を準備する（6 つの Right；▶330 ページ）。

(3) アンプルからの吸い上げの手順（▶332 ページ）をまもり，薬液を注射筒に吸い上げる。

(4) 患者を確認し，これから行う処置について説明する。

(5) 使用物品を看護師が安全に取り扱えるように取りやすい位置に置き，患者の体位を整え，上腕部を露出する。上腕部では，着衣の状態により片袖を脱ぐ状態になるため，スクリーンなどを使いプライバシーの保護に努める。腕は，腰にあてるか，他方の手で支えてもらい，注射部位の固定に協力してもらう（▶図 9-15）。

(6) 手指消毒を行って手袋を装着し，注射部位を確認する。肩峰[1]と上腕後面肘頭を結ぶ線上の下方 1/3 点を注射部位の目安とする（▶図 9-15）。

(7) 注射部位を中心に外側に円を描くようにアルコール綿で消毒する（▶図 9-16-①）。刺入部位を清潔に保ったまま，アルコールを自然乾燥させる。

---

1) 肩峰：肩甲骨の最も上の部分で「かたさき」ともよばれる三角型あるいは楕円形の突起。

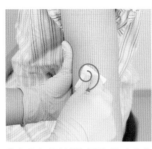
①中心から外側に円を描くよう
にして消毒する。

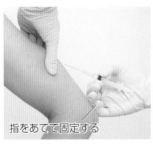
指をあてて固定する
②注射部位の皮膚をつまみ上げ，
10〜30度の角度で針を刺入す
る。

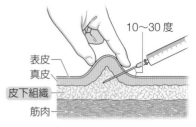
10〜30度
表皮
真皮
皮下組織
筋肉
注入部位と刺入角度

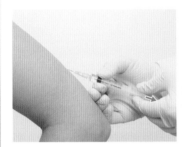
③内筒を引き，血液の逆流がないこ
とを確かめる。

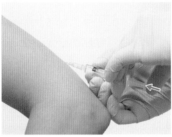
④薬液をゆっくり注入する。

▶図9-16　皮下注射

根拠　中心から外側に円を描くようにして消毒することで，刺入部を広範囲に
清潔にすることができる。また，アルコールを自然乾燥させることで，消毒
の効果が発揮される。

注意　アルコールが乾燥する前に注射針を刺入すると，刺入とともにアルコー
ルが注入されて痛みを引きおこす。

(8) 注射筒の目盛りと針の刃面が上になるように針の位置を調整し，注射針の
キャップを外す。注射部位の皮膚をつまみ上げ，針を10〜30度の角度で刺
入する（▶図9-16-②）。刺入の長さは針の2/3程度とする。

根拠　注射部位の皮膚をつまみ上げることで，皮下脂肪の厚さが確認できる。
また，刺入時の患者の痛みを緩和できる。

注意　皮下脂肪の厚さを確認し，筋肉に到達しないよう，針の角度や深さに十
分気をつける。患者がやせている場合には，上腕では筋肉に到達する危険が
あるため，腹部や殿部を選択する。

(9) 注射器（以下，注射針＋注射筒を注射器とする）を固定し，内筒を引き，血
液の逆流がないことを確かめる（▶図9-16-③）。同時に，刺入部位から手指
先端までの範囲に，刺入による痛みやしびれがないことを確認し，薬液を
ゆっくり注入する（▶図9-16-④）。

> 注意 注射時に血液の逆流がみられた場合は，針先が血管内に入ったことが予測されるため，すみやかに抜針する。また，針の刺入時に痛みやしびれがみられた場合は神経損傷が疑われるため，同様にすみやかに抜針し，痛みやしびれが軽減するか，腕の自動運動ができるかなどを観察する。抜針後も激痛が続く，または，しびれが軽減しない場合には，すぐに医師に報告する。抜針により痛みやしびれが軽減もしくは消失する場合は，ほかの部位に注射を行う。

(10) 薬液の注入が終了したら，針を抜き，アルコール綿で軽く押さえる。注射部位をマッサージするかどうかは，薬剤の種類により異なる。

> 根拠 マッサージは薬液の吸収を促し注射部位の硬結（こうけつ）を予防するために行うので，一般的にインスリンやホルモン製剤などのように長時間の薬効を期待する場合には行わない。

> ポイント インスリンなど連続して皮下注射を行う場合に，連続して同一部位への注射を行うと，脂肪組織の萎縮（いしゅく）・硬結をきたすことがあり，十分な薬効が得られない。よって，注射部位を変更する。

(11) 使用した注射器や針類は，抜針したらリキャップせずに廃棄用容器に捨てる。

(12) 患者の衣服を整える。指示された薬剤・量，時刻，方法で投与できたことを確認する。使用した物品をかたづける。

(13) 注射終了後の注意事項について患者に説明する。

- 注射部位にかゆみが出ることがあるが，かきむしらないように説明する。
- 注射部位の痛み，しびれ，麻痺などがある場合は，看護師に伝えるように説明する。

実施中・後の評価・記録▶ 薬剤名・投与方法・投与量・実施者など実施内容を記録する。以下の項目については，実施後に評価して記録する。

(1) 刺入時の鋭い痛み，しびれはなかったか。

(2) 刺入時に血液の注射器内への逆流はなかったか。

(3) 同一部位への注射を避けるため，注射部位を記録する。

(4) 注射した部位に異常感覚の発生がないか。

(5) 副作用の出現はないか。

ⓑ 皮内注射

目的・適応▶ おもに，ツベルクリン反応検査やアレルギー検査における皮内テストなどで行われる。

禁忌▶ 出血傾向のある患者には禁忌である。皮内注射は，血管が豊富な部位への注射ではないが，皮膚の防御機構を破り，侵襲を及ぼすことにはかわりない。また，ごく薄い表皮と真皮との間を目ざして注射しなければならないというむずかしさがあり，出血傾向のある人へは禁忌であると考えられている。

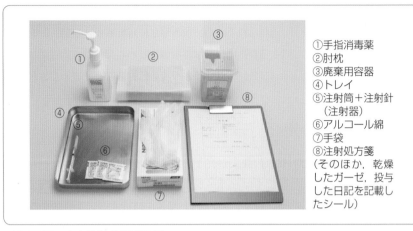

①手指消毒薬
②肘枕
③廃棄用容器
④トレイ
⑤注射筒＋注射針
　（注射器）
⑥アルコール綿
⑦手袋
⑧注射処方箋
（そのほか，乾燥
したガーゼ，投与
した日記を記載し
たシール）

▶図9-17　皮内注射の必要物品

皮内注射を▶　上腕，胸の上部，肩甲部，前腕内側部に行われるが，通常は前腕内側部がよ
行う部位　く用いられる。注射する部位の選択条件は，①発赤や傷がないこと，②体毛が
少ないこと，③色素沈着がないことである。

必要物品▶　注射指示書，薬剤，注射器(注射筒：0.01〜0.02 の目盛りのもの，注射針：
26〜27 G)，トレイ，手袋，廃棄用容器，膿盆，アルコール綿(アルコール禁忌
の患者には別の皮膚消毒薬)，乾燥したガーゼ，投与した日時を記載したシール
を用意する(▶図9-17)。

実施前の患者への▶　(1) 皮内注射の目的と判定が行われる日時について説明する。
説明　(2) 実施後は刺入部位とその周辺をかいたり，もまないことを説明する。

実施方法▶　＊**手順**　ここでは前腕部への皮内注射の方法を説明する。
(1) 前腕部への皮内注射の方法を説明する。
(2) 注射する薬剤を注射指示書と照合し，必要物品を準備する(6 つの Right；
▶330 ページ)。
(3) アンプルから吸い上げの手順(▶332 ページ)をまもり，薬剤を注射器に吸い
上げる。
(4) 患者を確認し，これから行う処置について説明する。
(5) 必要物品を看護師が安全に取り扱えるように取りやすい位置に置き，患者
の体位を整え，前腕内側を露出する。手指消毒を行って手袋を装着し，上
記の注射する部位の選択条件にそって，注射部位を確認する。
(6) 注射部位をアルコール綿で消毒する。中心から外側に円を描くようにして
消毒し，刺入部を清潔にし，アルコールを自然乾燥させる。
　注意　アルコールが乾燥する前に注射針を刺入すると，刺入とともにアルコー
　ルが注入されて痛みを引きおこす。
(7) 注射器の目盛りと針の刃面が上になるように針の位置を調整し，注射器の
キャップを外す。看護師の逆手で患者の前腕外側をつかみ，前腕内側の皮

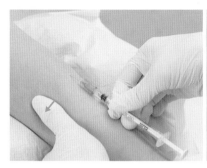
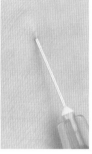
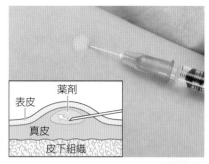

①注射器を持っていない手で皮膚を伸展させ(→)，皮膚と平行に，針の切面が見えるくらい浅く2～3mm刺入する。

②膨隆をつくる。

▶図9-18　皮内注射

膚を伸展させる。注射器を皮膚とほとんど平行に持ち，注射針をできるだけ皮膚に沿うよう，針先を皮膚のすぐ下に，針の切面が見えるくらいに浅く2～3mm刺入する(▶図9-18-①)。

(8) 注射器を固定して薬液を注入して膨隆をつくり，針を抜く(▶図9-18-②)。注射後はリキャップをせず，そのまま廃棄用容器に捨てる。

(9) 漏出した薬液は乾燥したガーゼで軽く押さえるようにし，マッサージをしない。注射部から3cmほど離れた部位に，注射日時を記載したシールをはる。

(10) 患者の衣服を整え，指示された薬剤・量，時刻，方法で投与できたことを確認する。

(11) 使用した物品をかたづける。

＊留意点　薬液が正しい部位に注射されるよう，針の角度や深さには十分気をつける。注射器内に血液の逆流がみられたり，膨隆ができないときは，注射針の針先が皮下にあることが予測される。このような場合は抜針し，別の部位を注射する。

注射終了後の患者▶への説明　注射した部位への刺激や摩擦が結果に影響するため，以下の内容を説明する。

(1) 注射部位にかゆみが生じることがあるが，かきむしらないように説明する。苦痛が強いときは，看護師に伝えるように説明する。

(2) 皮内反応を判定する時間を伝える。

実施後の観察・▶記録　(1) 注射部位，内容，薬剤名など実施内容を記録する。

(2) 注射後は，定期的に注射部位の発赤，瘙痒感，熱感，硬結などの状態の変化を観察する。決められた判定時間に結果を観察し，記録する。

ⓒ 筋肉内注射

適応▶　鎮痛薬，検査前の前処置の薬剤など。

禁忌▶　注射しようとする部位の筋肉を収縮させても筋肉量が少ない場合は行わない。筋肉量は運動負荷により発達して増加するが，神経麻痺や長期安静などにより動かない状態や栄養が不十分な状態が続くと減少するので，注意が必要である。また，出血傾向がある場合には行わない。

注射部位の選択▶　安全で確実な筋肉内注射を実施するためには，皮下組織を貫いて確実に筋肉内に薬液を注射し，かつ皮膚・筋肉・毛細血管・神経を損傷しないように，正しい注射部位を選択することが重要である。注射部位は中殿筋と三角筋が選択されることが多い。

[1] 中殿筋（ホッホシュテッターの部位）（▶図 9-19-a）

①選択の根拠　坐骨神経などの神経や血管の走行を考慮して，腸骨稜から大腿骨にいたる中殿筋が選ばれる。ただし，中殿筋周辺には，上殿神経と下殿神経，上殿動・静脈，下殿動・静脈の枝が入り込んでいるために注意が必要である。なお，殿部においては最も発達した大きな筋肉は大殿筋であることが多いが，図 9-19-a に示したように，大殿筋は太く下肢までのびる坐骨神経の走行部位と重なっており，誤って坐骨神経を損傷すると広範囲に障害がおきるため選択しない。

②確認方法　中殿筋の部位を想定する方法として，クラークの点[1]，四分三分法[2]，ホッホシュテッターの部位がある。ここではホッホシュテッターの部位を取り上げ部位選択の方法を示す。

(1) 大転子部に手掌をあてる。

(2) 示指を上前腸骨棘にあて，中指を広げる。

(3) 示指と中指でできた空間の中央部，または，中指の近位関節に近い部位がホッホシュテッターの部位である。

[2] 三角筋（▶図 9-19-b）

①選択の根拠　上腕部の筋肉のなかでは比較的大きいこと，また臥床する必要がなく，衣服の整えが比較的容易なため，筋肉内注射部位として選択されることが多い。腋窩神経の枝および後上腕回旋動脈がのびており，橈骨神経が表在して走行している。神経枝，動・静脈を避けるために，肩側に近い肩峰から3横指下の部位が選ばれる。

②確認方法

(1) 肩峰を確認する。注射を行う側の患者の鎖骨を前胸部から肩にかけてなぞり，また，肩甲骨の上縁を肩のほうになぞり肩峰を確認する。

---

1) 上前腸骨棘と上後腸骨棘を結んだ線の腹側 1/3 の部位。

2) 背部から殿部を 4 分割した上部外側部位。

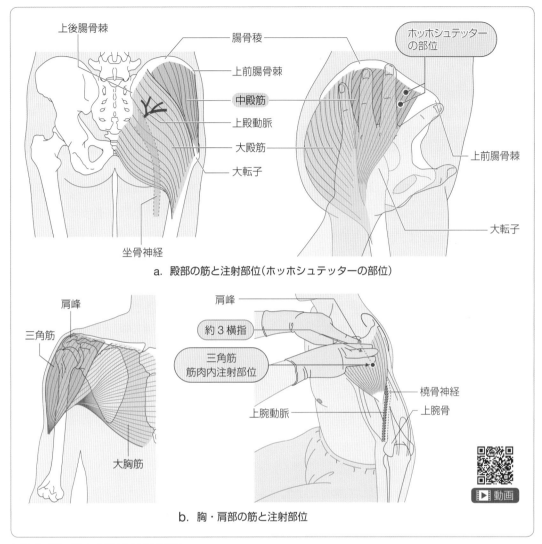

上後腸骨棘

腸骨稜

上前腸骨棘

中殿筋

上殿動脈

大殿筋

大転子

坐骨神経

ホッホシュテッターの部位

上前腸骨棘

大転子

a. 殿部の筋と注射部位（ホッホシュテッターの部位）

肩峰

三角筋

大胸筋

肩峰

約3横指

三角筋筋肉内注射部位

上腕動脈

橈骨神経

上腕骨

▶動画

b. 胸・肩部の筋と注射部位

▶図9-19　筋肉内注射の注射部位

　(2) 肩峰に指をそろえ横に3本あてた下の部位が注射部位である。

　　そのほか，接種部位の目安として，肩峰下の前後腋窩線を結ぶ高さを推奨する報告もある。

実施前の評価▶　皮下組織と筋肉組織が皮膚の外から区別ができる程度に筋肉が発達し，太い血管や神経を避けることが可能かどうかを確認する。

必要物品▶　注射指示書，薬剤，注射筒，注射針（22〜25 G），トレイ，手袋，廃棄用容器，アルコール綿（アルコール禁忌の患者には別の皮膚消毒薬）を用意する。

患者への説明▶　目的・方法，注射部位，痛みがあることを説明し，注射実施中に激痛やしびれを感じたらすぐに知らせることを説明する。注射する薬剤の性質により，吸収を早めるために注射部位をマッサージする場合もあれば，ゆっくり吸収させるためにマッサージを禁止する場合もあり，注射後の対処が異なるので，添付

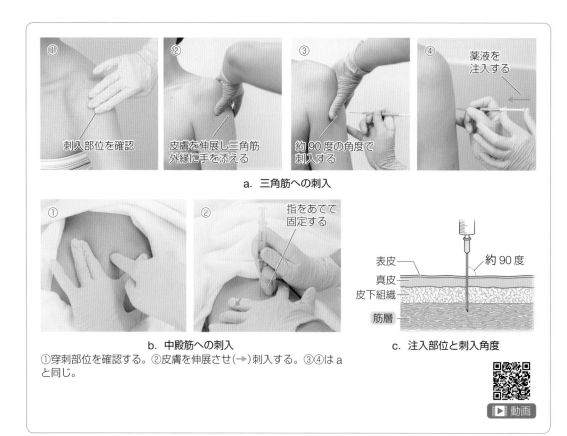

a.　三角筋への刺入

① 刺入部位を確認
② 皮膚を伸展し三角筋外縁に手を添える
③ 約90度の角度で刺入する
④ 薬液を注入する

b.　中殿筋への刺入
①穿刺部位を確認する。②皮膚を伸展させ（→）刺入する。③④はaと同じ。

指をあてて固定する

c.　注入部位と刺入角度

表皮
真皮
皮下組織
筋層
約90度

▶動画

▶図9-20　筋肉内注射

文書を確認して説明を行う。

ポイント　筋肉は血管が多く薬液の吸収も比較すみやかな組織である。ホルモン製剤などのようにゆっくり吸収させたい薬物の場合には，マッサージで吸収を早めることは避ける。

実施方法▶　＊**手順**（▶図9-20）

(1) 注射指示書を確認する（6つの Right，▶330ページ）。

(2) 注射処方箋と照合し，薬剤，必要物品をそろえる。

(3) アンプルからの薬液の吸い上げの手順（▶332ページ）をまもり，薬液を注射筒に吸い上げる。

(4) 必要物品一式を患者のところに運ぶ。

(5) スクリーンやカーテンを使用して，プライバシーを保護する。

(6) 体位を整える。上腕三角筋は座位，中殿筋は側臥位とする。

(7) 注射部位を露出する。注射部位以外をバスタオルなどでおおう。

(8) 注射部位の筋肉が弛緩した状態になるよう安定した体位とする。上腕三角筋への刺入では，腕を下に下ろしリラックスした姿勢をとってもらう。中殿筋への刺入では，側臥位で両膝を曲げ，必要時背部に安楽枕を使用して

安定した側臥位に整える。

(9) 手指消毒後，手袋を装着し，注射部位を確認する（▶図9-20-a-①，b-①）。

(10) 刺入部位を中心に外側に円を描くようにアルコール綿で皮膚を消毒する。刺入部位を清潔に保ったまま，アルコールを自然乾燥させる。

> 注意　アルコールが乾燥する前に注射針を刺入すると，刺入とともにアルコールが注入されて痛みを引きおこす。

(11) 注射針のキャップを外す。

(12) 刺入時の疼痛刺激をできるだけ少なくするため，上腕三角筋に刺入する場合は，片方の手で注射部位周辺の皮膚を軽く広げるように伸展させてから三角筋の外縁に手を添える（▶図9-20-②）。中殿筋に刺入する場合も皮膚を伸展させる。

> 根拠　表皮，真皮には感覚神経の末端が存在する。感覚神経の刺激を少なくするために皮膚を伸展し，表皮，真皮をすみやかに注射針が通り抜けるようにして疼痛刺激を緩和する。

(13) 筋肉を急激に硬直させないように「針を刺す痛みがあります」「チクッとします」と声をかけて，注射器を持った手の第3〜5指で約90度の角度を保持しながら，筋肉に達すると考えられる深さまで刺入する（▶図9-20-a-③，b-②）[1]。針が折れても抜くことができるよう，針の全長の1/3を皮膚の外に残す。

> 注意　母指と示指で注射器を投げ矢のように持ってすみやかに刺入するが，角度と深さを固定しないと針が抜け出てしまい，皮下組織に薬液を注入してしまう。また，深く挿入しすぎると血管，神経の損傷の原因となる。

(14) 激痛やしびれがないかを確認しながら薬液を注入する（▶図9-20-a-④）。

(15) 薬液の注入が終わったら，アルコール綿を抜針後の部位にあてることができるよう準備しながら，針の刺入角度を保持したまますみやかに抜針する。抜針と同時にアルコール綿をあてる[2]。

(16) 衣服を整える。

＊ **留意点**　同一部位に連続して注射せず，部位をかえる。

実施後の評価・▶ (1) 実施した時刻・薬剤・量・部位，実施時の患者の状態を記録する。
　　記録　(2) 最高血中濃度に達すると予測される時刻に，期待された効果が得られたか，また注射部位に硬結や痛みなどの異常がないかを観察する。薬効の状態，異常の発見などを，必要時記録する。

---

1) 注射針の長さや，刺入の角度・深さは，対象者の年齢や体格，筋肉量に応じて，筋肉内に適切に薬液を注入できるように選択する。
2) 抜針するときに針の角度がかわると，筋肉の損傷がおきる，皮膚の痛みが強くなる原因となる。

ⓓ 静脈内注射

技術の概要▶　静脈内注射は，翼状針や留置針，カテーテルなどを介して薬剤などを静脈内に直接注入する注射方法である。直接，血管内に薬剤を投与するため，作用は迅速である（▶326ページ，図9-8）。薬を効率よく利用できる与薬法である一方，誤薬による危険性は高く，濃度・注入速度などに十分な注意が必要である[1]。注射方法には次の2種類がある。

(1) ワンショット：薬液を1回で投与する方法。皮静脈を直接穿刺して，あるいはすでに留置してある輸液ルートの側管からシリンジを用いて行う。

(2) 点滴静脈内注射：静脈内に留置した針やカテーテルから薬液などを持続的に注入する方法。

目的▶　静脈内注射には大きく4つの目的がある。

(1) 水分や電解質を補給する

(2) 経口摂取の代替として栄養を補給する（末梢静脈栄養・中心静脈栄養）

(3) 病態を治療する

(4) 検査に伴う輸液路を確保する

　目的によっても注射方法は異なる。ワンショットは迅速に薬剤効果があらわれることを期待して行われる。一方，点滴静脈内注射は，ある程度の時間をかけて投与することで，薬剤の血中濃度を安定的に維持する目的で行われる。また，点滴静脈内注射は，経口的あるいは経腸的に栄養や水分・電解質，薬物などの摂取が困難なときにも行われる。

注意点▶　(1) 要希釈の薬剤やワンショット禁忌薬は慎重に取り扱う。カリウム製剤のように，急速投与により心停止をきたす薬剤もある。

(2) 抗菌薬や造影剤を投与する場合には，アナフィラキシーショックに注意する。

(3) 静脈炎：末梢から薬剤を投与する場合には，薬剤のpHや浸透圧などの化学的原因，およびカテーテル先端による血管内皮細胞の損傷や輸液中の不溶性異物の混入などの機械的原因により，静脈炎が生じる危険性がある。また，カテーテル挿入前・中・後の管理が不十分な場合は，細菌感染による静脈炎が生じるおそれもある。静脈炎のおもな症状は，疼痛・圧痛・発赤・赤い索条（線条）・腫脹・浮腫・熱感・排膿などである。酸性やアルカリ性の強い薬剤や濃度の高い薬剤は，中心静脈カテーテルから投与するか，やむをえず末梢血管から投与する場合には希釈して用いる。

注射部位の選択▶　注射部位は，一般に，肘正中皮静脈，橈側皮静脈，尺側皮静脈，前腕正中皮静脈などを選択する（▶図9-21）。

---

1) 2002（平成14）年9月，医政局通知が発令され看護師などによる静脈内注射が診療の補助行為の範疇として認められた。しかし同時に，実施にあたっては適切な教育・研修が必要であることも記されている。

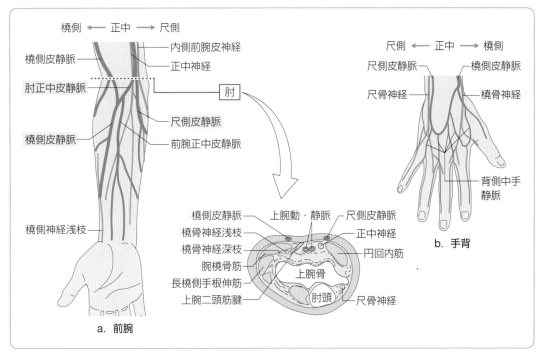

▶図9-21　静脈・神経の走行と静脈内注射部位

　　尺側皮静脈と橈側皮静脈付近には神経や動脈が走行しているので，針は血管の直上から刺入し，深く穿刺して皮静脈を貫通しないよう注意する。また，肘正中皮静脈と尺側皮静脈の合流部では，内側前腕皮神経が皮静脈の壁に密着しているため，不必要な痛みをおこさないために避けるべきとの報告もあるので注意が必要である。肘部内側の尺側皮静脈の直下には正中神経が位置しているので避ける。

　　左右の腕を視診・触診して部位を決める。穿刺には，太くて弾力があり，まっすぐな血管が適している。また，血管の動揺が少ない血管分岐部や，針の固定しやすい部位がよい。

　　関節付近は滴下不良や点滴もれをおこしやすいので避ける。穿刺時には，末梢側から選択していくことが望ましい。

　　血液透析のシャント肢，乳がん術後の患側上肢，CV ポート[1]が設置してある上肢は駆血・穿刺禁忌部位である。また，麻痺側，利き手側，下肢(静脈炎や血栓症のリスクが高くなるため)はできるだけ避ける。

---

1) CV ポート：中心静脈ポートは，中心静脈カテーテルを体内に留置して患者の QOL をそこなうことなく，安全かつ簡便に繰り返し血管内に薬物を投与できる装置である。近年，大腸がんに対する化学療法(FOLFOX 療法)の普及に伴い，CV ポートを有する患者が急速に増えている。

1 ワンショット

実施前の評価▶ (1) 全身状態を観察する。

(2) 感染症，および消毒薬に対する過敏症の有無，手術を含む既往や治療歴，透析シャントおよびや CV ポートの有無などを確認する[1]。

必要物品▶ 注射指示書，薬剤，注射筒，注射針(21〜23 G)，アルコール綿(アルコール過敏症の患者には代用の消毒薬)，駆血帯，肘枕，手袋，乾綿，絆創膏，処置用防水シーツ，トレイ，膿盆，廃棄用容器，速乾性擦式消毒用アルコール製剤を用意する。

患者への説明▶ 静脈内注射を行うこと，その目的・方法・注意事項などを説明する。

実施方法▶ ＊**手順**

(1) 輸液調整台をアルコール入り除菌ウェットティッシュで清拭する。

(2) マスクを装着し，衛生的手洗いを行う。

(3) 指示書をもとに薬剤および必要物品を準備し，注射器に薬液を準備する。

(4) 患者のもとへ行き，患者の氏名(フルネーム)を確認する。

(5) アルコール過敏症の有無について確認する。

> ポイント　アルコール過敏症の情報がカルテにある場合には，アルコール綿の代用品を準備しておく。カルテに記載が無い場合には，両方の消毒薬を準備して患者のもとへ向かい，患者にアルコール過敏症の有無を確認したうえで消毒薬の選択をする。アルコール過敏症の有無をたずねるよりも，過去にアルコール消毒によって赤くなったことがあるかをたずねたほうが患者は理解しやすい。アルコール綿の代用品としては，0.1%クロルヘキシジングルコン酸塩液，または 0.025%ザルコニンを使用する。

(6) 注射部位を露出し，左右の腕を視診・触診して部位を決める。

(7) 処置に必要な物品を適切な位置に配置する。

(8) 肘枕を肘窩の下に設置し，処置用防水シーツを敷く。

(9) 手指消毒を行い，手袋を装着する。

(10) 注射部位よりも 7〜10 cm 中枢側に駆血帯を巻き，母指を中にして手を握ってもらう。

(11) 注射部位を確認し，アルコール綿で中心から円を描くように消毒し，しっかりと乾燥させる。

> 根拠　消毒薬は乾いたときに消毒効果を発揮する。また，アルコールが乾かない状態で穿刺すると，アルコール液が針にそって侵入し血管壁を傷つけるおそれがある。

(12) 利き手で注射器を把持し，もう一方の手で穿刺部位より少し末梢側の皮膚

---

1) CV ポートの利用も可能だが，10 mL 以上のシリンジを用いてゆっくりと注入しないと，ポートのセプタム部が圧力で抜ける可能性があるので注意する。

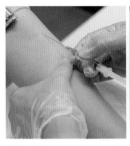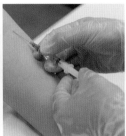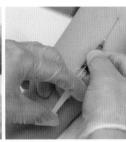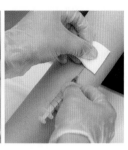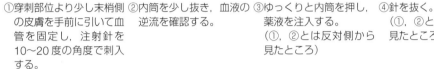

①穿刺部位より少し末梢側の皮膚を手前に引いて血管を固定し，注射針を10～20度の角度で刺入する。
②内筒を少し抜き，血液の逆流を確認する。
③ゆっくりと内筒を押し，薬液を注入する。（①，②とは反対側から見たところ）
④針を抜く。（①，②とは反対側から見たところ）

▶図9-22　静脈内注射（ワンショット）

を手前に引き伸展させて，血管を固定させる（▶図9-22-①）。

⒀ 患者に声をかけ，注射針を10～20度程度の角度で刺入する[1]。

⒁ しびれの有無をたずね，神経損傷の有無を確認する。また，刺入部の腫脹を確認し，血管損傷の有無を確認する。もし，しびれや刺入部の腫脹が見られた場合には，すぐに抜去する。

⒂ 片手で注射器を固定したまま内筒を少し抜き，血液の逆流を目視することで，血管内に針先が刺入できていることを確認する（▶図9-22-②）。

⒃ 握っていた手を開いてもらい，駆血帯を外す。

⒄ 針基を固定して，ゆっくりと内筒を押し薬液を注入する（▶図9-22-③）。

　注意　薬剤によって投与速度が異なるので注意する。

　ポイント　針先が動くと血管壁に針があたり痛みを感じる。自身の指を患者の腕に接触させるように注射器を把持すると針先が安定する。

⒅ 薬液の注入が終わったら針を抜き，針はすみやかに廃棄用容器に捨てる（▶図9-22-④）。刺入部は，乾綿またはよくしぼったアルコール綿で圧迫止血する。止血確認後，衣類を整える。

⒆ 想定される異常について説明し，なにかあればすぐにナースコールを押すように伝え，患者の手の届く位置にナースコールを設置して退室する。

⒇ 実施について記録し，実施後の観察を適宜行い，効果や副作用を記録する。

1）穿刺角度は通常は20度以下とする。浮腫がある患者，皮下脂肪が厚い患者の場合には角度を大きくするが，最大でも30度以下とする。角度を大きくすることで，穿刺が深くなりすぎ，神経を損傷する危険が増すため，十分に注意する。

2　点滴静脈内注射

技術の概要▶　点滴静脈内注射には，翼状針または静脈留置針が用いられる。

　　[1] **翼状針**　安静臥床を保つことができる比較的短時間の輸液投与時に選択され，輸液終了後は必ず抜針となる。針の動揺により血管内膜が損傷されると静脈炎のリスクが高くなるためである。

　　[2] **静脈留置針**　血管内に留置する針部（カテーテル部）がポリウレタンやテフロンなどでできているため，血管内膜が損傷されるリスクが低く，数日間の留置が可能となる。6日をこえる輸液期間が見込まれる場合には，ミッドラインカテーテルや末梢挿入型中心静脈カテーテル peripherally inserted central catheter（PICC）を使用する。

実施前の評価▶　前項「ワンショット」と同様。また，フィルムドレッシング材やテープによるかぶれの既往がないか確認する。

患者への説明▶　点滴静脈内注射を行うことと，その目的や終了予定時間，注意点について説明する。排尿をすませておくよう説明する。

● 翼状針による点滴静脈内注射

必要物品▶　注射指示書，薬剤，翼状針（21〜23 G），輸液セット，アルコール綿（アルコール禁忌の患者には代用の消毒薬），駆血帯，肘枕，手袋，乾綿，絆創膏，処置用防水シーツ，トレイ，膿盆，はさみ，点滴スタンド，廃棄用容器，速乾性擦式消毒用アルコール製剤を用意する（▶図9-23）。

実施方法▶ ＊**手順**

　　(1) スタンダードプリコーションにのっとって衛生的手洗いを行う。

　　(2) 注射指示書を確認し，必要物品の準備をする。

　　(3) バイアル・アンプルの薬剤を点滴ボトルに混注する（指示がある場合）。

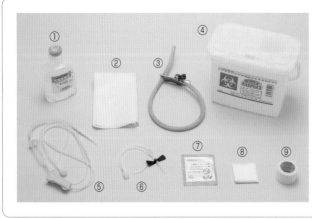

①薬剤
②処置用防水シーツ
③駆血帯
④廃棄用容器
⑤輸液セット
⑥翼状針
⑦アルコール綿
⑧乾綿
⑨絆創膏
（そのほか，肘枕，速乾性擦式消毒用アルコール製剤，手袋，トレイ，膿盆，はさみ，点滴スタンド）

▶図9-23　翼状針による点滴静脈内注射の必要物品

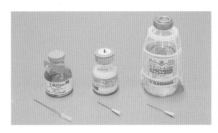

ガラスびんやかたい素材の容器に入った輸液を点滴する場合，エア針（フィルターつき）を刺して外気を取り入れ，容器内が陰圧にならないようにする。それぞれの薬剤に適したエア針を用いる。

▶図9-24　エア針

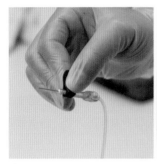
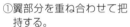
①翼部分を重ね合わせて把持する。

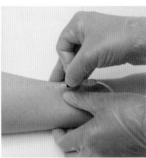
②穿刺部位より末梢側の皮膚を手前に伸展させ，20度以下で刺入する。

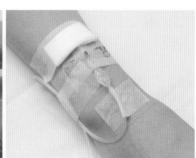
③絆創膏で固定する。

▶動画

▶図9-25　翼状針による点滴静脈内注射

(4) 輸液セットと翼状針を接続し，垂直に点滴ボトルとつなげる。点滴筒に薬液を1/3〜1/2程度満たし，管内に空気が入らないよう翼状針の先まで薬液を満たしクレンメを閉じる。このように，すぐに使用できるよう輸液ルート内を薬液で満たすことを**プライミング**という。

注意　エア針の必要なボトルでは忘れずに使用する（▶図9-24）。

(5) 指示書と患者の氏名を確認し，点滴静脈内注射の目的と必要性を説明する。

(6) 患者のアルコール過敏症の有無について確認する。アルコールの代用品については，前項「ワンショット」の＊**手順**(5)と同じ。

(7) 患者の体位を整え，必要物品を適切な位置に準備する。この際，点滴スタンドに点滴ボトルをつり下げ，輸液ルートの先端とクレンメも操作しやすい位置に設置し，固定用の絆創膏も切って準備しておく。

(8) 穿刺部位を露出し，肘枕の上に肘を置き，上肢の下に処置用防水シーツを敷く。

(9)〜(11)は「ワンショット」の＊**手順**(9)〜(11)と同じ。

(12) 翼状針のキャップを外し，針のカット面を上にして，利き手で翼状針の翼部分を重ね合わせて把持し（▶図9-25-①），穿刺部位より少し末梢側の皮膚

を手前に伸展させる。患者に声をかけ，10〜20度程度の角度で刺入する（▶図9-25-②）。

⒀「ワンショット」の ✱ **手順**⒁に同じ。

⒁ 血液の逆流が見られ翼状針が血管内に入ったことを確認できたら，角度を下げて，少し針を進める。患者に手を開いてもらい駆血帯を外す。

⒂ クレンメをゆるめて自然滴下を行い，刺入部の腫脹や疼痛の有無を観察し，薬液のもれがないか確認する。

⒃ 刺入部に滅菌済み乾綿をあて，針とルートが抜けないように絆創膏で固定する（▶図9-25-③）。滅菌済み乾綿を刺入部にあてるのは，①刺入部の保護と②患者に不快感を与えないためである。

⒄ 滴下数を調整する。または輸液ポンプ・シリンジポンプをセットし流量を合わせる（▶356，358ページ）。

⒅ 患者の寝衣を整え，物品をかたづける。

⒆ ナースコールを手もとに置く。刺入部の痛み・腫脹・瘙痒感や，悪寒，咽頭違和感などのアナフィラキシーショックを含む身体的異常，滴下数の変化が見られた場合にはすぐに知らせるよう説明する。

⒇ 点滴が終了したらクレンメを閉じ，絆創膏をはがし，安全装置を作動させながら針を抜く。注射部位によくしぼったアルコール綿または乾綿をあて，圧迫止血する。患者の寝衣を整え，物品をかたづける。

(21) 想定される異常について説明し，なにかあればすぐにナースコールするよう手の届く位置にナースコールを設置し退室する。

(22) ナースステーションに戻ったら，ごみ捨ての廃棄方法に従いごみをかたづけ，衛生的手洗いを行う。

✱ **留意点**

(1) 点滴薬液の準備や穿刺などの際には，無菌操作を徹底し，感染防止に努める。薬液のつくりおきなどはしない。

(2) 点滴ボトルに薬液を詰めるときや，点滴セットを装着するときには，コアリング（▶334ページ）を防ぐため指定された部位に垂直に刺し込む。

(3) 点滴ボトルと輸液セットの接続は，ゆるみやもれがないよう確実に行う。点滴留置後，延長チューブや三方活栓など接続部が外れると大出血をおこすことがある。その場合，すみやかに止血し医師に報告する。

(4) 三方活栓は感染の原因となるのでなるべく使用しない。使用時には，向きが正しいことを確認する。

(5) 点滴スタンドのゆるみ，滑車の状態，輸液・シリンジポンプの位置は事前に確認をしておく。

(6) 自然滴下の場合，歩行のできる患者では，歩行時の滴下不良に注意する。

(7) 不要になった留置カテーテルは，すみやかに抜去する。

(8) 実施中・後の観察を行い，記録する。

● 静脈留置針による点滴静脈内注射

必要物品▶ 注射指示書，薬剤，静脈留置針(21〜24 G)，輸液セット，延長チューブ，アルコール綿(アルコール禁忌の患者には代用の消毒薬)，駆血帯，肘枕，手袋，乾綿，絆創膏，フィルムドレッシング材，処置用防水シーツ，トレイ，膿盆，はさみ，油性ペン，点滴スタンド，廃棄用容器，速乾性擦式消毒用アルコール製剤を用意する(▶図9-26)。

実施方法▶ 静脈留置針を用いた点滴静脈内注射は，介助者と2人で行うことが望ましい。

＊手順

(1)〜(3)は，前項「翼状針による点滴静脈内注射」の**＊手順**と同様。

(4) 輸液セットと延長チューブを接続し，点滴ボトルとつなぎ，プライミングを行う(▶351ページ)。

(5)〜(11)は，「翼状針による点滴静脈内注射」の**＊手順**と同様。

(12) 針のカット面を上にして利き手で注射針を持ち，もう一方の手で穿刺する部位よりも少し末梢側に母指をあて，皮膚を手前に引き血管を固定する。

(13) 患者に声をかけ，10〜20度程度の角度で針を刺入させる。

(14) 「ワンショット」の**＊手順**(14)に同じ。

(15) 血液の逆流が見られたら一度手をとめ，針の深さをかえないまま針を寝かせ，さらに針を2〜3mm進めていく。

(16) 内針を固定し，外針(カテーテル)だけを血管内に押し進める。

(17) 患者に手を開いてもらい，利き手で針は把持したまま，もう一方の手で駆血帯を外す。

(18) 留置針を挿入している皮静脈の中枢側(針の先端部よりも上部の血管部)を圧迫して血液の逆流を防ぐとともに，外針が抜けないようカテーテルのハブ部を押さえながら内針を抜去し(▶図9-27-①，②)，すみやかに廃棄用容

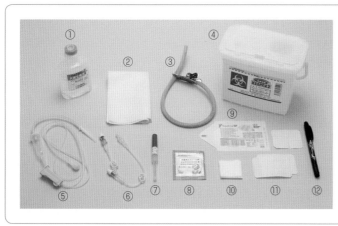

①薬剤，②処置用防水シーツ，③駆血帯，④廃棄用容器，⑤輸液セット，⑥延長チューブ，⑦静脈留置針，⑧アルコール綿，⑨フィルムドレッシング材，⑩乾綿，⑪固定用絆創膏，⑫油性ペン(そのほか，肘枕，速乾性擦式消毒用アルコール製剤，手袋，トレイ，膿盆，はさみ，点滴スタンド)

▶図9-26 静脈留置針による点滴静脈内注射の必要物品

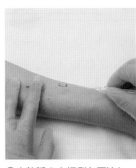 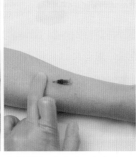 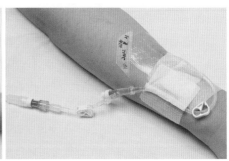

①皮静脈の中枢側を圧迫し，　②留置針のみとなったところ。　③フィルムドレッシング材で固定し，日付と針
　カテーテルのハブ部を押さ　　　　　　　　　　　　　　　のサイズを記入してはる。
　えながら内針を抜去する。

▶図 9-27　静脈留置針による点滴静脈内注射

器に廃棄する。

⑲ 介助者から，プライミングされた点滴セットを受け取り，清潔操作で留置
　針に接続する。薬液がもれないよう確実に行う。接続後も針が抜けないよ
　う片手で接続部近くの延長チューブを押さえておく。

⑳ 介助者にクレンメをゆるめてもらい自然滴下を行う。この際，刺入部の腫
　脹と疼痛の有無を確認し，もれがないかなどを観察する。

㉑ 実施者は接続部近くの延長チューブを把持したまま，介助者にフィルムド
　レッシング材で留置針を固定してもらう。

㉒ フィルムドレッシング材に付属のシール（ない場合には固定用の絆創膏）に，
　血管確保を実施した日付と針のサイズを記入し，はる（▶図 9-27-③）。以降
　は，「翼状針による点滴静脈内注射」の ＊ 手順⑰〜㉒と同様。

㉓ 実施後の留置針刺入部の発赤，腫脹，疼痛，静脈炎などを観察し，異常が
　おきた場合にはすみやかに点滴を中止して留置針を抜去し，必要に応じて
　再度留置する。

㉔ 実施中・後の観察を行い，記録する。

＊ 留意点　「翼状針による点滴静脈内注射」に同じ。

● 輸液ラインと静脈留置針の交換時期

（1）血液・血液製剤・脂肪乳剤の投与を受けていない患者では，継続使用され
　　ている輸液ラインは 96 時間以上の間隔を空け，少なくとも 7 日ごとには交
　　換する必要がある。ただし，血液・血液製剤・脂肪乳剤（アミノ酸やブドウ
　　糖〔グルコース〕と組み合わせた三種混合注入，または単独注入するもの）
　　を投与するのに用いた輸液ラインは，点滴開始から 24 時間以内に交換する。

（2）プロポフォール注入に使用した輸液ラインは，6時間または12時間ごとにバイアルを交換する際に製造元の推奨どおり交換する。

（3）成人患者では，静脈留置針は72～96時間間隔より頻回に交換する必要はない[1]。ただし，96時間以上は放置しない[2]。

（4）圧痛を確認するためドレッシング材を介して触診で日常的にカテーテル挿入部位を評価し，また透明ドレッシング使用の場合は視診でも評価する。ガーゼと不透明ドレッシングは，患者に臨床徴候が見られない場合は外す必要はない。局所圧痛またはカテーテル関連血流感染 catheter-related bloodstream infection（CRBSI，▶367ページ）の徴候が患者にある場合は，不透明ドレッシングを外して部位を視診する。

● 輸液速度の調整

目的と適応▶ 点滴静脈内注射の輸液速度は，医師の指示に基づいて調整する。医師は患者の状態（腎機能や心機能など）や薬剤の添付文書にある投与速度などに基づき，輸液速度を算出している。輸液速度の調整方法には，輸液ルートに付属しているクレンメを用いて自然滴下させる方法と，輸液ポンプやシリンジポンプなど，輸液速度を設定して薬液を投与できる医療機器を用いる方法がある。

● クレンメを用いた自然滴下による方法

実施方法▶（1）注射指示書より，1時間あたりの輸液量を算出し，それに基づいて下記のように1分間の滴下数を割り出して調整する（▶図9-28）。輸液セットには，20滴で約1mLになる一般用と，60滴で約1mLになる微量用がある。前者はおもに成人に対して，後者は精密な調整ができるためおもに小児に対して使用される。

例）一般用輸液セット（1mL＝20滴）で500mLを5時間で投与する場合
①1時間あたりの輸液量を計算する。

500 mL÷5時間＝100 mL/時間

②1分間あたりの滴下数を計算する。

$$\frac{100\ mL\times20滴}{60分}=33.3滴/分$$

（2）秒針つきの時計を点滴筒の滴下部に並べて滴下数を数えながら，クレンメで速度＝滴下数を調整する。自然滴下の場合，点滴スタンドにつるされた点滴ボトルと患者の注射刺入部の高低差，患者の体位や肢位，注射針の刺入角度，薬液の濃度によっても輸液速度は変化する。経時的な滴下状況の確認が必要となる。

1）CDC（アメリカ疾病予防管理センター）：血管内カテーテル由来感染の予防のためのガイドライン，2011年4月改訂.
2）日本静脈経腸栄養学会編：静脈経腸栄養ガイドライン，第3版. 照林社，2013.

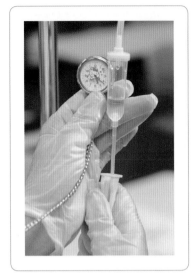

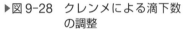

▶図9-28　クレンメによる滴下数の調整

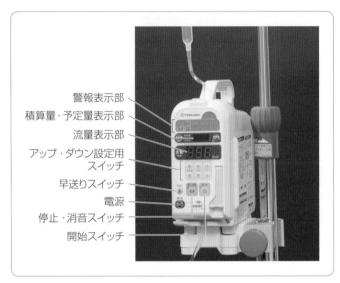

警報表示部
積算量・予定量表示部
流量表示部
アップ・ダウン設定用スイッチ
早送りスイッチ
電源
停止・消音スイッチ
開始スイッチ

▶図9-29　輸液ポンプ

(3) 患者にも，体位などにより滴下量が変化することを説明し，滴下しなくなるなどの異常を発見した場合にはすぐに知らせるよう依頼をする。

◉ 輸液ポンプによる方法

技術の概要▶　薬液を一定の速度(量)で持続投与したいときや，動脈や細いカテーテルなどへ高圧で投与したいとき，大量・急速な輸液・輸血をしたいときに，医療機器である輸液ポンプを用いて投与する方法である(▶図9-29)。

　輸液ポンプは注入圧が高いため，患者の静脈圧の変動に影響を受けることなく一定の速度で加圧することができる。その一方，炎症や腫脹または血栓などにより血管が閉塞をおこしかけている場合でも，強制的に薬剤が注入し続けられるため，薬液が血管外漏出をおこす可能性もある。よって，輸液の開始時はもちろんのこと，投与中は定期的な穿刺部位の観察が求められる。

目的▶　(1) 正確な量や速度で投与するため。

　(2) 自然落下では困難な場合や長時間の安定した持続投与をするため。

必要物品▶　注射指示書，薬剤，輸液ポンプ，輸液ポンプ用の輸液セット，生食注シリンジ，点滴スタンド，アルコール綿，手袋，マスク，速乾性擦式消毒用アルコール製剤を用意する。

実施方法▶　✲**準備**

　(1) 注射指示書の内容を確認し，患者の状態をアセスメントする。

　(2) マスクを着用する。

　(3) 輸液調整台を除菌クロスで清拭する。手指消毒を行って，手袋を着用し，必要物品を準備する。

　(4) 輸液を調整し，輸液バッグに輸液ポンプ専用の輸液ラインをセットしプライミングする。

> ポイント 輸液ポンプのメーカーが指定した輸液ラインを使用しないと正しく投与されないので注意する。

(5) 輸液ポンプの電源を入れ，正常に作動することを確認する。

> ポイント 最近の輸液ポンプには，正しく動作するか否かを確認できるセルフチェック機能がついている。

(6) 点滴スタンドに輸液ポンプをセットし，必要物品をワゴンにのせ患者のもとへ向かう。手袋は一度外し，衛生的手洗いを行う。

✳ 手順

(1) 患者に点滴の目的を説明し，同意を得る。

(2) 排尿を促し，患者が安楽な体位になれるよう整える。

(3) 患者に氏名を名のってもらう，または照合端末を用いて患者と薬剤など6R を確認する。

(4) 作業しやすいよう環境を整え，輸液ポンプの電源コードを差し込む。

(5) 手指消毒を行い，手袋を装着する。

(6) 輸液バッグを点滴スタンドにつり下げる。

(7) 患者に留置されているラインを取り出し，消毒綿で接続部分を消毒し，生食注シリンジを用いて使用できるか確認する。

> ポイント 逆血の有無を確認するほか，腫脹や疼痛の有無を確認し，確実に血管内に留置されていることを確認する。確認後は，患者側のワンタッチクレンメを閉じておく。

(8) 患者に留置されているラインの先端を消毒綿で清拭し，点滴スタンドにつり下げられている輸液ラインの先端部分と接続し，患者側のクランプを開放する。

(9) 輸液ラインのクレンメを開放し，自然滴下の有無を確認する。

> ポイント この自然滴下の状態を見ることで，点滴が落ちにくい患者の腕の位置を確認することができる。点滴が落ちにくい位置は，閉塞の原因になるため，患者にどの位置だと点滴が落ちやすいのか，あるいは落ちにくくなるかを伝えられるとよい。

(10) 輸液ポンプの電源を入れ，輸液ラインをポンプにセットする。輸液ルートはポンプのみぞにしっかりと入れ，ドアを閉めてロックする。この際，クレンメを開放しても滴下がないことを確認する。滴下があれば，輸液ポンプに異常があると判断し，交換する。

> ポイント 輸液ラインのクレンメは，輸液ポンプの下方にセットする。これは，ボーラス投与[1]の予防につながるほか，クレンメの開放忘れを早く検知でき

---

1) ボーラス投与（ボーラス注入）：迅速な効果を得るために短時間で薬剤などを送り込む投与法を意味するが，ここではルート内に高い圧で押し込められた輸液が予期せず一気に注入されてしまうことをさしている。

るようにするためである。また，輸液ポンプによっては，クレンメが輸液ポンプの上方にあると閉塞を感知しにくい機種もあるためである。

⑾ 時間流量と予定量を設定し開始ボタンを押す。滴下筒に滴下が見られているか確認する。

⑿ 患者の寝衣を整え，ナースコールを手もとにセットする。

⒀ 電源コードを整理し，コードに足がからまらないよう安全に配慮する。

⒁ 輸液中は輸液ポンプの表示だけでなく，定期的に積算量の表示と輸液ボトルの残量を確認し，正常に作動しているかを確認するとともに，患者の全身状態や刺入部の観察も行う。

＊ **留意点**

(1) 輸液ポンプにはアラーム機構がついており，チューブの閉塞や空気の混入などさまざまなエラーを感知するとアラームが鳴る。アラーム音を消音する前に，アラームが鳴っている原因を必ず確認することが大切である。

(2) ルートは長時間の使用でへたりが生じるため，24 時間ごとに位置をかえる。

(3) クレンメを閉じずに輸液ポンプの内部のロックを解除すると，輸液が急速注入されるおそれがある。これをフリーフローという。防止のためには，必ずクレンメを閉じてから輸液ポンプのドアを開ける。最近では，フリーフローを防止するアンチフリーフロー機構(AFF)がついた輸液ポンプもある。

(4) 閉塞アラームが鳴り輸液ポンプのドアを開ける場合には，閉塞部位を確認してクレンメを閉じる。このとき，ボーラス投与を防ぐため，患者に最も近いところにあるワンタッチクレンメも必ず閉じる。

(5) 点滴スタンドの転倒を予防する：輸液ポンプは 5 本脚の点滴スタンドに取りつける。位置は，床から約 100 cm，点滴スタンドの高さ調節部の下 10 cm 以内とする。1 本の点滴スタンドに 1 台の輸液ポンプが望ましい。

(6) 患者が 1 人で移動する場合には，バッテリーが十分であるかを確認し，バッテリーの作動時間を患者に説明する。また，検査などで長時間かかることが想定される場合には，電源コードを持参する。

(7) 輸液ポンプの注入誤差はおよそ±10％である。過信せずに，確実に投与されていることを定期的に観察することが必要である。

● シリンジポンプによる方法

技術の概要▶ 輸液ポンプよりもさらに微量の薬液を一定の速度で持続投与したいときに，医療機器であるシリンジポンプを用いて投与する方法である(▶図9-30)。

目的▶ 輸液ポンプと同様である。シリンジポンプは，0.1 mL/時単位での調整が可能なため，さらに微量な調整が求められる薬剤の持続投与を行う場合に用いる。

必要物品▶ 注射指示書，薬剤，シリンジ，延長チューブ，シリンジポンプ，点滴スタンド，アルコール綿，手袋，マスク，速乾性擦式消毒用アルコール製剤を用意する。

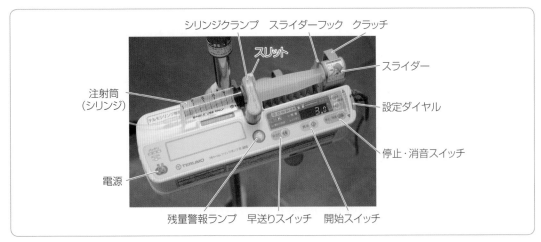

▶図 9-30　シリンジポンプ

実施方法▶ ＊**準備**

(1)～(3)は前項「輸液ポンプによる方法」の ＊**準備**と同様。

(4) シリンジに専用のラインをセットする。

　　注意　シリンジポンプのメーカーが指定したシリンジを使用しないと，正しく
　　　　投与されない場合や誤差が大きくなる可能性があるので注意する。また，シ
　　　　リンジに接続するラインは専用のラインを使用しないと，高い圧力にライン
　　　　が耐えられず，正しい投与量を維持することができないため注意する。

(5) シリンジポンプの電源を入れ，正常に作動することを確認する。

　　ポイント　最近のシリンジポンプには正しく動作するか否かを確認できるセ
　　　　ルフチェック機能がついている。

(6) シリンジポンプと必要物品をワゴンにのせ患者のもとへ向かう。手袋は一
　　度外し，衛生的手洗いを行う。

　　ポイント　シリンジポンプを使用する際には，メインの薬液の側管から投与す
　　　　ることが多い。しかし，シリンジポンプの薬剤だけを投与する際には，点滴
　　　　スタンドにシリンジポンプをセットして患者のもとへ向かう。

＊**手順**

(1)～(3)は「輸液ポンプによる方法」の ＊**手順**と同様。

(4) 作業しやすいよう環境を整え，シリンジポンプの電源コードを差し込む。

(5) 手指消毒を行い，手袋を装着する。

(6) 薬液を吸引した注射筒（シリンジ）をセットし，時間流量をセットする。

(7) 輸液ルートの先端部から薬液が排出されるまで早送りをし，その後，積算
　　量をリセットする。

(8) 患者に留置されている輸液ルートの接続部分を消毒綿で消毒し，接続後に
　　ワンタッチクレンメを開放する。

(9) 時間流量と予定量を設定し開始ボタンを押す。

⑽ 患者の寝衣を整え，ナースコールを手もとにセットする。

⑾ 電源コードを整理し，コードに足がからまらないよう安全に配慮する。

⑿ 輸液中はシリンジポンプの表示だけでなく，定期的に積算量の表示とシリンジ内の残量を確認し，正常に作動しているかを確認するとともに，患者の全身状態や刺入部の観察も行う。

＊ **留意点**

(1) 微量でも大きな影響を与える薬剤を投与する場合に用いることが多いので，十分に注意して取り扱う。小数点や桁数を間違えないよう設定する。

(2) 注射筒は，シリンジポンプに使用可能な指定されたものを用いる。

(3) シリンジの押し子が外れていないかに注意する。

(4) シリンジポンプは，患者の心臓と同じ高さになるように点滴スタンドにセットする。高さが異なることで患者との落差が生じ，またシリンジの固定不良があると，輸液が急速注入される危険性がある。これをサイフォニング現象という。患者との落差をなくし，注射筒の固定を確実に行うことが大切である。

(5) 閉塞アラームが鳴った場合には，ボーラス投与に注意する(▶357ページ)。

(6) シリンジポンプの注入誤差はおよそ±3％である。過信せずに，確実に投与されているかことを定期的に観察することが必要である。

● 点滴静脈内注射による混注

　輸液ルートの側管(Y字管や三方活栓など)から薬液を注入することを，点滴静脈内注射による薬液の混注という。その方法には，注射器を用いて注入する側管注(▶図9-31，32-a)と，別の輸液セットを接続して2種類以上の輸液を並行して行うピギーバック法・タンデム法がある(▶図9-32-b，c)。感染防止の観点から，三方活栓はなるべく使用せず，閉鎖式の輸液ラインを利用することが推奨されている。

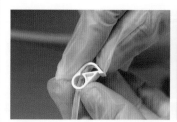 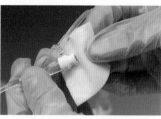 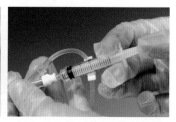

①輸液ルートのクレンメを閉じ，滴下をとめる。　②アルコール綿でY字管の注入口を消毒する。　③薬液を吸引した注射器をY字管に接続し，内筒を押して薬液を注入する。

▶図9-31　側管注(閉鎖式輸液ラインのY字管を利用した方法)

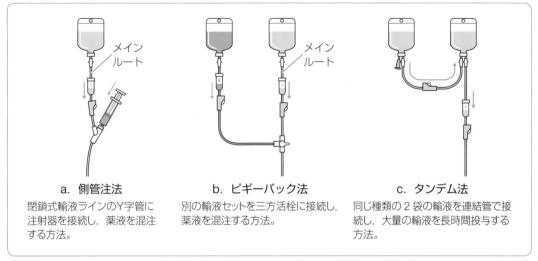

a. 側管注法
閉鎖式輸液ラインのY字管に注射器を接続し，薬液を混注する方法。

b. ピギーバック法
別の輸液セットを三方活栓に接続し，薬液を混注する方法。

c. タンデム法
同じ種類の2袋の輸液を連結管で接続し，大量の輸液を長時間投与する方法。

▶図9-32　点滴静脈内注射による混注法

◉ **側管注**

閉鎖式輸液ラインのY字管を利用した方法である。目的・注意点は静脈内注射の冒頭で述べた内容（▶346ページ）と同様，また実施前の評価は「ワンショット」（▶348ページ）と同様である。

必要物品▶　注射指示書，薬液を吸引した注射器，アルコール綿，トレイ，膿盆，手袋，速乾性擦式消毒用アルコール製剤を用意する。

患者への説明▶　側管注を行うこと，その目的や方法，注意事項などを説明する。

実施方法▶　(1) 衛生的手洗いをし，手袋を装着する。

(2) 患者の氏名を確認する。

(3) 輸液ルートのクレンメを閉じ，滴下をとめる（▶図9-31-①）。

(4) アルコール綿でY字管の注入口を消毒する（▶図9-31-②）。

(5) 薬液を吸引した注射器をY字管に接続し，一度手前に引いて空気抜きをしてから，再度ゆっくりと内筒を押して薬液を注入する（▶図9-31-③）。

(6) 注射器を外し，クレンメをゆるめて輸液を再開する。

(7) 患者の全身状態に異常がないことを確認し，ナースコールを手もとに置いて退室する。

(8) 実施について記録し，実施後の観察を適宜行い，効果や副作用を記録する。

◉ **側管点滴：ピギーバック法**

三方活栓を用いた方法である（▶図9-33）。目的，適応・禁忌，実施前の評価は静脈内注射と同様である。

必要物品▶　注射指示書，輸液ルートをセットしたプライミング済みの点滴ボトル，アルコール綿，トレイ，膿盆，手袋，速乾性擦式消毒用アルコール製剤を用意する。

患者への説明▶　側管から異なった種類の点滴静脈内注射を行うこと，その目的や方法，注意事項などを説明する。

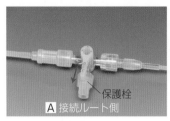
保護栓
Ａ 接続ルート側
①三方活栓の接続ルート側を「OFF」にし，保護栓を外す。

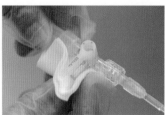
②アルコール綿で消毒する。

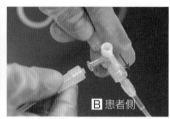
Ｂ 患者側
③三方活栓の患者側を「OFF」にし，薬液で満たした輸液ルートを三方活栓に接続する。

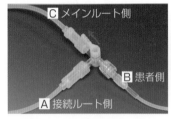
Ｃ メインルート側
Ｂ 患者側
Ａ 接続ルート側
④側管注をする薬液のみを滴下する場合は，三方活栓のメインルート側を「OFF」にする

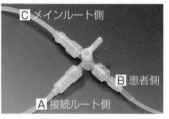
Ｃ メインルート側
Ｂ 患者側
Ａ 接続ルート側
⑤滴下中の薬液と側管注をする薬液の両方を同時に滴下する場合は，三方活栓のすべてを開放する。

▶図 9-33　三方活栓を用いた輸液の方法

実施方法 ▶ ＊手順

(1) 衛生的手洗いをし，手袋を装着する。

(2) 患者の氏名を確認する。

(3) 三方活栓の接続ルート側(A)を「OFF」にし，保護栓を外してアルコール綿で消毒する(▶図 9-33-①，②)。

(4) 三方活栓の患者側(B)を「OFF」にし，薬液で満たした輸液ルートを三方活栓に接続する(▶図 9-33-③)。

(5) 側管注をする薬液のみを注入する場合には，三方活栓のメインルート側(C)を「OFF」にする(▶図 9-33-④)。滴下中のメインルートの薬液と側管注する薬液の両方を同時に滴下する場合には，三方活栓のすべてを開放にする(▶図 9-33-⑤)。

(6) 指示された輸液速度に調整し，患者の全身状態に異常がないかを確認する。

(7) 想定される副作用などを説明し，ナースコールを手もとに置いて退室する。

(8) 適宜訪室し，正しく滴下されているか，患者に変化がないかを観察する。

(9) 実施について記録し，実施後の観察を適宜行い，効果や副作用を記録する。

＊留意点　メインルートを開放にしたまま側管点滴を行う場合，滴下不良により注入できなくなった輸液が，もう片方の輸液へと移動する現象が生じることがある。この現象が生じた場合には，新しくルートを確保するか，それができない場合には，メインルートをとめたあとに一度ルート内を洗浄する(フ

ラッシング)などの対処が必要となる。また，薬剤によっては配合禁忌のものがあるので注意が必要である。

◉ 側管点滴：タンデム法

目的，適応・禁忌，実施前の評価は静脈内注射と同様である。大量の輸液を長時間投与する際に，同じ種類の輸液2袋を連結管にて接続して投与できる方法である。

ただし，ソフトバッグ[1]製品は適さない。なぜなら，容器内が陰圧にならないため，2袋のソフトバッグ製品を連結管でつなぐと，内容液が少なくなったときに輸液セット内に空気が流入する危険があるためである[2]。

必要物品▶ 注射指示書，薬剤，輸液セット，連結管，アルコール綿，アルコール入り除菌ウェットティッシュ，トレイ，手袋，速乾性擦式消毒用アルコール製剤を用意する。

患者への説明▶ 側管から同じ種類の薬剤を連結して点滴静脈内注射を行うこと，その目的や方法，注意事項などを説明する。

実施方法▶ ✳ **手順**

(1) 衛生的手洗い後，手袋を装着する。

(2) 輸液セットを開封し，クレンメを閉じてトレイの中に置く。

(3) 点滴ボトルの片方を開封し，ゴム栓部分をアルコール綿にて消毒する。

(4) 点滴ボトルに輸液セットを差し込む。

(5) 連結管を開封し，トレイの中に置く(クレンメがあるものは閉じておく)。

(6) 点滴ボトルのもう一方を開封し，ゴム栓部分をアルコール綿にて消毒する。

(7) 最初に開封した点滴ボトルのゴム栓部分を消毒する。

(8) それぞれの点滴ボトルに連結管を刺し，輸液セットが刺さっていないほうの点滴ボトルにはエア針を刺す。

(9) 2つの点滴ボトルを輸液調整台につるし，点滴筒に薬液を1/3～1/2程度満たし，管内に空気が入らないよう輸液ルートの先端まで薬液を満たし，クレンメを閉じる(クレンメつきの連結管の場合には，連結管のクレンメも開放する)。

以降，患者への接続方法や実施後の確認については，点滴静脈内注射または輸液ポンプと同じである。

3 中心静脈カテーテル留置の介助

技術の概要▶ 中心静脈カテーテル central venous catheter(CVC)留置とは，上大静脈や下大静脈などの太い静脈にカテーテルを留置することである。これにより，末梢

---

1) ソフトバッグ：やわらかいプラスチック製の枕状の輸液容器。点滴するにつれて容器が大気圧でしぼんでいくのでエア針を必要としない(輸液製剤協議会の用語解説による)。

2) 輸液製剤協議会：よくある質問(https://www.yueki.com/faq/faq11/index.html)(参照2020-06-08)．

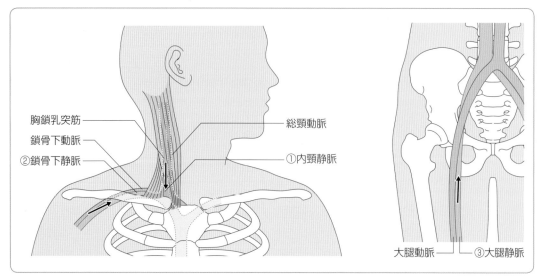

胸鎖乳突筋

②鎖骨下動脈

②鎖骨下静脈

総頸動脈

①内頸静脈

大腿動脈　③大腿静脈

▶図9-34　中心静脈カテーテル穿刺部位（矢印は刺入方向を示す）

静脈穿刺が困難な場合の血管確保や，高カロリー輸液，急速な大量輸液，中心静脈圧の経時的測定が可能になる。中心静脈カテーテル留置は医師が実施し，看護師はその介助を行う。

カテーテルの留置は，マキシマルバリアプリコーション[1]のもとで実施し，近年では，超音波ガイド下穿刺が行われている。

おもな挿入経路は，①内頸静脈，②鎖骨下静脈，③大腿静脈である[2]（▶図9-34）。ただし，成人患者では，③はコロニーの形成率が高く，またカテーテル関連血流感染（▶367ページ）や深部静脈血栓症のリスクも高いことから避ける。感染管理上は②が推奨されている[3]。

必要物品▶　中心静脈カテーテルキット，注射筒（10 mL），注射針（18 G，23 G），カテラン針（22 G，必要時），生食シリンジ，縫合セット，滅菌穴開きシーツ，滅菌シーツ，消毒液（ポビドンヨードやクロルヘキシジンアルコール），滅菌容器，綿球，滅菌鑷子，滅菌ガーゼ，閉鎖式キャップ（シュアプラグ®，絆創膏，透明の滅菌フィルムドレッシング材，防水シーツ，滅菌手袋，滅菌ガウン，マスク，キャッ

1）マキシマルバリアプリコーション maximal barrier precaution：高度無菌遮断予防策ともいう。中心静脈カテーテル挿入時などに，実施者である医師が手指衛生に加えキャップ・マスク，滅菌ガウン，滅菌手袋を装着し，患者を大型滅菌全身用ドレープでおおい，無菌操作で施行すること。カテーテル関連血流感染の発生を低減できることが明らかになっている。

2）末梢挿入型中心静脈カテーテル（PICC）の穿刺の場合は，おもに右上腕の尺側皮静脈から行う。血気胸などの重篤な合併症のリスクが低く，また中心静脈カテーテル関連血流感染の発生が有意に低いことが報告されている。

3）鎖骨下静脈狭窄症を避けるためである。ただし，血液透析患者および進行腎疾患患者は除く。

プ，速乾性擦式消毒用アルコール製剤，超音波エコー（必要に応じて）を用意する。最近では，必要な物品がすべて1つにまとまっているキットが販売されている。

患者への説明▶　中心静脈カテーテル留置の必要性と想定されるリスクを説明し，承諾書にサインをもらう。

実施方法▶ ＊**手順**

(1) カテーテル挿入後，位置確認と肺損傷（気胸）などの有無の確認のため，X線撮影が必要となる。事前にポータブルX線装置がオーダーされているか確認する。

(2) 血液データ（出血傾向の有無）を確認する。

(3) 患者に予定開始時間を告げ，それまでには排尿をすませておくように説明をする。

(4) 衛生的手洗い後，必要物品を準備する。

(5) 実施者・介助者が動きやすいようベッド周囲を整備し，室温を調整する。

(6) プライバシー保護のため，スクリーンなどで視界を防ぐ。

(7) バイタルサイン，経皮的動脈血酸素飽和度（SpO₂），呼吸音を確認する。

(8) 穿刺部位の下に防水シーツを敷いておき，その上に患者に仰臥位になってもらう。枕は外しておき，患者の上半身は胸より上部が露出できるよう準備する。

(9) 内頸静脈または鎖骨下静脈穿刺の場合にはベッドを水平にして仰臥位とし，患者の顔を穿刺部位と反対に向ける。血管を怒張させて穿刺を容易にするためと，静脈圧を上げて穿刺時の空気の流入を防ぐ目的で，医師の指示にて下肢を挙上するか，骨盤高位（仰臥位・頭部低位・腰部高位）をとる（▶111ページ，図4-7）。また，鎖骨下静脈からの場合には，穿刺側の上肢を90度外転させると血管が一直線となりアプローチしやすくなる。

(10) 医師は，衛生的手洗いを行い，キャップ・マスク・滅菌ガウン・滅菌手袋を装着する。看護師は，速乾性擦式消毒用アルコール製剤で手指消毒後，マスクを着用する。

(11) 清潔野を準備し，必要物品を並べる。

(12) 消毒用ポビドンヨード綿球を準備し，術者に渡す。消毒が終わったら，滅菌穴開きシーツを術者に渡す。

(13) 医師は穿刺部位を消毒後，滅菌穴開きシーツで穿刺部位をおおう。

(14) 看護師は，局所麻酔の介助を行い，続いて清潔操作の介助を行う。

(15) カテーテル留置後はカテーテル先端が目的部位に到達していることをX線写真で確認できるまで生食ロック[1]，またはヘパリン入りの生食でロッ

---

1) 生食ロックとは，血液がカテーテル内部に逆流し凝固して閉塞することを防ぐために，生理食塩水をカテーテル内に充填した状態でカテーテル付属の栓を閉めることをいう。

ク（ヘパリンロック）をすることが多い。刺入部を透明の滅菌フィルムドレッシング材で固定する。

(16) 患者のバイタルサインと肺音を確認し，寝衣と周囲の環境を整える。

(17) かたづけを行い，衛生的手洗いを行う。

(18) X線撮影後，医師にカテーテル先端部の位置および気胸の有無などの確認を依頼する。

＊**留意点**

(1) 鎖骨下静脈または内頸静脈穿刺の場合，患者は顔全体を滅菌シーツでおおわれる。滅菌シーツが直接顔にかからないよう工夫し，なにかあればすぐに合図できるよう配慮する。

(2) カテーテル挿入中は声をかけ，患者の脈拍数と緊張度，冷汗，呼吸，意識状態や精神状態を観察する。

(3) ガーゼドレッシングの場合には2日ごとに交換する。透明ドレッシングの交換は，湿り・ゆるみ，明らかによごれた場合のみでよいが，少なくとも7日ごとには交換する。

実施後の記録▶ 　実施時刻，X線評価，刺入部位，カテーテルの種類・太さ，挿入の長さ，縫合糸の数（○箇所縫合，○針縫合），刺入部の状態，固定に使用しているドレッシング材，使用薬剤および速度，患者の状態について記録する。

● 中心静脈カテーテルと輸液ライン交換

目的▶ 　中心静脈カテーテルは，カテーテル由来感染を予防するために定期的には交換しない（▶輸液ラインの交換時期については，354ページ）。

必要物品▶ 　中心静脈用輸液セット，アルコール綿，チューブ鉗子（必要時）

患者への説明▶ 　輸液ライン交換の必要性を説明する。

実施方法▶ ＊**手順**

(1) 衛生的手洗いを行う。

(2) 患者の氏名を確認し，安楽な体位をとらせる。

(3) 中心静脈カテーテルの輸液ラインの最も患者側のクレンメまたはクリップを閉じ，接続部を外す。

(4) カテーテル開口部をアルコール綿で消毒し，新しい輸液ラインを接続する。

(5) クレンメをゆるめ，滴下を確認する。

(6) 患者から輸液ボトルまで指差し確認をしながら，接続部のゆるみがないかを確認する。

＊**留意点**　感染予防のため，必ず閉鎖式，フィルターつきの中心静脈用輸液セットを用いる。

実施後の記録▶ 　ライン交換の時刻，患者の状態を記録する。

● カテーテル関連血流感染の基礎知識

カテーテル関連血流感染 catheter-related blood stream infection（CRBSI）とは，血管内に留置されたカテーテルに関連して発生した血流感染のことを示す。CRBSI を引きおこすカテーテルには，中心静脈カテーテルのほか末梢静脈カテーテルや臍帯カテーテルなど，さまざまなものが含まれる。また，中心静（動）脈カテーテルが48時間以内に留置された患者の血流感染のうち，ほかに感染が特定できない場合のものを中心ライン関連血流感染 central line-associated bloodstream Infection（CLABSI）という。

経験不足の医療従事者によりカテーテルの挿入や管理がなされることにより，カテーテル関連血流感染のリスクが上昇することが明らかとなっている。もしも感染が全身に及ぶと敗血症を引きおこし，敗血症性ショックのような平均致死率 30〜40％（患者によっては 90％）という重篤な状態に陥る。

無菌的管理技術のトレーニングを受けることや，ガイドラインにそったカテーテルの管理を行うなど，医療従事者には十分な知識と技術の習得が求められている。

本書では，カテーテル関連血流感染のなかでも最も感染のリスクが高い中心静脈カテーテルに関する感染防止について説明する。

血流感染の ▶ 発生要因　血流感染の発生要因としては，4 つのルートが考えられている（▶図9-35）[1]。

(1) 挿入部位の皮膚に付着している微生物が，皮下のカテーテル経路に侵入，

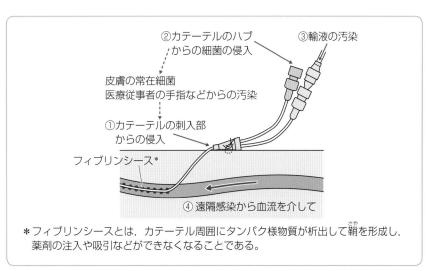

▶図9-35　カテーテル関連血流感染の感染経路

---

1) JAID/JSC 感染症治療ガイド・ガイドライン作成委員会：JAID/JSC 感染症治療ガイドライン 2017——敗血症およびカテーテル関連血流感染症，日本化学療法学会（2018-01-24）（http://www.chemotherapy.or.jp/guideline/jaidjsc-kansenshochiryo_haiketsusyo.html）（参照 2020-06-08）．

またはカテーテルの表面に沿って入り込み，カテーテルの先端でコロニーを形成する場合

(2) 手指や汚染された輸液剤または器具の接触によって，カテーテルまたはカテーテルハブが直接的に汚染された場合

(3) 輸液が汚染している場合

(4) 発生頻度は不明だが，ほかの感染病巣からカテーテル内に血行性の播種^{はしゅ}がおこる場合

　医療従事者により感染を防止できるものは，カテーテル挿入部位からの侵入，接続部からの侵入，輸液からの侵入の3つである。

対策の実際▶ (1) 成人患者においては，感染リスクを最小限に抑えるため，挿入部位は鎖骨下部位が推奨されている。ただし，血液透析患者および進行腎疾患患者においては，鎖骨下静脈狭窄症を避けるために鎖骨下部位からの挿入を避けたほうが望ましい。事前に，挿入部位を医師に確認をしておく。

(2) 中心静脈カテーテルの挿入は，高度な感染防御策のもとに行う必要がある。そのため病室内よりも手術室や処置室内などでの実施が望ましく，手指衛生を行ったのちマキシマルバリアプリコーションにて行う。

(3) 中心静脈カテーテル挿入前には，挿入部位の皮膚を清潔にするためにシャワー浴や清拭などを実施する。

(4) 剃毛^{ていもう}が必要な場合には，かみそりなど皮膚を傷つけるおそれがあるものは使用せず，電気シェーバーや除毛クリームで対応する。

(5) 消毒は，ポピドンヨードやクロルヘキシジンアルコールなどを用いて，挿入部から外側へと円を描くように広範囲に行う。消毒薬に対するアレルギーの有無を事前に確認をしておき，代用の消毒薬を準備しておく。

(6) 挿入前後には，介助者も標準予防策に基づき手指衛生を行う。

カテーテル挿入後▶
の管理 (1) 挿入部は，密封して固定する目的で透明の滅菌フィルムドレッシング材または滅菌ガーゼにて被覆して保護する。患者が多汗症である場合や，出血傾向があり出血や滲出液などがみられる場合には，滅菌ガーゼにて保護して様子をみる。

(2) ドレッシング材の交換時期は，滅菌ガーゼによるドレッシングの場合には2日ごと，透明ドレッシングの場合には少なくとも7日ごとに交換する。観察は毎日行い，汚染などがあれば適宜交換する。

(3) 輸液ラインの交換は前述（▶354ページ）のとおりである。輸液ラインは96時間以上の間隔を空け，少なくとも7日ごとには交換する。ただし，血液・血液製剤・脂肪乳剤の投与をした際には，点滴開始から24時間以内に交換する。そのほか，プロポフォール注入液の投与に使用する輸液ラインは，6時間から12時間ごとに交換する。

(4) 輸液ラインの操作は，手指衛生後，手袋を着用して行うことを推奨する。接続部の消毒に用いるアルコール綿は，個包装の物を用いたほうが衛生的

である。

(5) 挿入部位を定期的に観察し，炎症の5徴候である発赤，熱感，腫脹，疼痛，機能障害の有無に注意して観察をする。また，敗血症の発症を予測しながら全身状態を観察する。2016年に示された「日本版敗血症診療ガイドライン」によると，病院前救護や救急外来，一般病棟においては，感染症あるいは感染症が疑われる患者に対してqSOFAという評価法を用いることが推奨されている。qSOFAでは，意識変容，呼吸数22回/分以上，収縮期血圧100 mmHg以下のうち2項目以上該当すれば敗血症を疑い，検査や治療を開始するとされている。全身状態の観察においては，このqSOFAにある3項目を必ず確認し，2項目以上該当した際にはただちに医師へ報告する。

(6) 輸液ラインは，一体型や閉鎖式のものを使用し，可能な限り三方活栓を用いない。また，フィルターがついているものを使用して異物の混入を防ぐ。フィルター使用が禁忌の薬剤もあるため，投与時には確認する。

点滴調整時の注意点▶

(1) クリーンベンチ（▶335ページ）がある場合には，クリーンベンチ内を清掃し調剤することが望ましい。ない場合には，点滴調整を行う専用の作業台を設け，作業台には余分なものは置かずアルコールなどでふいてから使用する。近年，中心静脈カテーテルから投与する薬剤については，薬剤部にて調整を行う施設も増えている。

(2) 点滴調整を行う際には，標準予防策に基づいた衛生的手洗いを行い，マスクや手袋を着用して実施する。

Ⅰ｜輸血管理

① 援助の基礎知識

技術の概要▶ 輸血とは，外傷や血液疾患などにより失われた血液やその成分を補充する治療法であり，適切に行われた場合にはきわめて有効性が高い。しかし，安全対策が進んだ現在においても，輸血事故や重篤な合併症を根絶することは困難である。

そのため看護師は，輸血に関する正しい知識・技術を身につけ，副作用出現時には，緊急処置をとれる準備を行い，患者が安全で安楽に治療を受けられるように援助する必要がある。

目的▶ ①循環血液量の回復・維持，②貧血に伴う酸素運搬能低下の改善，③凝固障害による出血傾向の減少，④血液成分の補給，などを目的に実施される。輸血は，医師がその必要性を判断し，患者または家族に説明を行って輸血同意書に署名を得たうえで実施する。

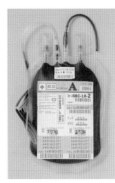
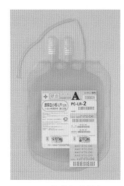
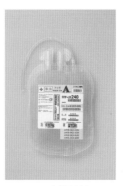
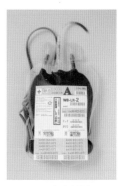

a. 赤血球製剤　　　　b. 血小板製剤　　　　c. 血漿製剤　　　　d. 全血製剤

血液製剤のラベルは，血液型の区別がつきやすいよう，A型：黄，B型：白，O型：青，AB型：ピンクに色分けされている（写真はすべてA型）。

（写真提供：日本赤十字社血液事業本部）

▶図9-36　輸血用血液製剤

輸血療法の種類▶　輸血療法は，同種血輸血と自己血輸血の2つに分けられる。

[1] **同種血輸血**　他人の血液からつくられた血液製剤を使用する。同種型輸血の血液製剤にはさまざまな種類がある（▶図9-36, 表9-9）。他人の血液からつくられるため，免疫反応や輸血後ウイルス感染などの副作用の危険性がある。

[2] **自己血輸血**　自分の血液を使用するため，免疫反応やウイルス感染がない。貯血式，希釈式，回収式といった種類があり，目的によって使い分けられる。

● 輸血の副作用

輸血では副作用がおこりうることを前提に，輸血中・輸血後に慎重な観察を行い，異常の早期発見に努める必要がある。副作用には，輸血開始直後から終了後数時間以内に発生する**即時型副作用**と，輸血後数日～数か月経過してからみられる**遅発型副作用**がある（▶表9-10）。

また，溶血性副作用ではショック，播種性血管内凝固症候群（DIC），急性腎不全をおこす可能性がある。副作用出現時には，緊急処置をとれる準備を行う必要がある。

② 援助の実際

ここでは，赤血球製剤を用いた輸血について解説する。

実施前の評価▶　全身状態，検査データから，輸血治療の目的・必要性を確認する。また，バイタルサインを測定する。

必要物品▶　輸血指示書，輸血同意書，輸血伝票，血液型を確認できるもの（血液型報告書など），交差適合試験結果報告書，血液製剤，使用血液製剤に合わせた輸血セッ

▶表 9-9　おもな輸血用血液製剤一覧[*1]

分類		販売名(一般名)	略号	効能または効果	貯法	有効期限
全血製剤		人全血液-LR「日赤」 (人全血液)	WB-LR	一般の輸血適応症に用いる。	2~6℃	採血後 21日間
		照射人全血液-LR「日赤」 (人全血液)	Ir-WB-LR			
血液成分製剤	赤血球製剤	赤血球液-LR「日赤」 (人赤血球液)	RBC-LR	血中赤血球不足またはその機能廃絶に適する。	2~6℃	採血後 28日間
		照射赤血球液-LR「日赤」 (人赤血球液)	Ir-RBC-LR			
		洗浄赤血球液-LR「日赤」 (洗浄人赤血球液)	WRC-LR	貧血症または血漿成分などによる副作用を避ける場合の輸血に用いる。	2~6℃	製造後 48時間
		照射洗浄赤血球液-LR「日赤」 (洗浄人赤血球液)	Ir-WRC-LR			
		解凍赤血球液-LR「日赤」 (解凍人赤血球液)	FTRC-LR	貧血または赤血球の機能低下に用いる。	2~6℃	製造後 4日間
		照射解凍赤血球液-LR「日赤」 (解凍人赤血球液)	Ir-FTRC-LR			
		合成血液-LR「日赤」	BET-LR	ABO血液型不適合による新生児溶血性疾患に用いる。	2~6℃	製造後48時間
		照射合成血液-LR「日赤」	Ir-BET-LR			
	血漿製剤	新鮮凍結血漿-LR「日赤」 (新鮮凍結人血漿)	FFP-LR	血液凝固因子の補充 1)複合性凝固障害で,出血,出血傾向のある患者または手術を行う患者 2)血液凝固因子の減少症または欠乏症における出血時で,特定の血液凝固因子製剤がないかまたは血液凝固因子が特定できない場合	-20℃以下	採血後 1年間
	血小板製剤	濃厚血小板-LR「日赤」 (人血小板濃厚液)	PC-LR	血小板減少症を伴う疾患に適応する。	20~24℃で振盪しながら	採血後 4日間
		照射濃厚血小板-LR「日赤」 (人血小板濃厚液)	Ir-PC-LR			
		照射洗浄血小板-LR「日赤」 (人血小板濃厚液)	Ir-WPC-LR			製造後48時間[*2]
		濃厚血小板 HLA-LR「日赤」 (人血小板濃厚液)	PC-HLA-LR	血小板減少症を伴う疾患で,抗HLA抗体を有するため通常の血小板製剤では効果がみられない場合に適応する。	20~24℃で振盪しながら	採血後 4日間
		照射濃厚血小板 HLA-LR「日赤」 (人血小板濃厚液)	Ir-PC-HLA-LR			
		照射洗浄血小板 HLA-LR「日赤」 (人血小板濃厚液)	Ir-WPC-HLA-LR			製造後48時間[*2]

*1 血液製剤には上記の輸血用血液製剤のほかに,血漿から特定の血漿タンパク質を分離・精製した血漿分画製剤がある(アルブミン製剤,免疫グロブリン製剤,血液凝固因子製剤など)。

*2 ただし,採血後4日間をこえない。

(日本赤十字社血液製剤添付文書をもとに作成)

▶表9-10　輸血による副作用

即時型副作用	溶血性	不適合輸血	輸血開始直後から数時間以内に発症する（5分以内に発症することが多い）。血管内溶血が大部分で，血管の疼痛と熱感，胸部圧迫感，顔面紅潮などが出現し，ついで顔面蒼白，ショック状態にいたる。腎不全や播種性血管内凝固症候群（DIC）により死亡する場合が多い。
	非溶血性	非溶血性発熱	輸血中または輸血直後から発熱し，数時間持続する。輸血に使用する器具や抗凝固剤の中に発熱物質が存在していたためにおこる。また，血液製剤保存期間中に死亡した白血球が，微小凝集塊として輸血されることでもおこる。近年は，輸血時の微小凝集除去フィルターや，血液製剤の製造工程で白血球が無菌的に除去されているため，白血球による非溶血性発熱は減少傾向にある。
		蕁麻疹	輸血後数分から30分以内の発症が多い。蕁麻疹は，数個のものから全身に広がるものまで症状はさまざまである。
		アナフィラキシー反応	輸血後数分から30分以内の発症が多い。意識障害，痙攣，呼吸困難感，血圧低下などの重篤な症状を呈する。
		輸血関連性急性肺障害（TRALI）	輸血中から輸血後6時間以内（多くは1〜2時間以内）に発症する。非心原性の肺水腫による激しい呼吸困難状態を呈する。低酸素血症や，胸部X線で両側性肺水腫の所見がみとめられる。
		輸血関連循環過負荷（TACO）	輸血後6時間以内の発症が多い。輸血の循環負荷による心不全であり，呼吸困難，頻脈，血圧上昇などの症状を呈する。胸部X線で肺浸潤影など心原性肺水腫の所見がみとめられる。
遅発型副作用	溶血性	遅発型溶血性副作用（DHTR）	輸血後24時間以降，数日経過してから発熱やヘモグロビン値の低下，ビリルビン値の上昇，黄疸，ヘモグロビン尿などを発症する。初回輸血時はまれであり，2回目以降に感作され増殖した不規則抗体のIgGが，体内に残存する輸血赤血球と反応して溶血することが要因である。血管外溶血であることが多いが，まれに血管内溶血がおこることもある。
	非溶血性	輸血後移植片対宿主病（PT-GVHD）	輸血後7〜14日ごろに発熱，紅潮，下痢，肝機能障害，汎血球減少症などを発症する。輸血用血液製剤に含まれるリンパ球が定着・増殖し，患者の組織を攻撃・破壊することが要因であるが，現在は放射線照射によりリンパ球の機能を低下させた照射血が供給されるようになったため，問題とならなくなってきた。
		輸血後ウイルス感染	供血者がウイルスに感染してから検査で検出できるようになるまでの空白期間（ウィンドウ期）にあった場合，その血液を輸血することで感染する。現在では，個別の核酸増幅検査の導入などの結果，きわめてまれとなっている。 ●B型およびC型肝炎：早ければ輸血後2〜3か月以内に発症する。食欲不振，吐きけ，嘔吐，全身倦怠感，発熱，下痢，黄疸が出現し，肝機能データの異常所見がみとめられる。 ●ヒト免疫不全ウイルス感染：多くは輸血後年余にわたり無症状で経過することが多いが，早ければ感染後2〜8週間ごろ，一部の感染者で一過性の感冒症状が出現する。

（厚生労働省医薬食品血液対策課：輸血療法の実施に関する指針．2005-09（2020-03一部改正）より作成）

ト（▶図9-37），注射針（サーフロー針〔16G〜22G〕：細い注射針〔24Gサーフロ針〕を用いると赤血球が破壊され溶血する可能性があるため20G程度が望ましい。急速大量輸血を行う場合は16〜18Gが推奨される），駆血帯，肘枕，処置用シーツ，手袋，針廃棄用容器，アルコール綿，固定用テープ，生理食塩水，点滴スタンド，血液加温器（必要時）

　患者への説明▶　輸血を行うごとに，医師が患者または家族へ説明し，必ず輸血同意書を得る。説明に必要な項目として，①輸血療法の必要性，②使用する血液製剤の種類と

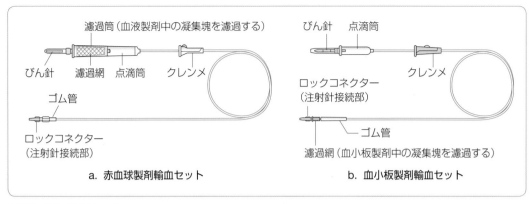

濾過筒（血液製剤中の凝集塊を濾過する）

びん針　濾過網　点滴筒　クレンメ

ゴム管

ロックコネクター
（注射針接続部）

a. 赤血球製剤輸血セット

びん針　点滴筒

クレンメ

ロックコネクター
（注射針接続部）

ゴム管

濾過網（血小板製剤中の凝集塊を濾過する）

b. 血小板製剤輸血セット

▶図 9-37　輸血セット

▶表 9-11　緊急時の異型血液

患者の血液型	異型であるが輸血可能な赤血球
O	なし
A	O
B	O
AB	O・A・B （A 型もしくは B 型を第一選択とし，どちらも入手できない場合に O 型を選択する）

（厚生労働省医薬食品血液対策課：輸血療法の実施に関する指針，
2005-09（2014-11 一部改正）より作成）

使用量，③輸血に伴うリスク，④医薬品副作用被害救済制度・生物由来製品感染等被害救済制度と給付の条件，⑤自己血輸血の選択肢，⑥感染症検査と検体保管，⑦投与記録の保管と遡及調査時の使用，⑧その他輸血療法時の注意点がある[1]。

　宗教上の理由で輸血を拒否する例もあり，慎重に対応する必要がある。

実施方法 ▶ ＊ 準備

（1）血液型検査や交差適合試験（クロスマッチ検査）[2]用の採血を実施する。ただし，一刻を争う場合は，血液型検査や交差適合試験検査を省略して輸血を行う場合もある（▶表 9-11）。

---

1) 厚生労働省医薬食品血液対策課：輸血療法の実施に関する指針．2005-09（2020-03 一部改正）（http://www.mhlw.go.jp/stf/seisakunitsuite/bunya/0000065580.html）（参照 2020-10-5）．
2) 交差適合試験：輸血用血液製剤と患者血液との間に，血液型抗体反応がおこるかをあらかじめ試験管内で検査し，血液型不適合による副作用を未然に防止するための検査。患者血漿（血清）と供血者赤血球を反応させ，凝集や溶血の有無を判定する主試験と，患者赤血球と供血者血漿（血清）の組み合わせの反応を判定する副試験がある。主試験は必ず行わなければならないが，血漿・血小板製剤では，赤血球をほとんど含まず，供血者の血液製剤と不規則抗体スクリーニングは血液センターで行われていることから，患者の血液型と同型の血液を使用する場合は交差適合試験を省略してもよいとされる。

> ポイント　患者の取り違えによる輸血事故を防ぐため，血液型検査用の検体と交差適合試験用の検体は異なる時点で採血を行う。

(2) すみやかに検体を輸血部に提出する。血液製剤の準備ができたら輸血部へ取りに行き，輸血部の職員とともに交差適合試験の結果報告書の記載事項および輸血伝票と血液製剤本体を照合し，患者に適合したものであることをダブルチェックする。患者のIDと氏名・血液製剤名・患者の血液型・血液製剤の血液型・単位数・血液製造番号・血液製剤の有効期限・交差適合試験の結果・放射線照射の有無などを声に出して確認する（1回目の確認）。

✽手順

(1) 医療従事者2名以上で，上記✽準備の(2)と同様の確認を行う（2回目の確認）。また，血液製剤の入った血液バッグの破損の有無，バッグ内の色調変化，溶血（黒色化），凝血塊などの異常がないことを確認する。

> 注意　新鮮凍結血漿の場合は，凍った状態では破損しやすいために取り扱いには十分注意する。30〜37℃で融解し，融解後24時間以内に使用する。高温融解によりタンパク質の変性が生じている場合は使用できない。

(2) 手指消毒をし，手袋を装着する。

(3) 輸血セットのクレンメを閉じ，バッグ内の血球成分と保存液をよく混和させるため，血液製剤を静かに左右または上下に振り，内容物を混和する。

(4) 血液バッグを水平に置き，バッグを破らないように，バッグのピールタブのどちらか一方を強く引き，輸血口を露出させる。

(5) 導入針のキャップを外し，針を輸血口の基部まで垂直に刺入する。

(6) 輸血バッグを点滴スタンドにつり下げ，輸血セットのクレンメを閉じた状態で，濾過筒（濾過網のある部分）を指でゆっくり押しつぶして離し，濾過筒内に血液を満たす。

> 根拠　濾過筒内に血液を満たすことで，濾過網全体で濾過を行うことができる。

(7) 次に点滴筒（濾過網のない部分）を指でゆっくり押しつぶしてから離し，点滴筒の半分程度まで血液をためたあと，クレンメを静かにゆるめて，輸血セットの先端まで血液を満たしクレンメを閉じる。

> 根拠　点滴筒に血液を満たさずに急速にクレンメをゆるめると輸血ラインに空気が入る可能性がある。

(8) 手袋を外し，手指消毒をする。患者へ輸血の目的と方法，所要時間，注意事項などを説明して同意を得てから，バイタルサインを測定する。事前に排泄をすませてもらう。

(9) 手指消毒を行い，ディスポーザブル手袋を装着する。必要物品をベッドサイドへ運び，患者本人であることを確認し，血液製剤と患者の氏名，血液型，施設で規定されている輸血照合方法で注射指示書を確認する。意識が清明である患者には，姓名と血液型を言ってもらい，意識のない患者は

ベッドサイドでカルテあるいは患者認識用リストバンドを用いて医療従事者2名で患者確認を行う（**3回目の確認**）。

⑽ 仰臥位で安楽な姿勢をとってもらい，衣服をゆるめる。

⑾ 静脈に刺入後，生理食塩水の入った注射器を接続し血液の逆流を確認する。

⑿ 刺入部の腫脹や痛みがないことを確認し，血液で満たした輸血セットを接続し，注射針をテープで固定する。

⒀ 輸血開始から5分間は，とくに重篤な副作用がおこりやすい。輸血開始後10〜15分までは滴下速度を1分間に1mL程度に調節し，ベッドサイドで患者の状態を観察する。輸血直後・5分後・15分後・終了時の患者の状態を記録する。ナースコールは患者の手の届くところに配置し，刺入部の痛みや，副作用出現時はすみやかに報告するよう説明する。患者が安心できるような言葉かけや，安楽に配慮する。

⒁ 15分経過した時点で再度観察し，副作用などがおきていないことを確認したら，医師の指示を確認し滴下速度を調整する。

⒂ 定期的に訪室し，異常の早期発見に努める。

⒃ 輸血終了後は，患者に輸血が終了したことを伝え，末梢点滴ルートを抜去し，3分間以上圧迫して確実に止血する。輸血に使用した末梢点滴ルートを継続して使用する場合は，輸血終了時，輸血セットを外し，ヘパリン加生理食塩水または生理食塩水でロックする。輸血終了後も適宜副作用の観察を継続する。安楽な体位にして衣類などを整える。

> 注意 出血傾向のある患者の場合は，止血をとくに注意して行う。

⒄ 各施設の規則に従い物品のかたづけを行い，輸血時の患者の状態を記録する。輸血伝票に血液製造番号の書かれたシールを貼付する。

＊留意点

(1) 安全な輸血を実施するためには，血液型検査・交差適合試験を正しく実施し，不適合輸血を防ぐことが不可欠である。同時に，リスクを上まわる効果が期待できる場合のみ実施するといった適正輸血の遵守が大切である。

(2) 検査用検体の取り違え，血液バッグの照合ミス，病棟での患者や血液バッグの取り違えなどの事故に十分注意する。事務的な作業における過誤による輸血事故を防ぐために，輸血の準備および実施は1回1患者ごとに行う。

(3) 血液製剤の貯蔵温度，有効期限を厳守する（▶371ページ，表9-9）。

(4) ほかの薬剤，輸液との混合により血液凝固をおこすことがあるため，輸血ルートは単独で確保する。

実施後の評価・ ▶
記録

(1) 輸血後の患者の観察を行い，副作用の有無を確認する。

(2) 輸血の開始・終了時刻，使用した製剤名と製造番号，輸血量，副作用の有無などの観察内容を正確に記録する。

(3) 貧血症状の改善状態，バイタルサイン，検査値の改善より，輸血の効果を把握する。

ゼミナール

復習と課題

❶ 薬剤の保管・管理上の注意点をまとめなさい。

❷ とくに副作用に注意すべき薬剤をあげ，その副作用について説明しなさい。

❸ 経口与薬の特徴と与薬の援助のポイントについて述べなさい。

❹ 吸入剤の特徴と与薬の援助のポイントについて述べなさい。

❺ 点眼剤・点鼻剤の特徴と与薬の援助のポイントについて述べなさい。

❻ 経皮吸収型製剤の特徴と与薬の援助のポイントについて述べなさい。

❼ 直腸内与薬の特徴と与薬の援助の手順を説明しなさい。

❽ 皮下注射・皮内注射・筋肉内注射・静脈内注射の準備および実施手順と留意点をまとめなさい。

❾ 点滴静脈内注射の実施手順と留意点をまとめなさい。また，輸液速度の調整方法を説明しなさい。

❿ 輸血の副作用にはどのようなものがあるかを述べなさい。

参考文献

1) 上田祐一編著：安全・上手にできる注射マニュアル．pp.40-41，中山書店，2011．
2) 日本看護科学学会第 6 期・7 期看護学学術用語検討委員会編：看護行為用語分類，pp.330-331，2005．
3) 日本臨床検査標準協議会　標準採血法検討委員会：標準採血法ガイドライン（GP4-A3）．日本臨床検査標準協議会，2019．
4) 藤野彰子ほか監修：看護技術ベーシックス　改訂版．医学芸術社，2007．
5) 矢野邦夫監訳：血管内留置カテーテル由来感染の予防のための CDC ガイドライン 2011，メディコン．（https://www.info-cdcwatch.jp/views/pdf/CDC_guideline2011.pdf）（参照 2020-10-21）．
6) 厚生労働省医薬食品局血液対策課：輸血療法の実施に関する指針．2005-09（2020-03 一部改正）（https://www.mhlw.go.jp/content/11127000/000619338.pdf）（参照 2020-10-5）．

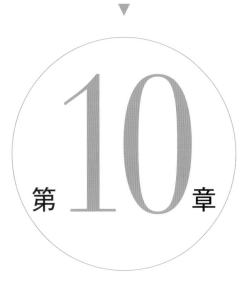

第**10**章

救命救急処置技術

本章で学ぶこと
- □救急対応の考え方，急変時における初期対応の流れ，トリアージについて理解する。
- □心肺蘇生法の基礎知識と一次救命処置の実際を学ぶ。
- □出血の種類と止血の手順を学ぶ。
- □院内急変時の対応について理解する。

A 救命救急処置の基礎知識

① 救急対応の考え方

　　　救急外来や救命救急センターなどの専門部署では，日常的に救急患者への対応を行っている。また，入院患者であっても，急変時には，院内救急として当該部署の医師や看護師だけでなく，急変の知らせを受けて集まった医療スタッフが協働しながら救急対応を行っている。こうした施設内での救急対応ばかりでなく，公共施設，交通機関，職場，学校などの医療施設外でも救急対応が必要となることがある。また，救急対応が必要になるのは，新生児から高齢者までのあらゆる年齢の患者である。このように，場所や年齢，時間を問わず救急・急変患者（または傷病者）は発生するという前提で，救急対応を考える必要がある。

救急対応のための準備▶　救急・急変患者は，さまざまなところで予期せぬときに発生する。そのため，その場での迅速な対応ができるように，日ごろから救急・急変に対する心構えとして，救急対応に関する知識を深め，必要な技術を身につけておくことが大切である。また，救急対応に必要なエマージェンシー–カート（救急カート）・自動体外式除細動器 automated external defibrillator（AED）・人工呼吸器などの救急物品の準備と，その使用方法を習得しておくことが重要である。さらに，迅速かつ適切な処置を行うためには，救急対応に熟練した人員の確保も大事であり，院内の救急対応チーム体制の整備なども必要となる。

限られた情報のなかでの迅速な対応▶　救急・急変時に，原因をその場で特定することは容易ではない。加えて，既往歴や服薬歴，現病歴などの患者の背景が不明である場合には，限られた情報でなにがおきているのか，生命をおびやかす病態はあるのか，緊急性はあるのかを判断し，対応しなければならない。また，救急・急変時はただちに救急処置が開始できるように，迅速な対応に努めなければならない。

精神的ケア▶　救急対応は，突然の身体的異常への対応が中心となるが，患者は急激なできごとによって不安感や恐怖心をもつ。急な知らせを聞いた家族も，精神的に動揺し，不安をおぼえる。こうした精神面に配慮し，傾聴や，わかりやすい説明，声かけの徹底，プライバシーへの配慮などが必要である。

②救急・急変時における初期対応

　救急・急変患者への対応は，まず安全と状況の確認から始める（▶図10-1）。その場が安全であることを確認してから，初期観察として，第一印象と，A（Airway：気道），B（Breathing：呼吸），C（Circulation：循環），D（Disability：意識）を観察することで緊急性を評価する。

　この ABCD に異常をみとめ，緊急性が高い場合には，すぐに救急要請をするとともに，人手と必要物品を集める。反応（意識）なし，呼吸なし，循環なしの場合は，心肺停止状態のため，すぐに心肺蘇生（CPR，▶383ページ）を開始する。

　ABCD に異常がない，もしくは観察の継続が可能な状態の場合には，追加情報の収集のために，問診やバイタルサインの推移の観察，フィジカルイグザミネーションを実施し，それらのアセスメント結果に応じた初期対応を実施する。

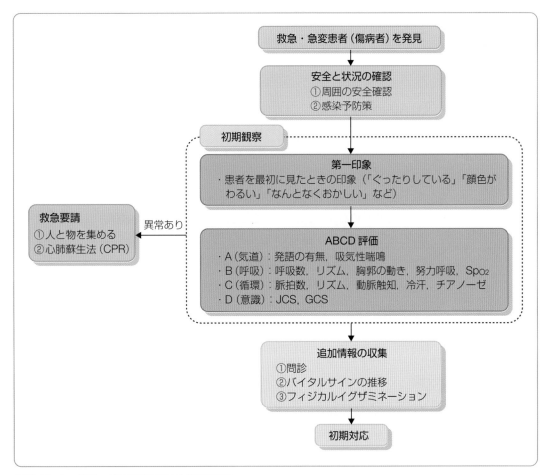

▶図 10-1　救急・急変時における初期対応

1 安全と状況の確認

　　救急・急変患者を発見した場合，いきなり患者に近づくのではなく，その場所や周囲が安全であるかを確認する。前述したように，救急・急変患者はあらゆる場所で発生する。火災現場の近くや，車の往来がある場所かもしれない。救助者が二次被害にあわないように，初期対応が安全な場所で行えるかの確認が重要である。危険な場所であれば，患者を安全な場所に移動させてから初期対応を開始する。

　　安全の確認には，感染予防策を講じることも含まれる。救急・急変患者は，感染症の罹患状況に関する情報が不明である場合もあり，また血液や体液に触れる可能性も高いため，手袋やマスクを着用し，さらに必要に応じてガウンやゴーグルも着用するなど標準予防策（スタンダードプリコーション）を実施する。

2 第一印象

　　第一印象とは，患者を最初に発見したときにどう感じるかである。瞬時に，「ぐったりしている」「顔色がわるい」「なんとなくおかしい」などの印象をとらえる。第一印象の把握には時間をかけず，患者を見たり，触ったり，外観（見かけ）を数秒で観察し，重症感をとらえる。

3 ABCD 評価

　　[1] A(Airway：気道)　気道の開通状態の評価である。発語がある場合には，気道は開通していると評価できる。吸気性喘鳴（ストライダー stridor）の聴取は気道狭窄の所見であり，気道異物やアナフィラキシーなどの緊急性の高い病態が疑われる。

　　[2] B(Breathing：呼吸)　呼吸数やリズム，胸郭の動き，呼吸補助筋を使用した努力呼吸の有無，SpO_2 などを観察し，異常の有無を評価する。

　　[3] C(Circulation：循環)　脈拍数，リズム，動脈触知の有無，冷汗やチアノーゼの有無，蒼白などを観察し，異常の有無を評価する。

　　[4] D(Disability：意識)　意識レベルは，ジャパン–コーマ–スケール Japan Coma Scale(JCS)や，グラスゴー–コーマ–スケール Glasgow Coma Scale(GCS)によって判定する。緊急性が高い場合には意識清明か否か，呼びかけへの開眼はあるか，痛み刺激への反応はあるかを確認できればよい。

4 追加情報の収集

　問診▶　主訴を中心に，症状の出現時期・性質・程度・持続時間などの情報や既往歴や服薬歴などを確認する。

バイタルサイン▶　ABCD 評価で得られた生体情報の変化の度合いを観察する。

フィジカルイグ▶
ザミネーション

視診・聴診・触診・打診の技術を用いて全体をざっと観察したのち，症状を呈している部位に焦点をあてて，より詳細に観察する。

5 初期対応

　救急・急変の状況とアセスメントした内容について医師に連絡する。同時に，処置室まで患者の状態に応じた方法で移送し，酸素投与，点滴，心電図モニターなどの救急処置に必要な準備をする。

③ トリアージ

　トリアージとは，フランス語の「仕分ける」に由来する言葉で，疾病や外傷の緊急度を判定して，患者の優先順位づけと分類を行う過程である。災害などで多くの傷病者が発生した場合に，重症度と緊急性によって分別し，治療の優先度を決定する災害トリアージが知られている。一方，一般診療で救急外来に来院した患者の緊急度を判定し，診療の優先順位を決める院内トリアージもある。

1 災害時のトリアージ

　災害時の医療活動の目標は，最大多数の傷病者に最善の医療を提供することである。そのために，初期災害医療の基本である3Tの医療支援を行う。3Tとは，トリアージ triage，治療 treatment，搬送 transportation のことをいい，災害時のトリアージは災害医療の要となっている。

　トリアージによる優先順位のカテゴリーは，原則的に4つに分類される。

　優先順位の第1順位は，迅速な救命処置を必要とする最優先治療群で，赤色

NOTE

ファーストエイドナース

　場所や状況，時間を問わず発生する急変時に，専門的な救急処置が開始されるまでの間，看護師として適切な初期対応（ファーストエイド）ができる者を**ファーストエイドナース**という（▶表）。

　看護職は，病院内だけでなく施設や訪問看護ステーション，企業など多様な場で働いており，救急・急変患者に最初に対応する可能性が高い医療職といえる。したがって，すべての看護職は，患者の救命や重症化の予防のために，初期対応の知識と技術を習得しておくことが重要である。

▶表　ファーストエイドナースの役割（日本救急看護学会策定）

1. フィジカルアセスメントに基づき，緊急度を判定する。
2. 一次救命処置（BLS；basic life support）を実施する。
3. 止血・包帯法，創傷ケアなどの応急処置を実施する。
4. 急性症状への初期対応をする。
5. 救急患者および家族などの擁護者になる。
6. 災害時の応急救護活動をする。

（日本救急看護学会監修：ファーストエイド すべての看護職のための緊急・応急処置，改訂第2版．p.223，へるす出版，2017による，一部改変）

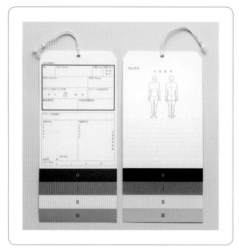

▶図 10-2　トリアージタッグ

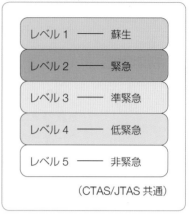

▶図 10-3　救急患者緊急度判定支援システムによる緊急度判定レベル

で示される(トリアージ区分Ⅰ)。

　第 2 順位は，最優先治療群ほどではないが外科的処置や救急処置を必要とする非緊急治療群で，黄色で示される(トリアージ区分Ⅱ)。

　第 3 順位は，上記以外の軽症で，ほとんど専門医の治療を必要としない軽処置群で，緑色で示される(トリアージ区分Ⅲ)。

　第 4 順位は，呼吸停止，心停止で明らかに救命が不可能な不処置群で，黒色で示される(トリアージ区分 0)。これらの優先順位を傷病者ごとに表示するために，災害現場ではトリアージタッグが用いられている(▶図 10-2)。

2 院内トリアージ

　救急外来には，さまざまな症状をかかえた患者が来院する。疾病の重症度や，外傷の程度もまちまちで，治療の優先順位も緊急度に合わせて変更する場合もある。外来で多くの救急患者が診療を待っている場合は，どの患者から診療すべきかを判断する必要もある。このような状況で，患者の緊急度を判断し，診療の優先順位を決定することを院内トリアージという。

　国際的に使用されているカナダの救急患者緊急度判定支援システム Canadian Triage and Acuity Scale(CTAS)と，これをもとに策定された日本版の救急患者緊急度判定支援システム Japan Triage and Acuity Scale(JTAS)では，緊急度の判定レベルは次の 5 段階に分類される(▶図 10-3)。

● レベル 1(蘇生：青)：生命または四肢を失うおそれのある状態であり，積極的な治療がただちに必要な状態である。

● レベル 2(緊急：赤)：潜在的に生命や四肢の機能を失うおそれがあるため，迅速な治療が必要な状態である。

● レベル 3(準緊急：黄)：重篤化して救急処置が必要になる可能性がある状態，

あるいは強い不快な症状を伴う場合があり，仕事をするうえで支障がある，または日常生活にも支障がある状態である。

- レベル4(低緊急：緑)：患者の年齢に関連した症状，苦痛と感じる症状，潜在的に悪化を生じる可能性のある状態で，1〜2時間以内の治療や再評価が好ましい状態である。
- レベル5(非緊急：白)：急性期の状態だが緊急性のないもの，および増悪の有無にかかわらず慢性期症状の一部である場合，精査や治療を先のばしにしたり，院内の他科，またはほかの医療機関への紹介で対応可能な場合である。

B 心肺蘇生法

① 心肺蘇生法の基礎知識

技術の概要▶　心肺機能停止 cardiopulmonary arrest(CPA)は，冠動脈疾患，脳血管障害，外傷，溺水，気道閉塞，薬物中毒など，さまざまな原因によって生じる。心肺機能停止は，医療施設内にとどまらず，家庭，職場，学校，公共施設，輸送機関内，路上など，あらゆるところで発生する。心肺機能停止を含む生命の危機的状態にある患者や傷病者に対する処置を，**救急蘇生法** cardio pulmonary resuscitation and emergency cardiovascular care という。救急蘇生法は，**一次救命処置** basic life support(**BLS**)と**二次救命処置** advanced life support(**ALS**)に大別され，そのうち，心肺機能停止患者に対して行う胸骨圧迫と人工呼吸を中心とした処置を**心肺蘇生法** cardio pulmonary resuscitation(**CPR**)と称している。

　一次救命処置は，心血管系・脳血管系・肺循環系の致命的な事態(とくに心肺機能停止)にある患者への，心停止の確認，応援(医療スタッフや救急隊)要請，一次的な心肺蘇生法をさす。一次救命処置で行われる心肺蘇生法には，非医療従事者でも実施可能な，器具を用いないで行う気道確保，胸骨圧迫，人工呼吸，AED による除細動がある。引きつづき医療施設内で行われる高度な気道確保，気管挿管，除細動，薬物の静脈内投与などは，二次救命処置に位置づけられる。心肺蘇生法を含む救急蘇生法は，患者が発生した救急現場から始まり，その後の病院内での高度な医療処置まで，1つでもとぎれることなくつなげることが重要である。これを，**救命の連鎖** chain of survival という(▶図10-4)。

　突然の心肺機能停止状態への対応を例にとると，救命の連鎖は連続した4つの鎖によってなりたっている。第一は心停止の予防，第二は早期認識と119番通報，第三は発見者，すなわちそこに居合わせた人(バイスタンダー bystander)による一次救命処置(心肺蘇生法と AED による除細動)で，最後が病院での二次救命処置と心拍再開後の集中治療である。

目的▶　心肺機能停止患者の呼吸・循環機能を維持し，避けられた死 preventable

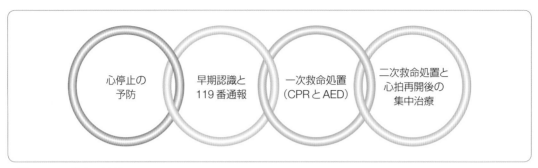

▶図 10-4　救命の連鎖

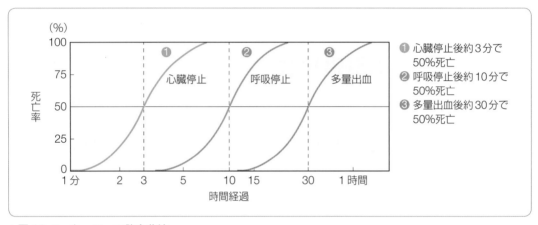

▶図 10-5　カーラーの救命曲線

death を減少させ，1人でも多くの命を救う。また，社会復帰の可能性を高める。

根拠▶　心肺機能が停止すると，生体内の血流が途絶え，組織や臓器は低酸素状態に陥る。とくに脳への血流が途絶えると，15 秒以内に意識消失がおこり，3〜4 分で不可逆的な変化がおこる。また，心臓停止からでは約 3 分，呼吸停止からでは約 10 分，多量出血からは約 30 分で 50%の人が死亡するといわれている（▶図 10-5）。

適応▶　急性疾患，外傷などにより心肺機能が停止している患者や傷病者に実施する。

禁忌▶ • がんの末期などで心停止ないし呼吸停止した際に心肺蘇生を行わないという特別な指示 Do Not Attempt Resuscitation（DNAR）がある場合。
• 頭部轢断，体温がない，死後硬直が始まっているなどの社会死（死亡が明らかである状態）。

②一次救命処置の実際

実施前の評価▶　急変した患者の心肺機能停止が疑われる場合は，一次救命処置を開始する（▶図 10-6）。一次救命処置は，気道確保，呼吸の確認，胸骨圧迫，人工呼吸，除

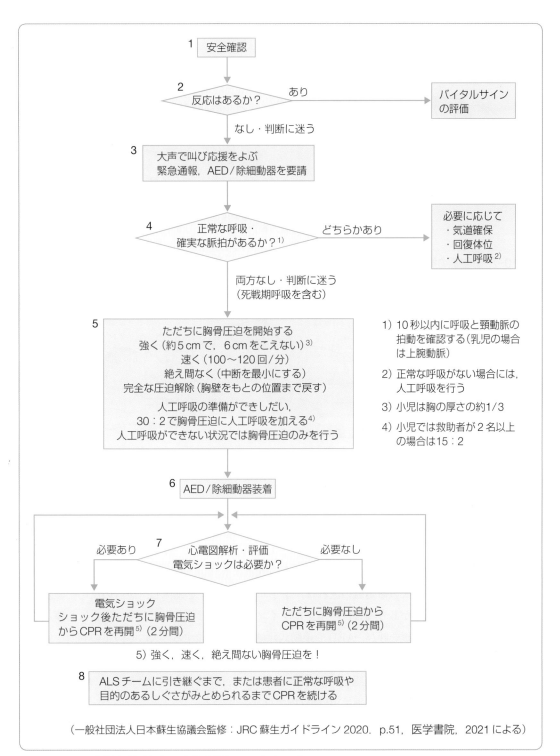

▶図 10-6　医療従事者が行う一次救命処置のアルゴリズム

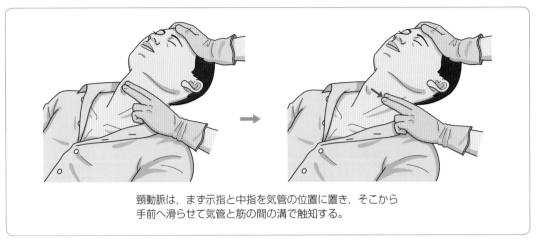

頸動脈は，まず示指と中指を気管の位置に置き，そこから
手前へ滑らせて気管と筋の間の溝で触知する。

▶図 10-7　頸動脈の触知

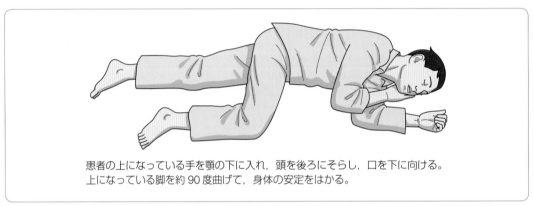

患者の上になっている手を顎の下に入れ，頭を後ろにそらし，口を下に向ける。
上になっている脚を約 90 度曲げて，身体の安定をはかる。

▶図 10-8　回復体位

細動のアセスメントと実施をいう。

　一次救命処置の流れは，まず，周囲の安全を確保し，患者の反応を確認する。反応がある場合はバイタルサインの評価を行い，反応がない場合は心停止を疑い応援を呼び，AED や手動式除細動器を依頼する。次に心停止の判断をするために，呼吸・脈拍の有無を確認する。呼吸の確認は，胸と腹部の動きに注目する。脈拍の確認は，頸動脈を触知して，脈拍の有無で評価する（▶図 10-7）。呼吸と脈拍の評価は 10 秒以内で行う。

　呼吸がなく脈拍も触知できない場合，あるいは死戦期呼吸（しゃくり上げるような不規則な呼吸）がみられた場合，判断に迷う場合，脈拍を確実に触知できない場合には，心停止として胸骨圧迫を開始する。呼吸・脈拍がある場合は，気道確保を維持し，必要に応じ**回復体位（リカバリーポジション）**をとらせる（▶図 10-8）。ただし，回復体位への変更は訓練を受けた者が行うことが望ましい。

必要物品▶　手袋，マスク，ポケットマスクまたは一方弁つき呼気吹き込み用具，バッグバルブマスク（必要時），吸引器（必要時），胸骨圧迫用背板（必要時），AED

実施方法▶　気道確保，胸骨圧迫，人工呼吸，AED による除細動の方法を解説する。

● 気道確保

　一次救命処置における気道確保の方法には，**頭部後屈顎先挙上法**と**下顎挙上法**がある。第一選択は頭部後屈顎先挙上法だが，訓練を受けた者は必要に応じて下顎挙上法を選択してもよい。頭頸部の外傷や頸椎症がある場合，またはその疑いがある患者には下顎挙上法が有効である。下顎挙上法のみで気道確保できない場合は，さらに頭部後屈を加える。

＊準備

（1）手袋とマスクを着用する。

（2）衣服のボタンや腰ひもなどはゆるめ，呼吸を抑制しないようにする。

（3）口腔内に異物や吐物があれば，示指と中指で口腔内をぬぐい，取り除く。近くに吸引器があれば，吸引して取り除く。

NOTE

気道異物による窒息

　気道異物による窒息は，上気道の閉塞であることが多い。緊急度が高く，放置すれば意識を消失し，心肺停止にいたる。気道異物になるものは，吐物，食物，義歯，硬貨，玩具，粘稠痰などで，高齢者ではもちが多く，小児では硬貨や玩具が多い。

　気道異物による窒息が疑われたら，ただちに声かけし呼吸の有無を確認する。窒息をおこしている場合，両手で頸部をわしづかみにする動作が見られる（万国共通の窒息のサイン，▶図a）。また，苦痛で顔がゆがむ，声が出せない，チアノーゼが出現するなどの状態を示す。

　気道異物による窒息を発見したら，ただちに異物を除去する。ハイムリック法（腹部突き上げ法）は，後ろから両手を腋窩より通し，片方の手で握り拳をつくり，拳をつくった手を，もう片方の手で握り，上腹部を圧迫する方法である（▶図b）。圧迫時には，腕で両脇をしぼり込みながら，斜め上に上腹部を強く突き上げる。背部叩打法は，片手で患者の胸を支えてうつむかせ，もう一方の手掌で，肩甲骨の間を強く数回たたいて異物を取り除く方法である（▶図c）。

　近くに吸引器がある場合は，異物の吸引を試みる。

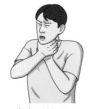 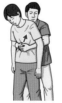 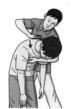

a. 窒息のサイン　　　　b. ハイムリック法　　　c. 背部叩打法
（チョークサイン）

▶図　気道異物による窒息のサインと処置の方法

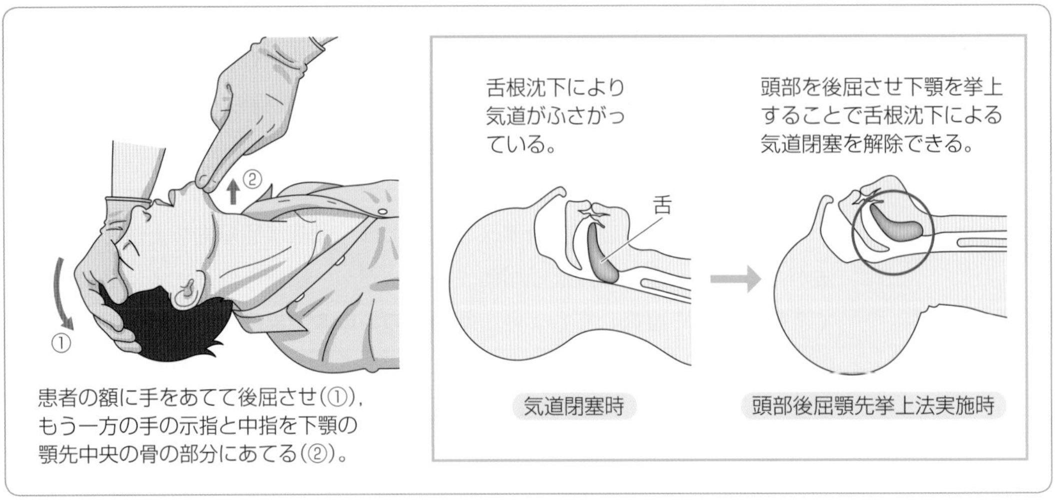

舌根沈下により
気道がふさがっ
ている。

頭部を後屈させ下顎を挙上
することで舌根沈下による
気道閉塞を解除できる。

舌

気道閉塞時

頭部後屈顎先挙上法実施時

患者の額に手をあてて後屈させ(①)，
もう一方の手の示指と中指を下顎の
顎先中央の骨の部分にあてる(②)。

▶図10-9　頭部後屈顎先挙上法

✳ 手順

[1] 頭部後屈顎先挙上法

(1) 患者の額に手をあて，後方に圧をかけて後屈させる(▶図10-9-①)。

(2) もう一方の手(示指と中指)は，下顎の顎先中央の骨の部分にあて，下顎を
押し上げるようにする(▶図10-9-②)。

> 注意　気道閉塞のおそれがあるため，下顎の軟部組織を押し込まないよう注意
> する。母指が軟部組織にあたると押し込まれる可能性があるため，顎先を挙
> 上するときに母指は使わない。

[2] 下顎挙上法

(1) 患者の頭側にまわり，両方の手掌で顔の横を持つ。

(2) 母指を除く4本の指で下顎角を引き上げるように持ち，下顎を突き出す
(▶図10-10-①)。

(3) 唇が閉じてしまうようであれば，母指で下唇を押し下げる(▶図10-10-②)。

> 注意　頭部は注意深く保護し，後屈しすぎたりねじったりしない。

✳ 留意点

(1) 頸椎損傷が疑われる場合は，用手的に頭頸部を安定させる。

(2) 義歯や取れそうな歯がある場合は，取り除く。

実施後の評価・ ▶ (1) 自発呼吸があるときは，気道に空気の流れができるので，呼吸の有無の確
**　　　　記録**　　　 認によって気道確保の効果を評価することができる。

(2) 自発呼吸がないため人工呼吸をする場合に，患者に呼気を吹き込めないと
きは，気道確保が不十分であり，再度気道確保をやり直す。

　一連の一次救命処置全体の記録として，急変の発見時間，救命処置の開始時
間，心肺蘇生法の継続時間，AED実施時間，行った処置内容などを記録する。

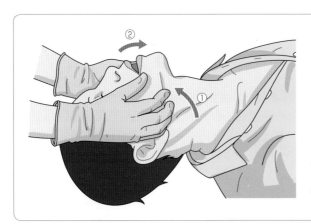

母指以外の4本の指で下顎角を引き上げるように持ち(①),唇が閉じてしまうようであれば母指で下唇を押し下げる(②)。

▶図 10-10　下顎挙上法

● 胸骨圧迫

✳ 準備

(1) 熟練した医療者は,呼吸と同時に頸動脈の脈拍の確認を行う。

(2) 頸動脈が触知できない場合,あるいは,脈拍があることを確信できない場合,または熟練していない医療者の場合は,ただちに胸骨圧迫の準備をする。

(3) 患者がマットレスなどのやわらかいものの上にのっている場合は,胸骨圧迫用背板を患者の背中に敷くこともある。

✳ 手順

(1) 圧迫部位の位置を定める(▶図 10-11-a)。

(2) 片方の手の手掌根部を圧迫部位に置き,もう片方の手をその上に重ねる。

(3) 圧迫する姿勢をとる(▶図 10-11-b)。

(4) 指は組むか,のばして,胸壁にあたらないようにする(▶図 10-11-c)。

> 注意　圧迫する手の指を胸壁に密着させると,肋骨に負荷が加わり,容易に肋骨骨折を引きおこす。ただし,もし肋骨を骨折させたとしても,骨端が内臓に突き刺さることはないため,中断せずに胸骨圧迫を続ける。

(5) 胸骨が約5 cm下がる程度の圧を加えるが,6 cmをこえないようにする。

(6) 1分間に100〜120回の速度で圧迫する。

> ポイント　圧迫を行うたびに胸郭が完全にもとに戻るようにするため,圧迫と圧迫の間は胸壁に力がかからないようにする。

(7) 30回の胸骨圧迫のあとに,ポケットマスク(▶391ページ,図 10-13)などを用いて人工呼吸(▶391ページ)を2回行う。以後,胸骨圧迫と人工呼吸を30:2の1サイクルとして実施する(▶図 10-12-a)。

(8) 2人で行う場合は,1人が頭側に立って気道を確保し,人工呼吸を行う。もう1人は患者の横に立ち,胸骨圧迫を行う(▶図 10-12-b)。

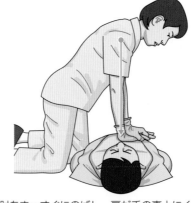
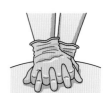
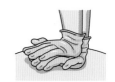

圧迫部位は胸骨の下半分とする。目安は，胸の真ん中である。圧迫部位を胸骨下端にすると，剣状突起によって肝臓を損傷したり，胃部に圧負荷がかかって胃内容物の逆流を引きおこしたりすることがある。

肘をまっすぐにのばし，肩が手の真上にくるようにし，圧迫部位に垂直に体重をかけるように圧迫する。圧迫を垂直に行わないと，患者の胴体が揺れ，圧迫力が弱まる。

指を組む方法

指をのばす方法

a. 胸骨圧迫の位置　　　　b. 実施時の姿勢　　　　c. 手の組み方

▶図 10-11　胸骨圧迫の位置，姿勢，手の組み方

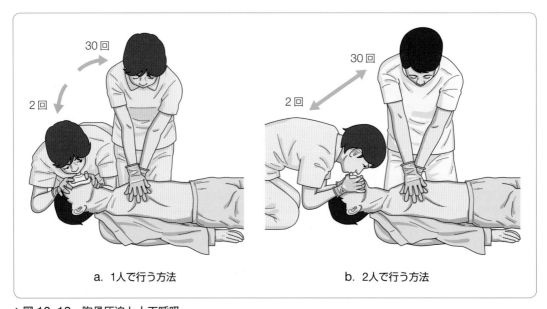

a. 1人で行う方法　　　　b. 2人で行う方法

▶図 10-12　胸骨圧迫と人工呼吸

＊ **留意点**

(1) 胸骨圧迫は，1分間に100〜120回の速さで，強く，たえまなく行うことが重要である。また，中断せずに続行することが大切で，AED用電極パッドの貼布や気管挿管などのために中断する場合であっても，最小限の中断とする。

(2) 手の位置を正しく保つために，胸骨圧迫の間，胸部から手を離さない。

(3) 心肺蘇生法は，呼びかけへの応答や正常呼吸などの出現か，次の処置（ALS など）に引き継ぐか，医師の中止の指示があるとき以外は継続する。

実施後の評価・記録 ▶ (1) 胸骨圧迫が適切かどうかを，圧迫の強さやテンポで拍動を確認する。

(2) 30：2 の胸骨圧迫と人工呼吸を除細動器装着まで繰り返す。呼びかけへの応答や正常な呼吸，目的のあるしぐさが出現しない限り，脈拍の有無を確認する必要はない。心電図モニター上で適切なリズムが確認できる場合は，脈拍の有無を確認する。

● 人工呼吸

　一次救命処置で行われる人工呼吸には，呼気を直接吹き込む口対口人工呼吸や，ポケットマスクまたは一方弁つき呼気吹き込み用具などを用いて呼気を吹き込む人工呼吸，バッグバルブマスクを用いる人工呼吸などがある（▶図 10-13）。実際の医療場面では，感染予防のため，口対口の人工呼吸ではなく，ポケットマスクやバッグバルブマスクを用いた人工呼吸を行う。

＊**準備** 10 秒以内に呼吸の有無を確認する。決して 10 秒をこえてはならない。

＊**手順**

　①口対ポケットマスク人工呼吸

(1) ポケットマスクを用いた方法では，患者の鼻すじを目安に顔にマスクをあて，患者の頭側の手の母指と示指でマスクを押さえ，もう一方の手の母指でマスクの下縁を押さえて下顎を挙上させる（▶図 10-14）。これに対して，一方弁つき呼気吹き込み用具を用いる場合は，患者の口に一方弁つき呼気吹き込み用具の開口部をかぶせ，鼻をつまみ，開口部を口でふさいで呼気

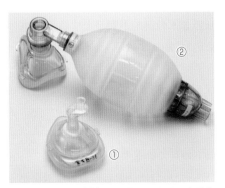

ポケットマスク（①）は携帯しやすく，突発的な緊急事態に備えることができる。院内など，バッグバルブマスク（②）がすぐに用意できる状況であれば，そちらを使う。

▶図 10-13　ポケットマスクとバッグバルブマスク

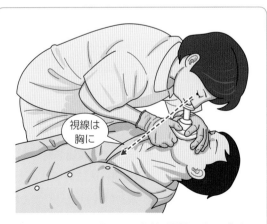

視線は胸に

患者の顔にマスクをあて，患者の頭側の手の母指と示指でマスクを押さえ，もう一方の手の母指でマスクを押さえて下顎を挙上させる。

▶図 10-14　口対ポケットマスク人工呼吸

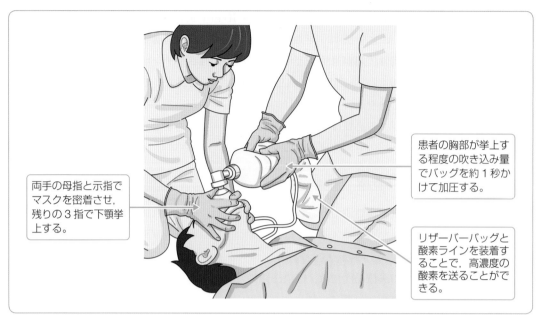

両手の母指と示指でマスクを密着させ，残りの3指で下顎挙上する。

患者の胸部が挙上する程度の吹き込み量でバッグを約1秒かけて加圧する。

リザーバーバッグと酸素ラインを装着することで，高濃度の酸素を送ることができる。

▶図10-15　2人で実施するバッグバルブマスクによる人工呼吸

吹き込みをする。

(2) ゆっくりと呼吸し，約1秒かけて吹き込み（1回の吹き込み量は，胸部が挙上する程度の量），患者の胸部が挙上することを確認する。

注意　1回の吹き込み量が多かったり，最高気道内圧が高かったりすると胃に空気が入り込み，胃膨満や胃内容物の逆流，誤嚥などをおこすため注意が必要である。

　②バッグバルブマスクによる人工呼吸　熟練している医療者が複数いる場合はバッグバルブマスクによる人工呼吸を行う。頭側の施行者が両手の母指と示指でマスクをしっかり密着させ，残りの3本の指で下顎挙上する（▶図10-15）。もう1人の施行者は，バッグを約1秒かけて加圧する。送気量は胸部が挙上する程度の量とする。

ポイント　バッグバルブマスクによる換気は1人で行うことも可能だが，両手でマスクを保持したほうが顔面との密着をより確実にすることができ，同じ圧で換気量を増やすことができる。

＊留意点　人工呼吸にあたっては，以下の点に留意する。

(1) 最初の呼吸で，うまく吹き込めなかった場合は，患者の頭の位置をかえ，気道確保をやり直し，再度吹き込みを試みる。

(2) バッグバルブマスクによる人工呼吸は，練習が必要な高度な手技である。しかし，急変に遭遇する機会が多い看護師にとっては，ぜひ習得したい手技である。バッグバルブマスクを上手に使うポイントは，適切な大きさのマスクを選択し，マスクを顔面に密着させることである。また，頭の下に

　厚さ 7 cm 程度の枕を置くとよい。

(3) 口腔内の出血がある場合や感染の危険が高い場合は，人工呼吸を行わず，胸骨圧迫のみの実施でよい。胸骨圧迫だけでも，必要な換気量を得ることができる。

● AED による除細動

　AED が到着したら，ただちに患者に装着する。看護師は医師の包括的指示によって単独で AED による除細動を実施することができる。その場に医師がおり，心電図モニターにて心室細動 ventricular fibrillation（VF）または無脈性心室頻拍 pulseless ventricular tachycardia（pulseless VT）が確認された場合は，医師によりマニュアル式の除細動が実施されることもある。

＊準備

(1) 胸骨圧迫と人工呼吸を続けながら AED の到着を待つ。

(2) AED 本体と電極パッドを取り出す。

＊手順

(1) AED の電源を入れる。音声で次にすること（電極パッドを取りつけること）が指示される。

(2) 患者の胸部が露出するよう衣類を取り除く。

(3) 電極パッドのパッケージを開封し，パッドについているシールをはがす。

(4) 皮膚がぬれていると正しく電気ショックが伝わらないため，電極パッドを貼付する前にタオルなどでふく。

(5) 電極パッドの粘着面を，患者の胸部に直接貼付する。貼付部位は，1 つは右前胸部，もう 1 つは左側胸部とする（▶図 10-16）。電極パッドと皮膚との間にすきまがあると熱傷をおこすことがあるため，空気が入らないように密着させてはりつける。

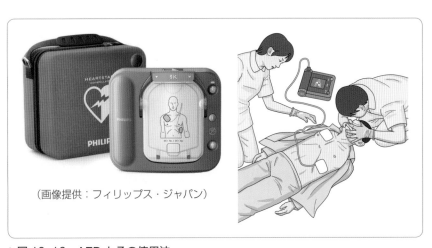

（画像提供：フィリップス・ジャパン）

▶図 10-16　AED とその使用法

(6) 接続ケーブルをつなぐ。

(7) 音声の指示に従い，患者から離れ AED が心拍の状態を解析するのを待つ。

(8) 除細動が必要であれば，音声で電気ショックの指示が出る。

(9) 患者から離れて，電気ショックを与えるボタンを押す。

⑽ 1 回の電気ショック後に，すみやかに胸骨圧迫を再開する。

⑾ 約 2 分間の胸骨圧迫と人工呼吸ののちに，再度 AED の解析を待ち，必要であれば電気ショックを与える。

＊ 留意点

(1) 「電気ショックは必要ありません」などのメッセージがあった場合は，音声メッセージに従って胸骨圧迫と人工呼吸を引きつづき約 2 分間行う。

(2) 意識はないが，心拍の再開がみられた場合は，電極パッドははがさず貼付したままにする。

(3) 胸部に医薬用貼付薬があるときは，それをはがしてから電極パッドをはる。

(4) 埋め込み型ペースメーカーがある患者では，ペースメーカー本体のふくらみ部分を避けて電極パッドをはる。

(5) 胸毛が多い場合は，再度強く押しつけて密着させる。それでも密着しない場合は，貼付した電極パッドを胸毛とともにはがし，予備の新しい電極パッドをはる。AED ケースに入っているかみそりで剃毛することもあるが，できる限りすばやく行う。

実施後の評価・▶　電気ショックののち，再ショックの指示がなく，脈拍が触知できれば，除細
記録　　動が成功し，心拍が再開したと判断できる。

③ 小児・乳児の心肺蘇生法

小児と乳児の解剖学的・生理学的特徴から，成人とは心肺蘇生法における圧迫法・時間・回数などが異なる（▶表 10-1）。

▶表 10-1　年齢区分による胸骨圧迫

	圧迫部位	圧迫法	回数と人工呼吸との比
成人		両手を重ね，手掌根部で約 5 cm，6 cm をこえない程度に圧迫する	●100〜120 回/分のペース ●胸骨圧迫：人工呼吸は 30：2
小児（1 歳〜15 歳程度まで）	胸骨の下半分（胸の真ん中）	片腕または両腕で胸の厚みの約 1/3 まで圧迫する	●100〜120 回/分のペース ●胸骨圧迫：人工呼吸は 30：2（2 人で行う場合は 15：2）
乳児（1 歳未満）		指 2 本で，または胸郭包み込み両母指圧迫法で胸の厚みの約 1/3 まで圧迫する	

小児の心肺蘇生法 ▶ 　小児の人工呼吸では，成人と同様に1秒/1回の吹き込みを行う。胸骨圧迫では，胸骨の下半分（胸の真ん中）を圧迫部位とし，胸骨圧迫と人工呼吸の比率は，1人で行うときは30：2，2人で行うときは15：2とする。

乳児の心肺蘇生法 ▶ 　乳児では，口対口鼻または口対口の人工呼吸を行い，胸骨圧迫は指2本で，または胸郭包み込み両母指圧迫法で小児と同じ比率で行う。

④ 二次救命処置について

　　　　　　医療施設内で行う心肺蘇生法は，医療チームによる二次救命処置にも含まれている。二次救命処置は，心肺蘇生法のような心肺停止への対応だけでなく，心肺停止の原因となった不整脈の初期治療も行う。二次救命処置の内容は，気管挿管（▶NOTE）などによる高度な気道確保，マニュアル除細動器を用いた除細

NOTE

気管挿管の介助

　気管挿管は高度な気道確保の方法1つで，最も確実に換気をすることができる。

　①**目的**　呼吸停止，舌根沈下，気管内分泌物の停滞，嘔吐物の誤嚥などによって気道の閉塞をおこしている患者，またはおこしそうな患者に対して，気管に直接チューブを挿入することによって確実に気道を確保する。

　②**必要物品**　気管チューブ（成人男性8.0〜9.0mm，成人女性7.5〜8.5mm），喉頭鏡，スタイレット，マギール鉗子（経鼻挿管時），カフ用注射器，バイトブロック，固定用テープ，潤滑剤，吸引器。

　③**準備**

(1) 気管チューブのカフをふくらませ，空気もれの有無を確認する。

(2) 気管チューブにスタイレットを挿入し，先端がやや強いカーブを描くように彎曲させる。

(3) 気管チューブ先端からカフの部分に潤滑剤を塗り，滑りをよくする。

(4) 喉頭鏡のライトが点灯するか点検する。

(5) 吸引の準備をする。

　④**手順（経口挿管）**

(1) 声門を確認しやすいように，口腔内を十分吸引する。

(2) 施行者が喉頭鏡で喉頭展開し，声門を確認する。確認しづらいときは，介助者が甲状軟骨の1〜2横指下にある甲状輪状軟骨部を軽く押す。

(3) 施行者に気管チューブを確実に手渡す。このとき，施行者が声門から目を離さないですむようにする。

(4) 気管チューブを挿入したら，スタイレットを静かに抜く。

(5) カフに2〜3mL程度の空気を入れ，耳朶のかたさ程度になることを確認する。

(6) バイトブロックをチューブに合わせて口腔内に入れる。

(7) 気管チューブとバイトブロックを固定用テープで固定する。テープは，口唇を避け，頬骨と下顎角にかかる位置にはって固定する。

　⑤**留意点**

(1) 気管チューブにスタイレットを挿入したときは，スタイレットの先端がチューブの先端から出ないように注意する。

(2) 挿管前に，外れやすい義歯があれば除去し，保管する。

(3) 挿管の深さは，経口の場合門歯の位置で18〜24cmになる。

(4) 確実に気管に挿管されたかどうかを確認するために，心窩部，左右の胸部聴診などを必ず行う。心窩部で空気の流れが聴取される場合は，食道挿管になっている可能性が高い。

(5) 迅速に行われる手技のため，介助者は手順を熟知し，準備と介助を手ぎわよく行う。

動，静脈路の確保，薬剤投与，心肺停止の原因の検索と解除，蘇生後の治療などである。看護師の役割は，医師が行う医療処置の介助が主となるが，医療チームの一員として主体的にかかわることが必要である。

C 止血法

① 援助の基礎知識

技術の概要▶　出血の種類は，損傷した血管によって，以下の3つがある。

[1] **動脈性出血**　動脈の損傷によっておこる出血で，鮮紅色の血液が拍動性に噴出する。

[2] **静脈性出血**　静脈の損傷によっておこる出血で，暗赤色の血液が湧出する。

[3] **毛細血管性出血**　毛細血管の損傷によっておこる出血で，じわじわとにじみ出るような出血である。

止血法とは，出血をとめる処置のことで，**一時的止血法**と**永久的止血法**の2つがある。前者は外傷など緊急時の応急止血法であり，後者は手術的止血法ともよばれ，臓器損傷などによる内出血の場合に用いられる。

◉ **一時的止血法**

一時的止血法には，**直接的圧迫止血法**，**止血帯法**，**間接的圧迫止血法**があり，それぞれ以下のような特徴をもつ。

[1] **直接的圧迫止血法**　出血部位を直接手で圧迫することにより，止血をはかる方法である。外出血の止血法の基本である。

[2] **止血帯法**　出血部位に近い中枢側（心臓に近い部位）に止血帯を巻き，強く締めることにより止血をはかる方法である。四肢の動脈性出血で，直接圧迫止血法による止血が困難な場合に用いられる。

[3] **間接的圧迫止血法**　出血部位より中枢側の動脈を圧迫して血流を遮断することにより止血をはかる方法である。

目的▶　止血法の目的は，出血による循環血液の喪失を防止することである。また，循環血液量の減少によって引きおこされるショック（循環血液量減少性ショック）の予防またはショック状態を改善することである。

根拠▶　出血には，体表面にあらわれる外出血と，体腔内におこる内出血がある。一般に体内の全血液量の20％を失うと出血性ショックとなり，30％以上を失うと生命に危険を及ぼす。そのため，出血部位をすみやかに特定し，適切な止血法を実施する必要がある。

適応・禁忌▶・動脈性出血は，急速に循環血液量を減少させるため，緊急に止血法の適応となる。

- 大きな静脈の損傷に伴う静脈性出血でも循環動態に影響を及ぼすため，適切な止血法を実施する必要がある。

② 援助の実際

実施前の評価▶ 止血法を実施する前には，出血部位および出血量を確認し，適切な止血法を選択する。抗凝固薬や抗血小板薬など，止血が困難となるような薬を服用していないかや，既往歴も確認する。大量の出血では，傷病者の意識，呼吸，循環の有無を確認し，意識がなく，呼吸・循環が確認できない場合には，ただちに心肺蘇生法を実施する。

必要物品▶ 手袋，ガーゼ，ゴーグル・マスク・ガウン（必要時），止血帯（直接的圧迫止血法のみ必要時）を用意する。

患者への説明▶ 止血法の目的，方法を説明し，同意を得る。圧迫止血中は，圧迫点がずれることを防ぐために安静を保つ必要があることを説明する。

実施方法▶ ✻ **手順**

[1] **直接的圧迫止血法**

(1) 処置環境を確保し，感染防止策を実施する。

- 病院外で実施する場合には，まず周囲を見わたし，処置の実施に適した安全な場所であるかを確認する。感染防止のための手袋がない場合は，ビニール袋などを代用し，血液が手に直接触れることがないようにする。
- 病院内で実施する場合には，感染防止のために手袋を装着する。大量の出血では，必要に応じてゴーグル，マスク，ガウンを使用し，血液による汚染を防ぐ。

(2) 圧迫止血の準備をする。

- 患者の体位を整える。手・足などは心臓よりも高い位置に上げると止血しやすくなる。
- 出血部位を露出する。

(3) 直接的圧迫止血法を実施する。

- 出血部位を直接おおうことのできるガーゼを出血部位にあて，上から手袋を装着した手でしっかりと圧迫する（▶図 10-17）。

(4) 止血を確認する。

[2] **止血帯法**

(1) 直接的圧迫止血法に準じて処置環境を確保し，感染防止策を実施する。

(2) 直接的圧迫止血法に準じて圧迫止血の準備をする。

(3) 止血帯（▶図 10-18）を用いた止血法を実施する。

- 出血部位から約 5〜8 cm 中枢側に止血帯のバンドを装着する。肌に直接装着することが原則だが，肌の露出が困難な場合は，衣服とバンドの間に物がはさまっていないかを確認したあとに，衣服の上からバンドを装着する。

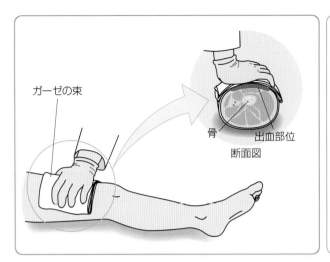

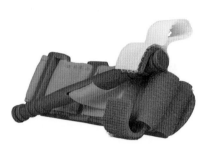

すばやく簡単な手順で四肢の止血ができる。

（画像提供：アコードインターナショナル株式会社）

▶図 10-17　直接的圧迫止血法　　　　　　▶図 10-18　止血帯

- バンドと肌の間に指が3本以上差し込めない程度にしっかりとバンドを締める。
- 出血がとまるまでロッドを巻き上げる。

（4）止血を確認する。

- 止血が確認できたら，ロッドクリップでロックする。
- 巻き上げたロッドとバンドをストラップで固定し，固定した時間を記録する。

> 注意　専用の止血帯を用いれば2時間は圧迫を継続してよい。圧迫の解除により，再出血や血流の再開による不整脈のおそれがあるため，医師立ち会いのもとで圧迫が解除する。

[3] **間接的圧迫止血法**　間接的圧迫止血法は，止血点を理解していなければ効果的な圧迫ができないため，直接的圧迫止血法が困難な場合に実施することが望ましい。

（1）直接的圧迫止血法に準じて処置環境を確保し，感染防止策を実施する。

（2）直接的圧迫止血法に準じて圧迫止血の準備をする。

（3）間接的圧迫止血法を実施する：出血部位に近い中枢側の動脈を，手袋を装着した手で圧迫する。間接的圧迫止血法を効果的に実施するためには，動脈の走行を理解し，出血部位により適した位置（止血点）を選択して圧迫しなければならない（▶図 10-19）。

> 注意　圧迫する際には，ビニール袋やゴムなどで止血点を縛ることはしない。ビニールやゴムなどを用いると，圧迫部位に過剰な圧がかかるおそれがある。

（4）止血を確認する。

＊**留意点**

- 過度な加圧や長時間の圧迫は，うっ血（えし），組織壊死，神経麻痺（まひ）などの合併症に

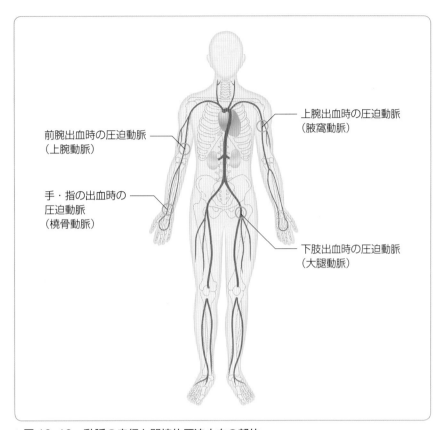

前腕出血時の圧迫動脈
（上腕動脈）

手・指の出血時の
圧迫動脈
（橈骨動脈）

上腕出血時の圧迫動脈
（腋窩動脈）

下肢出血時の圧迫動脈
（大腿動脈）

▶図 10-19　動脈の走行と間接的圧迫止血の部位

つながる危険性がある。圧迫中は，圧迫時間を記録するとともに，末梢動脈の触知や冷感，チアノーゼ，しびれの有無などを観察し，末梢の循環状態や神経障害の有無を確認する。

● バイタルサインやショック症状の有無を注意深く観察し，異常の早期発見，早期対応に努める。

実施後の評価・▶
記録

(1) 止血時間は，出血部位や出血量によっても異なるため，止血開始後，数十分程度経過したら，一度圧迫を静かにゆるめて止血効果を確認する。

(2) 止血が確認できた場合は，さらに数分間，軽度圧迫し，再出血のないことを確認する。

(3) 依然として出血が続く場合には，止血帯の準備を行う。

(4) 非開放性の動脈性出血の場合は，皮下血腫の範囲を確認し，止血できているかを判断する。

D 院内急変時の対応

① 援助の基礎知識

技術の概要▶ 院内急変とは，病院内で，入院患者や外来患者の病状が急激に変化することである。急変をきたした患者の病状は，心肺停止状態や呼吸困難，胸痛・腹痛などの強い苦痛を訴える場合などさまざまである。院内急変の発生時には，まず人員を確保し，処置のための環境・必要物品の準備を行う。その後，患者の病状に合わせた救急処置を実施する。

目的▶ 院内急変時の対応の目的は，病状や病態に応じた迅速な処置により，おこりうるさまざまな障害や合併症をできるだけ回避することで患者の生命をまもることである。急変に遭遇したときに，いかにすみやかに適切な判断と行動ができるかは，患者の生命予後や，その後のQOLに影響を与える。患者の病状の重症度・緊急度を適切に判断し，アセスメントに基づいた適切かつ迅速な対応を行うことが大切である。

根拠▶ 院内急変は，いつどこでおこるか予測がつかない突発的な事態であり，重症度・緊急度の高い病態である場合が多い。院内急変がおこった場合，患者の最も身近にいる看護師が第一発見者となることが多い。予期できない院内急変に備え，日ごろから正しい知識と実践のための技術を身につけておくことが重要である。

適応・禁忌▶ 院内急変をおこす代表的な疾患として，心疾患では急性心筋梗塞・重症不整脈，脳血管疾患では脳梗塞・脳出血・クモ膜下出血，呼吸器疾患では喘息重積発作・肺塞栓，消化器疾患では食道静脈瘤破裂などがあげられる。また，術中および術後の周手術期や各種処置，検査時にも急変はおこりうる。さらに，ベッドからの転落や歩行時の転倒による骨折，食事や薬剤によるアナフィラキシーショック，食物の誤嚥による窒息などでも院内急変の可能性がある。このように，院内急変をおこしうる要因はさまざまであり，それぞれに適した対応が求められる。

② 援助の実際

実施前の評価▶ 院内急変患者を発見した場合には，まず第一印象（最初に見たときの印象）で重症感をとらえ，意識・呼吸・循環の順に観察する。患者に意識がなく，呼吸や循環が確認できない場合には，すぐに一次救命処置（BLS）を開始する。

必要物品▶ （1）救急物品の準備：院内急変は，一般的に病室で発見されることが多いが，浴室や検査室など院内のあらゆる場所で発生する可能性がある。院内のどこで急変がおこっても，その場ですぐに救急処置を開始できるように，各

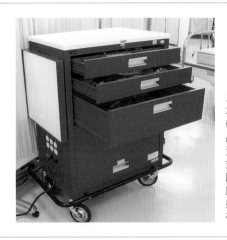

エマージェンシー-カートに必要な物品：救急薬品，各種注射器，輸液ボトル，静脈ライン確保用物品，バッグバルブマスク，酸素流量計，酸素マスク，酸素ボンベ，気管挿管用物品，吸引用物品，膀胱内留置カテーテル挿入用物品，胸骨圧迫心臓マッサージ用背板，感染防御物品，手袋・ガーゼ・包帯など

▶図 10-20　エマージェンシー-カート（救急カート）

病棟に**エマージェンシー-カート**（**救急カート**）が配置されている（▶図10-20）。エマージェンシー-カートには，救急処置に必要な物品が常備されている。いつおこるかわからない院内急変に備え，エマージェンシー-カートの物品を日ごろから確認し，整理しておく必要がある。

(2) 救急処置に必要な ME 機器[1]の整備：院内急変時に使用される ME 機器には，心電計もしくは心電図モニター，AED または除細動器，人工呼吸器，一時的ペースメーカーなどがある。これらの物品の正しい使用方法を学び，緊急時にすぐに使用できるように整備しておく。

患者への説明▶　急変をきたした患者，とくに呼吸困難や，胸痛などの苦痛を伴う場合は，みずからの生命に危険を感じ，死への恐怖から強い不安をいだく。看護師は，問診を通して患者の病状についてアセスメントすると同時に，患者のそばに寄り添い，苦痛の緩和に努めることが大切である。また，必要に応じて，現状を説明し，不安の軽減に努める。

実施方法▶　❉**手順**

(1) 救急処置のための人員，必要物品，処置環境を確保する。

- ナースコールやPHSなどを通して，患者の急変をほかのスタッフに知らせ，人員と必要物品（エマージェンシー-カートや ME 機器）を集める。
- 急変時には，患者の血液や体液に触れる可能性が高いため，感染防止のための標準予防策（スタンダードプリコーション）を行う。
- エマージェンシー-カートや必要な ME 機器を準備する。
- 院内の他部門や他職種との連携が必要な場合には，**院内救急コール**を依頼

---

1) ME 機器：ME とは medical engineering（医用工学）の略称で，ME 機器とは医療施設で治療や検査，モニタリングなどを目的に使用される医療機器のことである。

する。これは，院内急変時に，短時間に医師や看護師といった救急処置に必要な人員を院内から集めるためのしくみであり，「Dr. Hurry」「119 コール」「コードブルー」など施設によってさまざまによばれている。

- ほかの患者がいる大部屋や救急処置にそぐわない場所（浴室や廊下など）で院内急変が発生した場合には，処置ができる場所（各病棟の処置室や個室など）を確保し，すみやかに患者を移送する。

  ┃ポイント┃　第一発見者は，患者の安全確保と病状の変化の早期発見のために，原則的に患者のそばから離れず，すぐに救急処置が開始できるように準備を開始する。また，発見時間を確認しておくことも重要である。

(2) 救急処置を実施する

- 心肺停止状態の場合には，BLS を継続し，人員と物品の準備がそろったら，BLS に引きつづき，二次救命処置（ALS）を開始する。
- 患者の重症度や緊急度を判断し，処置の優先順位を決定する。まず，身体全体をざっと観察 rough survey し，生命をおびやかしている病態を把握する。その後，頭からつま先まで（head to toe の原則）詳細な観察を行う。
- 患者の病状に合わせて，処置や検査が行われるため，必要な介助を行う。

＊**留意点**　患者の急変は，家族にとっても予期せぬできごとであり，連絡を受けてかけつけた家族は，状況が理解できないままに不安や恐怖をいだく。そのため，家族への状況説明や定期的な声かけなどの援助を行う必要がある。

実施後の評価・▶ (1) 急変患者に対しては，複数の医師や看護師により，同時に多くの処置が実施される。患者に行われた処置は，分単位で詳細に記録する。薬剤投与では，投与量，投与方法，投与者名，投与時間を記載する。また，各種カテーテルの挿入時には，使用したカテーテルの種類や挿入した長さ，固定方法などを記載する。

(2) 救急処置中のバイタルサインや意識状態，症状の程度などの患者の状態を経時的に記録する。

(3) 救急処置にかかわるすべての医療者は，行った処置を記録者にわかるように声に出して伝えるなど，円滑なチームアプローチが大切である。

ゼミナール
復習と課題

❶ 迅速で適切な救急処置を実施するために，なぜ急変に対する日ごろの心構えと準備が必要であるかを述べなさい。

❷ 一次救命処置における2つの気道確保方法の違いについて説明しなさい。

❸ 胸骨圧迫の留意点についてまとめなさい。

❹ 人工呼吸での適切な呼気吹き込み量を述べ，なぜその吹き込み量にしなければならないかを考えなさい。

❺ 出血の種類と，看護師が行う止血法をあげ，それぞれの特徴を述べなさい。

❻ 実際のエマージェンシーカート（救急カート）には，どのような物品・薬品が入っているかを調べてみよう。

参考文献

1) 一般社団法人日本救急看護学会監修：トリアージナースガイドブック2020．へるす出版，2019．
2) 一般社団法人日本救急看護学会監修：ファーストエイド すべての看護職のための緊急応急処置，改訂第2版．へるす出版，2017．
3) 一般社団法人日本蘇生協議会監修：JRC蘇生ガイドライン2020．医学書院，2021．
4) 日本救急医学会ほか監修：緊急度判定支援システム JTAS2017ガイドブック．へるす出版，2017．
5) 山勢博彰・山勢善江編：救命救急ディジーズ 疾患の看護プラクティスがみえる．学研メディカル秀潤社，2015．
6) 山勢博彰編著：救急看護の知識と実際（臨床ナースのためのbasic & standard）．メディカ出版，2009．
7) 山勢博彰ほか著：救急看護学（系統看護学講座），第6版．医学書院，2018．

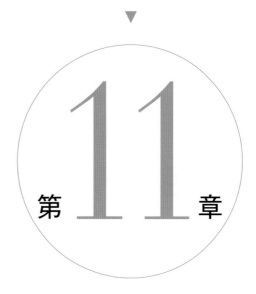

症状・生体機能管理技術

A 症状・生体機能管理技術の基礎知識

　　症状・生体機能管理技術は，看護師が患者をアセスメントする方法の1つである。本章では，症状・生体機能管理技術として，**検体検査**と**生体情報のモニタリング**について学習する。

症状・生体機能▶
管理の目的と
看護師の役割
　　検体検査や生体情報のモニタリングは，原則として医師の指示に基づいて行われ，得られた情報は，医師による健康状態の判断・疾病の診断・治療方針の選択・治療効果の確認のために利用される。看護師は，適切な方法によって検体を採取し，生体情報のモニタリングをするとともに，異常の早期発見を行い，医師に報告をする。そればかりではなく，看護師も患者の主観的情報を手がかりとしながら，検体検査や生体情報のモニタリングで得られた検査値やデータなどの客観的情報を利用して，患者の状態をアセスメントする。そして，どのように看護ケアを行うかを判断し，実施中や実施後の観察を行う。

　　なお，検査には，大きく分けて検体検査と**生体検査**があり，生体情報のモニタリングには生体検査が含まれている。生体検査にはさまざまなものがあるが，本章では，おもに看護師がデータ収集を行い，そのデータを看護介入の評価としても利用するものを取り上げた。医師や臨床検査技師，診療放射線技師によって行われる生体検査を受ける患者のケアについては，「第12章　診察・検査・処における技術」(▶435ページ)で説明する。

検体検査▶
　　検体検査は，患者の身体から得られる検体材料を用いて行うものである。皮膚に針を刺す血液検査のように侵襲的行為を伴うものと，尿検査・便検査・喀痰検査のように一般的には自然に排泄された検体を用いるものがある。これらの検体採取は，医師みずから，もしくは医師の指示に基づいて看護師や臨床検査技師が行う。検体検査には，毛細血管を用いる血糖測定や尿タンパク測定などのように安全で簡便なものもあり，療養行動の評価として患者自身のセルフモニタリングにも利用されている。

生体情報の▶
モニタリング
　　生体情報のモニタリングとは，心電図波形・心拍数・呼吸数・中心静脈圧・動脈圧・経皮的動脈血酸素飽和度(Spo₂)などの生体情報を医療機器によって収

集し，モニタリングすることである。計測は持続的に行う場合もあれば，間欠的に行う場合もある。モニタリングによって，自覚症状を訴えることのできない重症患者などの身体の変化を客観的にとらえることができ，また，あらかじめ医療機器に正常範囲を設定しておくことで，データがその範囲から逸脱したときには警報音でそれを知ることができる。

生体情報のモニタリングから得られる情報によって，医師は刻一刻と変化する呼吸・循環動態を即時に把握し，また，時間経過にそってどのように変化しているかなどを知ることができる。さらに看護師は，その情報によって患者の苦痛の度合いをアセスメントしたり，実施した看護ケアが適切であったかを評価したりすることができる。このように，生体情報のモニタリングから得られる情報はきわめて重要である。看護師は，医療機器を正しく取り扱うとともに，病態生理学や薬理学などの知識に基づいて，生体情報を解釈して理解することが不可欠である。

生体情報のモニタリングに使用される医療機器には，SpO_2を計測するパルスオキシメーターのように非侵襲的で簡便なものもあり，さまざまな場面で活用されている。たとえば清拭の前後でSpO_2を測定することにより，実施した看護ケアの評価をすることができる。また，歩行の前後に測定して患者とともにデータの変化をみることにより，患者が身体機能に見合った行動がとれるようになるなど，患者のセルフマネジメントの支援にも有用である。

B｜検体検査

① 血液検査（静脈血採血，動脈血採血，血糖測定）

1 援助の基礎知識

技術の概要 ▶ 血液は，細胞成分である血球と，液体成分である血漿からなり，酸素・二酸化炭素・栄養素・ホルモン・老廃物などを運搬する役割を担っている。血球は骨髄でつくられ，血漿には，タンパク質（酵素や免疫グロブリン，凝固因子など）・脂質・糖質のほか，ホルモンや電解質などが含まれる。

血液検査には，①形態検査（血球数の算定や血球像），②凝固検査（出血時間，凝固時間，凝固因子），③生化学検査（血中の酵素，無機物，有機物，膠質反応），④生理機能検査（血液ガス，赤血球寿命測定），⑤微生物学的検査（血液培養，原虫・寄生虫の検査），⑥血清学的検査（血液型や免疫抗体など）がある。

血液検査は，目的に応じて静脈血または動脈血で行う。採血は感染や出血などの危険が伴う侵襲的な手技であり，安全に十分配慮する必要がある。患者にとっては，痛みや，針を刺すという恐怖が伴うことにも留意する。また，患者

　　誤認や検体の取り違えは診断の誤りにつながるため，必ず患者の氏名を確認する。

目的▶　血液検査は，健康診断の際のスクリーニングや，さまざまな疾患の診断，治療効果の判定，予後推定などのために広く行われている。

2　援助の実際

● ホルダー採血（真空採血）法による静脈血採血

　　静脈血採血は看護師が行うことができ，シリンジで採血する方法（注射器採血法）と，ホルダー・採血針・真空採血管を用いて採血する方法（ホルダー採血法〔真空採血法〕）がある（▶表 11-1）。注射器採血法は針刺し事故の危険性が大きいため，一般的にはホルダー採血法で行うことが望ましい。注射器採血法が行われるのは，血管が細くホルダー採血法が困難な場合や，血液培養検査や血液ガス検査用の採血を行う場合である。

　　また，採血に用いる針には直針と翼状針がある（▶表 11-1）。ここでは，直針を用いた真空管採血の方法を説明する。

採血部位の選択▶　採血には，おもに上肢の血管が使われ，肘窩部の**肘正中皮静脈**，**橈側皮静脈**，**尺側皮静脈**のいずれかが選択される（▶図 11-1）。尺側皮静脈および肘正中皮静脈では，深部に正中神経・上腕動脈が走行しており，橈側皮静脈では付近を外側前腕皮神経が走行している場合がある。

　　したがって，どの血管を穿刺しても神経損傷のリスクがあるが，正中神経の損傷は感覚障害に加えて運動障害を生じるなど重症となる可能性があるため，穿刺の際にとくに十分な注意が必要である。

　　視診・触診により，太くまっすぐな，弾力のある血管を選択する。

▶表 11-1　静脈血採血時の器具の特徴

器具	おもな利点	おもな注意点
シリンジ	●吸引圧を調整することができるため，細い血管からも採血できる。 ●採血容量に制限がない。	●採取した血液を採血管に移しかえる（分注）必要があり，その際，針刺し事故のリスクが高い。
真空採血管	●分注による針刺し事故のリスクがない。 ●検査に必要な採血量に応じて各採血管の陰圧が設定されているため，正確な量を採血できる。	●吸引圧が調整できないため，細い血管からの採血には適さない。
直針	●針のコストが安価である。 ●針の内腔（デッドスペース）に残る血液量が少ない。	●針先の固定が不安定である。
翼状針	●針の切込みが浅く，血管に沿って穿刺するために血管貫通や神経損傷をおこすことが少ない。 ●針先の固定が容易である。	●チューブ内（デッドスペース）に残る血液量が多く，採血量が不足することがある。 ●翼状針の固定のために，ホルダーに採血管を差し込む操作を片手で行わなければならない。

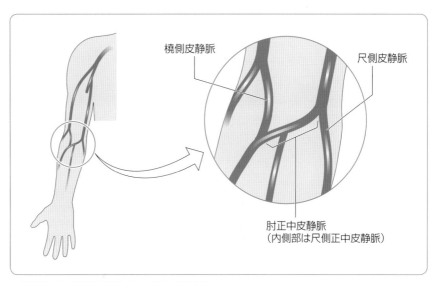

橈側皮静脈

尺側皮静脈

肘正中皮静脈
（内側部は尺側正中皮静脈）

▶図 11-1　採血に適した上肢の皮静脈

ポイント　両側の肘窩部に採血可能な血管がない場合には，前腕または手背の静脈を用いる。ただし，手首の橈側付近の静脈は，近傍を橈側神経の浅枝が走行しているため，採血に用いるのを避ける。

採血を避ける部位 ▶　両側の血管が同じような場合は，神経損傷などの可能性を考えて利き腕を避けることが望ましい。そのほか，採血を避けるべき部位には以下のようなものがある。

(1) 乳房切除側の腕：リンパ浮腫やそれに伴う感染症が発生しやすくなる。

(2) 透析用シャントのある腕の血管：シャント部位からの採血は動脈血が混入しているため避けなくてはならない。また，駆血によりシャントの閉塞を引きおこすおそれがある。

(3) 重症のアトピー性皮膚炎や熱傷痕（ねっしょうこん）のある部位：穿刺により重症化や感染症のリスクが高まる。

(4) 血腫や感染のある部位：穿刺により重症化のリスクが高まる。

(5) 下肢の血管：下肢に血栓が形成されている場合，駆血が引きがねとなって肺塞栓（そくせん）をおこすリスクがある（とくに高齢者では避ける）。

(6) 麻痺（まひ）のある部位：神経損傷などがおきても気がつかず重症化するおそれがある。

(7) 輸液箇所の中枢側：輸液成分が混入するおそれがある。

実施前の評価 ▶　(1) 既往歴や現病歴などから，上記にあげたような，採血を避けるべき情報を確認する。

(2) **血管迷走神経反応**の既往を確認する。血管迷走神経反応とは，採血中あるいは採血直後に一時的に血圧が低下し，気分不快，冷汗，失神などを生じることをいう。

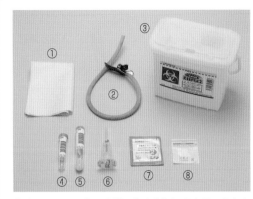

①防水シート，②駆血帯，③廃棄物処理容器，④真空採血管，⑤真空採血管，⑥採血針＋ホルダー，⑦アルコール綿，⑧絆創膏（このほか，トレイ，肘枕，膿盆，手袋を用意する）

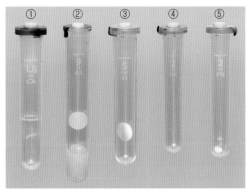

採血管が複数ある場合は，①凝固検査用（クエン酸ナトリウム入り），②血清学的検査用（血清分離剤入り），③生化学検査用（ヘパリン入り），④血球検査用（EDTA入り），⑤血糖検査用（解糖阻止剤入り），その他の順に採血する（①と②は逆にすることもある）。また，赤沈用の採血管がある場合は2番目に採血する。

▶図11-2　静脈血採血の必要物品

(3) アルコール消毒薬やラテックスに対するアレルギーの有無を確認し，採血に使用する消毒綿や駆血帯の種類を確認する。アレルギーがある場合は，グルコン酸クロルヘキシジンやポビドンヨード，ラテックスフリーの駆血帯などを準備する。

(4) 食事摂取についての指示や，抗凝固薬・抗血小板薬の服用についての指示がまもられていることを確認する。

必要物品▶　トレイ，マルチプル採血針（一般的に21〜23Gの針を用いる），ホルダー（近年は採血針とホルダーが一体となったタイプの製品もある），真空採血管，アルコール綿，駆血帯，肘枕，廃棄物処理容器，膿盆，絆創膏，手袋を用意する（▶図11-2）。

注意　検査項目によって使用する採血管が指定されており，それぞれの採血管は目的に応じて抗凝固剤や凝固促進剤，解糖阻止剤などが，顆粒，溶液，フィルムの状態で加えられている（▶図11-2-右）。キャップの色や容積などはメーカーによって異なる場合があるので注意する。

患者への説明▶　目的と採血部位を説明する。

実施方法▶　＊準備

(1) 採血の指示書と使用する真空採血管，ラベルの患者氏名を確認する。

(2) 温度変化による圧の変化を防ぐため，真空採血管が室温と同じ温度になってから使用する。

＊手順

(1) 患者自身に氏名を名のってもらい，真空採血管のラベルと照合する。

(2) 手を洗い，手指消毒を行う。

(3) 手袋を装着する。

(4) 左右の腕を視診・触診して採血する部位を決め，姿勢を整える。座位の場合，穿刺部位が心臓より低い位置に来るように腕を下向き（アームダウン）してもらう。これにより血管の怒張促進効果が得られる。入院患者や血管迷走神経反応の既往がある患者は臥位で行うほうが安全である。臥位の場合は，採血管内に流入した血液の血管内への逆流防止のために，翼状針を用いるとよい。

(5) 採血部位から 7～10 cm 中枢側に駆血帯を巻く。母指を中にして手を握ってもらう。それによって前腕部の筋肉が収縮し，静脈血の還流が促進されると考えられている。握った手は，血液の流入に問題がなければ，ゆっくりと開いてもよい。

> 注意 駆血は強すぎないように注意し，駆血時間は 1 分を目安とする。駆血時間が長くなると，血液の濃縮などにより検査データに影響が生じる場合がある。また，手を握ったり開いたりを何度も繰り返すと，血清カリウムなどの検査値に大きな影響を与える可能性がある。

> ポイント 血管が怒張しにくい場合は，手首から肘へ向けて軽くマッサージをする，40℃程度の温タオルであたためる，一度腕を下げて血流量を増やすなどの方法をとる。

(6) 穿刺部位を指で再度確認し，アルコール綿で消毒する。

(7) 穿刺部位よりも 3～5 cm くらい末梢側の皮膚を軽く手前に引き，静脈を固定する。採血針のキャップを外し，刃面を上に向け，静脈の走行に沿って，30 度以下の角度で刺入する（▶図 11-3-①）。

> 注意 深部の血管以外は通常 20 度以下の角度で刺入する。穿刺時の角度が大きすぎると，血管を貫通したり，神経を損傷したりする危険性が高くなるので注意する。

(8) 刺入直後に，しびれがないかを確認する。あれば駆血帯を外して採血針を抜く。

(9) しびれがなく，針の先端が血管内に入ったあとは，針の角度を皮膚とほぼ平行にしてさらに 2～3 mm 進める（▶図 11-3-②）。そうすることで針が十分に血管内に挿入されて安定する。

(10) 採血針を動かさないようにホルダーを確実に固定し，採血管をホルダー内にまっすぐ差し込み，血液の流入を確認する（▶図 11-3-③）。

> ポイント 採血針とホルダーの固定は確実に行い，採血管内の物質や血液が血管内に逆流しないように，採血管底部が下になるようにする。

(11) 必要量の血液を採取したあと，ただちに採血管をまっすぐに引き抜き（▶図 11-3-④），採血管を静かに 5 回以上確実に転倒混和する（▶図 11-3-⑤）。

(12) 連続採血する場合は，ホルダーを固定したまま真空採血管を取りかえる。

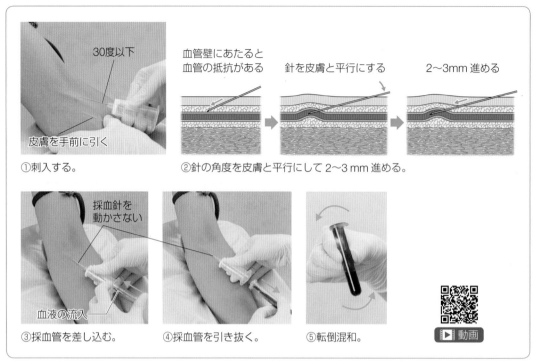

30度以下

皮膚を手前に引く

①刺入する。

血管壁にあたると
血管の抵抗がある

針を皮膚と平行にする

2〜3mm 進める

②針の角度を皮膚と平行にして2〜3mm 進める。

採血針を
動かさない

血液の流入

③採血管を差し込む。

④採血管を引き抜く。

⑤転倒混和。

▶図 11-3　静脈血採血

⑬ 必要な採血管すべてに血液を採取したあと，必ず採血管をホルダーから除去し，駆血帯を外す。

> 注意　採血終了後，採血管がホルダーに差し込まれたままの状態で駆血帯を外さない。駆血帯を外して圧力が変動することで，採血管の内容物などが患者の体内に逆流するおそれがある。

⑭ アルコール綿を穿刺部位に軽くあてた状態で採血針を抜き，穿刺部位をアルコール綿で押さえ，5分程度圧迫止血する。

> ポイント　圧迫しながら採血針を抜くと抜去時の痛みが増すため，圧迫は抜いた直後に行う。

> 注意　出血傾向がある患者の場合は，長めに圧迫止血を行い，止血状態に注意する。

⑮ 使用後の採血針とホルダーは，専用の廃棄物処理容器に捨てる。

> 注意　針刺し事故をおこさないよう，リキャップはしない。針刺し事故防止機能つきの針の場合は，指定の方法で機能を作動させる。

⑯ 採血後の検体は原則として室温で保存し，できる限りすみやかに検査室に搬送することが望ましい。ただし，検査項目によっては保存条件が指定されているものもあるため注意する（例：血中アンモニア値測定の場合は氷冷下で保存・搬送する）。また，血液の入った採血管を取り扱う際は手袋を着用して行う。

▶表 11-2　おもな採血合併症とその予防

採血合併症	予防・対応
神経損傷	● 深い位置の尺側皮静脈および肘正中皮静脈の穿刺を避ける(正中神経の損傷予防のため)。 ● 手首の橈側の静脈を避ける(橈骨神経浅枝の損傷予防のため)。 ● できるだけ浅い角度での穿刺を心がけ，30 度以上の角度をつけて穿刺しない。 ● 肘窩部に適切な血管が見あたらない場合は，無理せず前腕や手背の静脈の穿刺を試みる。 ● 翼状針を使用する。 ● 刺入時に強い痛みやしびれがないか確認し，それらの症状がみられた場合には，すみやかに抜針して医師に報告する。
血管迷走神経反応	● 音楽を流すなど，リラックスできる環境をつくる。 ● ベルトをゆるめるなど，らくな服装にする。 ● 仰臥位で採血する(必要に応じて下肢を挙上する)。 ● 口をすぼめてゆっくり呼吸する。 ● 大腿・下腿の筋肉を絞めたりゆるめたりする。 ● 足関節を回転させる。 ● 症状がみられた際には，ただちに採血を中止して安静臥床とする。最終的にはバイタルサインが正常化し，自力歩行できることを確認する。
感染症	● 皮膚の消毒を適切に行う。とくに，消毒後に穿刺部位に触れた場合にはもう一度消毒を行う。 ● 手袋を装着し，患者ごとに交換する。 ● ホルダー・注射器・針を単回使用とする。 ● 可能な範囲でアームダウン(腕を下向きにする)を励行する。
皮下血腫・止血困難	● 通常の患者では，採血後 5 分程度，穿刺部位を圧迫する。 ● 必要に応じて止血ベルトなどを用いる。 ● 抗凝固薬を服用しているなどで，止血に時間がかかると予測される場合は，確実に止血するまで圧迫を続ける。
アレルギー・過敏症	● 採血前に消毒薬やラテックスなどに対するアレルギーの有無を確認する。 ● 特定の物質に対するアレルギーがある場合は，当該物質を含む薬品・器具を使用しない。

(JCCLS 日本臨床検査標準協議会，JCCLS 標準採血法検討委員会編：標準採血法ガイドライン(GP4-A3)．pp.42-45，日本臨床検査標準協議会，2019 より作成)

　　　　　✴ 留意点

　　　　　(1) 緊張や恐怖を伴うため，リラックスできるように配慮する。

　　　　　(2) 採血合併症の予防につねに留意し，もし発生した場合には適切に対処する
　　　　　　　(▶表 11-2)。

実施後の評価・▶　(1) 確実に止血されていることを確認する。
　　　　記録　　(2) 採血部位などについて記録する。

● 動脈血採血の介助(血液ガス分析を目的とする場合)

　　　動脈血採血はおもに血液ガス分析[1]などを目的として行われる。採血後ただちに検査を行うため採血管には抗凝固薬が添加されている。動脈の穿刺は侵襲が大きいため，看護師は安全・安楽に実施できるように医師の介助を行う。

穿刺部位▶　橈骨動脈，上腕動脈，大腿動脈，足背動脈など。

---

1) 血液ガス分析：動脈血液中の酸素分圧(Pao_2)や二酸化炭素分圧($Paco_2$)，重炭酸イオン(炭酸水素イオン，HCO_3^-)などを測定する検査で，ガス交換機能や酸塩基平衡をモニタリングするために行われる。

実施前の評価▶　意識状態や出血傾向を把握する。

必要物品▶　トレイ，動脈血採血キット，消毒薬(ポビドンヨード)，綿球，アルコール綿，廃棄物処理容器，膿盆，絆創膏，手袋，防水シートを用意する。

患者への説明▶　(1) 目的と採血部位を説明する。

(2) 採血の際には，息をこらえたり，過換気をしたりしないよう説明する。

(3) 採血後は，静脈血採血の場合よりも長めに圧迫止血をすることを説明する。

実施方法▶　✳ **手順**

(1) 患者自身に氏名を名のってもらい，シリンジのラベルと照合する。

(2) 手を洗い，手指消毒を行う。

(3) 手袋を装着する。

(4) 医師に穿刺部位を確認し，姿勢を整え，穿刺部位の下に防水シートを敷く。

(5) 穿刺部の消毒の介助をする。

(6) 穿刺する際，穿刺部位を動かさないように声をかけ，必要に応じて安静に保持する(▶図 11-4)。

(7) 医師による動脈血採血がすんだら，すみやかに穿刺部位を圧迫し，5 分以上圧迫止血する。

> 注意　出血傾向がある場合は，とくに止血を確実に行うようにする。

(8) 採血終了後のシリンジは気泡を除去してキャップなどで密封し，転倒混和およびきりもみ回転させ，抗凝固薬と血液を十分混和する(▶図 11-4-右)。

(9) すみやかに血液ガス分析装置により測定する。

✳ **留意点**

(1) 緊張や体動により呼吸が変化すると正確なデータが得られないため，緊張せずに安静に受けられるように援助する。

NOTE

翼状針を用いたホルダー採血(真空採血)法

　翼状針は，直針に比べて小さい角度での刺入が可能であり，採血を臥位で行う場合などでも採血管からの血液の逆流を防ぐことができる。また，針が短いため神経損傷をおこすことも少なく，刺入時の逆血の確認も容易である。

　一方で，特有の注意点もある。以下に，翼状針を用いたホルダー採血法の，直針とは異なる注意点をまとめた。

(1) 刺入時：刺入された翼状針は，翼の部分を押さえて固定する。この際，操作にやや時間を要することと，ホルダーに採血管を差し込む操作を片手で行わなければならなくなることに注意が必要である。

(2) 採血管の差し込み時：翼状針を用いた場合，刺入部

位より高い位置でホルダーに採血管を差し込むと，採血管からの血液の逆流がおきやすい。また翼状針による採血では，チューブの長さ分のデッドスペース(採血量の不足)が生じる。そのため，凝固検査用の採血など，採血量の正確さが要求される採血管を 1 本目に差し込む際には，その前にダミーの無添加(プレーン)採血管を差し込んで，チューブ内を血液で満たす必要がある。

(3) 抜去時：翼状針には誤刺防止機能つきのものがある。この機能を誤操作して針刺しを生じた事例もあり，各製品の添付文書にしたがって正しく抜去するように注意する。

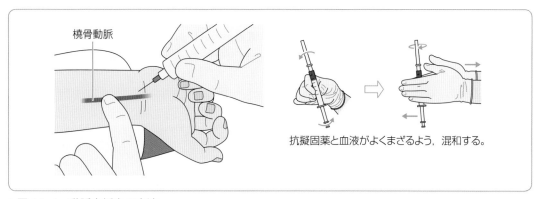

▶図11-4 動脈血採血の方法

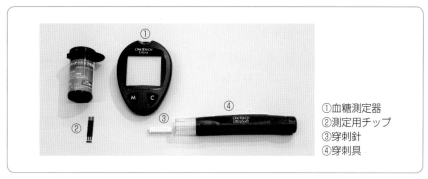

①血糖測定器
②測定用チップ
③穿刺針
④穿刺具

▶図11-5 血糖測定に用いる物品

(2) ガス分析に影響を与えるため，空気の混入を防ぐ。血液細胞の代謝によりO_2，CO_2が変化するのを防ぐため，すみやかに測定する。

実施後の評価・▶ (1) 確実に止血されていることを確認する。
記録 (2) 検査結果，採血部位，採血後の止血状況などを観察・記録する。

● 血糖測定

血糖測定は，糖尿病患者の血糖コントロールの状態を把握するために行われる。患者が自己測定できる簡易な器具が開発されている。この器具を用いて，看護師が血糖値を測定する場合もある。

穿刺部位▶ 指先・前腕・耳朶など。

実施前の評価▶ 最終食事時間を確認する。

必要物品▶ 血糖測定器，測定用チップ，穿刺具，穿刺針，アルコール綿，廃棄物処理容器，手袋を用意する（▶図11-5）。

注意 アルコールにアレルギーがある場合は，クロルヘキシジングルコン酸塩などほかの消毒薬を準備する。

患者への説明▶ 目的，穿刺部位を説明する。

実施方法▶ ＊**準備**

(1) 血糖測定器の電源を入れ，電池が十分にあることを確認する。

(2) 測定器に測定用チップをセットする。

(3) 穿刺具に穿刺針をセットする。

＊**手順**

(1) 患者自身に氏名を名のってもらい確認する。

(2) 手を洗い，手指消毒を行う。

(3) 手袋を装着する。

(4) 穿刺部位をマッサージし，アルコール綿で消毒し乾燥させる。

　　ポイント　気温が低いときは，穿刺前にあたためるとよい。

(5) 穿刺具を穿刺部位にあて，プッシュボタンを押して穿刺する。

(6) 穿刺後，軽く押して血液を出し，測定器の測定用チップを押し，血液を吸引する。

　　注意　血液を無理やり押し出すと，細胞内液を含んでしまうため正確な測定ができなくなる。

(7) 測定値を正確に記録する。

(8) 測定用チップ，穿刺針を外し，廃棄物処理容器に廃棄する。

(9) 血糖測定器の電源を切る。

＊**留意点**

(1) 穿刺針，測定用チップは1回ごとの使い捨てとし，使いまわしはしない。

(2) 検査に必要な血液量は器具により異なる。血液量が不十分な場合，正確な測定ができないことがある。

(3) 同じ部位を繰り返し穿刺すると皮膚がかたくなるため，少しずつずらした部位を選択する。

実施後の評価・▶ (1) 穿刺部の観察を行う。
　　　記録

(2) 測定した血糖値を記録する。

(3) 低血糖や高血糖など異常な値がみられた場合は，すみやかに医師に報告する。

②尿検査

1 援助の基礎知識

技術の概要▶　尿検査は，腎・泌尿器系疾患や糖尿病，高血圧症などの診断において重要な検査であり，尿一般検査，尿生化学的検査，尿細菌検査などがある。

　尿の成分は，生体内の代謝機能を反映し，つねに変化している。採尿にあたっては，検査の目的に応じて，適切な時間・方法が選択される。採尿する時間によって，随時尿，早朝起床尿，食後尿，24時間尿などに分類される。また，

▶表 11-3　採尿の種類

種類		方法・適応
採尿時間による分類	随時尿	外来患者のスクリーニングなど，任意の時間に検査を行う。
	早朝起床尿	早朝起床時に採尿する。飲食や運動の影響を受けないため，定量検査・沈渣検査に適している。
	食後尿	食後に採尿する。糖尿病のスクリーニング検査に適している。
	24 時間尿	24 時間に排泄される尿をすべて採尿する(蓄尿)。1 日に排泄される尿量・タンパク質・糖質・ホルモン・電解質などの測定から腎機能などを評価する。
採尿方法による分類	自然排尿	自然に排出される尿を紙コップなどに集める。
	中間尿	排尿のしはじめの尿を捨て，排尿の中間あたりの尿を集める。細菌検査を目的とする尿検査はこの方法で採尿する*。
	分杯尿	排尿の前半 2/3 と後半 1/3 を別々の容器に集める。前者は尿道の病変，後者は後部尿道・前立腺・膀胱の病変を検査に用いる。
	カテーテル尿	尿閉のある患者などに無菌的にカテーテルを挿入して採尿する。

＊：クラミジア感染症の検査などには排尿開始の尿を採尿する。

採尿方法は，自然排尿，中間尿，分杯尿，カテーテル尿などに分類される(▶表11-3)。

尿検査は侵襲が小さく，検体の採取も容易である。しかし，排泄物の採取に羞恥心を伴う点に配慮が必要である。看護師は検査の項目・目的を理解したうえで，尿を適切な方法で確実に採取し，臨床検査室へ提出する。

検査にはいくつかの方法があるが，尿試験紙検査法は看護師が行うことも多い。尿比重・pH・尿タンパク・尿糖・尿ケトン体・尿潜血などを調べることにより，体内の酸塩基平衡状態や，代謝異常，腎・尿路系の異常を把握することができる。

目的▶　尿の成分を分析することにより，腎・泌尿器系の障害や，さまざまな内分泌・代謝の機能などの異常や変化を知る。

根拠▶　尿は血液を原料として，腎臓で生成され，尿管，膀胱，尿道を経て体外に排出される。尿には多くの代謝産物，無機成分，ビタミン，ホルモン，酵素などが含まれており，尿の成分を分析することにより，腎・泌尿器系の障害や，さまざまな内分泌・代謝機能などの異常や変化を知ることができる。

2　援助の実際

● 検体の採取

● 24 時間蓄尿法

実施前の評価▶　自力での排尿および蓄尿が可能かどうかを判断する。

必要物品▶　採尿用コップ・蓄尿容器・検査室提出用容器(それぞれに患者の氏名・病

棟・部屋番号などを明記しておく），保存剤（必要時）を用意する。

患者への説明▶　患者が蓄尿を行う場合は，下記の ✳ **蓄尿方法**をわかりやすく説明する。

実施方法▶　✳ **準備**　患者の病室，氏名を明記した蓄尿容器，採尿用コップを準備しておく。

✳ **蓄尿方法**

(1) 早朝の定刻に，尿意の有無にかかわらず，完全に排尿し，その尿は捨てる。

(2) それ以降，翌朝までに排尿した尿はすべて採取し，容器に蓄尿する。

(3) 蓄尿開始から 24 時間後の，翌朝の定刻に，尿意の有無にかかわらず完全に排尿し，その尿を含めて 24 時間尿とする。

(4) すべての尿を採尿するため排便と排尿は別々に行い，排便時にも採尿する。

(5) 蓄尿容器を間違えないよう注意し，必ずふたをする。

✳ **検体提出の手順**

(1) 蓄尿容器は冷暗所に設置し，保存剤が必要な場合は入れておく。

(2) 正確に 24 時間蓄尿が行われたあと全尿量を測定し，尿の性状を観察する。

(3) よく攪拌して一部を検査用尿コップに採取する。

(4) 患者の氏名，日付，病棟・部屋番号，24 時間尿量を確認し，ふたをして検査室へ提出する。

✳ **留意点**

(1) 検体の取り違えがないように注意する。

(2) 病棟外で排尿する場合は，採尿して持ち帰らなくてはならない。それを避けるため，必ず排尿をすませてから病棟を離れ，次の排尿までに戻るように説明する。

(3) 検査項目により，保存剤の種類が異なるので注意する。尿糖・尿タンパク測定などの場合はトルエンを，アミノ酸やカテコールアミン，バニリルマンデル酸（VMA），5-ヒドロキシインドール（5-HIAA）などの測定がある場合は塩酸を，尿中 C-ペプチドの測定の場合には尿 C-ペプチド安定化剤を入れる。

◉ 早朝起床尿の検査

実施前の評価▶　採尿が自力で可能かどうかを判断する。

必要物品▶　採尿用コップ，ふた，検査室提出用容器を用意する。

患者への説明▶　患者が採尿を行う場合は，下記の ✳ **採尿方法**をわかりやすく説明する。

実施方法▶　✳ **準備**　採尿コップおよび提出用容器には，患者氏名，病棟・部屋番号などを書いておく。

✳ **採尿方法**

(1) 起床後 1 回目の尿を採取する。

(2) 最初に，少量を放尿し，その後コップに採尿する。

(3) コップの 1/3〜1/2 くらいの量を採尿し，残りの尿は廃棄してよい。

(4) 採尿後はふたをして，所定の場所に置くようにする。

＊ **検体提出の手順**

(1) 採尿用コップから，検査室提出用容器に一部を採取し，検査室へ提出する。

(2) 提出の際には，病棟・部屋番号・患者氏名などを確認する。

＊ **留意点**

(1) 月経中でないことを確認して行う。

(2) 提出場所を確認し，トイレ内などに放置したままにならないようにする。

● 尿細菌検査

実施前の評価▶ 排尿が自力で可能かどうか判断する。

必要物品▶ ふたつき滅菌検尿用コップ，尿道口消毒用の消毒綿を用意する。

患者への説明▶ 滅菌検尿用のコップのラベルが本人のものか確認して手渡し，下記の手順で行うことを説明する。

実施方法▶ ＊ **手順**

(1) 採尿前に手を洗う。

(2) 消毒綿と滅菌検尿用コップを手の届くところに置き，下着をとる。

(3) 滅菌検尿用コップのふたをとる。

(4) 尿道口周囲の消毒をする。男性の場合は，陰茎の先を消毒綿でふく。女性の場合は，片方の手で小陰唇を十分に開き，左右の小陰唇内側，尿道口をふく。

(5) 排尿のしはじめの尿(少量，ただし 10 mL 以上)は廃棄する。

(6) 滅菌検尿用コップを内側に触れないように持ち，尿道口より 5〜6 cm 離してコップ内に排尿する。

(7) コップの 1/2 程度採尿し，コップの内側に触れないようにふたをする。

(8) 所定の場所に置く。

＊ **検体提出の手順**

(1) 尿量・性状を確認して検査室へ提出する。

(2) 提出の際，病棟・部屋番号・患者氏名などを確認する。

⬤ 尿試験紙検査法

尿糖・尿タンパク・尿潜血・pH などの測定が可能である。

必要物品▶ 尿試験紙，尿を用意する。

実施方法▶ ＊ **準備** 尿試験紙の使用期限を確認しておく。

＊ **手順** (▶図 11-6)

(1) 攪拌した尿中に試験紙部分を浸し，すぐに取り出す。

(2) 一定時間後に尿に浸した試験紙の色を比色表と照合し判定する。

＊ **留意点** 検査項目によって，浸してから判定するまでの時間が異なるので注意する。

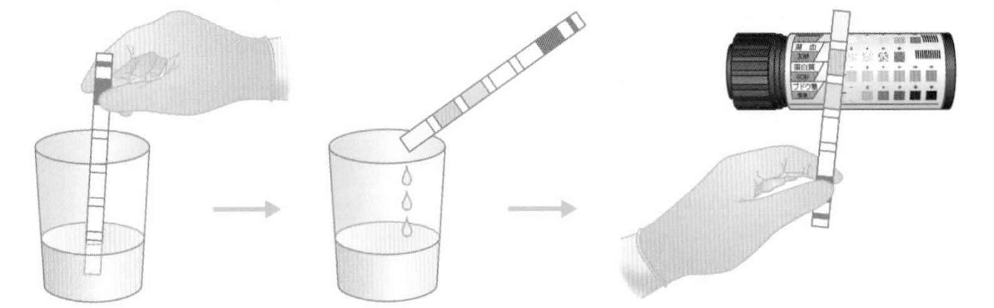

攪拌した尿中に試験紙部分を浸し，すぐに取り出す。

試験紙に付着した余分な尿を取り除く。

試験紙の色調を比色表と照合して判定する。判定するタイミングは，尿に浸した直後や数十秒経過後など，項目ごとに異なるので注意する。

▶図 11-6　尿試験紙検査法

③ 便検査

1 援助の基礎知識

技術の概要▶　便は食物残渣，消化液，胆汁，腸管上皮細胞，腸内細菌がまじったものである。便の状態は消化機能を反映しているため，便検査は消化器系疾患の検査として有用である。便検査の種類には，外観の観察，便潜血反応検査，細菌検査，寄生虫卵検査などがある。便検査も尿検査と同様に，排泄物を検体とする検査であるため，採取には羞恥心を伴うことに配慮する必要がある。

目的▶　消化器系の機能などの異常や変化を知ること，感染症・寄生虫症などの診断を行うことがおもな目的である。

2 援助の実際（採便法）

検査の目的により，さまざまな採便容器がある（▶図 11-7）。ここでは，採便管（▶図 11-7-a）を用いた方法を説明する。

必要物品▶　採便容器，便器（必要に応じて）を用意する。

患者への説明▶　患者には，検査の目的とともに以下のことを説明する。

(1) 排便と排尿は別にするか，尿をコップにとるなどして，尿と便がまざらないようにする。

(2) 水洗トイレの場合は，貯水槽に便が落ち込まないように，水流がとまった状態で排便する。

(3) 排便をし，便の中心部をさじ状の部分で小指頭大くらいすくい，それを試験管内に入れて，しっかりとふたをする。

(4) 所定の場所に置く。

実施方法▶　(1) トイレに行けない患者の場合，看護師が採取する。

(2) 感染性腸炎が疑われ，血液や膿がまじっている場合はその部分を採取する。

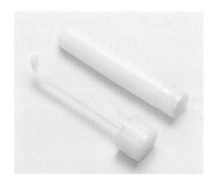
a. 採便管(腸内細菌検査などに用いる)

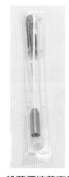
b. 一般菌便培養専用容器

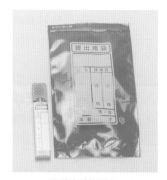
c. 便潜血検査用キット

▶図 11-7　採便容器

(3) すみやかに検査室へ提出する。提出まで時間を要するときは，冷蔵庫など
で保存しておく。ただし，原虫の検査の場合には 37℃ で保存する。

④ 喀痰検査

1 援助の基礎知識

技術の概要▶　喀痰とは気道分泌物のことであり，生理的分泌物のほか，細菌・ウイルス・
塵埃や，炎症・うっ血・壊死などによる病的成分，腫瘍からの剝離細胞などが
含まれる。喀痰の検査には，量・色調・性状といった肉眼的検査のほか，病原
菌の同定などの細菌学的検査，悪性疾患やアレルギー疾患の診断のための細胞
診などがある。

目的▶　気管・気管支・肺などの呼吸器系の異常や変化を明らかにし，疾患の診断を
することを目的として行う。

2 援助の実際

実施前の評価▶　患者が自力で痰を採取できるか確認しておく。

必要物品▶　滅菌容器，コップ，超音波ネブライザー(必要時)，生理食塩水(必要時)を用
意する。

患者への説明▶　検査の目的とともに，手順・留意点を説明する。

実施方法▶ (1) 起床時，最初に喀出される痰を採取することが望ましい。

(2) 痰の採取前に含嗽をし，口内細菌や食物残渣などの異物の混入をできるだ
け避ける。

(3) 深呼吸を数回繰り返したのち，大きな咳をする。

(4) 痰が出にくい場合は超音波ネブライザーで生理食塩水を吸入し，咳をする。

（5）痰を滅菌容器に採取し，乾燥を防ぐためにふたをする。

（6）検体は採取直後に検査室に提出する。直後に提出できない場合は，冷蔵庫で保管する（室温では2時間，冷蔵の場合は24時間以内に提出する）。

C｜生体情報のモニタリング

モニタリングとは，患者の身体の中でおこる変化を，必要時，もしくは持続的に観察して把握する技術である。その方法には，侵襲的・非侵襲的なものがあり，看護師はモニタリングによる患者への影響にも配慮しながら，ケアにあたる必要がある。

持続的なモニタリングには心電図モニターやSpO$_2$モニター・血管留置カテーテルモニターがあり，24時間継続してモニタリングが行えるため，患者の小さな変化もとらえることができる（▶図11-8）。しかし，患者は継続的に医療機器につながれ，常時モニタリングされていることになるため，その身体的・精神的苦痛にも目を向ける必要がある。

また，持続モニターの場合，24時間休むことなくモニタリングしているのは通常は看護師であり，その変化に気づき，医師に報告するのも看護師である。そのため，看護師にはモニター機器の操作方法だけでなく，呼吸・循環などに関する生理学的知識や，病態生理学・薬理学を中心とした医学全般に対する幅広い理解と経験が求められる。

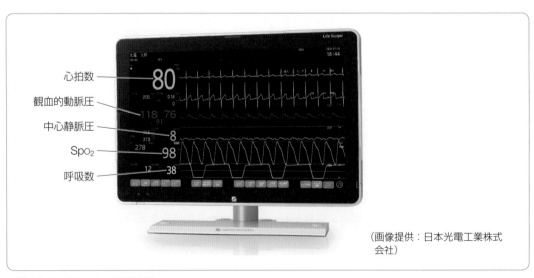

心拍数
観血的動脈圧
中心静脈圧
SpO$_2$
呼吸数

（画像提供：日本光電工業株式会社）

▶図11-8　モニター画面の例

① 心電図モニター

● 援助の基礎知識

技術の概要▶ 　心電図モニターは，心拍数や不整脈の継続的な観察に用いられる。通常は3個の電極を胸部につけ，モニター画面に心電図の波形が常時映し出される(▶図11-8)。非侵襲的であり，簡便かつ連続的に患者の循環の状態を把握できる。心電図モニターには有線式と無線式がある。無線式は，送信器によって離れた場所にあるモニター本体に電気信号を送るものであり，広く一般病棟で用いられている(▶図11-9)。

適応・禁忌▶ 　適応となるのは，循環動態および不整脈の頻度・種類などの持続的観察が必要な患者，心疾患がある患者，手術や侵襲の大きい検査後の患者，蘇生中・蘇生後の患者，循環に影響のある薬剤を投与中の患者である。禁忌はとくにない。

● 援助の実際

実施前の評価▶ 　なにを目的としてその患者に心電図モニターを装着するのかを看護師自身が把握する。また，心電図モニターは，通常の波形からの変化を観察することが重要であるため，事前に12誘導心電図検査を行っている場合は，安静時心電図を把握しておく必要がある。12誘導心電図検査を行っていない場合は，心電図モニターを装着した際にしばらく安静にしてもらい，モニター開始時の波形を残しておく。

必要物品▶ 　心電図モニター(送信機と受信機，もしくはケーブルとモジュール)，電池，電極，モニターパッチ，記録用紙，アルコール綿を用意する。

患者への説明▶ 　心電図モニターを装着することと，その理由を説明する。送信機を携帯してもらう場合は電波の届く範囲で行動すること，ベッドサイドモニターの場合は，電極コードがあるため床上安静が必要となることを説明する。

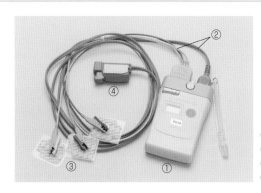

①送信機
②リード
③モニターパッチ
④Spo₂モニター用プローブ

▶図11-9　心電図送信機

実施方法▶ ✳ **手順**

(1) 電極の装着位置を確認する（▶図 11-10）。

(2) 電極貼付部位の皮脂やよごれを取り除くため，アルコール綿でふく。

(3) 電極を貼付する。

(4) 誘導の種類が選択できる場合は，必要な誘導に設定する（通常は第Ⅱ誘導が用いられることが多い）。

(5) 適切なアラームの設定を行う。

(6) 安静の状態で，モニター開始時の波形を保存しておく。

(7) 終了時には，皮膚を損傷しないように電極を取り除き，電極が装着されていた部位の清拭を行う。

　正しくモニタリングできない場合は，次のことを確認する。

● 皮膚や電極ゲルの乾燥による接触不良が考えられる。皮膚をアルコール綿などで清拭する，または電極を新しいものに交換する。

● ノイズが混入している場合は受信機のフィルタを使用する。電気機器の影響など，ノイズの原因を調べる（▶図 11-11）。また，リードの損傷がないか確認する。

● 送信機と受信機の番号が違うと別の患者の心電図が表示される。番号を確認して正しい患者の波形を受信する。

✳ **留意点**

(1) 胸部に装着するため，着衣を整え，プライバシーに配慮する。

(2) 電極のテープによる皮膚損傷の有無を確認する。継続的にモニタリングを行う場合，電極テープをはる位置を少しずつかえると，皮膚損傷がおこりにくい。

(3) アラームが鳴ったときにはその対応のために一時的に警報装置をオフにすることがあるが，その場合も必ず装置を再開させ，つねにアラームが鳴る

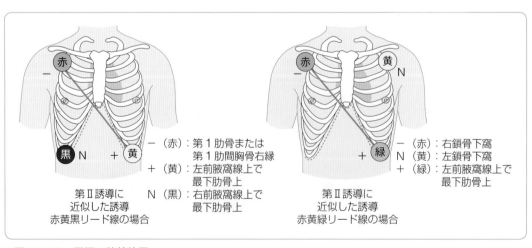

▶**図 11-10　電極の装着位置**

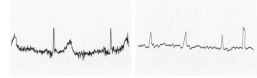

a. 交流波の混入
そばにあるほかの ME
機器・電気器具の影響
を受けた場合にノイズ
が混入することがある。

b. 筋電図の混入
寒さや痛み，精神的緊張な
どによるふるえにより，ノ
イズが混入することがあ
る。

c. 呼吸による基線の揺れ
呼吸による胸郭の動きに伴い，心電図の波形自体が
波打つような状態になることがある。

▶図 11-11　ノイズの種類

ようにセットしておく。

実施後の評価▶　評価を行うにあたっては，正常な心電図の波形の理解がまず必要である。

(1) 正常心電図と安静時心電図の違い：正常時心電図は図 12-2（▶445 ページ）
のように P 波から始まり，QRS 波，T 波と続き，それが規則正しく繰り返
されるものである。患者によっては，疾患によりもともとの波形が正常で
ない場合がある。そこで，正常心電図と患者の安静時の心電図波形の違い
を把握する必要がある。

(2) 脈拍数や波形の変化があった場合にはその原因をさぐる（▶図 11-12）：心
電図モニターからは限られた情報しか得られないため，より正確な情報を
得るために 12 誘導心電図を用いて，より詳しい検査を行う必要がある。

実施後の記録▶　波形の種類，波形の変化の有無，自覚症状を記録する。

② SpO₂モニター（パルスオキシメーター）

● 援助の基礎知識

技術の概要▶　SpO_2モニターは，体内の酸素化のモニターとして，動脈血を採血しなくても
簡便に血中の**酸素飽和度（経皮的動脈血酸素飽和度；SpO₂）**を連続して測定でき
る，非侵襲的モニターである。SpO_2モニターは，赤外線光を用いて末梢血管の
拍動部の透過光から，酸素化ヘモグロビンと脱酸素化ヘモグロビンの光の吸収
度の差を測定する。**パルスオキシメーター**ともいわれる。

装着部位は，指先・耳朶・前額部である。プローブにはクリップタイプ（▶図
11-13）・接着タイプがあり，クリップタイプは持続的モニタリングが必要とさ
れない場合に用いられることが多い。モニターにはポータブル・すえ置き型・
ベッドサイドモニターに組み込まれたものなどがある。この項では持続的モニ
タリングの場合について述べる。

●Ⅰ度房室ブロック：PQ間隔が正常よりも延長する。

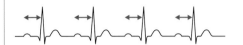

●Ⅱ度房室ブロック（モビッツⅠ型〔ウェンケバッハ型〕）：徐々にPQ間隔が延長し，QRS波が脱落する。

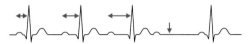

●Ⅱ度房室ブロック（モビッツⅡ型）：PQ間隔は正常だが，突然QRS波が脱落する。

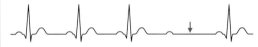

●Ⅲ度房室ブロック（完全房室ブロック）：P波とQRS波がそれぞれのリズムで出現する。

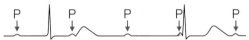

●上室（性）期外収縮：正常なP-P間隔より短いリズムで異所性P波が出現する。

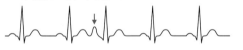

●発作性上室（性）頻拍：幅が狭く早いQRS波が突然規則正しく出現する。

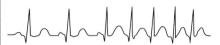

●心房細動：基線が細かく動揺（f波）し，R-R間隔が不規則である。

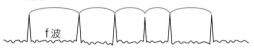

●心室（性）期外収縮：正常なP-P間隔より短いリズムで異所性（幅の広い）QRS波が出現する。

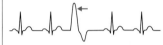

●心室（性）頻拍：幅の広いQRS波が突然規則正しく出現する。

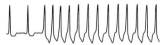

●心室細動：無秩序な波形が連続する。

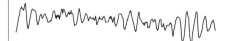

▶図11-12　不整脈の種類

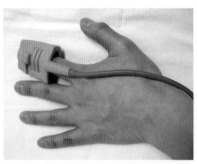
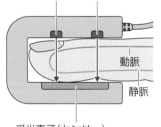

赤色光と赤外光を発光し，酸素と結合したヘモグロビン（酸素化ヘモグロビン）と酸素と結合していないヘモグロビン（脱酸素化ヘモグロビン）の光の吸収度の違いを利用して測定する。

▶図11-13　プローブ

目的▶ SpO₂モニターで得られた数値は，動脈血酸素飽和度(SaO_2)とほぼ一致するため，動脈血酸素飽和度モニターとして用いられる。また，脈拍も測定できるので，循環状態のモニターにもなる。

適応・禁忌▶ 適応となるのは，呼吸管理を必要とする患者，呼吸状態の持続的観察の必要な患者である。禁忌はないが，皮膚障害をみとめる部位には装着してはならない。

● 援助の実際

実施前の評価▶ 全身状態，呼吸状態の観察，動脈血分析データ

必要物品▶ プローブ，モニター，アルコール綿を用意する。

患者への説明▶ (1) 実施前に測定の目的・必要性を説明する。

(2) 持続的な測定が必要なため，異常を感じたら知らせるよう説明する。

実施方法▶ ＊**準備** 電源が入り，正常に作動するか，モニター本体とプローブは確実に接続されているかを確認する。

＊**手順**

(1) 装着部位を選択する。皮膚障害・循環不全のある部位は避ける。正確に測定するため，皮膚のよごれがある場合にはアルコール綿で清拭する。マニキュアが塗られている場合は，リムーバーで除去してから装着する。

(2) 測定値を見る前に，測定値に影響を与える条件はないかを確認する。測定値に影響を与える要素には，体動，不適切な装着，周囲の光の影響，末梢循環不全，不整脈(心房細動・期外収縮など)，血管内への色素注入(インドシアニングリーン・メチレンブルーなど)，異常ヘモグロビン(一酸化炭素中毒)，爪の状態(マニキュア・爪病変)がある。

(3) 脈拍が検出されているかどうかを確認する。

(4) 測定値は信用できる値かどうかを確認する。

> ポイント 測定値が不安定な場合は，外からの光の影響を受けていることがあるので，ふとんを掛けるなどして，光をさえぎる。また，末梢循環不全がある場合は，測定部位をあたためる。

(5) 臨床症状との関連性を確認する。

> ポイント 持続的に測定する場合は適切なアラームの設定を行い，異常時にはすばやく対応する。

＊**留意点**

(1) クリップタイプのほうが圧迫は強い。装着時間は，ディスポーザブルの接着タイプでは8時間以内，リユーザブルのクリップタイプでは4時間以内とされている。製品により異なるため注意が必要である。

(2) 長期装着により，皮膚やプローブの汚染・悪臭などが生じてくることがあるため，皮膚の保清を心がける。

実施後の評価▶ (1) SpO₂データを酸素解離曲線にあてはめ，酸素化の指標とする(▶図11-14)。

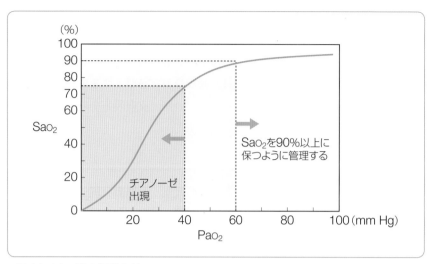

▶図11-14　酸素解離曲線

(2) 前回測定時との変化をみる。

(3) 測定値に変化がみられた場合は，正しく測定できているか確認したうえで原因の検索を行う。

(4) SpO_2の数値，呼吸状態，肺音，痰の有無・性状・量を記録する。

③ 血管留置カテーテルモニター

1 動脈圧

● 援助の基礎知識

技術の概要▶　動脈内に留置したカテーテルにトランスデューサーを接続し，血圧を電気的信号に変換し，それをモニターに表示させることで動脈圧を連続的に測定する。また必要時，留置されたカテーテルから動脈血を採取して血液ガス分析に用いる。留置部位として，橈骨・上腕・足背・大腿動脈が選択される。観血的動脈圧モニタリングは，持続的に血圧を観察できるという点がマンシェットでの血圧測定と異なる。また，マンシェットでは測定できない低血圧の測定も可能である。

目的▶　観血的動脈圧モニタリングにより，循環動態の変化を持続的に把握する。

適応▶　持続的に循環動態の観察が必要な場合，侵襲の大きな手術・検査後の患者，循環動態に影響のある薬剤投与中の患者，治療効果や全身状態把握のため頻回に動脈血分析が必要な患者。

禁忌▶　末梢循環不全がある部位からの穿刺は行わない。

● 援助の実際

実施前の評価▶ (1) 穿刺は医師が行うが，橈骨動脈を穿刺する際は穿刺前に尺骨動脈からの側副血行路があることを確認する。これを**アレンテスト**といい，次の手順で行う。

- 患者と向き合い，穿刺予定の橈骨動脈と尺骨動脈の両方を圧迫し血流を遮断する。この状態で，患者に手を握る・開く動作を繰り返してもらい，最後に開いた状態にする。このとき手掌が蒼白であることを確認する。
- 検者は尺骨動脈の圧迫のみを解除し，手掌全体が紅潮するまでの時間を観察する（▶図 11-15）。5 秒以内であれば，尺骨動脈の手掌への側副血行路が機能していると判断し，橈骨動脈からの穿刺が可能である。

(2) 末梢の循環（穿刺部より），血圧，全身状態を観察する。

必要物品▶ 留置針，トランスデューサー，ヘパリン加生理食塩液，10 mL 注射器，加圧バッグ，消毒・固定用絆創膏，フィルムドレッシング材，処置用シーツを用意する（▶図 11-16）。

患者への説明▶ (1) 実施前に測定の目的・必要性を説明する。

(2) 穿刺時には痛みが生じるが，留置中の疼痛はないことを説明する。

(3) 刺入部を激しく動かす，強く屈曲するなどした場合は正確に血圧を測定できないこと，カテーテル損傷のおそれがあることを説明する。

実施方法▶ **＊手順**

(1) 穿刺部位の選択する。橈骨動脈を選択した場合はアレンテストを行う。

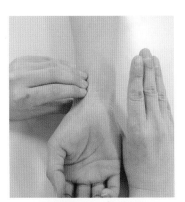

尺骨動脈の圧迫のみを解除

▶図 11-15 アレンテスト

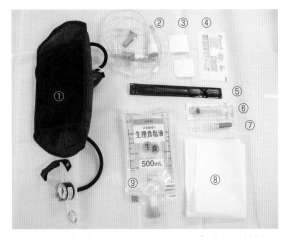

①加圧バッグ，②トランスデューサー，③固定用絆創膏，④フィルムドレッシング材，⑤消毒薬，⑥10 mL 注射器，⑦留置針，⑧処置用シーツ，⑨ヘパリン加生理食塩液

▶図 11-16 動脈圧モニタリング必要物品

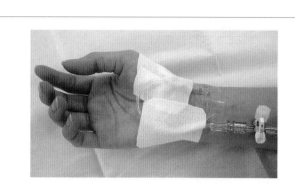

▶図11-17　穿刺部の固定法

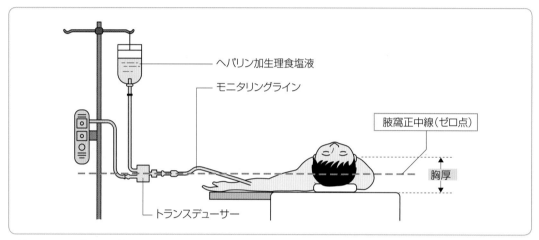

▶図11-18　動脈圧測定のしくみ

(2) 医師が動脈穿刺をするまでに，ヘパリン加生理食塩液とトランスデューサーを準備し，穿刺後すぐに接続できるようにする。この際，回路内の空気を完全に抜いておく。

(3) 動脈を穿刺する。

(4) トランスデューサーを接続し，回路に接続した注射器を使い，回路内の空気を抜く。

(5) 穿刺部をフィルムドレッシング材，テープで固定する（▶図11-17）。

(6) トランスデューサーを腋窩正中線（心臓の高さ）に合わせ，ゼロ点をとる（▶図11-18）。

(7) モニタリングされた値と，マンシェットでの測定値との差を把握しておく。

(8) 動脈穿刺のため，カテーテル抜去後はとくに注意して圧迫止血を行う。

> **ポイント**　測定値が不安定な場合は，穿刺部位が屈曲していないか，トランスデューサーの位置は正しいか，回路内に気泡は混入していないか，加圧バッグの圧は300 mmHgになっているか，接続部のゆるみや，回路内に血液の逆流はないかを確認する。

＊**留意点**

(1) カテーテル留置により末梢動脈の循環不全を生じることがあるため，注意して観察を行う。

(2) 刺入部の感染徴候の有無を観察する。

(3) 接続部が外れると大量出血の危険がある。確実に接続・固定されていることを確認する。

実施後の評価▶ マンシェットでの測定値との差や，波形・測定値の変化がみられた場合には，適宜，ゼロ点補正[1]を行い，測定方法による変化か実際の数値の変化かを判別する（▶血圧の評価については，『系統看護学講座 基礎看護技術Ⅰ』第4章）。

観察▶ 動脈圧の数値・変化，症状，心拍数，皮膚色

2 中心静脈圧

● 援助の基礎知識

技術の概要▶ 中心静脈とは胸腔内の上・下大静脈のことであり，中心静脈圧とは，右心房に血液が流れ込んでくる力，つまり右心房圧に近似し，循環血液量の指標となる。中心静脈にカテーテルを留置し，トランスデューサーを接続することで中心静脈圧を持続的にモニタリングする。カテーテルの先端は，上大静脈か下大静脈を通って，右心房近くに留置される。穿刺部位には，鎖骨下静脈・内頸静脈・外頸静脈・肘静脈・大腿静脈などが選択される。

目的▶ (1) 循環血液量，心機能評価の指標

(2) 経静脈高カロリー輸液などの，輸液投与ラインとしての使用

適応▶ 持続的に循環動態・循環血液量の変化の観察が必要な患者，侵襲の大きな手術・検査後の患者，循環動態に影響のある薬剤を投与中の患者，心機能の継続的なモニタリングが必要な患者である。高カロリー輸液などの輸液投与の経路としても使用可能である。

禁忌▶ 絶対禁忌はないが，出血傾向のある場合はとくに，挿入後は穿刺部位の出血に注意する。

● 援助の実際

必要物品▶ 中心静脈穿刺用カテーテルキット（▶図11-19），トランスデューサー，ヘパリン加生理食塩液，加圧バッグ，消毒薬，滅菌手袋，マスク・キャップ，清潔ガウン，穴あきシーツ，滅菌ドレープ，10 mL注射器，局所麻酔薬，注射針（18 G・23 G），外科用縫合セット，縫合糸，固定用絆創膏，フィルムドレッシング材，処置用シーツを用意する。

---

1) ゼロ点補正：トランスデューサーの三方活栓の開放部を腋窩正中線の高さに合わせ，大気圧に開放し，ゼロ点を合わせ直す。

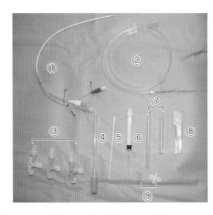

①トリプルルーメンカテーテル
②ガイドワイヤー
③三方活栓
④セーフガイドニードル
⑤血管拡張ダイレーター
⑥注射器
⑦ステンレス針
⑧メス
⑨カテーテル固定具

▶図11-19　中心静脈穿刺用カテーテルキット

患者への説明▶ (1) 実施前に測定の目的・必要性を説明する。

(2) 頸静脈への穿刺の場合，穿刺時は顔にシーツが掛けられるため，なにかあれば声をかけるよう説明する。

(3) 穿刺は清潔操作での処置のため，処置中は身体を動かさないよう説明する。

(4) 穿刺前に局所麻酔を行う際，痛みが生じることを説明する。

(5) カテーテル留置中は，体動制限が生じることを事前に説明しておく。

実施方法▶ (1) 穿刺する静脈の確認を行うため，頸静脈の穿刺なら下肢を挙上するなど，確認しやすい体位をとる。また，エコーなどで静脈の位置を確認することが推奨される。

(2) 無菌操作で必要物品を準備する。

(3) トランスデューサーの準備，接続に関しては「動脈圧」の＊**手順**を参照。

(4) 測定値が不安定な場合や，モニタリング中の注意点は「動脈圧」の項を参照。

実施後の評価▶ (1) カテーテル挿入時に，気胸・血胸や動脈・胸管・腕神経叢の損傷などの危険性があるため，穿刺後は胸部X線撮影でカテーテルの先端位置の確認を行うとともに，穿刺に伴う異常の有無を評価する。

(2) 留置されているカテーテルの刺入部の深さを示す数値を確認する。

(3) 刺入時の中心静脈圧とそれ以後の値の変化について観察を行う。数値の低下は循環血液量の低下，上昇は循環血液量の増加・心不全・心タンポナーデ・胸腔内圧の上昇などを疑う必要がある。

(4) 抜去時には空気塞栓のリスクがあるため観察を行う。

観察▶ 　中心静脈圧の数値・血圧・心拍数・尿量・浮腫の有無

3 肺動脈圧

● 援助の基礎知識

技術の概要▶ 肺動脈カテーテル（**スワン-ガンツカテーテル**）を留置し，**肺動脈圧** pulmonary artery pressure（PAP）を測定する（▶図 11-20）。カテーテルの先端は，上大静脈または下大静脈を通り，右心房・右心室を通って肺動脈内に留置される。心機能や循環動態を正確に知ることができるが，侵襲が非常に大きいモニタリングである。

肺動脈圧はその値を単体で評価するよりも，肺動脈カテーテル留置により得られる心拍出量 cardiac output（CO），心係数 cardiac index（CI），肺動脈楔入圧 pulmonary arterial wedge pressure（PAWP）などとともに心機能の評価・治療の指標に使用する場合が多い。

目的▶ 肺動脈内にカテーテルを留置することにより，右心不全・左心不全評価の指標とする。

適応▶ 持続的に循環動態・循環血液量の変化の観察が必要な場合，侵襲の大きな手術・検査後，循環動態に影響のある薬剤投与中，心機能の評価が必要な患者

禁忌▶ 絶対禁忌はないが，出血傾向のある場合はとくに穿刺部位の出血に注意する。

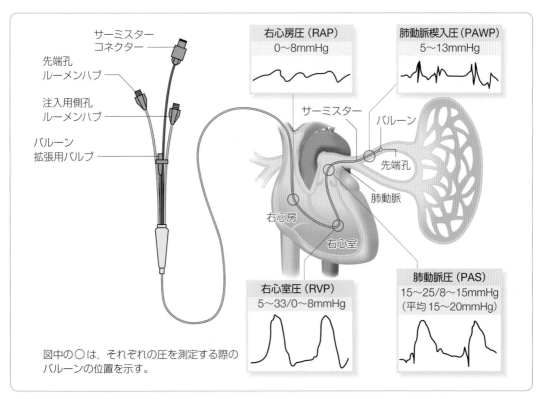

▶図 11-20　肺動脈圧測定のしくみ

● 援助の実際

必要物品▶　スワン-ガンツカテーテル，トランスデューサー，ヘパリン加生理食塩液，加圧バッグ，消毒薬，滅菌手袋，マスク，キャップ，清潔ガウン，穴あきシーツ，滅菌ドレープ，10 mL 注射器，局所麻酔薬・注射針(18 G・23 G)，外科用縫合セット，縫合糸，固定用絆創膏，フィルムドレッシング材，処置用シーツを用意する。

患者への説明▶　「中心静脈圧」と同様(▶432 ページ)。

実施方法▶　(1) 清潔操作で必要物品を準備しておく(挿入は基本的に透視下で行う)。

　　　　　　(2) トランスデューサーの準備，接続に関しては「動脈圧」の項を参照。

実施後の評価▶　カテーテル挿入時，気胸・血胸や動脈・胸管・腕神経の損傷などの危険性があるため，穿刺後は X 線写真でカテーテルの先端位置の確認を行うとともに，穿刺に伴う異常がないか評価する。

観察▶　肺動脈圧，心拍出量，心係数，肺動脈楔入圧，混合静脈血酸素飽和度(SvO_2)，バイタルサイン，尿量

ゼミナール
復習と課題

❶ 静脈血採血の手順と留意点を説明しなさい。
❷ 血糖値測定の手順と留意点を説明しなさい。
❸ 尿検査の種類と特徴を述べ，それぞれの手順と留意点を説明しなさい。
❹ 喀痰検査の目的と手順を説明しなさい。
❺ 生体情報のモニタリングにはどのようなものがあるかをあげ，それぞれの概要と援助の手順を説明しなさい。

参考文献
1) 川島みどり編：実践的看護マニュアル──共通技術編．看護の科学社，1994.
2) 妙中信之監修：ICU・CCU のベッドサイドモニタリング．メディカ出版，2007.
3) 種池礼子ほか編：パーフェクト看護技術マニュアル──実践力向上を目指して．照林社，2004.
4) 山形泰士ほか：循環器系ベッドモニター対応術．看護実践の科学 32(5)，2007.
5) 山勢博彰ほか：救急看護学(系統看護学講座)，第 6 版．医学書院，2018.

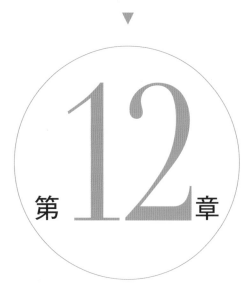

第12章

診察・検査・処置における技術

本章で学ぶこと | □診察の介助の目的を理解する。

□X線撮影・CT・MRI・内視鏡検査・超音波検査・肺機能検査・核医学検査について理解し，それぞれの検査時の看護を学ぶ。

□胸腔穿刺・腹腔穿刺・腰椎穿刺・骨髄穿刺の概要を知り，援助の実際を学ぶ。

　本章では，医師や臨床検査技師，診療放射線技師などによって行われる診察・検査・処置を受ける患者の看護について学習する。

　看護師が診察・検査・処置時に援助を行う目的は，以下の3つにまとめることができる。

(1) 患者が，自分に行われる医療行為の目的・内容・方法をよく知り，セルフマネジメントできるように援助する。

(2) できるだけ安全かつ安楽で，プライバシーが保護され，さらに必要最小限の時間で終えるように援助する。

(3) 必要な情報を正確に得られるように援助する。

　これらの目的を達成するために，看護師は，医師や臨床検査技師，診療放射線技師などの施術者の行動も含め，医療行為の目的や内容，方法を熟知して行動する必要がある。とくに穿刺や内視鏡検査などは，侵襲が大きく，患者にとって苦痛を伴う。また，診察においても苦痛や羞恥心を伴うものがある。このような診察・検査・処置時の援助において，看護師の果たす役割は大きい。

A 診察の介助

診察の介助の目的 ▶　医師の診察は，外来・病棟・在宅・健診などあらゆる場で行われる。診察は医師だけで行われる場合もあるが，看護師が同席することも多い。看護師が同席する目的としては，次のようなことがあげられる。

(1) 患者が症状をうまく伝えられるように支援する。

(2) 医師の説明が患者に伝わっているかを確認する。

(3) 患者の状態に合わせて，すみやかに，診察の目的に合った体位や着衣の準備などを行う。

(4) 診察中の患者の不快感が軽減され，プライバシーが保護されるよう，環境を整える。

(5) 看護師が説明する必要のある生活上の注意点などの情報を得る。

　診察室では，問診に加えて，必要な身体診察が行われる。看護師は診察室の温度や採光を調整し，プライバシーが保護されるようにするなど，診察室の環境を整える。また，衣服の着脱を介助したり，安全に診察台への昇降ができる

ように援助したりする。婦人科での内診などで男性医師が女性患者を診察する場合は，必ず女性の看護師などが同席し，援助する必要がある。

診察時の ▶
体位と介助
　診察時の体位には，仰臥位・座位のほか，シムス位，截石位(砕石位)，膝胸位，骨盤高位がある(▶111ページ，図4-7)。仰臥位をとるのは，胸部・腹部の診察時が多い。あおむけで両膝を軽く曲げて腹部がゆるむようにする。掛け物を利用し，診察している部位以外はできるだけ露出を避ける。座位では，頭部・頸部・胸部・背部・上下肢などの診察が行われる。

　診察中，看護師は患者の安楽を考え，診察しやすい体位を保持し，安定した体位で診察が受けられるようにする。看護師の立ち位置は，診察の目的や種類，部位などによって異なるが，原則として医師の反対側に立ち，患者に近いところで援助する。

B｜検査・処置の介助

① X線検査

検査の概要 ▶
　X線検査は，X線を用いて人体の各臓器や病変を撮影する検査である。X線には物質を透過する作用があり，これを利用して体内の形態や病理学的変化を観察することができる。また，X線のもつ蛍光作用や写真作用といった性質を利用して，映像として体内を見ることが可能である。

X線検査の種類 ▶
　X線検査には，造影剤を使用しない単純X線撮影と，造影剤を用いて撮影をする造影X線撮影がある。消化管・尿路・脈管系などの管腔は周囲の組織との間にX線吸収の差がほとんどないため，造影剤を用いてコントラストをつくり，臓器が見えるようにする。

造影剤の使用に ▶
ついての注意
　消化管造影ではおもに硫酸バリウムが，それ以外の血管造影・胆道系造影・尿路系造影・脊髄造影などではおもにヨード(ヨウ素)造影剤が使用される。造影剤を使用するうえでの注意点と副作用を理解し，十分に観察することが必要である。

- 硫酸バリウムの副作用：消化管穿孔や腸閉塞，ショックなどがある。なお，消化管穿孔や腸閉塞の疑いがある患者や，硫酸バリウムに対する過敏症の既往がある患者には禁忌である。消化管穿孔の疑いのある場合には，硫酸バリウムのかわりにアミドトリゾ酸ナトリウムメグルミン(ガストログラフィン®)を使用する。
- ヨード造影剤の副作用：頻度の高い副作用には，吐きけ・嘔吐や，蕁麻疹がある。そのほか，呼吸困難・血圧低下・心停止など重篤な副作用が生じることもある。なお，ヨウ素やヨード造影剤に対する過敏症の既往がある患者や，重篤な甲状腺疾患患者には禁忌である。

放射線被曝の軽減 ▶　X線検査においては，放射線被曝を軽減するために以下の三原則をまもることが重要である。

(1) 時間：被曝時間をできるだけ短縮するため，検査は手ぎわよく行う。

(2) 距離：被曝量は線源からの距離の2乗に反比例して減少するため，線源からできるだけ距離をとる。

(3) 遮蔽：線源と身体との間に，放射線を吸収する遮蔽物を置く（鉛を含んだプロテクターを装着するなど）。

検査時の看護 ▶　(1) 事前に十分な説明をし，不安や恐怖，疑問を解決しておく。

(2) 妊娠の有無を確認する。

(3) 造影剤を用いる場合はアレルギーの有無を確認する。

(4) 正確な検査結果を得るために，食事制限や除毛などの前処置を正確に行う。

(5) ボタンや金具のない衣類を着用していること，アクセサリー類を外してあることを確認する。

(6) 撮影室や撮影台への移動が安全に行えるように援助する。

(7) 医療者の放射線被曝を最小限にするため，待機場所を確認し，入室時の注意をまもる。放射線が出ているときはガラスごしに観察し，必要時はプロテクターを装着して入室し，援助する。

(8) 検査中は患者の全身状態を観察し，造影剤によるアレルギー症状など異変が見られた場合は，医師への報告などの対応がすばやくできるようにしておく。

(9) 病室内でポータブルX線装置を用いて撮影する場合は，読影の妨げにならないよう輸液セットや心電計の電極，カテーテルなどを可能な範囲で外し，整理する。撮影時には撮影対象から2m以上の距離をとる。

● 上部消化管造影

検査の目的 ▶　上部消化管造影は，食道・胃・十二指腸の形態，運動の状態，粘膜面の変化から，潰瘍やがん，ポリープ，憩室などの病変を診断するのに用いられる。健康診断でも用いられる検査方法である。

必要物品 ▶　検査着，発泡剤，硫酸バリウム，ティッシュペーパー，タオル，含嗽用コップを用意する。

患者への説明 ▶　(1) あらかじめ，担当医から検査の必要性・目的・方法・合併症について説明がなされるが，疑問点などがあれば説明する。

(2) 検査前12時間以上は禁飲食とし，検査が終了するまで飲食しない。

実施方法 ▶ ＊**手順**

(1) 患者は検査着に着がえる。ネックレスなどのアクセサリーを外していることを確認する。

(2) 検査台に移動し，発泡剤を少量の水で服用してもらう。曖気（げっぷ）はがまんするように説明する。

(3) 硫酸バリウムを服用してもらう。

(4) 検査台ごとの体位変換，胃部の圧迫などを行いながら検査を進める。

(5) 検査後は口のまわりについているバリウムをふきとり，含嗽を促す。

(6) 検査後に下剤と多めの水分を摂取し，便秘を防ぐよう説明する。また，造影剤が排出されるため，2日間くらいは白色便になることを説明する。

＊**留意点**　検査前の禁飲食を確実にまもれるように指導する。

② コンピュータ断層撮影（CT）

検査の概要▶　コンピュータ断層撮影 computed tomography（CT）とは，X線と検出器により，多方向からX線を照射して得られるデータをコンピュータにより解析し，画像として描出する検査である。連続する異なる断層像により，各臓器を3次元的に観察できる。造影剤を使用しない**単純CT検査**と，造影剤を使用する**造影CT検査**がある。

患者への説明▶　(1) あらかじめ，担当医から検査の必要性・目的・方法・合併症について説明がなされるが，疑問点などがあれば説明する。

(2) 大きなドームに入って撮影するため，圧迫感・威圧感を感じる場合があることを，あらかじめ説明しておく。

(3) 適切な画像を得るために，安静を保つように説明する。

(4) 造影剤を使用する場合，注入中に熱感を伴うことがあることが，心配ないことをあらかじめ説明する。

(5) 検査中，冷汗や吐きけなどの異変を感じた場合は，手を上げるなどして知らせるように説明する。

検査時の看護▶　(1) 患者の転落などがないように，安全管理に注意をはらう。

(2) 造影剤を使用する場合は，副作用やアレルギー反応に注意して患者の全身状態を観察する。

(3) 頭部CTは緊急の診断で行われることが多い。撮影中はガラスごしに観察し，急変などに対応する。

検査後の看護▶　(1) 造影剤使用時は，抜針後の止血を確認する。

(2) 造影剤使用後は，造影剤の排泄を促すため，飲水制限がなければ水分を十分に摂取させる。

③ 磁気共鳴画像（MRI）

検査の概要▶　磁気共鳴画像 magnetic resonance imaging（MRI）とは，核磁気共鳴現象 nuclear magnetic resonance（NMR）を利用したコンピュータ断層撮影である。強い磁力と電波により身体の横断面・縦断面が映像化される。以下の特徴がある。

●軟部組織のコントラスト分解能にすぐれているため，脳の白質・灰白質の識

▶表 12-1　MRI 検査に持ち込み，もしくは装着して入室できないおもなもの

体内金属	心臓ペースメーカー，人工内耳，人工関節，骨接合のためのプレートやボルト，金属製の顔料（アイシャドウ，マスカラ，アイラインなど），入れ墨
金属製品	装身具（眼鏡，ヘアピン，アクセサリー，金属製のボタンや金具のついた衣類など），義歯，ライター，かぎ，ボールペンなど
磁気製品	磁気カード（キャッシュカード，プリペイドカード），預金通帳，定期券など
電子機器	時計，携帯電話，補聴器，計算機など
医療器材	酸素ボンベ，点滴台，輸液ポンプ，シリンジポンプ，パルスオキシメーター，血圧計，聴診器，砂囊，車椅子，はさみ，鉗子，金属を含む一部の貼付薬など

別が明瞭であり，椎間板や関節軟骨なども非侵襲的に描出できる。

- CT でみられる骨や空気によるアーチファクト artifact（診断の妨げになる障害陰影）がない。
- 血流情報を非侵襲的に得ることができる。
- 患者を動かすことなく，任意の方向の断面像を得ることができる。
- 放射線被曝がない。
- 撮影に 30 分ほどかかり，X 線検査などと比較して長い。

検査の安全性▶　MRI 検査室内は装置により強い磁力が発生しているため，金属類を持ち込むと重大な事故を引きおこす危険性がある（▶表 12-1）。以下に，検査時に確認が必要となる重要事項を解説する。

- 心臓ペースメーカーなどの体内電子装置は，磁力の影響により誤作動をおこすことがあるため危険である。
- 脳動脈クリップは，非磁性体のものであれば検査は可能であるが，磁性体の場合は外からの強い磁力の影響で生命に危険が生じる場合がある。
- 人工関節や骨折後金属プレートなどは，手術後 3 か月以上経過すれば検査が可能であるとされている。
- 酸化鉄を含むマスカラや入れ墨は，熱傷の原因となる可能性がある。マスカラは検査前に除去し，入れ墨の場合は検査中に違和感などあれば申し出るよう説明する。
- 金属を含む一部の貼付剤は，つけたまま検査を受けて患者が火傷を負ったという報告があるため，検査の前に除去する。
- 酸素ボンベや点滴スタンドなどが吸着する事故の報告もあるため，検査室に持ち込まないように十分に注意する。
- ポケット内の金属類（はさみ・鉗子・ボールペンなど）や，ヘアピンなどが磁気に引きつけられて飛ぶこともあるため，看護師自身も入室時には十分注意する。

検査時の看護▶　（1）検査時間が比較的長く，検査中は狭い場所で安静を保つ必要があること，騒音が大きいことをあらかじめ説明し，不安や疑問を解決しておく。希望

があれば，耳栓などを利用してもらう。

(2) 安静が重要であるため，必要に応じて鎮痛薬・鎮咳薬などを与薬して行う。

(3) 義歯・時計・アクセサリー・磁気カードなどを外して検査を受けるように説明する。また，化粧も落とすように説明する。

(4) 検査時に，気分不快などの異常が発生した場合の連絡がつくようにしておく(ナースコールを持ってもらう)。

(5) 造影剤使用の際は，副作用やアレルギー反応に注意し，検査後は水分摂取を促す。

④ 内視鏡検査

検査の概要 ▶ 　内視鏡検査は，スコープを使い，上部消化管(食道・胃・十二指腸)や，下部消化管(大腸など)，気管，気管支などの内腔を直接肉眼やモニターで観察するものであり，疾患の診断に用いられる。また，組織学的診断を行うための組織を採取することも可能である。検査のほか，止血や内視鏡的切除などの治療にも用いられる。検査前には，消化器の動きをとめる薬剤(抗コリン薬など)や鎮静薬などが投与されることがある。

検査時の看護 ▶ (1) あらかじめ，医師から検査の必要性・目的・方法・合併症について説明されているが，疑問点などがあれば説明する。

(2) 抗コリン薬は，副交感神経遮断作用により消化管の蠕動運動を抑制する。心疾患・緑内障・前立腺肥大では禁忌となるので，疾患の有無を確認する。

(3) 抗凝固薬の服用の有無を確認する。検査前に一時的に服薬を中止することがある。

　　　根拠　組織の採取などにより出血を伴うことがあるため。

(4) 既往歴の確認：胃内視鏡では食道疾患の既往，大腸内視鏡では痔核などの有無は重要な情報である。

(5) 検査前の飲食の注意，検査中・検査後の注意事項について確認する(▶表12-2)。

(6) 検査時の体位について説明する(▶図12-1)。

● 上部消化管内視鏡検査

検査の目的 ▶ 　口または鼻から内視鏡を挿入し，食道・胃・十二指腸を一連の検査で観察する。さらに，生検や内視鏡的切除術，超音波内視鏡などの治療を行うことがある。

必要物品 ▶ 　検査着，内視鏡，光源装置，TV モニター，吸引装置，レンズクリーナー，カメラ，マウスピース，送水タンク，生検用鉗子，洗浄用ベースン，生検用標本びん，処置用シーツ，膿盆，ガーゼ，絆創膏，紙コップ，スプーン，注射器，注射針，アルコール綿，薬剤(消泡剤：ジメチコン〔ガスコン® ドロップなど〕，消

▶表12-2　内視鏡検査の注意事項

検査部位	検査前の飲食の制限など	検査中の注意事項	検査後の注意事項
上部消化管	検査前12時間は，禁飲食とする。アルコールやタバコも禁止する。	唾液は飲み込まない。曖気はがまんする。	咽頭の違和感や，腹部膨満感があるが，時間とともに軽減する。強い腹痛や，消化管出血の徴候があった場合には，ただちに安静にし，医師に連絡する。
下部消化管	3日前より食物繊維の少ない食事とする。前日は低残渣食とし，下剤を投与する。	内視鏡の挿入時と送気時に腹部膨満を感じるが，排ガスはがまんする。口呼吸を行い腹圧をゆるめる。また，穿孔・出血の早期発見のために，腹痛時はからだを動かさず知らせる。	肛門の違和感や，腹部膨満感があるが，時間とともに軽減する。強い腹痛や，消化管出血の徴候があった場合には，ただちに安静にし，医師に連絡する。

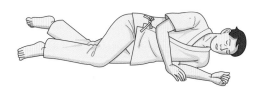

a.　上部消化管の検査の場合
左側臥位とし，顎を軽く引き，頭部から腹部が直線となるようにする。脚は曲げ，安定した体位を保つようにする。

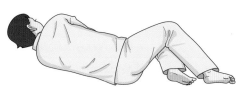

b.　下部消化管の検査の場合
左側臥位とし，脚は曲げ，殿部を後方に出した体位とする。

▶図12-1　内視鏡検査時の体位

化器の動きをとめる薬剤：抗コリン薬〔ブチルスコポラミン臭化物：ブスコパン®〕あるいはグルカゴン〔グルカゴンGノボなど〕，表面麻酔薬：リドカイン〔キシロカイン®ビスカスやキシロカイン®ポンプスプレーなど〕，鎮静薬：セルシン®やドルミカム®など），点滴セットを用意する。

実施方法▶ ✳ **手順**

(1) 検査前12時間は禁飲食とする。降圧薬などの内服薬は医師の指示により少量の水で内服する。前述したとおり，抗凝固薬を服用している患者では，検査の前に休薬することがある。

(2) 義歯・アクセサリー・時計・眼鏡などを外し，ベルトをゆるめるなど締めつけないようにする。

(3) ジメチコンと水を服用させ，必要に応じて消化器の動きをとめる薬剤や鎮静薬を投与する。

注意　前与薬の副作用に注意する（▶表12-3）。心疾患・緑内障・前立腺肥大がある場合は，悪化のおそれがあるため抗コリン薬は禁忌であり，グルカゴンを用いる。なお，褐色細胞腫のある場合はグルカゴンは禁忌である。

▶表 12-3　前与薬の副作用

薬剤	副作用
ブスコパン®	口渇，眼の調節障害，心悸亢進，顔面紅潮，めまい
グルカゴン G ノボ	吐きけ・嘔吐，発汗，低血糖，倦怠感，頭痛

(4) 経口内視鏡の場合は，キシロカイン®ビスカスを口に含ませる。左側臥位(そくがい)になり，キシロカイン®ポンプスプレーで咽頭麻酔をし，マウスピースをくわえさせる。経鼻内視鏡の場合は，リドカインのスプレーを散布，またはスティックで麻酔薬を塗布する。

　　注意　リドカインの副作用にショックがある。注意して観察する。

(5) 内視鏡が挿入され，検査が開始される。できるだけリラックスできるように，タッチングや声かけをする。

(6) 検査中は，顔色やバイタルサインなどを観察する。

　　注意　鎮静薬を使用して検査を行う場合は，とくにバイタルサインを注意深く観察する。

(7) 検査中，口腔内にたまった唾液は飲み込まず，口の外へ流し出すよう説明する。

　　根拠　咽頭麻酔薬の影響で誤嚥の危険があるためである。

(8) 検査が終了し，内視鏡が抜去されたのちに，口腔(こうくう)や鼻腔の唾液(だえき)などをぬぐう。

(9) 全身状態を観察する。

(10) 安静，飲食についての説明をする。検査のみの場合には，検査後 1 時間は禁飲食となる。生検・止血を行った場合は，医師に確認する。

(11) インジゴカルミンなどを用いた色素内視鏡検査の場合，便が青くなることがあることを説明する。

＊留意点

(1) 鎮静薬などの追加投与のために，あらかじめ血管確保をして検査を行うこともあるが，そうでない場合も緊急時に備えて必ず血管確保の準備をしておく。

(2) 苦痛の大きい検査であり，不安や恐怖を伴う。頻繁に声をかけ，緊張をやわらげるように配慮する。

⑤ 超音波検査（エコー検査）

検査の概要▶　超音波検査とは，超音波を利用して身体内の組織情報を描出する検査方法である。超音波を生体に向けて発振し，反射波の性状を観察することにより，組織の形態や，その異常などの情報を得ることができる。非侵襲的で安全な検査

▶表 12-4　超音波検査の部位ごとの注意事項

部位	注意事項
胆嚢	収縮すると見えにくいので，検査実施前は食事をしないようにする。
腹部臓器	超音波は空気を伝わらないので，ガスを少なくして，臓器の描出をよくする必要がある。そのため，検査は空腹状態で行う。必要時，下剤を内服する。
骨盤内臓器	膀胱を尿で充満させるため，検査前に水分を多めにとり，検査が終了するまで排尿を制限する。

なので繰り返して検査ができ，またリアルタイム表示であるため，その場ですぐに診断できるなどの特徴がある。

　超音波検査の表示には，経時的動態をみる **M モード**[1]，臓器の断層像をみる **B モード**[2]，局所血流をみる **D モード**[3]（カラードプラ法，パワードプラ法）などがある。

　超音波の発信・受信部分はプローブ（探触子）とよばれ，リニア型・コンベックス型・セクタ型などがある。通常は，これらのプローブを皮膚に密着させて用いる。特殊なプローブとして，経直腸用・経腟用・経尿道用などがある。内視鏡検査と組み合わせて管腔内部から超音波検査を行ったり，血管内にも挿入できるきわめて小さなプローブを血管造影の技術と組み合わせて，血管壁の検査を行うこともできる。

検査時の看護▶(1) 不安や恐怖を取り除くために十分な説明をし，不安や疑問を解決しておく。

(2) 診断的価値の高い画像を得るために，検査部位ごとの注意点を説明する（▶表 12-4）。

(3) 検査時は肌を露出するため，羞恥心に十分配慮する。

(4) 皮膚とプローブを十分に密着させるために超音波用ゼリーを塗布し，プローブと皮膚の間に空気が入らないようにする。ゼリーは事前にあたためておく。

(5) 終了後は，温タオルですみやかにゼリーをふきとる。

(6) 排尿が制限されている場合は，検査終了後にすみやかに排尿できるように対応する。

---

1) M モード：M は motion を意味する。
2) B モード：B は brightness を意味する。
3) D モード：D は Doppler を意味する。

⑥ 心電図検査

検査の概要▶　心筋が興奮して活動する際に発生する電位を，体表面の2点で測定し，その電位差の時間的変動をグラフに描写したものを心電図 electrocardiogram（ECG）という（▶図12-2）。通常電位の大きさは1mV＝1cmで記録され，記録紙の横方向は興奮の伝わる時間（速さ）をあらわし，一般に1mm＝0.04秒で記録される。心電図検査は，心機能の評価や，不整脈，心筋梗塞，心肥大，電解質異常などが診断できる。

　心電図には，標準12誘導心電図，運動負荷心電図，ホルター心電図，モニター心電図がある。

[1] 標準12誘導心電図　心電図検査において一般的に用いられる方法である。標準肢誘導（第Ⅰ誘導・第Ⅱ誘導・第Ⅲ誘導），単極肢誘導（aV$_R$・aV$_L$・aV$_F$），単極胸部誘導（V$_1$〜V$_6$）の12誘導からなる（▶図12-3）。

[2] 運動負荷心電図　安静時心電図では明らかにならない心筋虚血を，運動負荷を与えて明らかにする検査方法である。目的は，冠状動脈疾患の診断，治療効果や重症度の判定，心血管疾患の機能的能力の評価，不整脈・高血圧の評価などである。運動負荷には，マスター2階段試験，トレッドミル試験，エルゴメーター試験がある。

[3] 24時間携帯心電図（ホルター心電図）　安静時標準12誘導心電図や運動負荷心電図が，比較的短い時間で，検査室で行われるのに対し，24時間心電図を記録するものである。胸部に電極を装着し，心電図記録計を携帯した状態で日常生活を送り，その間の心電図を連続的に記録する。不整脈や心筋虚血がいつおこるかわからないような場合や，心疾患のリハビリテーションなどの目的で行う。

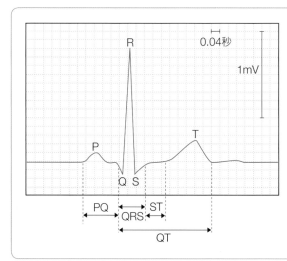

名称	心臓の動きとの対応
P波	心房の興奮に対応
PQ間隔	房室間興奮伝導時間
QRS	心室の興奮に対応
T波	心室の興奮からの回復に対応
ST部分	心室全体が興奮している時期
QT間隔	心室興奮時間

正常ではPQRST波が規則正しくあらわれ，一定のリズムで繰り返す（正常洞調律）。

▶図12-2　心電図の波形とその意味

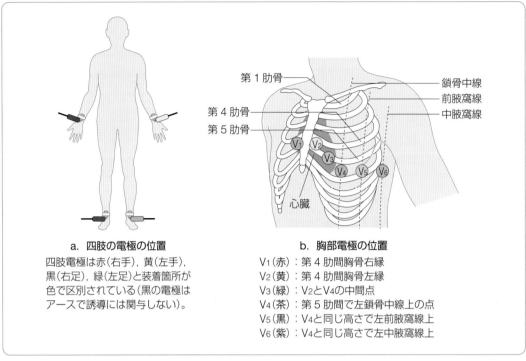

▶図 12-3　標準 12 誘導心電図の電極の位置

● 標準 12 誘導心電図（安静時）

検査の目的▶　不整脈や心筋梗塞などの診断，心機能の評価を目的に行われる。健康診断におけるスクリーニングとしても行われる。

患者への説明▶ (1) 医師から，検査の必要性・目的などの説明がなされるが，疑問点があれば説明する。

(2) 検査前には排尿をすませ，時計やネックレスを外し，ストッキングは脱いでおくように説明する。

(3) 検査中はリラックスするように説明する。

必要物品▶　心電計，アースコード，電源コード，電極リード線，記録用紙，四肢用電極，胸部用電極，伝導用クリーム，アルコール綿，ティッシュペーパー，バスタオルなどを用意する。

＊準備

(1) 交流障害を防ぐため，電気毛布やラジオなどの電源を切っておく。

(2) 室温を適温にする。室温が低いとふるえなどにより筋電図が混入する。

実施方法▶ ＊手順

(1) 患者に氏名を名のってもらい，検査指示書を確認する。

(2) 心電計の準備をする：電源を入れ，感電事故を防ぐために必ずアースをとる。通常記録速度は 25 mm/秒，感度は 10 mm/mV に設定する。

(3) 電極リード線と電極を接続する。

(4) 患者の体位を整える。仰臥位になってもらい，両腕は体側から 10 cm 程度離し，両足も 10 cm くらい離す。緊張により筋電図が混入するため，リラックスするよう声をかける。

(5) 実施中に外部から見られないように，スクリーンやカーテンなどを使用する。また，バスタオルなどを用いて，露出部分が最小限になるようにするなどプライバシーに配慮する。

(6) 電極装着部をアルコール綿でふき，皮脂などを除去する。

(7) 伝導用クリームを電極の接触面に塗り，正しい部位に装着する。

> ポイント ディスポーザブル製品の電極の場合，クリームを塗る必要がなく迅速に測定することができる。また，電極のあとがつきにくい。

(8) 安静を保つように説明し，心電計を操作し，心電図の記録を開始する。

(9) 基線の動揺を防ぐために，深呼吸や会話は避けるように説明する。

(10) 終了後，クリームをふきとり，衣類を整える。

(11) 記録用紙に患者の氏名や検査年月日などを記入しておく。

⑦ 肺機能検査

検査の概要 ▶ 　肺機能検査は，肺で酸素と二酸化炭素のガス交換が正常に行われているかを評価するために実施される。呼吸器疾患の診断や重症度の判定，リハビリテーションの効果測定などが目的となる。ここでは，肺胞におけるガス交換のための換気機能を測定する**スパイロメトリー** spirometry（**肺活量測定**）について解説する。

スパイロメトリー ▶ 　スパイロメトリーでは，スパイロメータという装置を用いて，肺を通過する空気の量と速度を，一定の速さで回転させた紙に曲線として描写する。これを**スパイログラム**という（▶図 12-4）。肺活量（VC）の正常予測値（予測肺活量）[1]に占める実測値の割合（パーセント肺活量〔％VC〕）を用いて，換気障害の程度を評価する（▶図 12-5）。

　スパイロメトリーの際，最大限の吸息から最大限の呼息まで，できるだけ速く呼出したときの肺活量を**努力肺活量**（**FVC**）という。努力肺活量測定の際に，1 秒間に呼出できる量を**1 秒量**（**FEV**$_1$）といい，1 秒量と努力肺活量との比を百分率であらわしたものを**1 秒率**（**FEV**$_1$**%**）という。1 秒率も，換気障害の指標となる。

検査時の看護 ▶ 　検査は座位で行う。ノーズクリップを着用し，マウスピースをくわえてもら

---

1) 予測肺活量は次の式によって算出される。
　男性：肺活量（L）＝0.045×身長（cm）－0.023×年齢－2.258
　女性：肺活量（L）＝0.032×身長（cm）－0.018×年齢－1.178

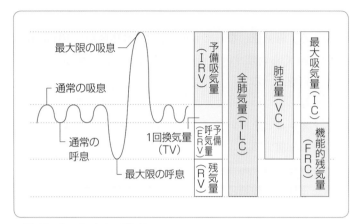

▶図12-4　スパイログラム

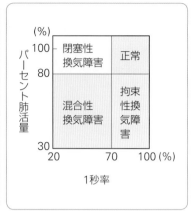

▶図12-5　換気障害の分類

う。このときに，唇のわきから空気がもれると正確に測定できないので注意する。

　肺機能検査において信頼性の高いデータを得るには，患者の理解と協力が必要である。方法を十分に説明し，検査を実施する。「吸って」「吐いて」などの声かけ方法も重要である。

⑧ 核医学検査

検査の概要▶　核医学検査とは，放射性同位元素 radioisotope（ラジオアイソトープ，RI）を含む放射性医薬品を用いて各臓器の形態・機能あるいは物質代謝の状態などを調べる検査である。直接患者に放射性同位元素を投与して行うインビボ *in vivo*（生体内で行うこと）検査と，患者から得た試料に放射性同位元素を加えて行うインビトロ *in vitro*（試験管内で行うこと）検査がある。

　インビボ検査では，放射性同位元素がどのような速さで，どこに，どれだけ集まってくるかを調べ，診断に用いる。脳血流シンチグラフィ，心臓核医学検査，肺血流シンチグラフィ，骨シンチグラフィ，ガリウムシンチグラフィ，甲状腺シンチグラフィなどがある。放射性医薬品を体内に投与すると，それぞれの放射性医薬品は特定の臓器や組織に分布する。そして，そこから発する放射線の一種である γ 線を体外の検出器で受け取り，臓器や組織の像を写真上に描出したり，γ 線の強さを経時的に測定してグラフに記録したりする。

　また，**PET**（陽電子放出断層撮影 positron emission tomography）は，陽電子を放出する放射性医薬品を投与し，その分布状態を撮影する検査法で，より鮮明な画像を得ることができる。代表的なものとして，^{18}F 標識フルオロデオキシグルコース（^{18}F-FDG）を投与し，γ 線をとらえることで，小さな早期がんの細胞を発見することが可能な FDG-PET がある。

　放射性医薬品の投与方法には，経静脈的に行うもののほか，吸入や経口投与

で行われるものがある。投与された放射性医薬品は，時間とともに減少し，尿や便中に排泄される。

インビボ検査時の▶
看護

(1) 事前に，検査の方法や被曝量などについて医師から説明を受けていることを確認する。

(2) 妊娠中の女性には原則として行わない。また，妊娠可能な女性には，月経開始後 10 日以内に検査をする。

(3) 放射性医薬品を投与してから撮影までの時間は検査により異なるため，間違えないように注意する(例：骨シンチグラフィは 2〜3 時間後，ガリウムシンチグラフィは 2〜3 日後)。

(4) 検査結果の精度を上げるため，骨シンチグラフィおよびガリウムシンチグラフィでは，撮影の直前に排尿をすませる。また，ガリウムシンチグラフィでは，撮影前に下剤を服用する場合もある。

(5) 甲状腺シンチグラフィでヨウ素(ヨード)を用いる場合は，検査前数日間は，ヨウ素を含む食品(のり・ワカメ・コンブなど)や，ヨウ素を含む薬物(ポビドンヨード・抗甲状腺薬・ヨード系造影剤)を使用しないようにする。

(6) 検査後，患者の被曝線量を低減させるために，放射性医薬品が投与されたあとはできるだけ水分を摂取するようにすすめ，頻回に排尿を促す。

⑨ 穿刺

技術の概要▶　穿刺とは，身体に針を刺して，検査のために体液や細胞などを採取したり，治療として過剰に貯留した液の排出や薬液の注入を行ったりする，侵襲的な処置の 1 つである。穿刺は医師が行い，看護師は，安全かつ順調に処置が行われるよう介助するとともに，患者の苦痛を軽減し，安楽に配慮する。また，実施後は十分な観察により異常の早期発見に努めることが重要である。

　　ここでは，比較的実施頻度の高い胸腔穿刺，腹腔穿刺，腰椎穿刺，骨髄穿刺について述べる。

1 胸腔穿刺

● 援助の基礎知識

技術の概要▶　胸腔穿刺とは，胸腔内を穿刺することであり，その目的は，①治療として胸腔内の滲出液・血液・空気の排出や薬液の注入を行う，②診断のために胸腔内の液(胸水)を採取するなどである。

穿刺時の体位・▶
穿刺部位
　体位は半座位あるいは座位で行う。穿刺部位は，胸水の場合は中・後腋窩線上の第 5〜7 肋間，気胸の場合は鎖骨中線上第 2〜3 肋間とすることが多い(▶図12-6)。

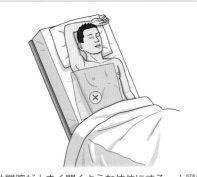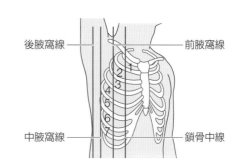

肋間腔が大きく開くような体位にする。上図は半座位。ほかに，座位で上半身をベッドテーブルによりかからせるような体位をとることもある。

前腋窩線：中腋窩線の約2.5cm前方に引いた線。
中腋窩線：腋窩の中央部から腰までをつなぐ垂直の線。
後腋窩線：中腋窩線の約2.5cm後方に引いた線。

▶図12-6　胸腔穿刺時の体位と穿刺部位

● 援助の実際（胸水を一時的に排液する場合）

実施前の評価▶　バイタルサインを測定し，一般状態を観察する。パルスオキシメーターを装着し，SpO_2を確認する。

必要物品▶　アスピレーションキット（穿刺針つきカテーテル，排液チューブ，滅菌試験管，注射器，三方活栓，切開用メス）局所麻酔薬，局所麻酔用注射器，局所麻酔用注射針，消毒薬（ポビドンヨード，ハイポエタノール）含浸綿球，アルコール綿，滅菌手袋，穴あきシーツ，ガーゼ，鑷子（せっし），絆創膏，膿盆，滅菌ガウン，マスク，処置用シーツを用意する。

患者への説明▶　(1) 処置の必要性・目的・方法・合併症について医師から説明が行われる。
(2) 穿刺する際，患者には息をとめてもらい，穿刺中の深呼吸や咳（せき）はできるだけ避けるよう説明する。

実施方法▶　＊**準備**　上半身の衣類を脱いでもらい，穿刺のための体位を準備する。保温やプライバシーの保護などのため，環境に配慮する。

＊**手順**
(1) 体位を整え，医師が穿刺部位の消毒を行うのを介助する。
(2) 医師が穿刺部位を中心に穴あきシーツをかける。
(3) 医師が穿刺部位の局所麻酔を行うのを介助する。
(4) 医師が穿刺部位に小切開を加え穿刺する。その際，患者に一時的に息をとめてもらう。

　　　根拠　呼吸運動により，胸膜や肺を損傷するリスクがあるため。
(5) 穿刺中の顔色，脈拍，冷汗など観察する。
(6) 医師が注射器で胸水を吸引する。
(7) 検体採取が必要な場合は，穿刺液を滅菌試験管に入れる。
(8) 穿刺針を抜針後，穿刺部位を消毒し，ガーゼをあてて圧迫し，絆創膏で固

定する。

(9) 穿刺液を観察し，排液量を測定する。

(10) 検体はすみやかに検査室へ提出する。

(11) 体位と衣類を整える。

＊留意点

(1) 適宜声をかけ，不安の軽減に努める。

(2) 感染予防のため無菌操作を徹底する。

(3) 実施中は顔色やバイタルサイン，SpO₂の値を観察する。

実施後の評価・▶　胸水の性状，排液量，バイタルサイン，呼吸困難，胸痛，咳嗽_{がいそう}，血痰，穿刺
記録　部位からの滲出_{しんしゅつ}を観察して記録する。

2 腹腔穿刺

● 援助の基礎知識

技術の概要▶　腹腔穿刺とは，腹腔を穿刺することであり，その目的には，①腹水の生化学
的検査，細胞学的検査，細菌学的検査などを行うことにより，その基盤にある
病態を診断する，②腹腔内に貯留した血液や膿を排除し，呼吸困難や腹部膨満
感など胸腹部圧迫症状の緩和をはかる，③抗がん薬などの薬物を注入する，が
ある。

穿刺部位・▶　穿刺部位は，腹直筋外側の側腹部が選択され，仰臥位または貯留液が少量の
穿刺時の体位　場合は半座位で行う。

● 援助の実際

実施前の評価▶　バイタルサイン，および腹囲，体重を測定する。

必要物品▶　アスピレーションキット(腹腔穿刺針，注射器，接続排液管，三方活栓)，メ
スシリンダー，滅菌試験管，排液用容器，局所麻酔薬，局所麻酔用注射器，局
所麻酔用注射針，滅菌手袋，穴あきシーツ，消毒薬(ポビドンヨード，ハイポエ
タノール)含浸綿球，鑷子，膿盆，滅菌ガーゼ，絆創膏，腹帯，メジャー，体重
計，滅菌ガウン，マスク，処置用シーツ，縫合_{ほうごう}セット(数日間持続排液の場合)
を用意する。

患者への説明▶　(1) 腹腔穿刺の必要性・目的・方法・合併症について医師から説明する。

(2) 実施前に排尿をすませるよう説明する。

(3) 実施中は急に身体を動かさないこと，排液中に体動制限があることを説明
しておく。

(4) 持続排液の場合には，排液バッグの取り扱いについての注意を説明する。

実施方法▶　**＊準備**

(1) 排尿をすませてもらい，体重を測定し，バイタルサインを測定する。

(2) 腹部を露出し，腹囲を測定する。

✳ 手順

(1) 体位を整え，医師が穿刺部位の消毒を行うのを介助する。

(2) 医師が穿刺部位を中心に穴あきシーツをかける。

(3) 医師が局所麻酔を行うのを介助する。

(4) 穿刺中は，患者の顔色，脈拍，呼吸状態などを注意深く観察する。

> ［ポイント］　腹腔内臓器を損傷することのないように，穿刺中は安静を保てるように援助する。

> ［注意］　施行中，急激な腹圧低下，循環血液量の減少によりショックをおこすことがあるので，バイタルサインを注意深く観察する。

(5) 排液を観察し，滅菌試験管に採取した腹水を検査室に提出する。

(6) 三方活栓に排液管を接続し，腹水を排液する。

(7) そのまま1〜2時間排液を続ける場合は，ガーゼとテープで固定し，安静にしてもらう。数日間持続排液する場合は，医師が縫合セットを用いて固定するのでその介助をする。

(8) 穿刺針を抜去後，穿刺部位を消毒し，ガーゼをあて絆創膏で固定し，腹帯を巻く。

(9) 実施後の安静について説明する。

✳ 留意点

(1) 感染予防のために無菌操作を徹底する。

(2) 排液量は1時間あたり500〜1,000 mL かつ，1日に1,000〜2,000 mL を目安とする。急激に大量の排液を行うと，腹圧低下に伴って循環動態が変化し，血圧低下を引きおこすことがあるので，排液の速度に注意する。

実施後の評価・記録▶　一般状態，穿刺部痛，腹囲，実施後の体重，漏出液の量と性状などを観察し記録する。

3 腰椎穿刺（ルンバール）

● 援助の基礎知識

技術の概要▶　腰椎穿刺とは，脳脊髄液（髄液）の採取，脳脊髄液圧（髄液圧）の測定，ミエログラフィ（脊髄腔造影）・脊髄麻酔などの検査や治療のために，腰椎椎間から腰椎部クモ膜下腔に穿刺針を刺入することをいう。髄液の外観や生化学検査，細菌検査などにより，脳・神経系の機能の異常や変化を知ることができる。また，腰椎穿刺の際にクエッケンシュテット試験[1]を行うことにより，クモ膜下腔の閉塞を知ることができる。

---

1) クエッケンシュテット試験：髄液検査の際に，両側頸静脈を平手で圧迫すると，正常では脳脊髄液圧がすみやかな上昇を示し，手を離すとすみやかに下降する。しかし，腫瘍などにより，脊髄腔に狭窄が存在すると液圧は上昇しない。

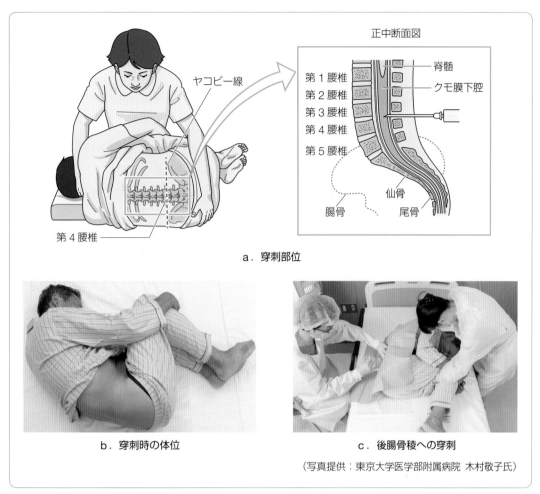

a．穿刺部位

b．穿刺時の体位

c．後腸骨稜への穿刺

（写真提供：東京大学医学部附属病院 木村敬子氏）

▶図12-7　腰椎穿刺時の体位と穿刺部位

穿刺部位・
穿刺時の体位
▶ 　穿刺部位は，脊髄を損傷しないように，第3・4腰椎間，第4・5腰椎間とする。腸骨稜の最高点を結ぶヤコビー線（ジャコビー線）上の第4腰椎突起部を目安とする（▶図12-7）。側臥位で行うことが多いが，座位で行うこともある。

● 援助の実際

実施前の評価 ▶ 　バイタルサインの測定。

必要物品 ▶ 　ルンバールセット（三方活栓つき液圧測定ガラス管，滅菌試験管），鑷子，滅菌手袋，ガーゼ，局所麻酔薬，局所麻酔用注射器，局所麻酔用注射針，消毒薬（ポビドンヨード，ハイポエタノール）含浸綿球，綿球，アルコール綿，膿盆，絆創膏，穴あきシーツ，試験管立て，滅菌ガウン，マスク，処置用シーツを用意する。

患者への説明 ▶ 　(1) 医師から検査の必要性・目的・方法・合併症について説明を行う。
　(2) 実施2時間前から禁食とし，実施前に排尿をすませるよう説明する。

実施方法▶ ✽ **準備**

(1) 患者に排尿をすませてもらい，バイタルサインを測定する。

(2) 患者を穿刺時の体位とする。側臥位にし，背中を丸め，膝^{ひざ}をかかえるような姿勢をとってもらう。枕を使用し，頭部が水平になるように保つ。

✽ **手順**

(1) 医師が穿刺部位の消毒を行うのを介助する。

(2) 医師が穴あきシーツをかけ，穿刺部位の局所麻酔を行うのを介助する。

(3) ベッドに対して，背中が垂直になるように，患者の体位を安定させる。患者の頸部と殿部を引き寄せ，抱きかかえるようにして穿刺部の腰椎間を広げる。

(4) 穿刺中は，患者の顔色，下肢のしびれ・痛み，頭痛，吐きけなどを観察する。

(5) 医師が穿刺したら，ガラス管を渡して髄液圧[1]を測定する。

　　| 注意 |　髄液圧測定時，咳をしたり腹圧がかかったりすると正確なデータが得られないので注意が必要である。

(6) クエッケンシュテット試験を行う場合は，医師の指示により，頸静脈を圧迫する。

(7) 医師が髄液を滅菌試験管に採取する。

(8) 医師が穿刺針を抜去し，穿刺部位を消毒する。

(9) 穴あきシーツを取り除き，穿刺部位をガーゼで圧迫して絆創膏で固定する。

(10) 頭部を挙上しないように注意して衣類を整え，枕を外し1〜2時間の安静を保つ。

　　| 根拠 |　頭部を挙上すると頭蓋内圧の低下により頭痛，吐きけ，めまいを生じることがある。

(11) 検体はすみやかに検査室へ提出する。

　　| 注意 |　髄液を採取後に放置すると，糖濃度が急激に減少し正確な検査データが得られない。また，髄膜炎菌は低温に弱いため検体は冷やさないようにする。

✽ **留意点**

(1) 頭蓋内圧亢進症状がある場合は，腰椎穿刺により脳ヘルニアをおこすおそれがあるため行わない。

(2) 穿刺による感染症は髄膜炎などの重篤なものとなることが多いため，無菌操作を徹底する。

(3) 吐きけ・嘔吐^{おうと}の合併症のおそれがあるため，実施前2時間は食事を禁止する。

実施後の評価・▶　髄液圧，髄液の性状，バイタルサイン，吐きけ・嘔吐，頭痛，下肢のしびれ，
**　　　記録**　穿刺部位のガーゼの滲出液を観察して記録する。

---

1) 髄液圧(初圧)の基準値は，70〜180 mmH₂O である。

4 骨髄穿刺

● 援助の基礎知識

技術の概要▶　骨髄穿刺とは，腸骨などの骨髄を穿刺して骨髄液を採取する手技である。白血病や再生不良性貧血，悪性リンパ腫などの診断や治療効果の判定，悪性腫瘍の骨髄転移の有無などを検査するために実施される。

　採取された骨髄の形態学的観察，細胞化学検査，細胞表面マーカー検査などが行われる。穿刺時にその場で標本を作成するため，臨床検査技師も立ち会うことがある。

穿刺部位▶　穿刺部位は，成人の場合，後腸骨稜が推奨されている(▶図 12-8-a)。

● 援助の実際

実施前の評価▶　バイタルサインの測定。

必要物品▶　骨髄穿刺針(▶図 12-8-b)，注射器，滅菌手袋，穴あきシーツ，局所麻酔薬，局所麻酔用注射器，局所麻酔用注射針，消毒薬(ポビドンヨード，ハイポエタノール)含浸綿球，アルコール綿，鑷子，綿球，膿盆，時計皿，メランジュール，スライドガラス，カバーガラス，ドライヤー，ガーゼ，絆創膏，滅菌ガウン，マスク，処置用シーツを用意する。

患者への説明▶　(1) 医師より，検査の必要性・目的・方法・合併症について説明する。

　(2) 実施中はできるだけ動かないように説明する。また，実施後の安静について説明する。

実施方法▶　＊準備

　(1) 排尿をすませてもらい，バイタルサインを測定する。

　(2) 穿刺のための体位を整え，穿刺部を露出する。

　　ポイント　腰部が露出するため羞恥心に配慮する。

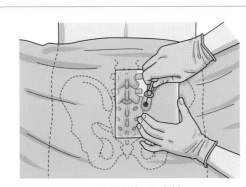
a. 後腸骨稜への穿刺

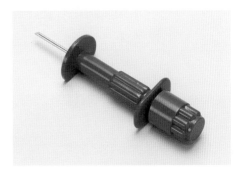
b. 骨髄穿刺針

▶図 12-8　骨髄穿刺部位と骨髄穿刺針

＊**手順**

(1) 体位を整え，医師が穿刺部位の消毒を行うのを介助する。

(2) 医師が穿刺部位を中心に穴あきシーツを掛ける。

(3) 医師が局所麻酔を行うのを介助する。

(4) 穿刺中は圧迫，痛みが生ずることもあるため，不安を軽減するために声をかける。

(5) 穿刺中の顔色・脈拍・呼吸状態などを観察する。

(6) 採取された骨髄は，臨床検査技師によりすみやかに標本が作成される。

(7) 医師が穿刺針を抜去したあと，穿刺部位を消毒し，ガーゼをあてて用手圧迫して止血する。

(8) 止血を確認したあと，ガーゼをあてて絆創膏で固定し，衣類を整える。

＊**留意点**

(1) 感染を予防するために，無菌操作で実施する。

(2) 採取した骨髄をすみやかに標本にするために，必要な人材を確保して行う。

(3) 疼痛や恐怖心などから不安をいだきやすいため，声かけやタッチングなどを行い，安心して検査が受けられるように援助する。

実施後の記録▶　バイタルサイン，出血，疼痛などを観察し，記録する。

ゼミナール

復習と課題

❶ 生体検査にはどのようなものがあるかをあげ，それぞれの検査時の看護について説明しなさい。

❷ 穿刺にはどのようなものがあるかをあげ，それぞれの目的・穿刺部位・介助の手順と留意点を説明しなさい。

参考文献
1) 奈良信雄編：臨床検査(系統看護学講座)，第8版．医学書院，2019.
2) 福田国彦ほか：臨床放射線医学(系統看護学講座)，第9版．医学書院，2016.

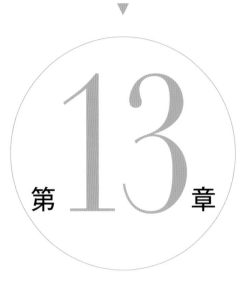

第 13 章

死の看取りの援助

本章で学ぶこと □死にゆく人と家族の心理を理解し，どのようなケアが必要かを学ぶ。
□葬送儀礼と文化の関係を知り，看護における葬送儀礼の意味を理解する。
□死亡による身体の変化を理解し，死後の処置の実際を学ぶ。

　内閣府「高齢社会白書」によれば，超高齢社会を迎えたわが国における高齢化率(65歳以上人口割合)は28.4%(2019年10月1日現在)であり，いわゆる団塊の世代が後期高齢者となる2025年には3割をこえると予想されている。今後，高齢化が進行するとともに亡くなる方も増加し，看護職者が看取りの援助を行う機会も一層増えるだろう。看取りの援助にあたっては，患者本人の意思を尊重し，家族の意向をふまえ，誰もが皆安らかに最期を迎えられることを心がけなければならない。そのためには，基本的な知識・技術を身につけるとともに，最期まで1人ひとりに寄り添う姿勢が重要である。

A｜死にゆく人と周囲の人々へのケア

① 死にいたるまでの多様な過程

　わが国の死因の第1位である悪性新生物(がん)は，現代では不治の病ではなくなりつつあるが，再発・転移がおこる場合も多く，長期間の療養生活ののちに終末期を迎え，死にいたることを告知されたり，みずからそれを予期したりする人が多い。このような場合は，本人だけでなく家族など周囲の人々を含めたケアが重要になる。死の看取りにおいて，死にゆく人と周囲の人々へのケアを行うには，まず，本人と家族のそれぞれの心身の状況を把握し，個別性に応じたケア計画を立案するとともに，医療者が情報を共有し合い，同じ認識をもって対応する必要がある。

　がんのように長期の療養ののちに死にいたる疾患に対し，心疾患や脳血管疾患など，突然発症し，予期せず死を迎える疾患もある。心疾患と脳血管疾患は，わが国の死因としてがんについで多く，家族の突然の死に直面する人も多くいる。このような場合は，残された人々に対するケアが求められる。

　また，死にゆく人と周囲の人々へのケアは，場所によっても異なってくる。場所別に死亡数を見ると，最も多いのは病院である。しかし，近年は老人ホームや介護医療院・介護老人保健施設で亡くなる人が増加しているほか，自宅で亡くなる人も一定数いる。人が死にゆく場所はさまざまであり，その場に応じた看取りの援助が求められる。

② 死を予告されたり予期したりした人の反応の理解

まず，自分自身が死にいたる状況にあることを自覚したときから死にいたるまでの，人の心の変化について考えていきたい。

1 キュブラー=ロスによる 5 段階のプロセス

キュブラー = ロス Kübler-Ross, E. は，末期疾患の患者が自分の死を受けいれていく心理過程について研究をもとに明らかにし，次の 5 段階のプロセスを経ると説明している[1]。

①**第 1 段階：否認**　致命的な病であることは真実ではありえないという反応を示す。もしかしたら(その診断が)誤っているかもしれないという希望に客観性をもたせようとする。

②**第 2 段階：怒り**　否認が維持できなくなると，怒り，憤り，羨望，恨みなどの感情が生まれる。この怒りはあらゆる方向(医療者・家族など周囲の人)に向けられる。

③**第 3 段階：取り引き**　よいふるまいをすれば願望がかなえられるという過去の経験から，取り引きを思いつく。ほかの人々ないしは神に対してなんらかの申し出をし，それによって延命や苦痛のない日々を過ごしたいという願望をもつ。この段階の期間は短い。

④**第 4 段階：抑うつ**　治療に伴う容姿の変化や役割の喪失，経済的負担，夢が実現不可能に帰することなどが原因となる抑うつ(抑うつ反応)と，いま生きている世界との決別を覚悟するために経験する準備的悲嘆(準備抑うつ)状態とがある。抑うつは最終的受容の踏み石となる。

⑤**第 5 段階(最終段階)：死の受容**　前のいくつかの段階を通るのに若干のたすけが得られれば，自身の運命に対し怒りも抑うつもおぼえない段階に達する。ひっそりと 1 人にされたいと望み，やかましい言葉よりも，身体に触れる，寄り添うなどの言外のコミュニケーションを望む。この時期は患者自身より家族がより多くのたすけと理解と支えを要する時期でもある。

この 5 段階は階段を 1 段ずつ上っていくような単純な過程ではなく，ときには重なり合い，前の段階の心理状態が再度出現するなど複雑な過程をたどる。また，どのような患者であってもつねに「希望」をもちつづけており，新薬などのなんらかの治療法の開発や神による奇跡への期待など，あきらめず一縷の希望にすがって苦痛を耐えぬくことができるという[2]。

---

1) E. キューブラー=ロス著，鈴木晶訳：死ぬ瞬間——死とその過程について．中央公論新社，2001.
2) E. キューブラー=ロス著，鈴木晶訳：上掲書．

2 死の恐怖とストレス

　死は人間の心に実にさまざまな感情をかきたて，なかでも死への恐怖はほとんどすべての人たちが意識するものであるといわれている[1]。この恐怖感は，痛みや苦しみが増すこと，周囲の人から見捨てられること，生きている価値が見いだせないこと，などの複雑な思いから生じる。このような死の恐怖によるストレスにさらされているとき，人の思考は混乱し，病気の症状とも相まって，不眠・食欲不振・動悸などの不快な身体症状も出現する。また，河野は，臨死患者におけるうつ状態は「疾患」から正常範囲内の「うつ気分」まで多様であり，病名告知，苦痛な検査と治療，苦痛な症状，生活行動上の制限など，医療の過程においてはつねにうつは隣り合わせであると説明している[2]。

ストレスへの反応▶　終末期患者は，症状悪化や新たな症状の出現，検査・治療に伴う苦痛，生活の変化，仕事の中断や家庭内での役割変化に加え，未来への希望を絶たれるなど，強いストレスにさらされている。このような状況のなかで，患者は家族や看護師など周囲の人々に怒りを直接ぶつけてくることもある。医療職としてとくに最も身近で接触の機会が多い看護師に対し，怒りをあらわにしたり，ささいなしぐさや言いまわしにまで厳しい批判を浴びせたりするなど，理不尽な言動をとることもある。

　死にのぞむ人の心理状態は人によってさまざまであり，また，ときによって変化し，その言動は理解しがたいことも多い。しかしこれは患者自身が死の恐怖やそれによるストレスから逃れようとする防衛のあらわれであり，患者は死の受容の過程にあることを認識すると，医療者自身が適切に対処できる。

日本人の死生観▶　死にのぞむ人の反応にはその人の死生観も影響してくる。日本人の死生観の特徴として，「あきらめ」て死を迎え，「大自然に還る」という死生観が多くの人に受け入れられていると安達は述べている[3]。西欧人の多くは一神教への強い信仰によって「神の元に還る」という感覚をもち，未来への展望をもって死に向き合うことができるが，日本人は日常的な心のより所となる存在，つまり自分の生死を託すことができる明確な信仰をもたない人が多い。そのため，死を受け身でとらえることが多く，死に直面すると不安・恐怖・絶望感・憂うつなど否定的感情をもつことが多いと考えられる。

1) 秋山淳子：死の恐怖．河野友信・平山正実編：臨床死生学事典．p.180, 日本評論社, 2000.
2) 河野友信：がんとうつ状態．河野友信・平山正実編：上掲書．pp.150-151.
3) 安達富美子：がん告知に対する態度から考察した日本人の死生観．平山正実編：死別の悲しみに寄り添う．p.66, 聖学院大学出版会, 2008.

③ 死にゆく人の家族の心理とケアの必要性

患者への告知と▶
家族

日本人を対象にした調査で，「自分自身が余命半年であるとしたとき告知をしてほしいか」という質問に8割近くの人が告知を望んだのに対し，家族に告知すると答えた人は約3割にとどまったという[1]。このことから，患者を死の恐怖におびえさせたくないという思いがくみ取れる。しかしこのような家族の心理は，治療による回復の見込みが薄い場合の本人への告知をはばむこともある。患者自身は真実をうすうす感じつつも，それが知らされないことで疑心暗鬼になったり，看護師に本当の病名や余命をたずねてくることもある。このような場合，本人の反応を医療者と家族で確認・相談して，告知するか否かを何度でも話し合う必要がある。

家族へのケア▶

家族にとって，愛する者の死が近いと知ることはたいへんつらく，受けとめがたいことである。それに加えて，患者に対して「つらい思いをさせたくない」「恐怖にさらすことは避けたい」などの強い思いをもち，それを必死にまもろうとして精神的に疲弊してしまうこともある。「患者のみならず家族もうつ的であり，家族のうつは死別後にももちこされる」[2]ことを念頭におき，家族の精神的支援者になることも重要である。

家族の心身の状態を良好に保ち，家族が患者のケアに積極的に参加できるように支援していく。ケアへの参加は家族の意向を確認することから始まるが，家族の多くは，身体の清潔や更衣，食事の世話などの直接的ケアを望む。患者に会話する力がなくなったとしても，身体的接触を通してコミュニケーションをはかることは可能である。

④ 死にゆく人のもつ苦痛とその対処

死を迎える人は身体的苦痛のみならず，精神的・社会的・霊的苦痛をもあわせもち，それらが相互に影響し合い，苦痛を増強させたり軽減させたりする。その人のもつ苦痛を総合的に理解し，全人的にケアしていく必要がある。

身体的苦痛とケア▶

痛みは日常生活に大きな支障をきたすため，積極的に治療することが重要である。看護師は疼痛治療の確実な管理と効果の観察を行う任務がある。また，痛みのほかに，吐きけ・嘔吐，食欲不振，倦怠感などの身体症状のコントロールも重要である。

精神的苦痛とケア▶

死への恐怖，不安，怒り，うつなどさまざまな精神状態の変化が引きおこされるため，精神的安寧をもたらすケアが大切である。足浴や罨法などの温めるケアや，マッサージやタッチングなどの触れるケアが，全国の緩和ケア病棟で

---

1) 安達富美子：前掲書．p.60．
2) 小林佳子：死の受容．河野友信・平山正実編：前掲書．pp.190-191．

身体的・精神的苦痛を癒すことを目的に行われている[1]。これらのケアは，患者のリラクセーションをはかり精神的安寧をもたらす効果がある（▶160ページ）。

　臨死期にある患者は，身近な存在である看護師にさまざまなメッセージを発する。その内容は心身の苦痛のほか，間近に迫った死の意識，あきらめ，人生のふり返り，家族関係への後悔，家族を残す不安や，死後の世界などにも及ぶという[2]。それらの言葉に深く聴き入り，受けとめることで，患者は安堵しながら死を迎えることができるだろう。また，会話ができない状態では不安や孤独感をおぼえやすいため，会話ができなくてもかたわらにいる，ときおり声をかけるなど基本的に孤独にしないことが重要である。うつ，不安，不眠が改善しないときには向精神薬（抗うつ薬・抗不安薬・睡眠薬）などが使用されることが多いので，精神状態の把握に努める。

社会的苦痛とケア▶　治療による経済的負担や，残される家族への気づかい・心配も大きな苦痛となる。また，職業をもつ人の場合は社会との隔絶や社会的役割の喪失が身体的・精神的苦痛を増強させる場合もあり，大きな問題となる。とくに経済的に大きな問題をかかえているときは，ソーシャルワーカーに照会するなどして，苦痛の軽減をはかる。

霊的苦痛とケア▶　自分の存在を価値のないものと感じる，死後の世界はどのようなものかという模索あるいは死後の世界への恐怖，罪の意識や自責の念といった霊的 spiritual な苦痛にかられることがある。信仰している宗教があれば宗教家の面会ができるように家族と調整したり，病院内で礼拝できる環境を整えたりする。

⑤ 家族を含めた死の看取り

　身体機能が弱り，食事や排泄のみならず，体動や会話までもができなくなっていても，その人らしさが失われないよう，人間としての歴史に終止符を打とうとする人の尊厳がそこなわれないように対応することが大前提となる。その人にとっての「日常」が維持できるように努め，本人・家族が希望すれば在宅で家族が看取ることができるように調整する。本人と家族の意向を尊重する姿勢が求められる。

　病院で看取る場合でも，家族にケアに参加してもらい，家族自身が十分にケアできたと思えるようにする。多床室の場合は個室に移動する。死別の前には，家族と本人が静かにお別れのときが迎えられるようにする。末期がんで救えないときなどは蘇生不要 do not attempt resuscitation（DNAR；心肺停止時に蘇生

1) 新田紀枝・川端京子：看護における補完代替医療の炎上と問題点——ホスピス・緩和ケア病棟に勤務する看護師の保管代替医療の習得と実施に関する調査から．日本補完代替医療学会誌4(1)：23-31，2007．
2) 若林理恵子・澤田愛子：臨死患者のことば——意味の分析と支援の在り方をめぐって．富山医科薬科大学看護学会誌5(2)：41-54，2004．

をしないという取り決め)とするか否かを，本人や家族と話し合って決めておくこともある。亡くなったあとも家族が声をあげて泣けるなどプライバシーがまもられるように個別の空間をつくる。

⑥ 死者への敬意

日本人の多くは自覚する信仰はないものの，生活習慣として仏前にお供えをする，墓参りをして死者に対して礼をつくすなどの仏教文化が根づいている。また，人の魂は死後もなお存在し，生きている者の身近にいるという感覚をもつ人が多く，亡くなった人と近しい人々は死者とかかわりをもちつづけることになる。

患者の死後，患者を単なる「死体」として物理的に扱うのではなく，いまなお魂が身近に存在しているという前提のもと，「ご遺体」としての尊厳をまもり，敬意をもって接することが重要である。

先述のように，人の臨終の場は病院だけでなく，介護施設や自宅での死も選択できるようになってきている。どの場面においても，ご遺体を清め，きれいに整えて家族のもとに返すことが看護師の役割となる。ご遺体のケアにあたっては，敬意をもって，ていねいに接することが重要である。

⑦ 残された人の悲嘆へのケア(グリーフケア)

愛する人・親しい人を亡くした人が，死別によって個人の心身に生じる反応である悲嘆（ひたん）をのりこえる作業を**グリーフワーク**といい[1]，「悲嘆の仕事」や「喪の作業」ともよばれる。残された人のグリーフワークを手だすけすることを**グリーフケア**といい，悲嘆から回復していくプロセスには医療者のかかわりが大きく影響する。

患者の死後には，死後の処置(▶468ページ)を行うが，このときも家族の意向を確認し，参加を希望すればともに行う。家族にとっては，死後の処置に参加することが，大切な人の死を受け入れるプロセスにもつながる。

とくに救命救急センターなど，重症度の高い患者を受け入れる場では，心肺停止状態で運び込まれたり，搬送直後に突然心肺停止状態に陥るなど急激に死にいたる場合が多く，予期せぬ突然の死に家族は精神的に混乱するとともに，すぐにはその状況を受け入れられないことも多い。このような状況において，残された人たちが了解してその人の死を十分に納得するためには，医療者側の「十分につくした」という確信に裏づけされる納得も重要である。それぞれの立場での納得の共有が，のこされた人たちがその人の死を得心（とくしん）することの起点と

---

1) 寿台順誠：死別の倫理——グリーフワークと喪の義礼. 生命倫理23(10)：14-22, 2013.

して重要であるとの見解もある[1]。

　また，子どもを失った遺族（親）へのグリーフケアを研究した宗村は，最期まで心肺蘇生を続け，意識不明になってもいままでと同じように接する医療者の姿に遺族が感謝の気持ちをもっていたことを明らかにしている[2]。「最後までなんとかしたい」と願う遺族が「あれでよかった」とのちに意味づけられるよい思い出として残るように，その場を整える必要があると述べている。

B わが国の風習に根づく死後の処置のあり方

① 日本文化のなかの葬送儀礼

1 葬送儀礼と文化・風習

　人が亡くなると，臨終から喪にいたる葬送の儀礼がとり行われる。葬送の儀礼とは，臨終行儀（臨終の際の作法），通夜・葬式，その後の法要などの一連の儀礼をいう。これは，臨終や死亡宣告の段階ではまだ死別という現実を受け入れることのできない遺族・近親者などにとって「悲しみ，葬り，そして悼む一連の儀礼[3]」という意義をもつといえる。

　葬送の儀礼は文化の影響を強く受けており，とくに宗教が大きな影響をもたらしている。しかし実際のしきたりや作法は，宗教や宗派を特定できない古代からの風習や，その地方独特のならわしがまざり合っていることが多く，必ずしも特定の宗教によって定式化されたものとはいえない。それぞれの地方，それぞれの家族にとっての常識，あたりまえな行為が葬送儀礼である[4]。葬送のかたちは，地方，家族，個人によって異なることを忘れてはならない。

　看護師はさまざまな儀礼・作法の文化的な意味を理解し，患者や家族・近親者の希望をもとに臨終の場に立ちあい，臨終行儀の一部を行うことが臨終時の看護であり，家族・近親者に対する看取りの看護となる。

1) 行岡哲夫・河原千賀子：救急医療の現場でみる「他者の死」の多義性．清水哲郎・島薗進編：ケア従事者のための死生学．p.121，ヌーヴェルヒロカワ，2010．
2) 宗村弥生：子どもを喪った遺族に対するグリーフケア──先天性心疾患で子供を亡くした親の悲嘆体験からの考察．平山正実編著：死別の悲しみに寄り添う．pp.155-184，聖学院大学出版会，2008．
3) 碑文谷創：葬儀概論，増補第三訂．p.10，表現文化社，2012．
4) ひろさちや：お葬式をどうするか──日本人の宗教と習俗．PHP研究所，p.18，2004．

2 変化する葬送儀礼

　わが国の葬儀は，遺族・近親者が喪に服することに専念できるように，葬儀運営の経験をもつ遺族に親しい者が，遺族の依頼を受けて葬儀委員長となり，弔<ruby>問客<rt>ちょうもん</rt></ruby>の接待を担う係（「お勝手方」とよばれ，通夜ぶるまいなどの準備をする）や，受付・会計の係などを統括して葬儀全体をとりしきるという形態が伝統的である。しかし近年では，葬儀社が葬儀の運営を行うことも多くなっている。

　近年では，宗教や伝統的儀礼にこだわらない自由葬（遺灰を海などに散骨する自然葬など），存命中にみずからが喪主となって親しい人々にお礼を伝えお別れをする生前葬など，葬送儀礼のかたちがますます個性化する傾向にある[1]。今後も，儀礼のかたちや意味は社会のなかで変化していくことが予測される。高齢者を対象とした調査では，希望する葬儀の形式は，家族葬（密葬）形式が46％，従来からの葬儀形式が35％，無宗教など自由な形式が11％となっている[2]。ただし，葬送儀礼がどのように変化しても，亡くなっていく人の意思や希望と，遺族・近親者の喪に服する気持ちに寄り添うことが看取りの看護の軸となる。

② 葬送儀礼と看護

1 看護における葬送儀礼

　葬送儀礼のなかで看護師がまず立ちあうのは，臨終の場面である。臨終とは，亡くなっていく人の尊厳をまもる看護を行う場であり，同時に，遺族・近親者の葬送儀礼の始まりの場でもある。

　遺族・近親者の葬送儀礼の始まりは，遺族が自分自身に向けた「もっとこうしておけばよかった」という<ruby>葛藤<rt>かっとう</rt></ruby>や<ruby>慙愧<rt>ざんき</rt></ruby>の念，サバイバーズギルト[3]などの自責の念，「もっとよく<ruby>診<rt>み</rt></ruby>てほしかった」「もっとよく看護してほしかった」という医療者への怒りや悲しみの感情などが複雑に渦巻いている。遺族・近親者が「故人の尊厳がまもられた」と感じられることが重要である。また，亡くなっていく人の「自分はこうして死にたい」という意思・希望にそった看取りの看護を行うためには，それまでの過程で看護師がその人の意思や希望を理解している必要がある。

　病院で亡くなられた場合，看護師は，<ruby>湯灌<rt>ゆかん</rt></ruby>（▶466ページ）にあたる清拭などの

1）碑文谷創：新・お葬式の作法——遺族になるということ．平凡社，p.166，2006．
2）多摩市の高齢者が考える『自分らしい葬送儀礼』意識調査．2004．
3）サバイバーズギルト：事故や災害などで，遺族が生き残っていることに感じる罪の意識。

死後の処置を行い（▶468ページ），霊安室に安置し，簡易の祭壇を整え，遺族・近親者の葬祭儀礼の場の環境を整える。そして，遺族らの意向にそって，お焼香や献花などを行うことで葬祭儀礼に参加する。こうした行為の1つひとつに故人への尊敬の念と旅だちへの祈りがこめられていることを理解し，遺族の心の痛み，喪に服することのじゃまにならないふるまいが求められる。

　霊安室を出て病院から自宅に向かうときのお見送りは，葬儀に参列しない者が最後に行う看取りの看護であり，葬送儀礼である。形式的にほかの人のふるまいをまねるのではなく，命の大切さを学ぶ機会を与えてくれた故人への感謝を込めて行いたいものである。

2　死後の処置としての葬送儀礼の意味

　葬送儀礼のなかで，死後の処置として多く行われること[1]，看護が行ってきたことについて，その意味を説明する。

末期の水（死に水をとる）▶　釈迦が死ぬ間際に口が渇いたと水を望み，一口飲んで安らかに入滅した（亡くなった）という故事に由来するといわれる[2]。元来は，亡くなる前に関係の深い者が脱脂綿に含ませた水や貝がらに入れた水で唇を湿らせることをさしていたが，現在では亡くなったあとに行われることが多い。遺族にとっては，生き返ってほしいという願いをもちつつも，亡くなったという事実を受けとめ，別れを象徴する儀礼でもある。末期の水を与える順序は親族の血縁順に厳密に定める場合もあるので，看護者が順番を決めることがあってはならない。

湯灌▶　湯灌とは，仏教で出家する前の沐浴をいう。死者は仏の弟子になるという考え方に基づき古くから行われ，一般的儀礼となった。現在は沐浴ではなく清拭を行う場合が多い。湯の温度調整は，水に湯を注ぐ方法で行う。これを「逆さ水」といい，死者の湯灌以外では忌み嫌われるため，通常の清拭においてはけっして行ってはならない。

死装束▶　死後の旅姿として巡礼の姿である白い経帷子がある（▶図13-1）。現代では，故人や遺族の希望で生前のその人らしい服装を自由に選ぶことが増えている。和装の場合には襟を左前に合わせ，寝巻などの腰ひもは縦結びにすることが儀礼である。これは，逆さ水と同様に，通常とは異なる方法をとることであの世とこの世を区別し，死後の世界への旅だちをあらわしている。遺族や近親者が死を受けとめていくことにつながる。

北枕（枕直し）▶　釈迦が入滅したときに頭を北に向けた右側臥位（頭北面西右脇臥）であったことに由来し，亡くなった人の頭を北に向けて休ませることを北枕（枕直し）という。現在は仰臥位が一般的である。左前の襟合わせなどと同様に，掛けぶ

---

1) 田中愛子・岩本テルヨ：臨床現場におけるエンゼルケアの実態．山口県立大学看護栄養学部紀要創刊号：39-42，2008．
2) ひろさちや：前掲書．p.67.

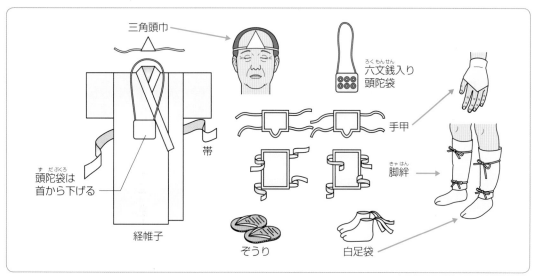

▶図 13-1　わが国の伝統的な死装束

とんの襟側と足側を逆さにする場合もある。遺族の意向を聞いて霊安室での整えを行う。

まもり刀▶　死者のあの世までの旅路の魔除（まよ）けとして，悪鬼を防ぐために刀を胸の上に置く儀礼をまもり刀という。古くは日常使用していた鎌（かま）が使われたが，現代では，葬儀社が専用のまもり刀を提供することが多い。刃先を顔に向けてはならない。

葬送儀礼への▶
看護のかかわり方
の変遷
　看護の教本の歴史的変遷をみると，かつては遺体の衛生学的な処置についての記述が主であったが，しだいに亡くなった人の尊厳をまもる行為としての身なりの整え方や家族への配慮のありかたへと，その記述内容が変化している[1]。

　1985（昭和60）年，日航機墜落事故の救護では，部分遺体となった犠牲者をまのあたりにした看護師が，段ボールや新聞紙などで欠損部分を形成した[2]。また，東日本大震災で，損傷の激しい遺体の復元に努めた納棺師の活動[3]や，看護師が行うエンゼルメイク（▶473ページ）も，その人らしく旅だつことを支援するという看護の本質は同じであり，学ぶところは大きい。

　看取りの看護，葬送儀礼の一部を行う看護は，亡くなった人の尊厳をまもり，遺族と近親者の喪の心にそうものでなくてはならない。葬送儀礼の意義を理解し，看護がさらに発展していくことが望まれる。

1）早野智子：看護書に見る“死後の処置”──その歴史的変遷と社会的背景．平成6年度神奈川県立看護教育大学校看護教育研究集録，pp.409-414，1996．
2）大和田恭子：災害看護──金田和子の救護人生から学ぶ．看護管理10（5）：422-425，2000．
3）今西乃子：心のおくりびと　東日本大震災　復元納棺師──思い出が動き出す日．金の星社，2011．

C｜死後の処置

① 援助の基礎知識

技術の概要▶　死後の処置とは，「死者の身体の修復と清潔を図りながら，容姿を整えること」[1]，また，「家族が最後の時間を過ごしたあと，遺体を清潔にし，生前の外観をできるだけ保ち，死によっておこる変化を目だたないようにするための処置」[2]と定義される。

目的▶　(1) 死者の身体の清潔を保つ。

(2) 死にいたるまでに変化した容姿や死後におこる容貌の変化に対して，生前の状態に近くなるよう整える。

　ただし，具体的な方法は，前述したように，宗教や地域の風習などによっても異なるため，故人や家族が希望する方法で行う。

死の三徴候▶　(1) 呼吸停止：鼻翼呼吸や下顎呼吸などの努力性呼吸がみられ，その後，呼吸停止する。

(2) 心拍停止：微弱な頻脈，不整脈から脈の触知が不能となり，心停止する。

(3) 瞳孔散大，対光反射の消失：瞳孔の反射が緩慢となり，光をあてても縮瞳しなくなる。

　医師は，このような死の三徴候とよばれる状態を確認し，死亡と死亡の日時などの宣告を行う。医師による死亡確認がされないと，死後の処置を行うことはできない。

死後の経時的な▶　死の三徴候は，呼吸機能，循環機能，大脳機能の停止を意味する。これらの
　　　変化　　機能の停止は，身体の恒常性を消失させるため，全身にさまざまな影響を及ぼす(▶図 13-2)[3]。

(1) 体温低下，蒼白化，死斑：心臓が停止すると体温が低下する。血液循環の停止により身体の下のほう(仰臥位の場合は背面部)に血液に血球が沈降するため，身体の上面は蒼白化し，下側には死斑とよばれる紫色の斑点が出現する。死斑は死後 1 時間程度でみられる。

(2) 死後硬直：死後硬直とは，全身の筋肉がかたくなり，関節が動かせなくなる状態をいう。死後 1～3 時間から，顎関節より徐々に始まり，上肢から下肢に向けて進行(下行性硬直)し，3～6 時間で全身に及ぶ。死後硬直の速さ

---

1) 日本看護科学学会看護学学術用語検討委員会編：看護行為用語分類．p.155，日本看護協会出版会，2005．
2) 厚生労働省：在宅患者の死亡時における看護師等の関わり方について，第 7 回新たな看護のあり方に関する検討会資料．
3) 死後の経時的な変化はさまざまな内的・外的要因によって左右されるため，ここに示したものはおおよその目安である。

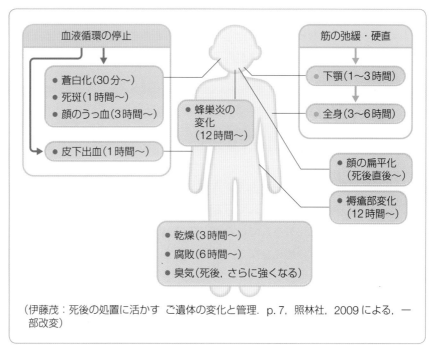

（伊藤茂：死後の処置に活かす ご遺体の変化と管理．p. 7，照林社，2009による，一部改変）

▶図 13-2　死後の経時的な変化

▶表 13-1　死後硬直の速度に影響する因子

	速い	遅い
性別	男性	女性
年齢	青年期・壮年期	小児期・老年期
筋量	多い	少ない
体温（平熱）	高	低
周囲温度	高	低
季節	夏	冬
死亡前の経過	急死	長期にわたる闘病
全身痙攣	あり	なし
下顎呼吸	あり	なし

（伊藤茂：死後の処置に活かす ご遺体の変化と管理．p. 22，照林社，2009による，一部改変）

　　には，ご遺体周囲の環境やご遺体の状態が影響する（▶表 13-1）。死後硬直は死後 2〜3 日程度で弱くなりはじめ，死後 4 日以降には消失するといわれている。

　　これらの変化は，不可逆的に進行するため，死後の処置の際は，死後の変化を念頭においてケアすることが重要となる。また，安藤ら[1]によると，死亡退院

1）安藤悦子ほか：死亡退院後の遺体トラブルと家族の反応——葬儀業者への質問紙調査より．保健学研究 21（2）：79-83，2009．

後の遺体トラブルで最も多いのは出血であり，次に開口，悪臭，体液漏出となっている。自宅へ帰ったあとのこのような変化は，家族に不安を与えるため，看護師は葬儀が終了するまでの変化を考慮したうえでケアを行う必要がある。

② 援助の実際

ここでは死亡確認後の援助，死後の処置，お見送りの場面に分けて説明する。

1 死亡確認後の援助

実施前の評価
（ご遺体の状態の確認）
▶ (1) 装着されている医療機器の有無を確認する。
(2) 外されている補正具（義歯・義眼・義手・義足など）について確認する。
(3) 感染症など，法律に基づいた対応が必要な死因かを確認する。

お別れのための前処置
▶ 装着されていた医療機器類を外し，身支度を整えた故人と家族や親しい人々が十分にお別れできる環境を整えることにより，家族は安堵する。
(1) 体位を整える：氷枕や体位変換用の枕などを取り除く。
(2) 医療機器やチューブ類を除去する：輸液ポンプやモニターなどの医療機器，酸素マスク，挿管チューブや膀胱留置カテーテルが挿入されている場合は，それらを外す。チューブを固定していたテープのあとは，きれいにふき取る。
(3) 整容：目が開いている場合は，上眼瞼をなでるようにして目を閉じる。下顎の拘縮は，死後1～3時間から始まるといわれているため，義歯があれば装着する。開口してしまう場合は，下顎を引きタオルで支える。髪が乱れている場合は整える。
(4) ベッド周囲を整える：故人が寝ているシーツや掛け物によごれがあれば交換し，掛け物の乱れを整える。さまざまな救命処置後で床がよごれている場合はふきとる。外したポンプやモニターなどは，病室の外にかたづける。

家族に対する配慮と説明
▶ 家族の状況もさまざまで，なかにははじめて死の場面に遭遇する人もいる。そのため，死亡確認をし，家族とのお別れのための身支度を整えたあと，故人と家族がともに過ごす時間をつくることは重要である。

とくに病院で死亡の確認が行われる際には，家族は医師や看護師のじゃまをしてはいけないという思いから故人のそばに近寄ることができない場合がある。このような家族の心情を理解して，家族が故人に触れられるような声かけが必要となる。

さらに，自宅へ戻ってからは，葬儀の準備や死亡届の提出のほか，税金や保険などの諸手続きを定められた期間内に行わなければならないため，故人とゆっくりとしたお別れの時間をもつことがむずかしい。そのため，家族が満足のいくようにお別れの時間をもてるように配慮する。

お別れのための身支度ができ，家族をまねき入れる際は，心からのお辞儀を

する。家族の悲嘆が強い場合，一時的な慰めの言葉は家族に不信感をいだかせる場合もある。どのように声をかけたらよいか迷う場合があるが，言葉よりも故人や家族を思いやるつつしみ深いていねいな対応が家族を安心させることにつながる。

　家族が故人とお別れをしている間に，死後の処置の準備，医師が記載した死亡診断書の確認，退院手続きなど事務手続きを行う。入院時に預かっていた私物があれば，自宅に戻る際に渡せるように準備する。

2 死後の処置

死後の処置を▶
行うにあたって
注意する点

(1) 用具・用材：傷・開口部がある場合はそれを閉鎖する。植え込み型の医療器具（ペースメーカー，胃瘻，CV ポートなど）は抜去することがある。とくに，ペースメーカーは，機器の爆発などの事故の危険から火葬を拒否されることもあるため，十分な配慮が必要である。

(2) 宗教や慣習：地方特有の慣習や宗教上の儀礼行為（▶464ページ）に配慮し，家族の希望にそって行う。

(3) 実施時期：故人と家族とのお別れの時間をもったあと，家族の了承を得たうえで行う。家族が病理解剖を承諾している場合は，死後の処置はそのあとに行う。臓器提供や献体が行われる場合は，死後の処置は病院では行わないことが多い。それらに対応する団体に連絡し，指示通りに準備を行う。

必要物品▶
（一般的な
方法の場合）

● 清拭用具

● 体腔から出る体液の漏出防止のための処置物品（必要時）：青梅綿，脱脂綿，割り箸や鑷子（▶図13-3），または体腔閉塞装置（▶図13-4），吸引用具一式

● 傷・開口部の手当て用具，装具・挿管類の抜去に必要な用具（必要時）：縫合セット，切開セット，ナイロン布，ガーゼやドレッシング材，包帯，絆創膏など

● 着がえ：下着や紙おむつ・衣類（衣類は事前に家族に確認しておく）

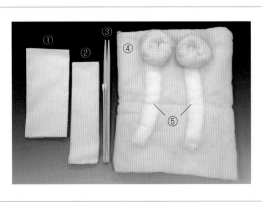

①さらし綿（覆顔布）
②包帯（合掌や顎の固定に使用）
③割り箸・綿棒
④青梅綿
⑤脱脂綿

▶図13-3　死後の処置に用いる物品

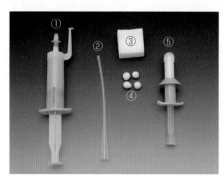

体腔閉塞装置とは，遺体の体腔から出る体液などの漏出防止のため，綿にかわり，膨張封止部剤を注入する装置である。膨張封止部剤は，口腔・鼻腔・腔・肛門などから挿入されると，体液を吸収して膨張し，体腔内壁に密着してとどめ置かれることにより，体液の漏出を確実に防止する。そのため，処置に従事する者や周囲への体液漏出による感染を防ぐことができる，死後の処置を簡素化できるという利点があるため，最近では，綿を詰める処置をこれにかえる施設もある。

①鼻腔用注入器，②鼻腔用カテーテル，
③口腔用カット綿，④綿球，⑤直腸用注入器

▶図13-4　ゼリーを使用した体腔閉塞装置

- 整容用具：櫛，ヘアブラシ，化粧品，爪切り，ひげそりなど
- 便器（紙おむつ），膿盆（ディスポーザブルのもの，必要時）
- 覆顔布（さらし布など）
- 合掌バンド（または包帯）（必要時）
- タオル
- シーツ
- 看護師用のガウン・手袋・マスク（いずれもディスポーザブルのもの）

家族への説明▶　故人とお別れをしている家族や親類などに，死後の処置を行うことを伝える。その際，身体を清潔にし，衣服を整えること，生前に近い身なりを整えることを伝える。更衣にあたり，故人や家族が希望する衣服があれば，準備してもらう。死後の処置は，家族の希望により看護師とともに行えることを説明する。

実施方法▶　❋ **準備**

(1) 必要物品をワゴンに準備する。

(2) ガウン，手袋，マスクを着用する。

(3) 死後の処置がしやすいようにベッドの高さを調整し，物品を配置する。

❋ **手順**

(1) 必要に応じて体内の貯留物を出す。

- 鼻：鼻腔より吸引を行う。
- 口：胃内への貯留物が多いことが予測される場合には，患者を側臥位にして口元に膿盆があたるように置き，心窩部を手掌で押す。
- 肛門：下着を外し，便器または紙おむつをあてる。腹部を右から左へ円を描くように押し，便を出す。
- 尿：恥骨結合の上部を手掌で押し，残っている尿を出す。

(2) 生前と同様の方法で，湯を用い，不必要な露出を避けて全身清拭を行う。湯は，ベースンに水を入れ，そこに湯を入れて温度を調整する逆さ水（▶

466ページ)で準備する。清拭の際は，関節を保持し脱臼をおこさないようにする。眼脂は綿棒で取り除くか水で洗い流す。鼻腔内は綿棒を用いて清拭する。口腔ケアを行う場合は，顎の死後硬直が始まる前に，ガーゼや歯ブラシなどを用いて行う。

(3) 必要に応じて鼻腔，口腔，外耳道，腟，肛門の順に綿を詰める[1]。綿は，脱脂綿，次に青梅綿の順に詰める。この理由は，脱脂綿は，ご遺体に残留している体液を吸収させ，青梅綿は，水分が外にもれ出ないことを目的とするからである。詰め物を行う際は，できるだけ外から見えないよう，また綿を詰めすぎて患者の本来の容貌（ようぼう）がそこなわれないよう，ていねいに行う。体腔閉塞装置を用いる場合は，綿は詰めなくてもよい。

(4) 創傷の処置を行う。切開や縫合が必要になる場合は，医師に処置を依頼する[2]。

- 創部：滲出（しんしゅつ）液や出血がある場合は，ガーゼを厚くあてて保護する。
- カテーテルやドレーン：ドレーン，中心静脈栄養カテーテルが挿入されている場合は抜去する。縫合されている場合には，医師により抜糸および再縫合が行われる。縫合後に，じわじわと出血があるときには，ガーゼをあて圧迫する。出血が続く場合には，防水シートなどを用いて周囲の汚染を防ぐ[3]。
- 気管切開口など：気管切開チューブは外す。切開口は縫合し，ガーゼやドレッシング材でおおう。
- ストーマ：排泄物を捨て，生前同様に，新しいストーマ装具にはりかえる。
- ペースメーカー：ジェネレータ部を切開し，縫合する。

(5) 更衣する。和式の着衣の場合は，合わせや帯の結び方が異なり，左前合わせ，帯は縦結びにする（▶466ページ）。

(6) 結髪・ひげそりをする。ひげそりにより表皮がそぎ取られ，皮膚が皮革様化し，変色する。とくに変色がおこりやすい部位は，口周囲および顎，頸である。蒸しタオルを使用し表皮に水分を十分与えることや，T字タイプのかみそりや電動ひげそりを使用すること，また，そったあとにクリームなどで保湿することにより予防できる。

(7) 死化粧[4]をする。これまでの処置を家族が一緒に行っていない場合は，「お顔をきれいにするので，一緒に行いますか」と声をかける。無理じいはし

---

[1] 綿詰めの効果や必要性には議論があり，最近は行われないこともある。各施設の方法や家族の意向を確認する。

[2] 死後の処置の際に，縫合などの処置を行った場合や，出血傾向がある場合には，葬儀社にその部位と行った処置の方法を説明しておく。

[3] あて物をした場合には，処置の目的と内容を家族や場合により葬儀社の担当者に伝える。

[4] 死化粧は，死後のご遺体に対して顔を整え，ひげそりや口紅で化粧を施すことをいうが，近年は，単にきれいに整えるだけでなく，生前の面影を可能な範囲で取り戻すための死化粧としてのエンゼルメイクという考え方が広まってきている。

なくてよい。

(8) 顔に白布をかけ，手を合掌させ必要時バンドで固定する。この際，きつすぎると固定部の内出血や，固定部より末端側に浮腫をおこすことがあるので，無理に固定しなくてもよい。全身をシーツでおおう。処置の終了時は故人にお辞儀をする。

3 お見送りの看護

　処置が終了したら，故人が家族と帰宅するのを見送る。移送の際は，頭から足先までをシーツでおおう。霊安室を使用する場合は，専用のエレベーターがあれば，それで移送する。ない場合は，故人が乗ったストレッチャーが長時間エレベーターを待つことのないよう，またエレベーターに家族以外の者が乗らないよう配慮する。これは，家族の「故人を衆目にさらしたくない」という気持ちと，ほかの入院患者などへの心理的な配慮である。

　霊安室では，家族の了承を得て焼香をさせてもらう。必要があって霊安室で待機する場合には，霊安室の設備について説明し，帰る際には，病棟へ連絡するよう家族または葬儀社の担当者に依頼する。

　帰宅するという連絡を受けたら，看護師などの医療者(看取った医師および病棟看護師)はただちに霊安室に向かい，家族とともにご遺体を送迎車に乗せる手伝いをする。

　医療者が家族と会うのは，この場が最後となるため，必要な書類を確実に渡したか，そのほか忘れ物がないかを確認する。ご遺体を乗せた車が見えなくなるまで，お辞儀をしてお見送りすることで，故人への尊敬の念をあらわす。

4 実施中・実施後の評価の視点と記録

評価の視点▶　ここまで死亡の確認からお見送りまでの看護について述べたが，これらの経過のなかで共通する看護の視点は，以下のとおりである。これらの内容について，家族が満足できるようにケアを行うことが必要である。

(1) 死による変化を最小限にとどめられたか。

(2) 生前に近い姿に整えられたか。

(3) 清潔で安らかな表情をしているか。

(4) 家族が納得し処置できたか。

(5) 故人の尊厳が保たれたか。

記録▶　危篤時から死亡までの状態の変化を記録する。

- バイタルサインの変化
- 死亡を確認した時刻
- 死後の処置の際に行った処置(チューブの抜去や縫合，創部の手当て)
- 帰宅した時刻

ゼミナール

復習と課題

❶ 死にゆく人と周囲の人々に対して，具体的にどのようなケアを行うことができるか考えてみよう。

❷ 死亡による身体の変化を説明しなさい。

❸ 死後の処置の際に留意すべき点についてまとめなさい。

参考文献

1) 伊藤茂：死後の処置に活かす——ご遺体の変化と管理．照林社，2009.
2) NHK スペシャル取材班ほか：ひとり誰にも看取られず 激増する孤独死とその防止策．阪急コミュニケーションズ，2007.
3) 大出春江編著：看取りの文化とケアの社会学．梓出版社，2012.
4) 柏木哲夫・今中孝信監修：総合診療ブックス——死をみとる 1 週間．医学書院，2002.
5) 厚生労働省：在宅患者の死亡時における看護師等の関わり方について，第 7 回新たな看護のあり方に関する検討会資料．
6) 島田裕巳：人はひとりで死ぬ——「無縁社会」を生きるために．NHK 出版新書，2011.
7) 土本亜理子：ふつうの生，ふつうの死——緩和ケア病棟「花の谷」の人々．文藝春秋，2007.
8) 日本看護科学学会看護学学術用語検討委員会編：看護行為用語分類．日本看護協会出版会，2005.

動画一覧

QRコードから動画サイトのリンクを読み込むことができます。

1 シーツのたたみ方 【p.23】

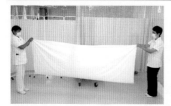
（40秒）
🔊 音声

2 下シーツの敷き方 【p.24】

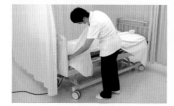
（7分）
🔊 音声

3 リネン交換 【p.25】

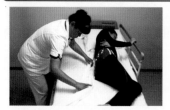
（8分）
🔊 音声

シーンセレクト

①掛け物の交換［綿毛布へ］

（53秒）

②シーツをはがし，ベッドを清掃する

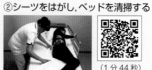
（1分44秒）

③新しいシーツを広げる

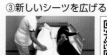
（1分）

④右側のシーツを敷き込む

（1分52秒）

⑤左側のシーツを敷き込む

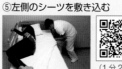
（1分21秒）

⑥掛け物の交換［上掛けへ］

（23秒）

---

4 嚥下のメカニズム 【p.34】

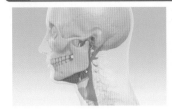

（1分40秒）
音声

5 食事介助 【p.43】

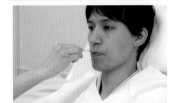

（1分30秒）
音声

6 経鼻胃管挿入 【p.55】

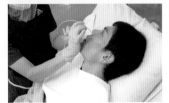

（3分）
音声

7 おむつ交換 【p.78】

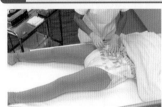

（2分34秒）
音声

8 一時的導尿 【p.81】

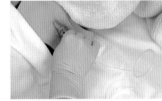

（8分）
音声

シーンセレクト

①患者の準備

（56秒）

②ワゴン上で滅菌導尿セットを開く
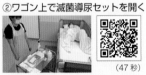

（47秒）

③無菌操作による物品の準備1

（59秒）

④無菌操作による物品の準備2

（47秒）

⑤女性の導尿1［消毒］

（1分1秒）

⑥女性の導尿2［カテーテル挿入・排尿］
（1分29秒）

⑦男性の導尿［消毒・カテーテル挿入］

（1分3秒）

⑧あとかたづけ

（42秒）

「4. 嚥下のメカニズム」動画監修：国立国際医療研究センターリハビリテーション科診療科長　藤谷順子

9 グリセリン浣腸 【p.91〜92】

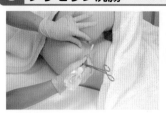

(6分)
 音声

シーンセレクト

①準備

(5分)

②実施

(1分)

10 摘便 【p.94】

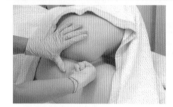

(1分)
音声

11 関節可動域訓練 【p.108】

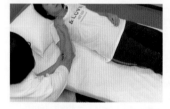

(3分)
音声

シーンセレクト

①肘の屈伸
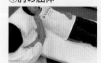

(25秒)

②前腕の回内・回外

(23秒)

③手関節の掌屈・背屈

(25秒)

④指関節の屈伸
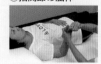

(30秒)

⑤股関節と膝関節の屈伸
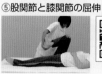

(37秒)

⑥足関節の底屈・背屈

(34秒)

12 体位変換　【p.115～123】

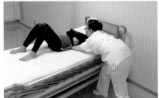

(6分30秒)
 音声

シーンセレクト

①左右への移動【p.115】

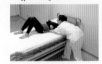

(1分7秒)

②スライディングシートを用いて行う左右への移動【p.116】

(1分22秒)

③仰臥位から側臥位【p.117】

(35秒)

④上方への移動【p.118】

(44秒)

⑤看護師2名で行う上方への移動【p.119】

(34秒)

⑥スライディングシートを用いて行う上方への移動【p.119】

(48秒)

⑦仰臥位から長座位【p.121】

(18秒)

⑧長座位から端座位【p.122】

(25秒)

⑨端座位から立位【p.123】

(16秒)

13 車椅子への移乗　【p.129～132】

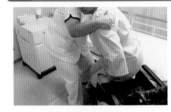

(3分30秒)
音声

シーンセレクト

①車椅子への移乗【p.129】

(2分)

②立位保持困難な患者の移乗【p.131】

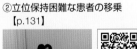
(31秒)

③スライディングボードを用いた移乗【p.132】

(50秒)

④座り直し【p.132】

(20秒)

14 車椅子による移送 【p.134】

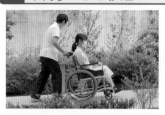

(2分)
 音声

シーンセレクト

①下り坂の移送

(30秒)

②エレベーターの移送

(1分30秒)

15 熱布バックケア 【p.166】

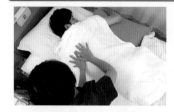

(6分30秒)
音声

シーンセレクト

①熱布の準備

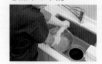
(1分)

②体位を整える

(1分30秒)

③熱布の貼布

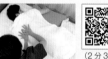
(2分30秒)

④熱布の取り外しとマッサージ

(1分30秒)

16 全身清拭 【p.187〜188】

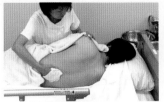

（8分）

🔊 音声

シーンセレクト

①頭頸部の清拭

（2分20秒）

②上肢の清拭

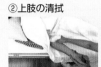

（1分8秒）

③胸部の清拭

（1分15秒）

④腹部の清拭

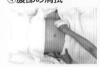

（46秒）

⑤下肢の清拭

（1分17秒）

⑥背部の清拭

（59秒）

⑦タオルの持ち方

（20秒）

17 ケリーパッドを用いた洗髪 【p.192】

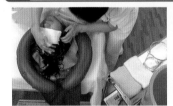

（7分30秒）

🔊 音声

シーンセレクト

①準備

（2分30秒）

②ブラッシングと予洗い

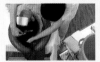

（1分30秒）

③頭皮・頭髪の洗浄

（1分10秒）

④すすぎ・ふきとり

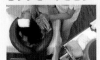

（2分9秒）

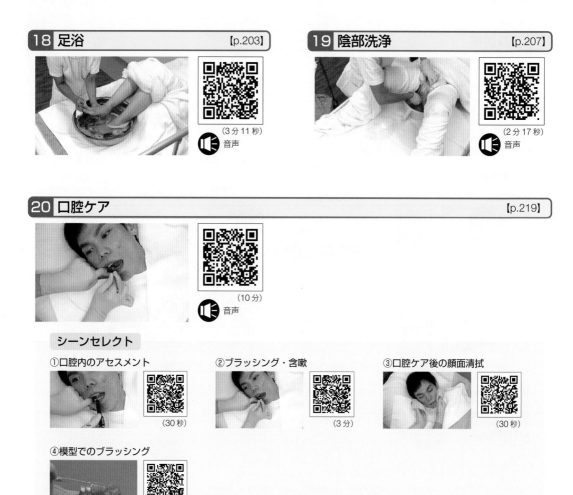

18 足浴	【p.203】

（3分11秒）
音声

19 陰部洗浄	【p.207】

（2分17秒）
音声

20 口腔ケア	【p.219】

（10分）
音声

シーンセレクト

①口腔内のアセスメント

（30秒）

②ブラッシング・含嗽

（3分）

③口腔ケア後の顔面清拭

（30秒）

④模型でのブラッシング

（1分）

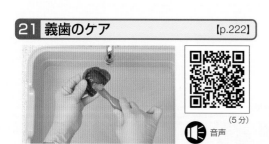

21 義歯のケア	【p.222】

（5分）
音声

22 寝衣交換　　　　　　　　　　　　　　　　　　　　【p.229〜231】

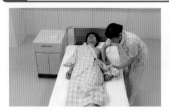

（7分）
🔊 音声

シーンセレクト

①和式寝衣の交換
【p.229】

（3分21秒）

②かぶり式上衣の交換
【p.230】

（1分19秒）

③腰上げ可能な患者のズボンの交換
【p.230】

（1分2秒）

④輸液ラインが入っている場合の
　和式寝衣の交換【p.231】

（1分27秒）

23 鼻カニューレの装着　　　【p.238】

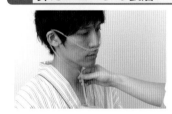
（20秒）
🔊 音声

24 鼻腔内吸引・口腔内吸引　　　　　　　　　　　　　　【p.251】

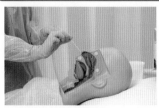
（7分30秒）
🔊 音声

シーンセレクト

①吸引圧の確認

（1分）

②鼻腔内吸引

（1分秒40）

③口腔内吸引

（30秒）

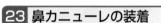

25 開放式気管内吸引 【p.253】

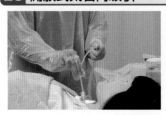

(4分30秒)
🔊 音声

26 胸腔ドレナージの準備 【p.258】

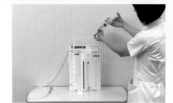

(47秒)
🔊 音声

27 包帯法 【p.293〜295】

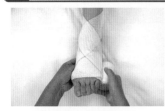

(6分)
🔊 音声

シーンセレクト

①麦穂帯
【p.293】

(2分)

②折転帯
【p.293】

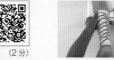

(1分30秒)

③包帯のつなぎ方（らせん帯の例）
【p.295】

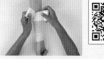

(1分)

④シーネ固定【p.295】

(1分30秒)

28 注射の準備（アンプルからの薬液の吸い上げ） 【p.331〜333】

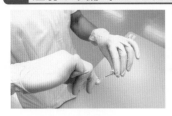

（2分）

 音声

シーンセレクト

①注射針と注射筒の
接続

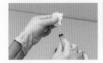
（56秒）

②アンプルからの
吸い上げ

（1分56秒）

③けがをしないための
アンプルカットのコツ

（9秒）

29 注射の準備（バイアルからの薬液の吸い上げ） 【p.334】

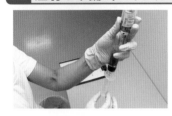

（3分45秒）

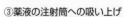 音声

シーンセレクト

①溶解液の吸い上げ

（1分31秒）

②薬液の溶解

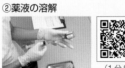
（1分9秒）

③薬液の注射筒への吸い上げ

（1分5秒）

30 皮下注射 【p.337～338】

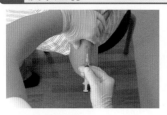

(1分30秒)
音声

シーンセレクト

①注射部位の確認

(20秒)

②消毒・刺入

(1分17秒)

31 皮内注射 【p.341】

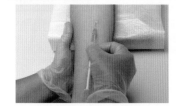

(1分11秒)
音声

32 筋肉内注射 【p.343～344】

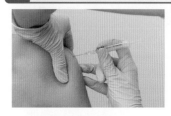

(1分30秒)
音声

シーンセレクト

①注射部位の確認

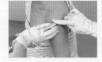

(48秒)

②消毒・刺入

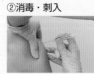

(46秒)

33 ワンショット 【p.349】

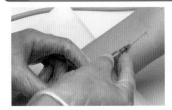

(1分53秒)

🔊 音声

34 翼状針による点滴静脈内注射 【p.351】

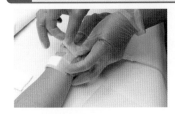

(5分)

🔊 音声

シーンセレクト

①輸液ルートの準備

(2分6秒)

②注射部位の選択，消毒，刺入

(1分33秒)

③刺入部の固定，滴下速度の調整

(1分30秒)

35 静脈留置針による点滴静脈内注射 【p.354】

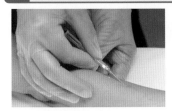

(3分30秒)

🔊 音声

シーンセレクト

①刺入

(1分16秒)

②刺入部の固定

(2分1秒)

36 静脈血採血 【p.412】

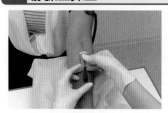

(3分)

🔊 音声

シーンセレクト

①採血部位の選択・消毒

(1分7秒)

②刺入・採血・止血

(1分42秒)

索引